护理综合技能

—— 实践 ——

主编 孟红燕

苏州大学出版社
Soochow University Press

图书在版编目(CIP)数据

护理综合技能实践 / 孟红燕主编. -- 苏州：苏州
大学出版社，2024.1
ISBN 978-7-5672-4516-7

Ⅰ.①护… Ⅱ.①孟… Ⅲ.①护理学 Ⅳ.①R47

中国国家版本馆 CIP 数据核字(2023)第 159195 号

HULI ZONGHE JINENG SHIJIAN

书　　名：护理综合技能实践

主　　编：孟红燕

策划编辑：刘　海

责任编辑：刘　海

装帧设计：刘　俊

出版发行：苏州大学出版社（Soochow University Press）

社　　址：苏州市十梓街 1 号　邮编：215006

印　　刷：苏州工业园区美柯乐制版印务有限责任公司

E - mail：Liuwang@ suda. edu. cn　　QQ：64826224

邮购热线：0512-67480030

销售热线：0512-67481020

开　　本：787 mm×1 092 mm　1/16　印张：23.25　字数：549 千

版　　次：2024 年 1 月第 1 版

印　　次：2024 年 1 月第 1 次印刷

书　　号：ISBN 978-7-5672-4516-7

定　　价：88.00 元

凡购本社图书发现印装错误，请与本社联系调换。服务热线：0512-67481020

编委会名单

目　录

第一章　内科护理实践

第一节　急性心肌梗死行主动脉内球囊反搏术患者的护理

主动脉内球囊反搏术（intra-aortic balloon pump，IABP）是一种通过器械辅助对心脏进行急救的方法，治疗通过动脉系统在左锁骨下动脉开口远端和肾动脉开口上方的降主动脉内植入 1 根带气囊的导管，心脏舒张期气囊充气，心脏收缩前气囊放气，从而辅助心脏泵血。1968 年，该方法首次被报道用于心肌梗死后心源性休克的治疗。主动脉内球囊反搏术主要用于低心排血量和持续性心肌缺血的治疗，可改善心肌灌注，改善心功能，同时可以降低再灌注治疗后缺血复发和梗死相关动脉再闭塞的发生率。对于经皮冠状动脉介入治疗（percutaneous coronary intervention，PCI）的高风险患者，最新指南对 IABP 的推荐级别是Ⅱ类推荐（A 级证据）。本案例总结 1 例急性心肌梗死行主动脉内球囊反搏术患者的护理实践。

一、病例介绍

患者周某，男性，70 岁，汉族，已婚。患者因急性心肌梗死 22 d，再发胸闷、气急 1 d 来院就诊，拟诊为急性心肌梗死。既往有高血压、糖尿病病史 10 余年。口服药物治疗，具体不详。否认肝炎、结核等传染病病史，否认外伤史，否认食物、药物过敏史。嗜酒，约 40 年，平均 300 g 乙醇量/d。患者 2022 年 4 月 15 日被诊断为急性心肌梗死，出现心功能不全、呼吸衰竭、肾功能不全等，转入重症监护室（intensive care unit，ICU）予纠正内环境紊乱、机械通气、床边血透等治疗。5 月 1 日拔除气管插管，生命体征较稳定后于 5 月 7 日入院转入我科进一步治疗。入院评估：体温（body temperature，T）36.6 ℃，脉搏（pulse，P）85 次/min，呼吸（respiration，R）16 次/min，血压（blood pressure，BP）104/66 mmHg。压疮危险因素 Braden 评分 17 分，日常生活活动能力 Barthel 评分 35 分，Morse 跌倒评估量表（Morse Fall Scale，MFS）评分（简作"Morse 评分"）35 分，内科深静脉血栓（deep vein thrombosis，DVT）评分 9 分。查体：腹软，无压痛、肌紧张及反跳痛，肝脾肋下未触及。双下肢无水肿。辅助检查：胸痛检验，肌红蛋白 1 921 ng/mL，肌钙蛋白 1 138 ng/mL，脑力钠尿肽前体 3 595 pg/mL。十二通道常规心电图检查：窦性心律，完全性右束支传导阻滞，急性前间壁损伤缺血分期结合临床，电轴右偏。床边心超示：左室心尖部腹壁血栓、左房增大、二尖瓣轻度返流，轻度肺动脉高压，左室射血分数为 28%。入科后予抗血小板、抗凝、调脂、利尿、强心、扩血管、抗感染等治疗。

入院后完善相关检查，于 5 月 12 日行冠脉造影检查示：左主干（left main coronary

artery，LM）大致正常；左前降支（left anterior descending branch，LAD）中段狭窄90%；左回旋支（left cirumflex branch，LCX）次全闭塞；右回旋支（right cirumflex branch，RCA）中段50%狭窄。IABP支持下前降支植入Firehawk 2.75/29 mm支架。术毕返房，神志清，T 36.0 ℃，心率（heart rate，HR）60次/min，R 14次/min，BP 79/45 mmHg。高流量吸氧，去甲肾上腺0.4 μg/（kg·min）维持血压，IABP球囊使用中，反搏比1：1，反搏压维持在80~90 mmHg。Braden评分15分，Barthel评分35分，Morse评分35分，内科DVT评分7分。予强心、利尿、抗凝、抗感染等治疗。5月14日逐步下调IABP的反搏比至1：3，患者生命体征平稳后予拔除IABP置管，5月23日患者好转出院。

 ## 二、护理评估与诊断

（一）护理评估

1. 评估患者胸痛及心前区不适的性质、程度及持续时间，含服硝酸甘油及休息后是否缓解，有无放射痛，发作频率、诱因，是否伴有胸闷、呼吸困难等。

2. 评估患者的生命体征，有无发热、低血压、呼吸加快。

3. 评估患者的意识状态，尿量，皮肤黏膜的温度、湿度，有无循环衰竭的现象。

4. 评估患者的胃肠道症状，是否食欲下降、恶心、呕吐、腹胀。

5. 心脏焦点评估。有无颈静脉怒张、肺部湿啰音或哮鸣音、奔马律、心脏杂音，水肿范围及其严重程度，判断Killip分级。

6. 查阅检查报告，如心肌酶谱、心肌标志物、血常规、电解质、脑利钠肽、肝肾功能、射血分数、心室大小、心电图、血氧饱和度、动脉血气分析结果等。

7. 观察伤口有无出血、渗血，有无皮下血肿。根据手术的部位观察桡动脉或足背动脉的搏动强弱（与术前比较），观察手术肢体的血液循环状况；及时发现有无动静脉的栓塞症状。

（二）护理诊断

IABP是通过股动脉在左锁骨下动脉以远1~2 cm的降主动脉处放置一个体积约40 mL的长球囊，主动脉瓣关闭后，球囊被触发膨胀，导致主动脉舒张压增高，使心排血量和舒张期冠脉的灌注增加。在收缩期，前球囊被抽瘪，使左室的后负荷降低，心脏做功降低，心肌耗氧量降低。术后带入的IABP管对于维持患者的生命体征至关重要，护理不当可能会出现各种并发症，甚至危及患者的生命。本案例提出了以下护理诊断。

1. 潜在并发症：猝死、心力衰竭等。

患者术后生命体征的改变，除与患者自身的生命体征变化有关之外，也受到IABP置管运行的影响，如仪器运行的触发、出血及抗凝等。

2. 管道效能降低，与术后IABP置管相关并发症有关。

IABP为有创治疗，操作复杂且突发意外情况多见，同时又容易发生如栓塞、肢体缺血、全身感染及球囊破裂等严重的并发症，必须严密监测管道的效能，避免并发症的发生。

3. 活动无耐力，与患者心功能下降有关。

PCI 治疗可恢复闭塞血管的血流灌注，改善心功能，是目前急性心肌梗死（acute myocardial infarction，AMI）患者的首选治疗方案。但 PCI 无法持续有效地改善 AMI 患者预后，患者术后仍面临运动功能减退、情绪焦虑、生活质量下降等多方面的问题。

4. 有便秘的危险，与心肌梗死后患者精神紧张、卧床等有关。

心肌梗死急性期患者易发生便秘，因为绝对卧床休息导致肠蠕动减慢；剧烈疼痛、心肌梗死后患者的恐惧及精神过度紧张，抑制了规律性的排便活动；一些药物的使用，如吗啡、罂粟碱等可抑制或减弱胃肠蠕动，导致排便困难。排便时的 Valsalva 动作（患者深吸气后屏住呼吸，再用力吐出）可能导致患者不自觉地屏住呼吸，血压迅速升高，反射性影响心率和冠状动脉血流量，增加心脏负荷，从而诱发急性心力衰竭而猝死。

5. 知识缺乏，缺乏疾病相关知识。

急性心肌梗死发病急，症状严重，患者及其家属存在焦虑、恐惧心理，且缺乏疾病相关知识。护理人员应耐心与患者沟通，详细讲解手术的目的、方法及注意事项，加强术后饮食、运动等的指导，鼓励患者，使之树立战胜疾病的信心，以积极的心态配合治疗。

 三、护理措施

（一）病情监测

1. 监测心率、心律，及时发现并预防心动过速、心动过缓或严重心律失常，以免影响球囊反搏效果甚至停搏。及时纠正心律失常，预防电解质紊乱。

2. 观察并保持稳定的血压，注意遵医嘱调整使用正性肌力药物及用药效果，如发现异常，及时处理。

3. 选择合适的触发模式（心电触发、压力触发）。选择心电触发时，及时检查电极片固定情况，避免因脱落影响心电图（electrocardiogram，ECG）信号而使 IABP 出现异常。IABP 反搏术治疗效果与 QRS 波振幅密切相关（R 波振幅<0.5 mV 不能有效触发）。QRS 波幅多变，严重心动过缓、心动过速及心室颤动均可能导致球囊反搏效果不理想，甚至出现停搏。

4. 严密监测反搏压力，包括收缩压、舒张压、平均压、反搏压的监测。反搏压必须高于血压 10 mmHg 才能起到辅助循环的增益效果。如果反搏压低于收缩压，应立即汇报医生。

5. 严密监测血生化指标，包括血常规、尿常规、凝血酶原激活时间等实验室检查，监测血小板、凝血状况。需要注意肝素的副作用。

6. 进行 IABP 是否有效的相关指标监测。IABP 有效的相关指标有：① 皮肤、面色见红润，鼻尖、额头及肢体末端转暖。② 中心静脉压、肺动脉压下降，尿量增多。③ 舒张压及收缩压回升，前者高于后者；平均动脉压回升。④ 心排血量回升，正性肌力药用量减少。

（二）管道护理

1. 保持正确的体位。

应用 IABP 时患者应绝对卧床，取平卧位，床头摇高应<30°，避免导管弯曲阻断血

流。穿刺时侧下肢必须伸直，如有必要，用约束带约束手术肢体，使身体保持伸直位。主动脉内球囊反搏管纵向固定在患者大腿；可30°轴线翻身。

2. 导管的冲管。

每间隔30 min或60 min使用标准配置的肝素盐水冲洗管道1次，每次30 s，以免形成血栓。各班护士认真交接管道反搏压力等情况，观察各管道连接处有无松动、血液返流现象，如果出现反搏压低于收缩压、反搏波形欠佳、管内有回血等情况，应立即应用肝素盐水冲洗管道。

3. 预防IABP并发症的发生。

（1）反搏期。在IABP反搏期，可能会有以下并发症。

① 血栓形成。长期卧床、抗凝不当易致血栓形成。应注意观察患者循环情况，双侧桡动脉及足背动脉搏动情况，皮色、皮温，如有异常及时报告。指导患者进行踝泵运动。在IABP应用中应保持球囊在体内持续浮动，保持部分凝血活酶时间为60~80 s。

② 气栓。球囊漏气会造成气栓。目前采用球囊压力监测，一旦漏气，IABP马上停止工作，并将球囊内气体抽出，以保证安全。

③ 感染。植入时应严格无菌操作。每日更换敷料，同时检查穿刺局部有无渗血、红肿、分泌物，并观察置管的深度有无改变。若因抗凝及距会阴部较近，被血、尿污染，应及时更换敷料。换药时，用贴膜固定从穿刺处引出的管路，要先用纱布将带有塑料膜的那段管路缠1圈，以防下次换药时撕破塑料膜，氦气漏出。观察每日体温、血象的动态变化。观察应用各类抗生素的效果，效果不佳的应及时报告医生。

④ 出血。密切观察有无出血倾向，如有无血管穿刺点，皮肤、牙龈及口腔黏膜有无出血，有无瘀斑及血尿等，监测凝血酶原时间。动脉穿刺处渗血明显，要密切观察渗血量及性状，及时更换敷料。

⑤ 主动脉破裂。因IABP导管安装所致的循环受阻、球囊过高所致的锁骨下动脉受阻、球囊太低所致的肾动脉受阻致主动脉破裂。

⑥ 下肢缺血。导管阻塞或位置不好致血流受阻，1%~2%的患者其下肢会发生缺血、坏死。不可逆性肢体缺血仍时有发生。因此，IABP应尽可能用于疾病的早期、潜在可逆阶段。

（2）撤除期。在IABP撤除期，可能会发生穿刺部位出血、血栓形成，乃至病情复发。

（三）休息与活动

在急性期，患者必须绝对卧床休息。病室内必须保持环境安静，减少探视，防止不良刺激。允许患者开始活动的指征包括：在过去的8 h内无再发胸痛，心肌标志物未再升高，无新发的心律失常及心电图动态改变；静息心率50~100次/min，静息血压90~150 mmHg/60~100 mmHg；血氧饱和度>95%；等等。患者的早期活动应在心电监测状态下进行，循序渐进地增加活动量。

推荐4级早期活动计划如下。

A级：上午取仰卧位，双腿分别做直腿抬高（抬高30°）运动，双臂向头侧抬高深吸气，放下慢呼气，5组/次；下午床旁坐位或站立5 min。

B 级：上午床旁站立 5 min，下午床旁行走 5 min。

C 级：床旁行走 10 min，每天 2 次。

D 级：病室内活动，每次 10 min，每天 2 次。

（四）饮食护理

患者有恶心、呕吐等症状时暂禁食；无消化道症状者予流质饮食，逐步改为半流质、软食、低盐低脂饮食；以清淡易消化而产气少的食物为宜；禁忌生冷，少食多餐，严禁饱餐。

（五）排便护理

评估患者排便状况，如排便次数、排便难易程度、有无习惯性便秘等。采取通便措施，如适当增加含纤维素丰富的食物，给予腹部顺时针按摩，遵医嘱给予杜密克、麻仁丸等通便药物，等等。大便干结时予开塞露或低压灌肠。根据病情采取床上排便或床边坐厕椅排便。

（六）心理护理

向患者解释不良情绪会增加心肌耗氧量，不利于病情的控制。对患者给予心理安慰，帮助患者减少恐惧心理，增强其战胜疾病的信心。

（七）出院指导

1. 饮食。

低脂、低胆固醇、高维生素、清淡易消化饮食，少食多餐，适当补充含纤维素丰富的蔬菜、水果。

2. 活动。

活动宜选择步行、慢跑、太极拳等方式。每次活动前后进行热身活动和整理活动，逐渐增加活动量，达到每周运动 5~7 d，每次持续 30~60 min。运动中心率增加 10~20 次/min 为正常反应。若运动中出现胸闷、胸痛、心慌、头晕、恶心、呕吐等反应，或脉搏超过 110 次/min，应立即停止活动。必要时含服硝酸甘油，并减少运动量。适当的个人卫生活动、家务劳动、娱乐活动也是有益的。无并发症的患者心肌梗死后 6~8 周可恢复性生活，但应根据个人情况有所节制。

3. 用药。

了解有关药物的名称、剂量、用法、作用与副作用，坚持遵医嘱服药，不要随意增减或撤换药物。在服用阿司匹林等抗血小板制剂时，如发现鼻出血、牙龈出血、全身出血点、血尿、黑便等出血倾向，应及时到医院就诊。

4. 避免诱发因素。

如用力排便、饱餐、过度劳累、情绪激动、寒冷、吸烟等。

5. 自我管理。

（1）随身携带备用硝酸甘油，硝酸甘油应避光干燥保存，防止其见光分解，每 6 个月更换 1 次。

（2）严格遵医嘱服药，不可擅自减量或停药。

（3）掌握心绞痛发作时的应对技巧，如立即停止所有活动，保持安静，直到胸痛消除为止，同时要解开衣领及束缚的衣服，立即含服硝酸甘油。若疼痛持续 15 min 不缓解，则有再发心肌梗死的可能，须立即赴急诊室就诊。

（4）保持排便通畅，排便勿用力，予清淡易消化、含纤维素丰富的食物。排便困难者，适当给予腹部按摩，必要时予开塞露、杜密克、麻仁丸等通便药物。

（5）保持良好的心理状态。

（6）定期门诊随访。第1、3、6、12个月门诊复查血压、血糖、血脂、肝功能等，及时调整用药。若病情发生变化，应随时就诊。

（7）患者家属要学会心肺复苏技术。

四、护理技术

（一）抗凝剂皮下注射技术

1. 目的。

通过皮下注射给予药物，多用于抗凝治疗。

2. 操作前准备。

（1）评估患者并解释。

① 评估患者的年龄、病情、治疗、注射部位皮肤情况、过敏史、心理状态及合作程度。

② 讲解操作的目的、方法及注意事项。

（2）患者准备。

① 了解操作的目的、方法、注意事项及配合要点。

② 体位舒适、情绪稳定。

（3）护士准备。衣帽整洁，修剪指甲，洗手，戴口罩。

（4）用物准备。治疗盘内放置皮下抗凝剂（与剂量相匹配，双人核对）、棉签、安尔碘、注射单、弯盘。

（5）环境准备。室温适宜，光线充足，环境安静。

3. 操作步骤。

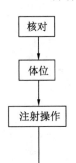

◆ 携用物至患者床旁，核对患者的床号、姓名。

◆ 协助患者取舒适体位（一般选择屈膝仰卧位），嘱患者放松体位。

◆ （1）根据药液要求选择消毒液消毒注射部位皮肤，消毒2次。

（2）再次核对患者的身份、药名、剂量、时间、用法。

（3）使用预灌式抗凝剂，无须排气，针尖朝下，将针筒内空气轻弹至药液上方。

（4）腹壁注射：左手拇指、示指相距5~6 cm，提捏皮肤成一皱褶，右手持注射器以执笔姿势于皱褶最高点垂直穿刺进针。注射前不抽回血。

（5）持续匀速注射10 s，注射后停留10 s，再快速拔针，观察患者反应。

（6）拔针：拔针后无须按压。如穿刺处有出血或渗液，以穿刺点为中心，垂直向下按压3~5 min。

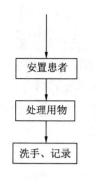

安置患者

处理用物

洗手、记录

（8）再次核对患者的身份、药名、剂量、时间、用法。

◆ 协助患者取舒适体位，整理床单元。

4. 注意事项。

（1）注射后注射处禁忌热敷、理疗。

（2）选择注射部位时应当避开有炎症、破溃或肿块的部位。

（3）经常注射者应每次更换注射部位。

（4）绝对禁忌证。

① 对肝素或其衍生物过敏。

② 严重凝血功能障碍（与肝素治疗无关的弥散性血管内凝血除外）。

③ 活动性出血（如脑出血、消化道溃疡出血、术后活动性出血等）或有出血倾向的器官损伤。

④ 急性感染性细菌性心内膜炎。

（5）注射部位。

① 对非妊娠期成年患者，无论单次注射或长期注射，抗凝剂注射部位优选腹壁。腹壁注射部位是以脐周为定位点，避开脐周 2 cm 以内位置，上起左右肋缘下 1 cm，下至耻骨联合上 1 cm，左右至脐周 10 cm。

② 特殊人群的注射部位，如对儿童患者，宜选择臀部或大腿。

③ 对妊娠晚期（妊娠 28 周至临产前 48 h）患者选择腹壁注射时，经 B 超测定双侧前上侧腹部、前下侧腹部、中上侧腹部、中下侧腹部 8 个区域皮下组织的厚薄程度，在确定皮下组织厚度大于注射针头直径后，予以左右腹部轮换注射。

（二）微量输注泵使用技术

1. 目的。

准确控制药物输入速度，使药物速度均匀、准确并安全地进入患者体内。

2. 操作前准备。

（1）评估患者并解释。

① 评估患者的年龄、病情、治疗、注射部位皮肤情况、过敏史、心理状态及合作程度。

② 讲解操作的目的、方法及注意事项。

（2）患者准备。

① 了解操作的目的、方法、注意事项及配合要点。

② 体位舒适、情绪稳定。

（3）护士准备。衣帽整洁，修剪指甲，洗手，戴口罩。

（4）用物准备。准备微量输注泵（须检查其性能）、专用延长管、延长管标签、输液架、抽取药液 50 mL 或 20 mL 的注射器并贴上静脉输注执行小标签（遵医嘱双人核对）、静脉输液盘、微泵及输液巡视卡，有静脉通路者备开管液，需避光使用的药物使用避光注射器及避光延长管。

（5）环境准备。室温适宜，光线充足，环境安静；电源插座能正常使用。

3．操作步骤。

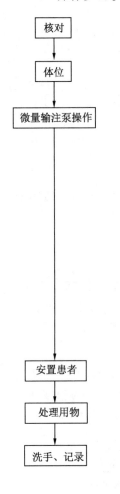

◆ 携用物至患者床旁，核对患者的床号、姓名。

◆ 协助患者取舒适体位。

◆ （1）将微量输注泵固定在输液架或床架上。
（2）将微量输注泵接上电源，打开电源开关。
（3）将抽取药液的注射器连接延长管，排去空气，检查有无气泡。
（4）将贴有静脉输注执行小标签的注射器正确安装在注射器座中（药物标识向外，清楚可辨）。
（5）遵医嘱设定输注速率等参数。
（6）再次检查有无气泡。
（7）将延长管与患者的静脉通路连接（确认静脉输液通路通畅、良好，如无静脉输液通路，则按静脉输液操作方法建立静脉输液通路）。
（8）按微量输注泵启动键（START），观察通畅情况，延长管贴标签。
（9）观察患者的生命体征及反应，必要时调整输注速率。
（10）若出现报警声，针对原因进行处理后，再按启动键。

◆ 协助患者取舒适体位，整理床单元。

4．注意事项。

（1）严格执行查对制度及操作规程。

（2）遵医嘱设定输注速率和输注量，以及其他需要设置的参数。使用血管活性药物时，根据患者的生命体征及时调整输注速率。

（3）每小时查看并记录微量输注泵的工作状态，及时排除报警故障，防止液体输入失控。每小时记录药物的残余量。

（4）根据药物性质及药品说明书等，明确药品配置后的有效期，及时更换，避免过期，每次更换液体应重新设置输注速率等参数。

（5）注意观察穿刺部位皮肤情况，防止发生液体外渗，发现外渗时及时给予相应处理。观察药物的疗效及不良反应，及时对症处理。

（6）加强对患者的宣教。嘱患者输注的肢体不要进行剧烈活动；不要擅自搬动或调节微量输注泵，以保证用药安全；有不适感或机器报警时，应及时通知医护人员。

（7）避光药物应现用现配，使用专用的避光注射器及避光延长管。

（8）微量输注泵长期不用时应每周充电 1 次，以保持机内干燥。

 五、案例总结

IABP 治疗主要应用于急性心肌梗死、重症心肌炎、心脏结构性损伤（室间隔穿孔和二尖瓣关闭不全）、体外循环脱机、心搏骤停等心源性休克的治疗和预防。使用 IABP 的并发症有肢体缺血、栓塞和血栓形成、出血、感染、动脉夹层或穿孔、血小板减少等。急性心肌梗死合并心源性休克有治疗适应证的患者应尽早应用 IABP 治疗。在使用 IABP 治疗的过程中，应保持患者稳定的内部环境，持续进行血流动力学监测，及时撤除 IABP，防止并发症的发生。在整个主动脉内球囊反搏术的治疗中，全程护理是保证成功的重要环节，能显著促进患者的康复，减少并发症的发生。

（崔飞飞　孟红燕）

第二节　心房颤动患者的护理

心房颤动（简称"房颤"）是临床最常见的心律失常之一。房颤时心房失去了有节律的收缩，尤其快速房颤时，心室舒张期缩短，心室充盈压降低，心脏的每搏量减少，从而影响心、脑、肾及人体各器官的微循环与供血。快速房颤可引起心肌耗氧量明显增加，而冠脉供血减少，导致患者心绞痛、低血压、休克、心功能不全或心衰；同时，增加血管栓塞或缺血性脑卒中的发生率。一般房颤无心脏瓣膜病时，脑卒中的发生率增加 5~7 倍，而有心脏瓣膜病时增加 17 倍。及时转复为窦性心律可增加心搏输出量，改善心功能，防止心房内的血栓形成和血栓栓塞，使房颤患者明显获益。洛恩（Lown）等于 1962 年首先提出经胸同步直流电复律并应用于临床。所谓同步，是指将电击与心脏自身 R 波电活动同步化，以保证电刺激不出现在心室电活动周期的易损期。直流电复律房颤有经胸直流电转复、心内直流电复律和经食管直流电复律等方法，其中经胸直流电转复方法操作简便，所需时间短，成功率高，目前在我国医院被广泛使用。

 一、病例介绍

患者叶某，男性，77 岁，汉族，已婚，因心悸 5 年、再发 2 d 来院就诊，拟诊为阵发性心房颤动，于 2022 年 7 月 29 日入院。既往有高血压、冠心病病史，有房颤射频消融术史，否认糖尿病、肾病病史，否认肝炎、结核等传染病病史，无外伤、手术史，无输血史，否认药物、食物过敏史。入院评估：T 36.9 ℃，P 70 次/min，HR 132 次/min，R 16 次/min，BP 123/78 mmHg，Braden 评分 22 分，Barthel 评分 100 分，Morse 评分 15 分，内科 DVT 评分 1 分。

入院后完善相关检查。血凝 7 项：凝血酶原时间 15.7 s，部分凝血活酶时间 44.5 s，抗凝血酶Ⅲ活性 79%，国际标准化比值（international normalized ratio，INR）1.3。甲功 5 项、粪常规未见异常。心脏超声检查（简称"心超"）示：左房增大。食管心超：未见明显血栓。排除禁忌，2022 年 7 月 29 日行心脏电复律术，予 120 J 同步电复律 1 次，成功转为窦性心律。术后复查动态心电图，平均心率是 52 bpm，分析的心搏数为 73 741 个。最慢心率是 42 bpm，发生于 01：44。最快心率是 81 bpm，发生于 07：18。房性早搏有 344 个，其中单发房早 291 个，成对房早 15 个，6 阵房速。最长 RR 间期是 2.023 s，发生于 20：13：01。住院期间予抗凝、降压、调脂稳斑、胺碘酮口服维持窦性心律等治疗。2022 年 8 月 1 日好转出院。

一、护理评估与诊断

（一）护理评估

1. 评估房颤类型。

2. 评估有无晕厥史。

3. 评估心房颤动的临床表现，如有无心悸、乏力、气促等。

4. 评估发作诱因及有无并发症表现，如有无头晕、肌力减退、言语不清、口角流涎、伸舌偏向一侧等脑栓塞症状；怀疑脑梗死者评估肌力分级；评估患者有无呼吸困难、活动耐力下降等心力衰竭症状；评估心功能分级。

5. 房颤血栓危险度评分 [Congestive heart failure，hypertension，age≥75y（doubled），diabetes mellitus，stroke（doubled）-vascular disease，age 65~74 and sex category（female），CHA2DS2-VASc]，评分≥2 分时评估抗凝方法及抗凝是否达标。服用华法林者评估大小便颜色是否正常，有无牙龈出血，皮肤黏膜有无瘀点、瘀斑等出血症状。

6. 体格检查。检查患者的生命体征、神志或精神状态；有无下肢静脉曲张等周围血管疾病；皮肤黏膜有无瘀斑、出血点，眼底有无出血；有无脉搏短绌、心音强弱不等、心律不齐；有无口唇、甲床部位发绀等缺氧表现；有无颈静脉怒张、双下肢水肿、肺部湿啰音或哮鸣音、心尖部奔马律等心力衰竭表现。

7. 查阅辅助检查报告，如血常规、出凝血时间、国际标准化比值、电解质、肝肾功能、脑钠肽、血型、肝炎病毒抗体、心电图、动态心电图、胸部 X 线、超声心动图、经食管超声心动图等。

（二）护理诊断

心脏电复律是用一定量的电流使心律失常患者全部或绝大部分心肌细胞在瞬间同时发生除极化，并均匀一致地进行复极，然后由最高自律性的起搏点（通常为窦房结）重新主导心脏节律的治疗过程。在电复律术前、术中、术后，必须快速、准确、有效地对患者进行全面评估，采取相应的干预措施，防止电复律期间异常并发症的发生。本案例提出了以下护理诊断。

1. 潜在并发症：恶性心律失常、呼吸暂停、脑栓塞等。

电复律有引发心律失常甚至心搏骤停的可能。术中使用镇静、催眠药物等，可能导致患者发生舌体后坠，呼吸暂停。心房不规律地颤动，容易在左心房心耳部形成血栓。

血栓在房颤终止的时刻容易发生脱落从而导致栓塞事件的发生。最常见的栓塞部位为大脑，表现为脑栓塞。

2. 担忧，与患者相关知识缺乏、担心预后有关。

患者因对电复律不了解而产生恐惧心理，因心房颤动反复发作容易对治疗效果产生怀疑。电复律失败患者都会存在不同程度的失落情绪。

3. 有皮肤完整性受损的风险，与电流对皮肤的灼烧有关。

对心律失常患者行电复律治疗，常见的并发症为皮肤灼伤。

 三、护理措施

（一）生命体征监测

1. 电复律前做好应急准备。

要有急救意识，做好应急抢救准备。床边配备氧气、吸引器、监护仪、简易呼吸器、呼吸机、抢救车等监护和抢救设备。静脉麻醉前吸氧 3 L/min，以增加安全性。

2. 维持电解质平衡。

电复律前须防止低钾血症，保持电解质及酸碱平衡，预防恶性心律失常。

3. 电复律中呼吸道的护理。

患者取去枕仰卧位，进行常规的心电监测和床边十二导联心电图检查。遵医嘱给予缓慢静脉注射异丙酚，实施电复律治疗。全身麻醉患者在苏醒期易发生各种呼吸道并发症，舌后坠是最常见的一种上呼吸道梗阻现象，常发生在老年患者、小儿患者，以及舌体过大、体型矮胖而颈短的患者中。其发生原因是麻醉药物及肌松剂的残留作用，使下颌角和舌肌松弛、舌根下坠。如有发生，应使患者头偏向一侧，必要时建议予呼吸器辅助通气，待麻醉药排泄。

4. 电复律后心律的观察。

电复律后观察监护仪上心电图的波形变化，判断电复律治疗是否成功，有无房室传导阻滞等心律失常现象。

（二）监测凝血功能，防止发生脑栓塞

1. 关注凝血酶原时间和食管超声的检查结果。患者入院后查凝血酶原时间（prothrombin time，PT）、INR 和食管超声。将 INR 控制在 1.8~2.5。排除左心房血栓可能。

2. 遵医嘱抗凝治疗，预防脑梗死。一旦患者发生脑梗死，立即予卧床休息，根据患者的肌力为其制订活动计划，遵医嘱使用营养神经及改善微循环的药物，卧床期间协助患者做好生活护理。

3. 观察有无脑梗死征兆，如一侧肢体无力、口唇发麻、伸舌向一侧歪斜、偏身感觉障碍、失语等。

4. 观察有无出血倾向，如牙龈出血、便血、血尿、皮肤黏膜瘀斑、头痛、剧烈呕吐等。

（三）心理护理

1. 在行电复律前，护理人员用通俗易懂的语言让患者对电复律的治疗及效果有充分的认识和理解，签署电复律治疗同意书。

2. 对于电复律治疗失败的患者，护理人员尤其要重视关注其心理状态，从心房颤动的疾病特点出发，告知患者心房颤动治疗是一个长期的、多手段结合治疗的过程，需要有足够的耐心和信心。应向患者详细解释治疗失败的原因，并告知患者后续药物治疗有成功的可能。帮助患者树立继续药物治疗的信心。详细指导患者继续服用药物，观察心律情况。

（四）皮肤灼伤的护理

1. 电复律后清洁皮肤，检查皮肤红肿、灼伤情况，一般无需特殊处理，2~3 d 即自行消退。对于烧伤严重的患者，可予烫伤软膏涂抹。

2. 一般连续电复律次数不超过 3 次。

（五）出院指导

电复律治疗当日或第二日出院，嘱患者进食低盐、低脂、高蛋白、维生素含量丰富的食物，戒烟酒，保持良好心情。嘱患者以休息为主，避免劳累、感染、情绪激动等诱发心室率增快的因素，以免加重心脏负担，再次诱发心房颤动。给予药物服用指导，术后常规给予胺碘酮口服，每次 200 mg，每日 3 次。服用 1 周后改成每次 200 mg，每日 2 次。3 周后改成每次 200 mg，每日 1 次，服用至 3 个月。电复律治疗失败的患者还需口服华法林，INR 须控制在 2.0~3.0。告知患者保持情绪稳定、心情愉悦，避免焦虑、抑郁等负面情绪。告知患者药物治疗的积极意义，使患者积极主动地配合出院后的治疗。

 四、护理技术

（一）心电、无创血压、血氧饱和度（oxygen saturation of blood，SpO$_2$）监测技术

1. 目的。

监测患者心率、心律、血压的变化及机体组织缺氧状况。

2. 操作前准备。

（1）评估患者并解释。

① 评估患者的年龄、病情、意识、治疗、心理状态、合作程度、局部皮肤状况、指（趾）甲情况。

② 告知监测的目的、方法及监测过程中的注意要点。

（2）患者准备。

① 了解心电监护的目的、方法、注意事项及配合要点。

② 清洁局部皮肤及指（趾）甲。

③ 体位舒适、情绪稳定。

（3）护士准备。衣帽整洁，修剪指甲，洗手，戴口罩。

（4）用物准备。准备心电监护仪及模块（须检查其性能）、导联线、电极片、75%乙醇棉球、弯盘、血管钳、监护记录单等。

（5）环境准备。室温适宜，光线充足，环境安静。检查电源插座、光照情况及有无电磁波干扰。

3. 操作步骤。

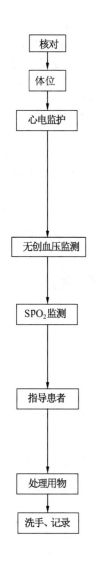

◆ 携用物至患者床旁，核对患者的床号、姓名。

◆ 协助患者根据病情选择舒适体位。

◆ （1）暴露患者胸部，为其清洁皮肤（注意保护患者隐私和保暖）。
（2）将电极片连接至监护仪导联线上。
（3）按照监护仪标识要求将电极片贴于患者胸部正确位置，避开伤口，保证接触良好，必要时避开除颤部位。
（4）选择监测波形清晰、无干扰的导联，调节振幅至大小适宜。
（5）设定报警界限。

◆ （1）选择合适部位，绑血压计袖带。
（2）按测量键。
（3）设定测量频率及报警界限。

◆ （1）将传感器正确安放于患者手指、足趾或耳廓处（保证接触良好，避开测量血压的肢体）。
（2）设定报警界限。
（3）打开报警系统，设定报警音量。

◆ （1）嘱患者不可随意摘取传感器。
（2）嘱患者避免在监测仪附近使用手机，以免干扰监测波形。
（3）指导患者学会观察电极片周围皮肤情况，如有痒痛感及时告诉医护人员。

◆ 记录启用时间，根据病情要求记录不同时间段的监测数据。

◆ 核对医嘱，打印治疗单→带弯盘、纱布至床边，拉隔帘→核对患者身份，向患者解释→测血压→记录界面显示的最后数据→关闭监护仪→撤除导联线及电极→清洁患者皮肤→撤除血压计袖带→撤除脉氧传感器→拔电源→安置患者、拉开隔帘→终末处理→擦拭监护仪备用→洗手→记录最后监测数据及停止监测时间。

4. 注意事项。
（1）严格执行查对制度和操作规程。
（2）评估患者的病情、意识状态、生命体征。
（3）根据患者的病情，协助患者取平卧位或半卧位，注意保护患者隐私。
（4）正确选择导联放置位置。
① 五导联放置位置。
右上（right arm，RA）：右锁骨下，靠近右肩。
左上（left arm，LA）：左锁骨下，靠近左肩。
胸（chest，C）：胸导联任意位置（根据患者的病情决定）。
右下（right leg，RL）：右下腹部。

左下（left leg，LL）：左下腹部。

② 三导联放置位置。

右上（RA）：右锁骨下，靠近右肩。

左上（LA）：左锁骨下，靠近左肩。

左下（LL）：左锁骨中线剑突水平处。

（5）正确设定报警界限。

（6）密切观察心电图波形，及时处理干扰和电极脱落。

（7）必要时可回顾患者 24 h 心电监测情况并记录。

（8）定期观察患者贴电极片处的皮肤，定时更换电极片和电极片位置。

（9）嘱患者不要自行移动或摘除电极片，避免在监测仪附近使用手机，以免干扰监测波形。

（10）对躁动患者，应当固定好电极和导线，避免电极脱位及导线打折缠绕。

（11）停机时，先向患者说明，取得其合作后再关机，断开电源。

（二）电复律技术

1. 目的。

纠正患者房颤心律，协助转为窦性心律。

2. 操作前准备。

（1）评估患者并解释。

① 评估患者的病情、意识、心电图状况，以及是否有房颤波。

② 向患者及其家属解释电复律的目的、方法、注意事项及配合要点。

（2）患者准备。

① 了解使用电复律的目的、方法、注意事项及配合要点。

② 情绪稳定，愿意配合。

③ 去枕平卧于硬板床。

④ 遵医嘱在电复律前用药。

（3）护士准备。衣帽整洁，修剪指甲，洗手，戴口罩。

（4）用物准备。准备除颤器、导电胶、心电监测导联线及电极、抢救车等。

（5）环境准备。病室光线充足，环境安静、整洁，有电源插座及吸氧装置。

3. 操作步骤。

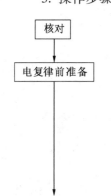

◆ 携用物至患者床旁，核对患者的床号、姓名。

◆（1）遵医嘱给患者使用镇静药物，待患者进入睡眠状态。

（2）打开电源。

（3）协助患者取去枕平卧位，暴露患者胸部，连接除颤器，建立心电监护。

（4）判断患者心律失常类型，心电示波为房颤。

（5）电极板均匀涂抹导电胶。

（6）确认除颤方式为同步方式，能量选择为，单相波 100~300 J，双相波 50~200 J。

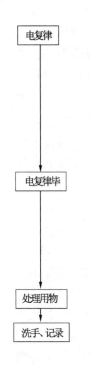

◆（1）充电。

（2）电极板安放位置：右电极板置于胸骨右缘第二肋间，心尖电极板置于左侧第五肋间腋前线，电极板与皮肤紧密接触，压力适当。

（3）再次观察心电示波，确认心律为房颤、同步及能量，大声喊："走开！1、2、3放电！"（喊"1"时看自己，喊"2"时看对侧，喊"3"时看床头床尾，确定无人直接或间接与患者接触）。

（4）双手示指同时按压放电按钮电击电复律。

◆（1）移开电极板。

（2）判断心律，仍为房颤时调整电复律能量并重复以上步骤。

（3）操作完毕，将能量开关恢复至零位。

（4）安置患者，为其清洁皮肤，检查皮肤红肿、灼伤情况，取舒适体位。

（5）监测患者的心率、心律、血压，并指导患者遵医嘱用药。

◆ 洗手并记录除颤方式、能量、频次、抢救经过。

4. 注意事项。

（1）电复律前确定患者除颤部位无潮湿、无敷料。如患者带有植入性起搏器，应注意避开起搏器部位至少8 cm。

（2）电极板位置。将右电极板置于胸骨右缘第二肋间，心尖电极板置于左侧第五肋间腋前线；或将电极板分别置于胸骨左缘2~4肋间和左肩胛下脊柱左侧7~9肋间。

（3）电极板必须紧贴患者皮肤，电极板显示接触良好，绿灯亮。

（4）电复律前确定周围无人直接或间接与患者接触。操作者身体不能与患者接触，不能与金属类物品接触，必须远离导电材料。

（5）动作必须迅速、准确。

（6）使用除颤器后应及时清洁电极板并充电，使其处于功能完好的备用状态。

 五、案例总结

电复律可以快速终止患者房颤的发生，是比较安全的操作。但术中仍然易发生心律失常、呼吸暂停等，医护人员必须严密观察患者生命体征的变化，并提前做好应急准备。在电复律过程中还应密切关注患者的心理变化，对其进行详细的指导，以取得患者的配合，减轻患者的焦虑。

（崔飞飞　孟红燕）

第三节　慢性阻塞性肺疾病急性加重期患者的护理

近年来，随着我国社会老龄化的加速，居民健康生活方式的流行，气道污染物的普遍暴露，慢性阻塞性肺疾病（chronic obstructive pulmonary disease，COPD）的发病率及致死率、致残率呈高发态势，其造成的经济负担位居全球疾病经济负担第七位。有研究显示，在急性加重期，COPD 患者的临床症状加重，极易诱发呼吸衰竭及肺心病，危及患者生命。因此，及时给予急性加重期 COPD 患者有效的护理干预，对控制病情、改善预后、降低疾病对患者生活质量的影响具有重要意义。然而，急性加重期 COPD 患者在病情得到控制后，其身体机能的恢复是一个长期的过程，且在康复过程中，患者的饮食及生活习惯、感染等因素会影响病情的控制。因此，有效采取合适的护理措施是预防疾病发生、促进康复进程的关键。本案例总结 1 例 COPD 急性加重期患者的护理实践。

一、病例介绍

患者李某，男性，63 岁，因反复咳嗽、咳痰、气喘 10 年余、加重 3 d 入院。10 余年前，患者在无明显诱因下出现咳嗽、咳痰，为白色泡沫痰，伴胸闷、气喘，每年均有发作，并逐年加重，2017 年曾因病情急性加重住院 3 次。患者自 2014 年开始思力华吸入、强的松口服及家庭氧疗，但都不规律，2 个月前自行停止家庭氧疗。3 d 前，患者晨起慢走约 200 m 后感胸闷气急，未暂停休息，仍坚持步行回家，随后出现咳嗽、咳痰，痰液为黄色黏痰，量不多，黏稠不易咳出，偶伴痰中带血，稍活动后胸闷气急明显，并伴有发热，最高达 38.9 ℃。于我院门诊抗感染治疗 3 d 未见明显好转，为求进一步诊治，以慢性阻塞性肺疾病急性加重于 2022 年 6 月 5 日入院。患者入院前肺功能显示：第 1 秒用力呼气容积（forced expiratory volumone in one second，FEV_1）31.9%，第 1 秒用力呼气容积/用力肺活量（FEV_1/FVC）46% 预计值，阻塞性通气障碍，入院后静息时仍感胸闷气喘，不能平卧，脉搏血氧饱和度 93%，予鼻导管吸氧 2 L/min。急查血气分析结果示：氧分压 45 mmHg，CO_2 分压 54 mmHg。改无创呼吸机辅助通气，吸气相气道正压（inspiratory positive airway pressure，IPAP）6 cmH_2O，呼气相气道正压（expiratory positive airway pressure，EPAP）4 cmH_2O，咳中等量白色黏痰，不易咳出，予抗感染、止咳化痰等治疗。患者 6 月 11 日出现双下肢轻度水肿，水肿程度为 1 级 1 度；予氢氯噻嗪片口服，每日尿量在 2 500 mL 左右。6 月 13 日双下肢彩超示双侧腓静脉及左侧肌间静脉血栓形成，予弹力袜+抗凝治疗。患者 6 月 28 日血气分析显示氧分压 65 mmHg，二氧化碳分压 43 mmHg，胸闷、咳痰等症状好转，办理出院。

二、护理评估与诊断

（一）护理评估

1. 健康史和相关因素。

（1）一般情况，如患者的年龄、身高、体重，有无酗酒、抽烟，以及日常饮食，等等。

（2）既往史。了解患者的既往健康状况，如是否有高血压、糖尿病、慢性支气管炎等慢性病。

（3）服药史。了解患者有无使用吸入剂、激素、抗生素等药物。

（4）治疗史。了解患者的家庭氧疗方式及效果，肺康复锻炼情况，等等。

2. 身体状况。

评估患者的意识、体温、脉搏、呼吸、血压等情况，观察患者有无低氧血症或 CO_2 潴留的症状，评估其严重程度；观察患者咳痰情况，评估痰液的颜色、性状及量；评估患者的营养状况、睡眠情况等；评估患者的影像学和实验室检查结果，以助判断病情及预后。

3. 心理和社会支持状况。

评估患者及其家属的心理状态、家庭经济情况及社会支持状况。

（二）护理诊断

COPD 急性加重期患者入院，须迅速、准确评估患者缺氧情况及呼吸衰竭类型，然后根据评估结果积极采取相应的干预措施，根据病情变化进行动态评估。

本案例提出了以下护理诊断。

1. 气体交换受损，与气道阻塞、通气不足伴感染、呼吸肌疲劳有关。

COPD 患者由于小气道炎症和结构改变，会出现通气和换气功能障碍，最终引起缺氧和（或） CO_2 潴留。患者入院后，护理人员须根据血气分析结果设置氧浓度，若为 I 型呼吸衰竭，可给予中等浓度（35%~60%）吸氧。本例患者属 II 型呼吸衰竭，存在呼吸肌疲劳，此时予以无创正压通气（non-invasive positive pressure ventilation，NPPV）。

2. 清理呼吸道低效，与痰液黏稠、咳嗽无力有关。

在 COPD 急性加重期，由于炎症及气道清除功能异常，患者的痰液多为黏性脓痰，患者常由于分泌物多而黏稠、年老体弱、呼吸困难不能有效咳嗽及气道湿度降低等原因出现排痰困难。本例患者入院时存在中等量白色黏痰，且使用无创正压通气后可能进一步加剧排痰困难。

3. 活动无耐力，与疲劳、呼吸困难、氧供及氧耗失衡有关。

COPD 患者可能由于全身及局部的炎症反应、低氧血症、高碳酸血症等原因会发生骨骼肌萎缩与功能障碍。在日常生活中，COPD 患者通常能维持上肢活动，一般上肢肌肉功能相对较完整，主要表现为下肢肌肉萎缩与功能障碍，导致患者的活动受限。

4. 潜在并发症，主要有肺栓塞。

长期缺氧、 CO_2 潴留、感染等因素导致 COPD 患者的血管内皮细胞受损，引起凝血机制异常；COPD 患者由于体内代偿性的红细胞增多，利尿剂的使用使其血液黏稠度增加；急性发作时长期卧床，造成血流缓慢等会导致深静脉血栓的形成。患者在入院后即发现下肢静脉出现血栓，需及时给予干预，避免血栓进展。

5. 知识缺乏，主要是缺乏自我管理相关知识。

患者的自我管理主要指患者在疾病管理过程中获得必需的知识和技能，进而调整其行为，以便更好地管理疾病。COPD 患者的自我管理内容包括 COPD 的病理生理、呼吸和咳嗽技巧、放松训练、药物吸入技巧、急性加重期行动计划、健康生活方式（如戒烟、营养均衡、良好的睡眠习惯、情绪的管理等）、休闲娱乐、长期家庭氧疗等。本例患者对疾病知识、药物使用、家庭氧疗等都存在较大的认知误区，这对其康复及远期管理均不利，需要给予针对性的健康指导。

三、护理措施

（一）给予合适的氧疗措施纠正呼吸衰竭

COPD 患者氧疗后较为满意的氧合水平为动脉血氧分压（arterial partial pressure of oxygen，PaO_2）>60 mmHg 或动脉血氧饱和度（arterial oxygen saturation，SaO_2）>90%。患者的血气分析结果为氧分压 45 mmHg，二氧化碳分压 54 mmHg，给予双水平正压通气模式的无创通气，以缓解呼吸肌疲劳，改善呼吸衰竭。使用无创措施的患者常存在胃胀气、口咽干燥、误吸、面罩压迫、鼻梁皮肤损伤、排痰障碍、呼吸机不耐受、恐惧等并发症。

本例患者是首次使用无创辅助通气，由于不能耐受，患者拒绝使用呼吸机辅助通气，护理人员护理时需要注意以下几个方面。

1. 护理人员要理解患者的不适。

2. 协助患者取半卧位，在吸氧状态下连接面罩或鼻罩，固定带应松紧合适，以可插入 1~2 根手指为宜，以预防器械相关压力性损伤，待患者适应后连接呼吸机。

3. 并发症的处理。降低吸入压力以缓解胃胀气；避免漏气、间断饮水、加强湿化，以缓解口咽干燥；对于排痰困难现象，鼓励患者定时主动咳嗽，必要时吸痰；避免患者饱餐后使用呼吸机，教会患者紧急取下面罩的方法，防止误吸；必要时床位护士可陪护在患者身边，安慰并观察患者的反应。

（二）促进痰液排出，保持气道通畅

在 COPD 急性加重期，由于炎症及气道清除功能异常，患者的痰液多为黏性脓痰，患者入院时伴有中等量的白色黏痰，且不易咳出。患者持续存在的排痰困难会加重 CO_2 潴留，而使用无创通气则容易导致排痰困难。患者入院后，护理人员首先应指导其以正确的方法咳嗽、咳痰，并告知其经常变换体位有利于痰液咳出。随后给予气道湿化，降低痰液黏稠度。本例患者采用氧喷式雾化吸入，在雾化溶液中加入吸入用布地奈德混悬液+吸入用异丙托溴铵溶液，在湿化气道的同时起到消炎、解痉平喘的作用。患者存在 CO_2 潴留，在使用氧喷式雾化吸入时，严密观察患者的呼吸频率（respiratory rate，RR）、节律、深浅及神志变化；注意吸入药液不要过分稀释，尽量缩短雾化吸入时间；加强巡视，强调床边陪护，不可出现空窗期，避免加重潴留。同时，加强翻身、拍背，听诊肺部了解痰液滞留的部位，并根据痰液滞留位置摆好有利于引流痰液的体位。患者痰液集中于右肺中叶，根据患者耐受情况，指导患者取头低足高左侧卧位进行体位引流，每次 10~15 min。

（三）肺康复锻炼

在 COPD 急性期，患者以卧床休息为主。护理人员应告知患者床上活动的注意事项及技巧，并指导其进行腹式缩唇呼吸锻炼。同时应积极了解患者需求，尽力给予满足。如将生活必需用品放在患者伸手可及的位置，指导其穿防滑鞋，避免跌倒或坠床等。评估患者的活动能力，协助其制订每日活动计划，注意渐增患者每日活动量。在患者活动期间，应注意监测其呼吸及心率的变化。本例患者在急性期即分步骤、分强度进行下肢力量训练（应用弹力带进行包括直腿练习、俯卧位伸髋练习、大腿外展练习、小腿后肌群练习、小腿前后肌群练习及提踵练习在内的 7 个动作，一般每个动作重复 8~12 次，两个动作之间休息 2~3 min）：先从一个动作开始练习，逐渐增加活动量，以患者不感到胸闷气急为原则。本例患者了解运动康复的益处，并有较强的运动意愿，但对运动强度、时间、频率等存在认知误区，因此在患者停止无创通气，改鼻导管吸氧后，护理人员应帮助患者制订耐力训练方案，选择步行及太极拳为运动项目，强度为 60%。

（四）预防并发症

患者入院后，护理人员使用 Padua 评分（Padua Prediction Score）评估患者的血栓风险，Padua 评分为 0 分。但研究指出，卧床、红细胞增多症或脱水的 COPD 患者，无论是否有血栓栓塞性疾病史，均需要考虑使用肝素或低分子肝素抗凝治疗，以预防血栓栓塞。应观察患者下肢皮肤的颜色、温度、末梢循环情况等，告知患者避免长时间保持坐位或站立不活动，避免腘窝下垫软枕，指导其穿加压弹力抗栓袜预防下肢血栓。同时使用低分子肝素抗凝治疗，其间密切观察患者有无皮肤黏膜出血点、瘀斑，有无血尿、黑便，有无凝血时间过长，并注意定期监测血凝常规。患者 6 月 13 日下肢彩超示双侧腓静脉及左侧肌间静脉血栓形成，继续予抗凝治疗，同时观察是否有肺栓塞表现，如胸痛、晕厥、烦躁不安、惊恐甚至濒死感、咯血等。

（五）对患者及其照护者加强健康教育

COPD 病程长、起病缓慢，病情呈进行性发展，因此患者及其照护者的健康教育尤为重要。本例患者及其照护者在用氧及用药方面存在知识不足，因此在出院前要完成患者及其照护者的健康教育，具体内容如下：

1. 用氧安全教育。应告知患者及其照护者用氧装置必须远离厨房、阳台，放在阴凉通风处，周围严禁烟火，严格做好"四防"。

2. 严格做好氧疗装置的清洁、消毒。氧气湿化液随使用时间的延长而污染加重，须告知患者每日更换湿化液，每周更换吸氧导管，每周用含 500 mg/L 有效氯的消毒液浸泡湿化瓶。使用无创辅助通气患者的呼吸机管路、面罩及滤纸必须每周更换。

3. 监测脉氧、血气分析结果，了解氧疗效果。

4. 指导患者长期、规律、正确地使用吸入剂。

 四、护理技术

（一）无创正压通气技术

1. 目的。

对低氧血症或呼吸衰竭患者给予辅助呼吸或控制呼吸，改善通气和换气功能，减少呼吸做功。

2. 操作前准备。

（1）评估患者并解释。

① 向患者解释操作的目的和意义，减轻患者心理上的不安，增强其对治疗的信心。

② 评估患者的病情、意识状态、生命体征、血气分析、睡眠、心理状况等。

③ 评估患者气道的畅通情况，了解呼吸机参数设置。

（2）患者准备。

① 了解无创正压通气的目的、方法、注意事项及配合要点。

② 体位舒适、情绪稳定。

（3）护士准备。衣帽整洁，修剪指甲，洗手，戴口罩。

（4）用物准备。

① 准备无创呼吸机及配套湿化装置、呼吸机管路、适合患者脸型的无创通气鼻/面罩、固定头带。

② 准备吸氧管、氧气流量表、听诊器、灭菌蒸馏水。

（5）环境准备。

① 周围无烟火及易燃品。

② 检查设备带上的氧气衔接口是否完好，保证电源接口良好。

3. 操作步骤。

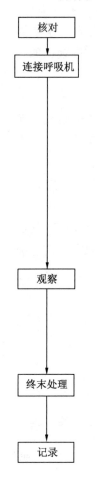

◆ 核对医嘱、打印执行单，至床边核对患者身份。

◆（1）湿化器加灭菌蒸馏水。
（2）连接呼吸机与呼吸机管路。
（3）连接氧气流量表，打开电源。
（4）遵医嘱调节模式及参数设置，如 IPAP、EPAP、呼吸频率、吸气时间、压力延时、氧流量或氧浓度等。
（5）设定报警值范围，开呼吸机，测性能。
（6）将面罩固定于患者口鼻处，四头带固定，注意头带松紧度。
（7）开呼吸机，将面罩与呼吸机管路连接。
（8）安置患者，协助其取舒适卧位，床头抬高 30°~45°。
（9）观察患者的生命体征及呼吸机运转情况，及时正确处理呼吸机报警。

◆（1）严密观察患者的生命体征、SpO_2 及呼吸机运转情况。
（2）设定报警范围，及时正确处理呼吸机报警。
（3）遵医嘱复查动脉血气分析。
（4）观察患者有无恐惧、精神紧张、口咽部干燥、腹胀、鼻面部压力性损伤、气胸等并发症。

◆（1）按消毒技术规范要求分类处理使用后物品。
（2）按医疗废物处理规范分类处理垃圾。
（3）洗手。

◆ 记录上机时间、呼吸模式、参数。

（二）肺康复技术

1. 目的。

（1）提高生活质量，稳定疾病症状，减少急性发作次数。

（2）改善呼吸困难和缓解疲劳，增强运动能力。

2. 操作前准备。

（1）评估患者并解释。

① 向患者解释操作的目的和意义，取得患者的配合。

② 评估患者的病情、意识状态、生命体征、活动能力、心理状况等。

（2）患者准备。

① 了解肺康复的目的、方法、注意事项及配合要点。

② 着装适宜，便于活动，情绪稳定，愿意配合。

（3）护士准备。衣帽整洁，修剪指甲，洗手，戴口罩。

（4）用物准备。

① 便携式脉氧仪。

② 根据不同运动方案选择辅助用具。

（5）环境准备。光线充足，环境安静。

3. 操作步骤。

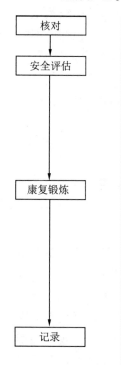

◆ 核对医嘱、打印执行单，至床边核对患者身份。

◆ （1）根据患者的病情选择合适的康复内容（耐力训练、阻力训练、呼吸训练及平衡/柔韧性训练），向患者解释训练的目的、操作步骤及注意事项。

（2）操作前根据康复内容的需求，选择安全、适宜的训练场所。训练前对患者实施全面、详细的评估，并结合患者偏好，选择合适的训练方式。

◆ （1）密切观察患者的生命体征、SpO_2 等，一旦有不适症状立即停止训练。

（2）运动强度：耐力训练每周 3 次，每次>30 min；阻力训练每周 2~3 次，每次 2~4 组，每组 6~12 次；呼吸训练每周 4~5 次，每次 30 min，以不引起不适为宜。

（3）监督患者的康复训练质量，指导患者自我监测靶心率，最大心率<（220-年龄）。

◆ 记录患者的生命体征、SpO_2 等指标，以及康复锻炼的项目、频率及强度等。

4. 注意事项。

（1）了解终止康复运动的表现，如胸痛、呼吸困难（Borg 评分≥6 分）、眩晕、恶心甚至呕吐、面色苍白、大汗、收缩压上升到≥180 mmHg 或下降至≥20 mmHg、SpO_2≤85%等。

（2）可以出现的正常反应有轻度喘息、微汗、轻中度疲劳感、轻中度肌肉酸痛感等。

五、案例总结

在临床中，氧疗作为呼吸系统疾病常用的治疗手段，在缓解患者呼吸困难、提高患者舒适度方面具有显著作用。然而，如何把握患者氧疗的指征、时机，以及氧疗方式的选择和参数调整仍是难点。因此，要重点监测患者 SpO_2 的动态变化，结合患者呼吸困难主诉，有效缓解其胸闷不适情况。同时，要定时加强血气分析的检测，重点关注其有无呼吸衰竭征象，适时选择氧疗方式及参数调整，从而改善患者预后，促进其早日康复。

气道黏液高分泌是 COPD 病程中重要的病理生理学特征，临床表现为慢性咳嗽、咳大量脓性或黏液脓性痰。长时间潴留于气道的黏液发生生物物理性质改变，有利于细菌定植，并反复引发呼吸系统感染，最终可导致呼吸道管腔结构重塑，患者气促、喘息等症状进行性加重。对于 COPD 患者，要早期实施有效的排痰管理方案，从而有效促进其肺功能的恢复，提高生活质量。

全球防治倡议指出，实施肺康复治疗对缓解患者呼吸症状、提升其运动能级及生活质量具有重要意义。合理的个性化的康复训练应贯穿于 COPD 管理全过程，包括但不限于医院、社区、家庭等多个场所，除需要关注康复锻炼的安全问题外，还应选择可靠、可及的锻炼方式。由于疾病症状等的影响，COPD 患者的活动能力受限，多选择久坐或久卧的行为方式，其静脉血栓栓塞症的发生率明显增高，动态评估其危险因素并根据风险等级采取相应的预防措施是必要的。

（赵茜　陈奕）

第四节　恶性中央型气道狭窄经气道支架置入术后患者的护理

恶性中央型气道狭窄（central airway obstruction，CAO）是指发生在气管、左右主支气管及右中间支气管部位的狭窄，一般由原发性恶性气道肿瘤或来自食管癌、甲状腺癌、纵隔肿瘤的局部进展及其他组织来源的恶性疾病转移至肺部导致，主要表现为呼吸困难、顽固性咳嗽、阻塞性肺炎，需要频繁住院治疗，病情危急时会导致呼吸衰竭、窒息死亡。肺癌是导致恶性 CAO 的主要原因，晚期肺癌患者中有 20%~40% 会出现中央型气道狭窄。对于恶性 CAO 患者，首选外科手术切除治疗，但近 80% 的肺癌患者发现时已处于晚期，其他组织器官来源的、发生了肺的远处转移的肿瘤都已失去手术机会。放疗、化疗等是可供选择的有效治疗方法，对于无外科手术指征的晚期恶性 CAO 患者，经支气管镜的介入治疗也是一种有效的姑息治疗方法。经支气管镜介入治疗主要有腔内的消融治疗和支架置入治疗两大类，可明显改善呼吸困难症状，提高晚期肺癌患者生活质量，使患者能够有条件接受其他与肿瘤相关的治疗。及时的介入消融治疗和支架置入治疗还有助于提高患者的生存率。然而对于有致死性呼吸困难的恶性 CAO 患者，无论是何种类型的气道狭窄，支架置入可能是唯一有效的治疗方法。目前临床上气道支架置入术后再发窒息，濒临死亡被成功救治的病例并不多见。本案例介绍 1 例肺癌伴中央型气道狭窄经气道支架置入术后突发窒息患者的护理实践。

一、病例介绍

患者男性，64岁，2022年3月17日因咳嗽伴咳少量白色黏痰1月余入院。入院时仍有咳痰，为白色黏痰，不易咳出。活动后胸闷、气急明显，呈进行性加重，直至夜间不能平卧。入院前间断发热，体温最高达38.8℃，入院后予抗炎、平喘、止咳、化痰等治疗。3月22日气管镜检查见隆突上占位凸出大气道管腔，3月26日行气管支架置入术，术中顺利，术后呼吸困难明显缓解，痰量减少但仍黏稠。患者3月22日气管镜的病理结果显示为右上肺腺癌Ⅳ期，4月3日予培美曲塞+卡铂化疗。4月7日气管镜复查见气道支架远端新生物，后行氩气刀治疗。4月10日开始行胸部放疗，放疗次日出现轻度呼吸困难，经对症处理缓解。4月14日夜间突发呼吸困难，"三凹征"明显，两肺高调金属音，伴意识丧失，床边气管镜检查见新生物坏死致使气道严重梗阻，支气管黏膜未见明显水肿。予气管插管，有创呼吸机辅助通气，随后持续泵入咪达唑仑、注射用维库溴铵镇静肌松，去甲肾上腺素升压，每日床边气管镜吸痰。4月17日行球囊扩张治疗。4月24日后气道坏死物减少，逐渐恢复意识及自主呼吸。4月28日拔除气管插管改无创呼吸机辅助通气，随后经抗感染、营养支持治疗，5月11日好转出院。

二、护理评估与诊断

（一）护理评估

1. 健康史和相关因素。

（1）一般情况，包括患者的年龄、运动爱好、有无酗酒、有无抽烟、日常饮食等。

（2）既往史。了解患者既往健康状况，如有无高血压、糖尿病、慢性支气管炎等慢性病。

（3）服药史。了解患者近期有无服用抗凝药物、药物过敏史等。

（4）家族史。了解患者有无家族遗传病及类似病史。

2. 身体状况。

评估患者的意识、体温、脉搏、呼吸、血压等情况，观察患者有无低氧血症，若有，则需评估其严重程度。观察患者的咳嗽、咳痰症状，评估痰液的颜色、性状及量。评估患者的疼痛情况、营养状况、睡眠情况等。评估患者的影像学和实验室检查结果，以助判断病情及预后。

3. 心理和社会支持状况。

评估患者及其家属的心理状态、家庭经济情况及社会支持系统。

（二）护理诊断

肺癌伴中央型气道狭窄的患者并不少见，气道支架置入是目前主流的治疗方法。护理人员应根据患者的呼吸困难程度、痰液潴留情况及病情变化等，快速、准确、有效地对患者进行全面、动态评估，并根据评估结果积极采取相应的干预措施。

本案例提出了以下护理诊断。

1. 气体交换受损，与气道炎症、气道梗阻术有关。

肺癌气道狭窄的患者由于原发或继发肿瘤等原因发生气道梗阻，常以呼吸道梗阻症状为首发临床表现。随着介入医学的不断发展，给患者放置气道支架可有效缓解其呼吸道梗阻症状、减轻呼吸困难程度。本例患者属于恶型 CAO，予气道支架置入。

2. 清理呼吸道低效，与呼吸道分泌物增多、痰液黏稠、气道狭窄有关。

气道支架置入后患者痰量增加，加上术后早期麻醉的影响，易出现分泌物引流不畅、分泌物潴留，发生率高达 40% 以上。而老年、肺功能不全及营养状况较差者，由于咳嗽无力，其呼吸道分泌物清除能力被进一步削弱。为有效缓解该症状，在置入术前期可加强气道湿化，稀释患者痰液，间断、少量雾化，及时清除痰液，必要时吸痰。本例患者为恶性 CAO，入院时即存在痰液黏稠且不易咳出，在气道支架置入前采取雾化吸入、拍背等措施促进排痰。

3. 窒息，与气道新生物阻塞气道有关。

气道支架置入术后支架的放置影响气道纤毛活动和痰液的咳出，导致支架远端分泌物积聚和阻塞，新生物形成。本例患者支架置入后气管镜复查见远端新生物，行氩气刀治疗，并在严重梗阻时紧急行床边气管镜处理。

4. 潜在并发症：呼吸机相关性肺炎、呼吸机相关性肺损伤等。

气管插管行机械通气的患者，若呼吸道分泌物很黏稠，且湿化不够、吸痰不够或吸痰管插入深度不够，可出现较为严重的痰液潴留问题，进而并发呼吸机相关性肺炎。本例患者在气管插管后，每日床边气管镜吸痰，清除呼吸道过多分泌物。

5. 有皮肤完整性受损的风险，与长期卧床有关。

由于使用镇静类药物、建立人工气道等的影响，患者处于被动体位状态，长期的皮肤受压会引起其血流灌注下降，皮肤微循环受限。同时，由于升压药的影响，患者全身小动脉及小静脉收缩，进一步使得其微循环灌注不足。若不能有效变换体位，患者更容易出现压力性损伤。

🌳 三、护理措施

（一）缓解呼吸困难，维持重要器官氧合

中央型气道狭窄程度 >25% 时患者会出现气短表现，护理时首先予氧气 3~4 L/min 吸入，观察患者生命体征、SpO_2 值、血气分析等的变化，并协助患者取既有利于气体交换又节省体力的姿势，如卧位时抬高床头并略抬高床尾，使下肢关节轻度屈曲；同时给予心理支持，在床边陪护患者，以缓解其紧张情绪；指导患者采取腹式呼吸，以改善肺功能，为支架置入做准备。患者 3 月 26 日计算机体层成像（computed tomography，CT）提示梗阻症状较前加重，计划次日行气道支架置入。

多数气道支架置入术是在局麻下经 X 线引导或纤维支气管镜释放，但该患者已存在明显的端坐呼吸，不能耐受术中仰卧位；同时，放置支架时气管镜或支架刺激、患者紧张等还可导致气道痉挛，会出现通气不足而发生意外。所以对该患者采取全麻下气管镜气道支架置入术。首先，术前禁食 4~6 h，并完善各项检查；术中协助患者取仰卧位，麻醉成功后进行气管插管，接麻醉呼吸机。然后，在气管插管与呼吸机连接三通管上端

的孔盖处插入气管镜并释放支架；术中观察患者的 SaO_2，低于 90% 时及时汇报医生进行处理。患者气道支架置入后气道平台压由 14 cm H_2O 降至 10 cm H_2O，患者麻醉恢复后返回病房。护理人员协助患者取平卧位，头偏向一侧，嘱其禁食 6 h，氧气吸入 3 L/min，进行心电监测等。

（二）促进排痰，保持呼吸道通畅

气道狭窄主要的临床表现为顽固性咳嗽、呼吸困难等，而痰液潴留可加重上述症状。患者入院时即存在痰液黏稠不易咳出，在气道支架置入前采取雾化吸入、拍背等措施促进排痰。雾化采取的是少量、间断雾化方式，即每次溶液量 <5 mL，每雾化 3～5 min 嘱患者咳痰，防止大量稀释的痰液阻塞气道，并且床位护士全程陪护在旁观察病情；患者睡前须雾化 1 次，防止夜间痰液沉积引发窒息。同时，严密监测病情变化，增加夜间巡视次数，并在患者床边备好抢救器械，如床边吸引器、便携式气管镜、异物钳等。气道支架置入的并发症分为前期（2 周内）并发症和后期并发症，前期并发症包括喉痛、胸骨后不适、发热、咳痰加重、咯血（小量）、皮下气肿等；后期并发症包括痰液潴留、移位、再狭窄（肉芽组织形成）、导管断裂、大咯血等。本例患者术后于前期出现喉痛、胸骨后不适，营养风险筛查（nutritional risk screening，NRS）2002 评分 2 分；痰量进行性增多，为白色黏痰。指导其采取放松呼吸、听音乐、减少说话等物理措施缓解疼痛，同时密切关注其痰液颜色、性状及量的变化。

（三）窒息的抢救配合

窒息抢救成功的关键在于早期预防、及时处理。患者气道支架置入术后虽然咳痰症状有所缓解，但由于支架刺激及纤毛清除功能受损，气管镜检查仍有痰液增多的趋势，并且气道有新生物形成，而患者放疗后还可能存在气道黏膜水肿，这些都是可能导致患者发生窒息的危险因素。所以支架置入后窒息的预防措施仍然十分重要，除继续原有的预防措施外，还需要注意不可用力拍背及剧烈咳嗽。而当患者发生窒息时，首先应轻拍患者背部嘱其咳痰，若未缓解，则应立即行机械吸引，注意动作要轻柔，选择合适负压，并迅速行气管插管，为进一步诊疗争取时间。插管后协助医生在床边气管镜直视下寻找原因并进行处理，由患者气管镜可见气道内支架远端新生物及痰液严重阻塞气道，由于夜间情况紧急，在吸净痰液后采用气管镜强行破通新生物，以改善通气。一般对于气管内的肿瘤还可采取冷冻或球囊扩张来处理，而在抢救期间还需密切观察病情变化。

（四）做好气道管理，预防并发症

患者在气管插管期间由于纤毛功能受损、镇静、人工气道等原因出现较为严重的痰液潴留问题，容易并发呼吸机相关性肺炎。同时，气道内有新生物形成及坏死，多次导致患者生命体征危急，而常规吸痰管由于插入深度有限，只能吸出大气道的痰液。但气管镜可逐级对气道进行冲洗及吸引，从而保持气道通畅。所以配合医生在患者持续机械通气的情况下行气管镜吸引十分重要。首先须在操作前 2 h 停止鼻饲，随后予纯氧机械通气 2 min，使患者的 SpO_2 达到 90% 左右；调节负压 300～400 mmHg，在气管插管与呼吸机连接三通管，经上端孔盖处插入气管镜；然后分次予生理盐水 10 mL、总量为 100 mL 冲洗，还可配合使用活检钳清除气道内痰痂。在操作过程中必须密切关注呼吸机运转及患者病情变化，当患者的 SpO_2 低于 90%、心率大于 120 次/min 时，必须立即退出纤支镜，并对管道进行密闭处理，实施机械通气，整个操作应控制在 20 min 内。由于患者气道内新生物的生长及严重的痰液潴留，单纯的气管镜吸痰已不能满足通气需求，4 月 17 日，患者行气管镜球囊扩张治疗。护理时首先在治疗前一定要充分吸净患者气道的分泌物，防止患者在球囊扩充时发生窒息；然后经气管镜活检口将球囊置于狭窄段两端，缓慢加压至 9 kPa，扩张两次，注意每次扩张均须控制在 1 min 内，两次扩张之间的间隔为 2~3 min，扩张期间仍需保持 SpO_2 大于 90%、心率小于 120 次/min。球囊扩张治疗后气道较前扩张，同时新生物发生坏死，再经气管镜将坏死物及痰液吸出。

（五）关注皮肤护理

在气管插管前期，由于气道内坏死物及痰痂形成活瓣，患者变换体位时分钟通气量、血压迅速下降。而一般情况下皮肤受压 1 h 后血流灌注即会下降，在解除压力 4 h 后皮肤微循环才能恢复正常。同时，该患者还长期静脉泵入去甲肾上腺素治疗，去甲肾上腺素在使患者升压的同时还会使患者全身小动脉及小静脉收缩，导致微循环灌注不足。基于以上原因，患者若不能有效变换体位，更容易出现压力性损伤。护理时首先应及时更换减压床垫，在容易受压的骶尾、足跟等部位贴减压敷料，并采取在大腿根部交替垫软枕等措施预防压力性损伤。同时，密切观察并寻找翻身安全期。如在纤支镜吸痰后，医护人员须协助患者翻身，动作应协调、迅速。当患者可以自主翻身后，医护人员可采用短时间、小角度的方式协助患者翻身，时间从每次维持侧卧位 10~15 min 开始，角度为 30°~45°，以患者能耐受为宜。

 四、护理技术

（一）气管镜下气道支架置入术

1. 目的。

解除气道狭窄，缓解相关症状。

2. 操作前准备。

（1）评估患者并解释。

① 评估患者的气道狭窄情况，年龄，病情，血常规、血凝常规、输血常规、CT 等相关检查结果。

② 解释手术的目的、过程及术中配合注意事项，签署知情同意书。

（2）患者准备。

① 掌握正确的咳嗽方法，咳嗽剧烈者用镇咳药。

② 术前 4~6 h 禁食、禁饮，若有活动性义齿必须取出。

（3）护士准备。衣帽整洁，修剪指甲，洗手，戴口罩。

（4）用物准备。准备型号合适的支架、导丝、异物钳、冰盐水、量尺，必要时备扩张球囊及球囊压力泵，根据不同类型的支架及放置方法准备相应的气管镜。准备简易呼吸器、吸引器、心电监护仪、吸氧装置等。

（5）环境准备。室温适宜，光线充足，环境安静。

3. 操作步骤。

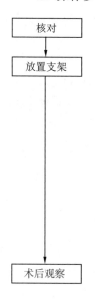

◆ 核对患者身份。

◆ （1）协助患者取仰卧位，颈部或肩下垫一软枕，头部后仰，开放气道。
（2）用眼罩或治疗巾遮住患者眼睛，防止分泌物溅入其眼内。
（3）予以氧气吸入及心电监护，建立静脉输液通路。
（4）协助患者完成局部麻醉。
（5）术中密切关注患者的生命体征，如有异常及时处理。
（6）测量狭窄部位深度，必要时在支架置入器上进行标注。
（7）配合医生将导丝放置于正确位置，固定导丝，防止脱出。
（8）将导丝穿过支架置入器，协助医生将置入器送至狭窄部位。
（9）支架释放后观察支架位置是否合适，如需调整支架位置，必须准备好异物钳及时调整或取出支架。

◆ （1）禁食、禁饮 2 h。
（2）根据患者病情给予氧气吸入，心电监护 24 h，观察呼吸困难缓解情况。
（3）观察患者有无剧烈咳嗽、胸闷、胸痛不适、声音嘶哑、鼾声、呼吸困难，及时发现支架移位并汇报医生处理。
（4）保持气道通畅。观察患者咳嗽、咳痰的情况，指导其正确咳嗽、咳痰，痰多黏稠者予以湿化，协助其辅以拍背等胸部物理治疗，拍背时力量不宜过大。如有出血，遵医嘱积极行止血治疗。

4. 注意事项。

（1）术前须与手术医生充分沟通，评估患者气道情况，根据气道情况选择合适的支架类型。了解支架释放的方法，根据支架的类型和释放方法，准备相应的物品，必要时须在全麻下行支架置入术。

（2）加强健康教育，告知患者支架置入后要避免剧烈咳嗽，活动时动作要轻柔，防止支架移位。

（3）鼓励患者每天饮水 1 000~2 000 mL，有痰尽量轻轻咳出，防止支架堵塞。

（4）告知患者遵医嘱定期复查。

（二）人工气道患者床边纤维支气管镜吸痰技术

1. 目的。

（1）清除气道分泌物，冲洗痰痂。

（2）留取痰标本。

2. 操作前准备。

（1）评估患者并解释。

① 评估患者的年龄、病情、意识状态。

② 解释手术的目的、过程及术中配合注意事项。

（2）患者准备。

① 取下义齿，固定松动的牙齿。

② 鼻饲患者暂停鼻饲。

（3）护士准备。洗手，戴口罩，穿隔离衣，必要时戴面屏。

（4）用物准备。准备便携式纤维支气管镜，生理盐水 250 mL，一次性吸痰杯，灭菌蒸馏水，20 mL 针筒，5 mL 针筒，中心吸引装置，吸引连接管，无菌手套，灭菌石蜡油，2% 利多卡因。

（5）环境准备。检查设备带负压衔接口是否完好。光线充足，环境安静。

3. 操作步骤。

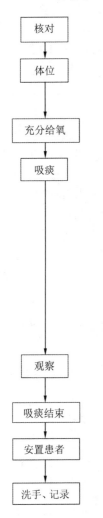

◆ 核对医嘱、打印执行单，至床边核对患者身份。

◆ （1）卸除床头板，拉松病床距墙 50~60 cm，医生立于床头。
（2）协助患者取仰卧位，颈部或肩下垫一软枕，头部后仰，开放气道。
（3）用眼罩或治疗巾遮住患者眼睛，防止分泌物溅入其眼内。

◆ 给予纯氧 2 L/min，维持患者的 SpO_2>90%。

◆ （1）连接中心吸引表，连接吸引管，检查吸引性能，调节合适负压，在一次性吸痰杯内倒灭菌蒸馏水。
（2）洗手，取出便携式纤维支气管镜，检查电源，将纤支镜交给医生，取下无菌包装。
（3）连接吸引管，打开吸引开关，试吸检查纤支镜性能，然后用石蜡油润滑气管镜插入管。
（4）根据情况气道内可多次滴注 2% 利多卡因，以达到局部麻醉效果。
（5）遵医嘱，可用生理盐水反复进行气道冲洗。
（6）吸痰时注意痰标本的留取。

◆ （1）监测患者生命体征，同时观察患者面色，保证患者的 SpO_2>90%。
（2）遵医嘱，经纤支镜侧孔注入生理盐水 5~10 mL/次进行冲洗。

◆ 分离纤支镜，关闭吸引开关，擦净患者面部及口鼻处分泌物。

◆ 协助患者取舒适位，恢复床单元。

◆ 洗手，记录吸痰效果。

4. 注意事项。

（1）清洗消毒。检查完毕应立即进行床旁预处理，防止有机物附着、凝结，并尽快对气管镜进行清洗消毒。

（2）部分患者进镜后会出现呛咳、气管痉挛等反应，可遵医嘱予 2% 利多卡因进行局部麻醉。

（3）操作结束后如有标本须立即处理并尽快送检。

 五、案例总结

肺癌伴中央型气道狭窄的患者并不少见，气道支架置入是目前主流的治疗方法，气道支架置入的前期护理重点在预防窒息，缓解呼吸困难。临床肿瘤阻塞大气道并导致胸闷、气短和呼吸困难的患者不乏治疗成功的案例，窒息时迅速解除阻塞是抢救成功的关键，而解除阻塞后精准的治疗护理是帮助患者转危为安的关键，在此期间的床边气管镜吸痰配合、病情的观察评估、护理矛盾问题的解决、沟通技巧的提高都是决定护理质量的关键。

（赵茜 陈奕）

第五节 肝硬化食管胃底静脉曲张破裂出血患者的护理

肝硬化是各种慢性肝病进展至以肝脏弥漫性纤维化、假小叶形成、肝内外血管增殖为特征的病理阶段，代偿期无明显临床症状，失代偿期以门静脉高压和肝功能严重损伤为特征，患者常因并发腹水、消化道出血、脓毒症、肝性脑病、肝肾综合征和癌变等导致多脏器功能衰竭而死亡。食管胃底静脉曲张是肝硬化常见的并发症，发生率为 50%~60%。约 3/4 的中重度食管胃底静脉曲张会发生破裂出血，治疗难度大，患者预后凶险，常见临床表现为呕血、黑便，部分患者在出血量大导致血容量严重不足时，可出现心悸、头晕、晕厥、血压下降甚至休克。目前对于食管胃底静脉曲张破裂出血的治疗包括适当的液体复苏、气道保护、预防性的抗生素使用，以及特殊的治疗，如使用血管活性药物、内镜下治疗、介入或外科手术。其中最主要的治疗措施是内镜下治疗，主要包括内镜下硬化剂注射治疗（endoscopic injection sclerotherapy，EIS）和内镜下曲张静脉套扎术（endoscopic variceal ligation，EVL）。相对于 EIS，EVL 能更有效地控制出血，并且降低再出血率及死亡率。本案例总结 1 例肝硬化食管胃底静脉曲张破裂出血患者的护理实践。

 一、病例介绍

患者陈某，女性，77 岁，因 15h 内呕血 1 次于 2022 年 4 月 6 日收住入院，入院诊断为消化道出血、肝硬化食管胃底静脉曲张。患者既往有血吸虫肝硬化病史，无高血压、糖尿病病史，无食物、药物过敏史，无输血史。入院评估：P 112 次/min，R 19 次/min，BP 104/54 mmHg，SpO$_2$ 98%，呈贫血貌，腹部膨隆明显，双下肢轻度水肿，无肝掌、蜘蛛痣等。入院后 5 h 内呕鲜红色血约 280 mL，予急诊血常规检查示：血红蛋白 79 g/L，当时予以三腔二囊管止血，生长抑素泵入治疗及扩容治疗。4 月 7 日入手术室行食管胃底曲张静脉套扎+硬化术。

患者术后禁食，予心电指脉氧监测、双鼻塞吸氧 3L/min，生长抑素持续泵入及止血、抑酸、消炎、营养支持治疗。Braden 评分 15 分，Barthel 评分 20 分，嘱患者卧床。术后第 2 d 实验室检查示：血红蛋白 79 g/L、降钙素原（procalcitonin，PCT）0.072 ng/L、总胆红素 24.29 μmol/L、白蛋白 32.2 g/L。患者 4 月 7 日 12：12 解黑色糊便约 15 g，无头晕、心慌等不适。4 月 8 日 0：35 恶心、呕吐，予盐酸甲氧氯普胺 10 mg 肌注后好转。4 月 11 日患者腹水明显，予以腹腔穿刺术，引流出淡黄色腹水约 800 mL。

二、护理评估与诊断

（一）护理评估

1. 健康史和相关因素。

（1）一般情况，如患者的年龄、日常饮食，平时有无酗酒、抽烟，其用量和持续时间等。

（2）既往史。了解患者既往健康状况，有无肝炎或输血史，有无充血性心力衰竭史、胆道疾病病史，有无长期化学毒物接触史等。

（3）服药史。了解患者近期有无服用抗凝药物、药物过敏史等。

2. 身体状况。

（1）评估患者的意识，判断其有无意识改变、行为失常、嗜睡等。

（2）监测患者的生命体征，包括体温、脉搏、呼吸、血压、脉氧等情况；观察患者有无呕血、黑便，及其出入量，有无低血容量性休克的症状。

（3）评估患者的消化道症状，如有无腹胀、腹痛、恶心、呕吐等。

（4）评估患者的皮肤和黏膜，如有无黄染、出血点、蜘蛛痣、肝掌、脐疝和腹部静脉曲张，双下肢有无水肿等。

（5）评估患者的肝脾大小、表面情况、有无压痛。

（6）评估患者的腹水，查看有无腹部膨隆、呼吸困难，叩诊有无移动性浊音。

（7）评估患者的内分泌紊乱症状，如男性有无性欲减退、睾丸萎缩、毛发脱落及乳房发育，女性有无月经不调、闭经、不孕等。

（8）评估管路置入后有无管路滑脱、窒息、局部皮肤创伤等。

3. 心理和社会支持状况。

评估患者及其家属的心理状态、家庭经济情况及社会支持系统。

（二）护理诊断

本案例提出了以下护理诊断。

1. 组织灌注不足，与食管胃底静脉曲张破裂出血引起有效循环血容量减少有关。

肝硬化门静脉高压使门脉血流难以经门体静脉吻合支回流至心脏，常引起食管静脉丛扩张、瘀血。扩张的食管静脉增粗，沿着食管的长轴弯曲分布并向管腔内突出。门静脉压力持续增高，肝静脉压力梯度≥12 mmHg 时，会导致曲张静脉发生破裂出血，严重者发生失血性休克甚至死亡。发生食管胃底静脉曲张破裂出血时，由于循环血容量急剧减少，静脉回心血量相应不足，导致心排血量降低，常发生急性周围循环衰竭，表现为头晕、心悸、乏力、口渴、晕厥等。休克早期体征有脉搏细速、脉压变小，血压可因机体代偿作用正常或一时偏高。呈休克状态时，患者表现为面色苍白、口唇发绀、呼吸急促、皮肤湿冷、皮肤呈灰白色或紫灰花斑，精神萎靡、烦躁不安，重者反应迟钝、意识模糊，收缩压下降至 80 mmHg 以下，脉压小于 25 mmHg，心率增快至 120 次/min，尿量减少呈少尿或无尿。所以若发现患者处于休克代偿期，及时予以抢救至关重要。

2. 潜在并发症：肝性脑病、感染等。

肝性脑病是由急性或慢性肝功能严重障碍或各种门-体分流异常所致的，以代谢紊乱为基础，轻重程度不同的神经精神异常综合征。诱发肝性脑病的因素很多，如消化道大出血、大量排钾利尿放腹水、手术使用镇静麻醉药、便秘、感染、创伤等，通过使神经毒质产生增多或提高神经毒质的毒性效应、提高脑组织对毒性物质的敏感性、增加血脑屏障的通透性而诱发肝性脑病。主要表现为性格改变、行为改变，如随地排泄、乱扔东西等，睡眠倒错，呼出的气体有肝臭味，有扑翼样震颤、意识障碍等。

患者由于抵抗力低下、门腔静脉侧支循环开放、手术治疗等因素，增加了感染机会，如自发性腹膜炎、肺炎、胆道感染、败血症等，可出现发热、腹痛、腹胀、腹膜刺激征、腹水迅速增长或持续不减的情况。

3. 有窒息、误吸的风险，与放置三腔二囊管有关。

当三腔二囊管胃囊充气不足或破裂时，食管囊和胃囊可向上移动，阻塞于喉部引起窒息。对昏迷患者应密切观察，看有无突然发生的呼吸困难或窒息表现。如患者仍有出血风险，通过三腔二囊管进行冰盐水洗胃，在抽吸液体时，容易导致误吸。

4. 体液过多，与患者肝硬化失代偿期产生腹水有关。

门静脉高压是腹水形成的主要原因。肾素-血管紧张素-醛固酮系统（renin-angiotensin-aldosterone system，RAAS）失衡及低蛋白血症也在腹水的形成中发挥作用。肝硬化患者会出现乏力、食欲减退，原有症状加重，或新近出现腹胀、双下肢水肿、少尿等症状。查体可见腹壁静脉曲张及腹部膨隆等。移动性浊音阳性提示患者腹腔内液体>1 000 mL，若为阴性则不能排除腹水。临床上根据腹水的量可分为1级（少量）、2级（中量）、3级（大量）。1级或少量腹水：只有通过超声检查才能发现，患者一般无腹胀的表现，查体移动性浊音阴性；超声下腹水位于各个间隙，深度<3 cm。2级或中量腹水：患者常有中度腹胀和对称性腹部隆起，移动性浊音阴/阳性；超声下腹水淹没肠管，但尚未跨过中腹，深度3~10 cm。3级或大量腹水：患者腹胀明显，查体移动性浊音阳性，可有腹部膨隆甚至脐疝形成；超声下腹水占据全腹腔，中腹部被腹水填满，深度>10 cm。

5. 营养失调，低于机体需要量，与患者禁食有关。

目前营养评估临床常用的为营养风险筛查2002（NRS 2002），评分≥3分，提示患者有营养不良风险，需要进行营养支持；评分<3分，若患者接受重大手术，每周均要重新评估。

 三、护理措施

（一）病情观察

1. 观察患者的神志、意识、生命体征、出入量变化，如出现脉氧下降、呼吸困难，应及时汇报医生。

2. 观察患者是否有活动性出血（如反复呕血、呕吐物由咖啡色转为鲜红色）、黑便次数增多、粪质变稀薄、粪便颜色转为暗红色、肠鸣音亢进等。

3. 观察患者有无低血容量性休克表现，如心慌头晕、出汗、口渴、四肢湿冷、脉搏细速、血压偏低、脉压偏低等。

4. 观察患者有无腹痛、腹胀、恶心、呕吐、全身或局部水肿变化、皮肤变化、甲床变化。

5. 观察患者有无口腔、咽喉不适，手术后有无穿孔、感染等情况。

6. 观察患者有无低血糖症状，如面色苍白、强烈饥饿感、心慌、出冷汗、头晕等。

（二）维持有效循环血容量

1. 关注患者有无活动性出血及低血容量性休克表现，定期复查血红蛋白、红细胞计数、血细胞比容、网织红细胞计数、血尿素氮、血清电解质和血气分析，以了解患者的贫血程度、出血是否停止。

2. 给予合适体位。出血活动期时，指导患者绝对卧床休息；休克状态予以中凹卧位；平稳状态取低半卧位。

3. 遵医嘱氧疗。予以氧气 3 L/min 吸入，如患者出现呼吸困难，立即加大氧流量，必要时改面罩吸氧。

4. 补液输血治疗。遵医嘱予以止血、护胃、营养等补液治疗。发生低血容量性休克时，需要快速静脉滴注液体，待平稳后结合患者休克指数、心功能、尿量情况等调节合适的补液速度。输血过程中关注患者有无发热反应、过敏反应、溶血反应、大量输血后反应等。

（三）控制体液量

对有肝硬化合并腹水患者，监测患者的体重、腹围、下肢水肿情况、每日出入量，关注患者的腹部 B 超结果，了解其腹腔积液情况。如每小时尿量小于 30 mL，24 h 尿量少于 1 000 mL，遵医嘱使用利尿剂后应关注患者有无电解质紊乱，尤其是血钾指标。平稳患者，结合补液量，每日饮水量不超过 1 000 mL。对有明显双下肢水肿者，应抬高其双下肢 20~30 cm，以促进血液回流消肿。

（四）做好管路护理

患者活动性出血期予以三腔二囊管止血处理，应做好管路标识、固定，每班检查管路有无压迫患者气道，有无胸闷不适等。对腹水明显者，放置腹腔引流管；对硬化手术后放置胃肠减压管者及腹水明显放置腹腔引流管者，均应观察引流液的性状、颜色、量。若管路内出现血性或淡血性液体，应及时汇报处理。同时对患者及其家属做好防拔管教育，必要时予以适当的约束保护。

（五）营养支持

患者有活动性出血时应禁食，出血停止后 1~2 d 再指导患者试饮食。试饮食一般可从清流质逐渐过渡到软食，开始时饮温开水 20 mL，观察 30 min，若无不适，进食 50 mL 的米汤或稀藕粉。饮食过程中应限制钠盐和蛋白质的摄入，有腹水者应低盐或无盐饮食，钠的摄入量限制在每日 500~800 mg（氯化钠 1.2~2.0 g），血氨升高时应限制或禁止蛋白质的摄入，病情好转后再逐渐增加植物蛋白的摄入。患者每日饮食应做到少量多餐，全程避免进食粗糙、坚硬、刺激性食物。

（六）预防并发症

肝硬化合并食管胃底静脉曲张破裂出血患者，应注意肝性脑病、感染、低血糖、肺部感染等并发症的发生，应遵医嘱查血氨指标。指导患者口服乳果糖通便或用稀醋酸灌肠，禁用肥皂水灌肠，因其为碱性，会增加氨的吸收。对感染并发症的患者，应关注其体温、白细胞、中性粒细胞等指标，及时发现患者发热、腹痛、腹胀、腹膜刺激征、腹水迅速增长或持续不减等情况，遵医嘱使用抗生素对症治疗。患者入院后禁食或进食量明显减少可能会发生低血糖，应关注其有无低血糖症状，若发现患者头晕、心慌、出冷汗等，应监测末梢血糖。如末梢血糖低于 3.9 mmol/L，可立即指导患者口服 15 g 方糖或者给予 50% 葡萄糖 20 mL 静推，升糖处理后及时复测血糖。对康复期患者，应指导肺康复锻炼，以预防肺部感染，每日进行深呼吸、有效咳嗽等。

 四、护理技术

（一）三腔二囊管的护理

1. 目的。

利用柔软的气道压力，直接压在出血的静脉上，达到止血的目的。

2. 操作前准备。

（1）评估患者并解释。

① 评估患者的年龄、病情、意识、治疗、心理状态及合作程度。

② 向患者及其家属解释放置三腔二囊管的目的及配合要点。

（2）患者准备。呈斜坡卧位，头偏向一侧，情绪稳定，能配合。

（3）护士准备。衣物整洁，洗手，戴口罩，必要时穿隔离衣，戴面屏、圆帽。

（4）用物准备。准备负压吸引用物（负压吸引表、吸引桶、吸引连接管）、合适型号的三腔二囊管、石蜡油、50 mL 注射器 2 副、止血钳 2 把、固定胶布、绷带、纱布、手套、换药碗、生理盐水、胃肠减压器、滑轮牵引固定架、0.5 kg 重沙袋 1 个或其他同等重量替代物、气管切开盘、剪刀、导管标识等。

（5）环境准备。室温适宜，光线充足，环境安静等。

3. 操作步骤。

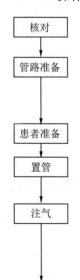

◆ 携用物至患者床旁，核对患者的床号、姓名。

◆（1）正确标记三个腔道（食管囊充气管、胃管囊充气管、胃管）。
（2）检查三管是否均通畅，两气囊管有无漏气。
（3）抽尽气囊内气体，管路前端涂抹石蜡油。

◆ 做好口鼻腔清洁，清除积血。

◆ 边插管边让患者做吞咽动作，插管深度至 50~60 cm 时，抽取胃液，确认管端在胃内，并抽出胃内积血。

◆（1）向胃气囊注气 150~200 mL，囊内压 50~60 mmHg（6.7~8 kPa），封闭管口，向外牵引管道，使得胃囊压迫胃底曲张静脉。
（2）若患者仍有出血，向食管囊注气 80~100 mL，囊内压 30~40 mmHg（4~5.3 kPa），封闭管口，使气囊压迫食管下段的曲张静脉。

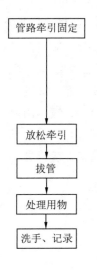

◆（1）三腔管在末端前 10~26 cm 处用绷带系住，绷带另一侧绑 0.5 kg 重沙袋或秤砣，置于牵引固定架上，牵引角度呈 40°~45°，牵引物距离地面 30 cm 左右。

（2）管路固定于鼻端，做好局部皮肤保护，胃管连接胃肠减压器，定时抽吸。

◆ 气囊压迫以 3~4 d 为限，每 12~24 h 应放松牵引，每次放气 15~30 min。

◆ 当出血停止后，保留管道 24 h，如果未再出血，拔管前让清醒患者口服石蜡油 20~30 mL，抽尽囊内气体后拔管。

4. 注意事项。

（1）三腔二囊管适应证。

① 肝硬化门静脉高压引起食道胃底静脉曲张破裂大出血。

② 手术后、内镜下注射硬化术后再出血，一般止血治疗无效者。

③ 不具备紧急手术条件者。

（2）三腔二囊管禁忌证。

① 严重的心脏病或高血压，胃穿孔、食道狭窄梗阻等。

② 神志不清，不能配合插管的患者。

（3）插管时勿做旋转动作，防止气囊缠绕在管腔上；充气时气囊在胃内或食道内旋转会引起患者的不适；全程观察患者是否有呼吸困难、紫绀、胸闷、憋气等表现，防止误入气管。

（4）插管后应注意管腔是否有外脱，有无呼吸道压迫症状及继续出血现象；抽吸胃内容物后接负压吸引器，遵医嘱向胃内注入冰盐水或冰去甲肾盐水（每 100 mL 生理盐水加入去甲肾上腺素 8 mg），如继续吸出大量血性胃液，应及时报告医生。

（5）严格交接班，必要时专人护理。

（6）保持口鼻腔清洁、湿润，做好口腔护理，及时清除口腔分泌物，每日滴入石蜡油 2~3 次，以减轻管腔对鼻黏膜的刺激。

（7）嘱患者勿下咽，避免误入气管引起吸入性肺炎。

（8）保持管腔通畅，如果胃管内注入药物，应同时用冷开水 10~20 mL 冲洗胃管并夹管 30~60 min，使药液充分吸收，以达到治疗的目的。

（9）严密观察患者有无胸骨后不适，若出现恶心及频发早搏，应考虑是胃气囊进入食管下端挤压心脏所致，应及时调整以缓解症状。

（10）防止窒息，密切观察患者有无胸闷、憋气、呼吸困难、剧烈咳嗽、胸痛、发绀等症状，如果突然出现上述症状，而三腔管插入深度已不在原有的刻度上，说明管腔脱出压迫气道，应迅速放松牵引，先放食管气囊余气，再放胃气囊余气，必要时剪断气囊，以解除压迫症状。

（二）腹腔穿刺术的护理

1. 目的。

抽取腹腔积液，明确病因；缓解腹胀、胸闷等不适；腹腔内注射药物。

2. 操作前准备。

（1）评估患者并解释。

① 评估患者的年龄、病情、治疗、心理状态及合作程度。

② 向患者及其家属解释腹腔穿刺术的目的及配合要点。

（2）患者准备。如排空膀胱等。

（3）护士准备。衣帽整洁，洗手，戴口罩。

（4）用物准备。准备腹腔穿刺包、治疗盘、无菌手套、注射器（5 mL/20 mL/50 mL）各 1 支、腹带、2%利多卡因、导管标识等。

（5）环境准备。光线充足，环境安静。

3. 操作步骤。

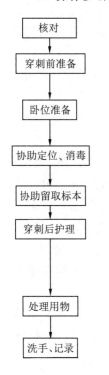

◆ 携用物至患者床旁，核对患者的床号、姓名。

◆ 解释操作的目的、方法，操作中可能产生的不适。嘱患者排尿，测量患者的体温、呼吸、脉搏、血压、腹围。

◆ 协助患者取半卧位或平卧位，腹水少量者取左侧卧位或半卧位 10 min 后再穿刺。

◆ 协助术者定位，消毒皮肤，铺无菌洞巾，配合局部麻醉。

◆ （1）按压穿刺点，用无菌敷料覆盖，有引流管路者，用腹带包裹，妥善固定管路。
  （2）嘱患者卧床休息 2~4 h，观察 4~8 h，严格、准确记录腹水的量、颜色、性状。

4. 注意事项。

（1）腹腔穿刺术的适应证。

① 抽取腹腔积液进行各种实验室检查，以寻找病因。

② 对大量腹水患者，适当放腹水，以缓解胸闷、气短等症状。

③ 腹腔内注射药物，协助治疗。

（2）腹腔穿刺术的禁忌证。

① 有肝性脑病先兆者。

② 确诊有粘连性结核性腹膜炎、包虫病、卵巢肿瘤者。

③ 凝血功能异常者。

④ 穿刺部位有疝气、瘢痕或明显的静脉曲张。

（3）全程密切观察患者的生命体征，如有头晕、心悸、恶心、面色苍白等不适，应停止操作。

（4）每次放液不宜过多过快，一般不超过 3 000 mL，过多放液可诱发肝性脑病和电解质紊乱。放液过快，腹压骤降，内脏血管扩张，容易发生血压下降，甚至休克。

（5）患者腹水有渗漏时，可用蝶形胶布固定，穿刺点可缝线固定。

 五、案例总结

食管胃底静脉曲张破裂出血是肝硬化常见并发症，治疗难度大，预后凶险。护理中应重点做好病情观察，及时发现呕血、低血容量性休克的指征，做好补液扩容、输血护理。在使用三腔二囊管止血过程中，应注意管道固定，保持有效牵引，如发现胸闷、憋气、呼吸困难、剧烈咳嗽、胸痛、发绀等压迫性症状，应立即处理，解除压迫性症状。在套扎硬化术后，应重点观察有无再出血、穿孔、感染、腹膜炎等并发症，对平稳期患者关注其营养、肺康复锻炼等。

（朱倩兰　许娟）

第六节　胆石症患者的护理

胆石症（cholelithiasis）为我国居民日常生活中的常见疾病。胆汁内胆固醇、胆红素、黏性物质等各种成分长期共同作用，形成胆石。根据结石成分含量的变化，可将胆石症分为胆固醇结石、胆红素结石、混合性结石。根据结石形成位置的不同，可将胆石症分为胆囊结石、肝外胆管结石、肝内胆管结石。胆石症患者易并发胆管感染、梗阻性黄疸，甚至与胆管肿瘤密切相关。流行病学调查显示，本病在成人中的发病率为 10%～15%，女性明显多于男性，男女发病率之比约为 1：2.5，好发于 40～60 岁人群。随着人口老龄化、饮食结构的改变，其发病率还在逐年上升。对胆石症的治疗原则是急性期解痉止痛、抗菌治疗，以缓解症状、减少复发、消除炎性反应，必要时通过手术治疗消除结石，避免并发症的发生，缓解期应控制饮食。本案例总结 1 例胆石症患者的护理实践。

 一、病例介绍

患者，女性，46 岁，因间断腹部疼痛 1 月余于 2022 年 11 月 16 日收治入院。入院诊断：胆总管结石，胆囊切除术后状态。患者近 1 个月来反复出现腹痛不适，尤以餐后明显，每次疼痛 10 min，可自行缓解。无恶心、呕吐，时有返酸嗳气，时有便秘，小便色黄。2022 年 11 月 3 日行磁共振胰胆管成像（magnetic resonance cholangiopancreatography，MRCP）显示：胆总管下段结石伴肝内外胆管稍扩张，胆囊切除术后，肝脏右叶多发囊肿可能，右肾囊肿。为行经内镜逆行胆胰管成像（endoscopic retrograde cholangio-pancreatography，ERCP）取石术，来院就诊。患者目前无畏寒、发热，无咳嗽、咳痰，无吞咽困难，饮食、睡眠尚可。近期体重无明显下降。既往史有 2022 年 4 月 20 日行腹腔镜下胆囊切除术。否认食物、药物过敏史。患者入院时，T 36.3 ℃，P 78 次/min，R 19 次/min，BP 99/59 mmHg，入院后予一级护理，禁食，嘱卧床休息。患者于 2022 年 11 月 17 日行 ERCP 取石术，术后无腹痛、腹胀，带回鼻胆管 1 根，予抑酸护胃补液对症治疗。Barthel 评分 60 分，Braden 评分 17 分，NRS（Numerical Rating Scale，数字评定量表）评分 0 分。异常的实验室指标：γ-谷氨酰转移酶 416 U/L，碱性磷酸酶 256 U/L，总二氧化碳 20.5 mmol/L，总胆固醇 6.67 mmol/L，前白蛋白 0.16 g/L，γ-谷氨酰转移酶 530 U/L，直接胆红素 7.8 μmol/L，葡萄糖 3.01 mmol/L，球蛋白 24.1 g/L。

 二、护理评估与诊断

（一）护理评估

1. 健康史和相关因素。

（1）一般情况，如患者的年龄、日常饮食，有无酗酒、抽烟，其用量和持续时间等。

（2）既往史。了解患者既往健康状况、手术史、过敏史等。

（3）服药史。了解患者近期有无服用抗凝药物（如阿司匹林、华法林、低分子肝素、普通肝素等）、非甾体抗炎药、活血中药、抗抑郁药物等。

2. 身体状况。

（1）评估患者的生命体征及意识状态，尤其是体温、血压的变化，有无寒战、高热，体温波动范围、热型、发生时间等。

（2）评估患者的出入量，查看患者有无脱水，水、电解质紊乱的表现。

（3）腹部体征及伴随症状，如腹痛发生的急缓、诱因、部位、性质、持续时间，有无放射痛；有无腹膜刺激征、肠鸣音减弱，有无穿孔的表现；有无恶心、呕吐、厌食。

（4）皮肤黏膜，如有无黄疸、黄疸程度、大小便颜色等。

3. 心理和社会支持状况。

评估患者及其家属的心理状态、家庭经济情况及社会支持系统。

（二）护理诊断

本案例提出了以下护理诊断。

1. 疼痛，与炎症发作或手术有关。

本案例采用 NRS 进行疼痛评分，用数字 0~10 代替文字描述来表示疼痛的程度，请患者指出最能代表他当前感受的疼痛程度的数字。0 分表示无痛，10 分表示剧痛。1~3 分为轻度疼痛，无需药物治疗。4~6 分为中度疼痛。7~10 分为重度疼痛。中度、重度疼痛须进行临床干预。

胆石症的发生部位不同，患者的疼痛表现也不一样。胆囊结石者表现为胆绞痛、急性胆囊炎，由饮食过量或不当导致，多数没有诱因，多发生于夜间。疼痛部位多在右上腹、中上腹，可放射到肩胛区、后背或右肩，疼痛时伴大汗，部分患者有恶心、呕吐等，一般持续 1 h 左右。如果发作时间持续超过 6 h 不缓解，可能继发急性胆囊炎。肝外胆管结石者多数表现为胆道梗阻和继发胆道感染，部分表现为胆绞痛。肝内胆管结石者多感肝区隐痛或胀痛。

2. 潜在并发症：休克、出血、穿孔、感染、急性胰腺炎等。

胆总管结石的常见并发症为不同程度的胆管炎和胆管的细菌感染。若引起胆管完全梗阻，患者表现为弛张性高热、肝细胞损害和胆汁淤滞等一系列中毒表现，即为急性梗阻性化脓性胆管炎。若就诊较晚或未及时有效解除梗阻，感染进一步加剧，则会导致重症急性梗阻性化脓性胆管炎；而肝内胆管梗阻的重症急性梗阻性化脓性胆管炎腹痛较轻，梗阻部位越高疼痛越不明显甚至无痛。一侧肝内胆管梗阻，健侧胆管可代偿性排胆汁而不出现黄疸，腹部多无明显压痛及腹膜刺激征。

ERCP 取石术现为胆道和胰腺疾病重要的诊断兼治疗手段，它可以直观地显示胰胆管影像，术中操作灵活方便、操作时间短、手术创伤小、术后恢复快。但术后可能发生多种并发症，甚至存在危及患者生命的风险。其并发症主要包括 ERCP 取石术后胰腺炎，ERCP 取石术后出血，ERCP 取石术相关穿孔、感染、胆管炎，ERCP 取石术后迟发性狭窄等。其中，ERCP 取石术后胰腺炎是最常见、最危险的并发症，它的诊断至少需要满足以下三个标准中的两个：

（1）腹痛符合急性胰腺炎特征（持续、严重的上腹部疼痛急性发作，通常放射至背部）。

（2）血清脂肪酶或淀粉酶活性较正常上限至少高 3 倍。

（3）增强 CT、磁共振成像或腹部超声具有急性胰腺炎的特征性表现。

3. 知识缺乏，缺乏胆总管结石疾病和 ERCP 取石术相关知识。

饮食因素很早就被认为是胆道结石发病的一个重要因素，饮食相关知识缺乏，高脂、低蛋白、低纤维饮食，进餐不规律，少喝水，营养过剩，缺乏运动等因素都可能与胆结石的形成有关。在疾病宣教方面，需要向患者讲解日常饮食管理的重要性，指导科学的烹饪方式。同时讲解胆总管结石疾病的临床表现和治疗方法，让患者知晓治疗和护理方法，了解 ERCP 取石术后的观察要点，以便更好地配合诊疗，促进康复。

 三、护理措施

（一）病情观察

1. 监测患者的生命体征、意识状态和尿量，特别是体温和血压，关注有无寒战、高热。如果发生血压下降、神志改变，提示可能有感染性休克发生。

2. 疼痛和腹部体征，如腹痛的部位、性质、诱因、持续时间、伴随症状，有无腹膜刺激征，有无恶心、呕吐等不适。

3. 观察黄疸发生的时间、程度、消退情况，观察患者大小便的颜色。

4. 并发症。了解实验室结果，观察有无胰腺炎、腹膜炎、重症胆管炎的发生。

（二）有效止痛

观察患者的疼痛情况和腹部体征，遵医嘱予以补液解痉止痛，抗炎利胆，降温治疗，注意观察药物疗效。急性发作期主要解痉止痛，临床常用阿托品、山莨菪碱（654-2）或间苯三酚，同时可用异丙嗪、哌替啶，以增强镇痛效果。一般禁用吗啡（因吗啡可能促使 Oddi 括约肌痉挛进而增加胆管内压力加重胆绞痛）。抗感染治疗：常选用广谱抗生素，尤其对革兰阴性杆菌敏感的抗生素，如可选用哌拉西林/他唑巴坦、头孢哌酮/舒巴坦、阿莫西林、左氧氟沙星等。缓解胆源性消化不良症状：可用胰酶类药物，提高消化道内胰酶的浓度，从而改善腹胀症状等。

（三）预防并发症

ERCP 取石术后遵医嘱于术后 2 h、6 h、次日晨抽血，并及时关注血结果，特别是血淀粉酶情况，及时发现 ERCP 取石术后胰腺炎。指导患者卧床休息，做好术后鼻胆管的护理，保持鼻胆管通畅，妥善固定，观察并记录引流液的量、颜色、性状。如出现血性或淡血性引流液，应怀疑有出血。关注患者生命体征和检验指标，如有发烧、白细胞数增高等，应警惕感染的可能。

（四）健康教育

1. 帮助患者及其家属了解本病的主要诱因及疾病过程，积极预防病因，以减少胆囊炎或胆管炎的发生。

2. 指导患者遵医嘱用药，按时、按量服用，不可自行减停。

3. 指导患者注意休息，避免劳累，适量运动，保持心情舒畅。

4. 有胆道疾病、十二指肠疾病者宜积极治疗。

5. 指导患者及其家属掌握饮食卫生知识，避免暴饮暴食和酗酒，平时饮食应少油腻、高维生素、低胆固醇，烹饪方式以蒸、煮为宜。多吃新鲜蔬菜和水果。

四、护理技术

（一）鼻胆管的护理

1. 目的。

引流胆汁，解除胆道梗阻，降低胆道内压力。

2. 操作前准备。

（1）评估患者并解释。

① 评估患者的年龄、病情、鼻腔黏膜情况、心理状态及合作程度等。

② 向患者及其家属解释放置鼻胆管的目的和注意事项。

（2）患者准备。口鼻腔清洁，体位舒适，情绪稳定。

（3）护士准备。衣帽整洁，洗手，戴口罩。

（4）用物准备。准备负压吸引盘或引流袋，固定胶布，剪刀。

（5）环境准备。室温适宜，光线充足，环境安静。

3. 操作步骤。

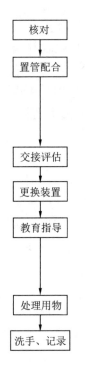

核对 —— ◆ 携用物至患者床旁，核对患者的床号、姓名等。

置管配合 —— ◆ （1）配合医生置管，置入后，使用导管固定胶带，1条固定在患者的鼻翼，1条以高举平台法将鼻胆管固定于患者的一侧脸颊，管路连接负压引流器或引流袋，固定在患者的肝脏平面以下，为胆管留足长度。
（2）明确标识管路名称及置管日期。必要时标明插入的深度。

交接评估 —— ◆ 每班查看引流情况，须保持管路通畅，勿扭曲、受压。

更换装置 —— ◆ 及时倾倒引流球或引流袋内的引流液，严格无菌操作。

教育指导 —— ◆ （1）向患者及其家属说明放置引流管的目的、重要性及注意事项。
（2）必须及时告知医护人员的情况：引流管滑脱或引流液大量增加，引流量突然减少或无引流液，伤口敷料渗液多，伤口胀痛，等等。

处理用物

洗手、记录

4. 注意事项。

（1）观察患者胆汁的颜色、性状、量，胆汁中有无鲜血或碎石等沉淀物。

（2）观察患者的体温、腹痛情况、大小便颜色及黄疸消退情况。

（3）观察患者实验室肝功能、出凝血等指标的变化。

（4）每班观察敷料及管周皮肤情况，以及胆汁渗漏情况，一旦发现胆汁外渗，及时与医生联系，更换敷料，必要时对局部皮肤进行保护。

（5）普通引流袋每日更换，防逆流引流袋每7 d更换，负压引流器每天及时倾倒更换，并注明更换日期。负压球随管路拔除，不作更换或遵医嘱执行。

五、案例总结

胆石症是临床的常见病和多发病，胆石症的治疗原则是急性期解痉止痛、抗菌治疗，以缓解症状、减少复发、消除炎性反应，必要时通过手术治疗消除结石，避免并发症的发生，缓解期应控制饮食。护理上应加强病情观察，关注患者的生命体征情况，尤其是体温和血压，关注患者的意识状态和尿量、黄疸情况，及时准确评估患者的疼痛和腹部症状，尽早发现感染性休克的指征。对行ERCP取石术患者，术后应关注患者是否有胰腺炎、出血、穿孔、感染、胆管炎、术后迟发性狭窄等并发症。在健康教育方面，应对患者及其家属加强饮食宣教，帮助患者及其家属形成合适的饮食结构，养成科学合理的饮食习惯。

（朱倩兰　毛衬）

第七节 晚期胰腺癌患者的疼痛护理

胰腺癌是常见消化系统恶性肿瘤之一，起病隐匿，发病迅速，易发生转移。该疾病由于早期不易被发现，绝大部分患者到明确诊断时已经属于中晚期，是严重危害人类健康的恶性肿瘤之一。疼痛是一种与组织实际或潜在损伤相关的感觉、情感、认知和社会维度的痛苦体验，也是癌症患者最常见的症状之一，初诊癌症患者的疼痛发生率约为25%，而晚期癌症患者的疼痛发生率可达60%~80%，其中1/3晚期癌症患者的疼痛为重度疼痛。由于胰腺癌具有亲神经性，中晚期胰腺癌患者以癌性疼痛为主要表现。疼痛是胰腺癌病程及诊治过程中的难点，与其他癌痛相比，胰腺癌疼痛的病理生理机制相对复杂而特殊，多是癌肿侵犯腹腔神经丛所致的神经病理性癌痛。此类疼痛持续时间长，疼痛强度高，因此晚期胰腺癌患者常因长期剧烈疼痛进一步产生焦虑、抑郁等不良情绪，从而影响生活质量。部分患者对癌痛的恐惧甚至超过对死亡的恐惧。因此，镇痛成为晚期胰腺癌癌痛患者首要且至关重要的任务。良好的镇痛不仅能提高患者的生活质量，还能延长其生存时间。本案例总结1例晚期胰腺癌患者的疼痛护理实践。

一、病例介绍

患者於某，女性，36岁，汉族，已婚，因确诊胰腺癌多发转移2年、腹痛0.5 d来院就诊，诊断为胰腺恶性肿瘤、肝继发恶性肿瘤、肺继发恶性肿瘤，于2022年5月8日轮椅入院。否认高血压、糖尿病等慢性病病史，有胆囊结石病史，新冠肺炎流行病学询问无特殊。患者因间断腹痛于2020年3月入院行腹部磁共振成像（magnitic resonance imaging，MRI）检查，提示胰腺尾部癌伴肝脾转移。2020年4月2日在全麻下行腹腔镜下肝部分切除术。术后病理：肝腺癌，分化中等。本次入院前曾行白蛋白结合型紫杉醇+替吉奥化疗22周期，信迪利单抗200 mg+安罗替尼8 mg 1 d 1（quaque die/every day，qd）×14 d联合治疗4周期，安罗替尼8 mg qd×14 d+吉西他滨1.5 g d1、d8联合抗肿瘤治疗2周期，奥沙利铂0.15 g d1+吉西他滨1.5 g d1、8方案化疗+安罗替尼8 mg qd×14 d靶向治疗2周期。约于下午14：00，患者出现腹部剧痛，自服氨酚曲马多效果不佳，无下肢麻木、大小便困难、胸闷、胸痛、咳嗽等症状。入院评估：T 36.6 ℃，P 94次/min，R 16次/min，BP 127/80 mmHg，压疮Braden评分16分，Barthel评分30分，NRS评分8分，NRS 2002评分4分，血栓风险评分2分。患者神志清楚，精神萎靡，痛苦面容，带入输液港，局部无红肿、压痛，皮肤巩膜无黄染，锁骨上及双侧腹股沟等处浅表淋巴结均未触及，双下肢无水肿。予完善相关检查、吗啡滴定镇痛、保护胃黏膜、护肝、补液营养支持等处理。入院第2 d，血常规：血红蛋白86 g/L，中性粒细胞百分比77.2%，血小板计数64×10⁹/L，白细胞计数3.81×10⁹/L；入院生化：人血清白蛋白35.3 g/L，丙氨酸转氨酶129 U/L，天门冬氨酸转氨酶179 U/L，钠测定135.0 mmol/L，C-反应蛋白72.24 mg/L；肿瘤全套：癌胚抗原11.9 ng/mL，糖类抗原19-9 9923.1 U/mL，甲胎蛋白2 255.1 ng/mL，糖类抗原125 168.9 U/mL，糖类抗原15-3 211.3 U/mL，铁蛋白>2 000.00 ng/mL；糖类抗原50>180 U/mL，神经元特异性烯醇化酶 42.83 ng/mL，糖类抗原 72-4 36.00 U/mL。入院第 2 d，吗啡滴定镇痛满 24 h 后，NRS 评分 2 分，予盐酸羟考酮缓释片 10 mg 口服 q12h 控制腹部疼痛。入院第 3 d，活动后出现爆发痛 1 次，NRS 评分 7 分，予吗啡片 10 mg 口服，1 h 后 NRS 评分 3 分，无恶心、呕吐，3 d 未解大便。

二、护理评估与诊断

（一）护理评估

1. 健康史和相关因素。

（1）一般情况，如患者的年龄、体重，有无酗酒、抽烟，是否高脂、高蛋白饮食等。

（2）既往史。了解患者既往健康状况，如患者有无胆道疾病、高脂血症、糖尿病病史、慢性胰腺炎病史等。

（3）服药史。了解患者近期有无服用止痛药物、抗凝药物、药物过敏史等。

2. 身体状况。

（1）评估患者的意识、体温、脉搏、呼吸、血压、血糖等情况。

（2）观察患者有无消化道症状，如恶心、呕吐、腹痛、腹胀、食欲不振等；观察患者有无消化道出血的症状，如呕血、黑便等。

（3）评估患者的疼痛情况、药物镇痛效果、营养状况、睡眠情况等。

（4）评估患者的皮肤黏膜，如有无压疮、感染等。

（5）评估患者有无黄疸腹水及进行性加剧，有无皮肤黄染、瘙痒，大便是否呈陶土色或便秘。

（6）评估患者的影像学和实验室检查结果，以助判断病情及预后。

（7）化疗后观察患者的血象、肝肾功能及不良反应。

3. 心理和社会支持状况。

评估患者及其家属的心理状态、家庭经济情况及社会支持系统。

（二）护理诊断

晚期胰腺癌作为一种恶性肿瘤，具有发病快、起病隐匿及易转移等特点，在发病初期阶段不容易被发现，一旦发病，大多数患者均处于晚期阶段，大多数晚期胰腺癌患者的最直观表现是疼痛，给患者造成了较大的痛苦。由于这类患者初诊时已处于中晚期，而错过手术治疗的最佳时期，因此化疗成为治疗晚期胰腺癌的主要手段。骨髓抑制是常见的化疗药物不良反应，一般在化疗后 1 周左右出现，主要表现为白细胞、中性粒细胞、血小板减少。

本案例提出了以下护理诊断。

1. 疼痛，与疾病过程、肿瘤侵犯有关。

疼痛主要与肿瘤及其转移有关。本案例的疼痛评分采用数字评分法，具体方法见本书第一章第六节"护理诊断"疼痛评估。患者术毕返回病房后 NRS 评分为 4 分，需要进一步处理。

2. 营养失调，低于机体需要量，与饮食减少、吸收不良及肿瘤消耗有关。

由于肿瘤等造成机体分解代谢增强，使机体消耗增加，因此，胰腺癌及肝癌均降低患者的消化吸收功能。目前临床常用的营养评估为 NRS 2002 量表评估，评分 ≥ 3 分，提示患者有营养不良风险，需要进行营养支持。该患者 NRS 2002 评分 4 分，入院查血红蛋白 86 g/L，白蛋白 35.3 g/L，患者有营养不良风险，需要进行营养支持。

3. 便秘，与患者活动减少及使用阿片类药物有关。

便秘是阿片类药物最常见且不可耐受的不良反应，通常会持续发生于阿片类药物镇痛治疗全过程。对于使用阿片类药物的患者应早期防治便秘，目标为 1~2 d 非强制性排便 1 次。

4. 自理缺陷，与虚弱无力、活动受限有关。

自理理论是美国护理理论家奥瑞姆（Dorothea Orem）提出的，自 20 世纪 80 年代中后期引入我国后，逐渐被我国护理界所认识、理解并认同，并被应用于临床护理实践。自理理论的护理目标是帮助自理缺陷的患者最大限度地恢复自理能力，提高其生活质量。这符合现代人对健康的需求。

5. 有感染的危险，与机体抵抗力降低有关。

恶性肿瘤患者由于要忍受疾病的折磨及化疗引起的不良反应，身体状况通常较差，抵抗力降低，容易受到病原菌的侵袭，患者在诊治过程中经常发生感染，对患者的抗肿瘤治疗有极为不利的影响。

6. 有出血的风险，与骨髓抑制导致血小板减少有关。

化疗药物常见的不良反应是骨髓抑制，一般在化疗后 1 周左右出现，主要表现为白细胞、中性粒细胞、血小板减少，特别是血小板，低于 $20 \times 10^9/L$［正常值为（100 ~ 300）$\times 10^9/L$］可引起自发性出血或轻微损伤后出血不止。目前患者血红蛋白 86g/L，中性粒细胞百分比 77.2%，血小板计数 $64 \times 10^9/L$，存在出血风险。

7. 预感性悲哀，与病情重、疾病发展恶化有关。

悲伤是最常见的消极心理体验，也是一种有害的负面情绪，长期的悲伤容易使人失去理智。据统计，90% 以上的癌症患者存在心理问题，对预感性悲哀的原因进行分析，主要包括患者对疾病预后的悲观，对治疗效果缺乏信心、治疗费用超过心理承受能力、个人价值和自我效能感普遍降低等。严重者甚至会诱发抑郁而丧失理智，发生自杀行为。癌症晚期患者的自杀危险度是正常人群的 2.3 ~ 3.8 倍，自杀死亡率高达 25%。

 ### 三、护理措施

（一）有效止痛

患者入院时 NRS 评分为 8 分，自服盐酸羟考酮缓释片效果不佳，立即给予口服吗啡片滴定治疗。1 h 后复评，NRS 评分为 3 分。经过 24 h 吗啡滴定后予盐酸羟考酮缓释片 10 mg 口服 q12h 控制腹部疼痛，NRS 评分 2 分。入院第 3 d，活动后出现爆发痛 1 次，NRS 评分 7 分，予吗啡 10 mg 口服，1 h 后 NRS 评分 3 分。每天定时对患者进行疼痛评估，根据 NRS 评分及疼痛原因进行相应处理。

提供安静、舒适的休息环境，保证充足的睡眠，以减轻疼痛。及时对患者进行疼痛评估，观察患者疼痛的部位、性质、程度、诱因及持续时间。教会患者分散注意力的方法，如自我放松术、催眠术、听音乐等。疼痛剧烈时及时报告，遵医嘱用药。

（二）营养支持

患者 NRS 2002 评分 4 分，入院查血红蛋白 86 g/L，白蛋白 35.3 g/L，患者有营养不良风险，需要进行营养支持。予补充人血清白蛋白，口服肠内营养粉。指导患者进食富含蛋白质、富含维生素的食物，指导患者进食红枣、鸡蛋、鱼、虾、猪肝等食物。

（三）便秘护理

对患者及其家属进行健康教育，指导患者足量饮水，多吃蔬菜、水果，适量运动。予刺激性泻药，如比沙可啶、酚酞等。根据症状调节饮食结构，调整刺激性泻药剂量，养成规律排便的习惯。评估便秘原因和严重程度，合理增加刺激性泻药剂量，中性粒细胞或血小板减少患者禁止使用直肠栓剂和/或灌肠剂。当泻药效果不佳时，可考虑使用外周作用的阿片受体拮抗剂，如甲基纳曲酮或纳洛酮。

（四）预防感染

指导患者加强营养，以增强机体抵抗力。保持空气清新，每天开窗通风 2 次，每次 20~30 min，视情况定期对空气进行紫外线消毒。严格执行无菌技术，加强皮肤及导管护理，防止感染。监测患者的体温、脉搏，及时发现感染征象。嘱患者注意休息，避免劳累，尽量减少人员探视，防止交叉感染。

（五）基础护理

协助患者取舒适的卧位，定期开窗通风，保持室内空气新鲜、环境安静。协助患者洗脸、刷牙、擦浴，每周洗头 1 次，保持皮肤清洁、干燥，出汗多时，及时更换衣被。将患者日常生活用品放置在床头柜上，患者如厕时陪同。

（六）预防出血

告知患者以卧床休息为主，避免过多运动。饮食以软烂、易消化为主。保持床单位整洁干燥，皮肤清洁，定期洗澡、更衣，勤剪指甲，避免抓伤皮肤，尽量穿棉质宽松衣物，避免皮肤出血。保持病室空气新鲜，忌干燥、污浊不清或刺激性气味。保持鼻腔湿润，防止干裂，并嘱患者不要用手挖鼻，以预防鼻衄。保持口腔清洁，指导患者用软毛牙刷刷牙，定期漱口，忌用牙签剔牙，以防牙龈损伤。定期复查血象，了解血小板数目的变化，以指导疗效的判断和治疗方案的调整。

（七）心理护理

鼓励患者表达自己的感受，对患者的感受表示理解。经常给予可以帮助患者减轻恐惧的言语性和非言语性安慰，如握住患者的手、抚摸患者等。说话速度要慢，语调要平静，尽量解答患者提出的问题。提供对患者有关医院常规、治疗、护理等方面的信息。通过连续性护理，建立良好的护患关系。鼓励患者休息好，以增强应对能力。指导患者使用放松方式，如听音乐、进行缓慢的深呼吸、进行全身肌肉放松等。介绍治疗效果好的案例，增强患者治疗的信心。当患者进入临终阶段时，给予患者适当的临终关怀，如死亡教育、悲伤护理等。

四、护理技术

（一）口服给药法

1. 目的。

药物经口服后，被胃肠道吸收和利用，从而达到治疗目的。

2. 操作前准备。

（1）评估患者并解释。

① 评估患者病情、治疗、是否适合口服给药，了解患者的药物过敏史及药物使用情况，了解患者口咽部是否有溃疡、糜烂等情况，以及患者的心理状态和合作程度。

② 向患者及其家属解释药物的名称、药理作用，口服给药的目的和注意事项。

（2）患者准备。

① 了解药物的名称、药理作用，口服给药的目的和注意事项。

② 体位舒适，情绪稳定。

（3）护士准备。衣帽整洁，修剪指甲，洗手，戴口罩。

（4）用物准备。准备发药车、药盘、口服卡、药杯、水壶、温开水、饮水管、免洗手消毒液。

（5）环境准备。室温适宜，光线充足，环境安静。

3. 操作步骤。

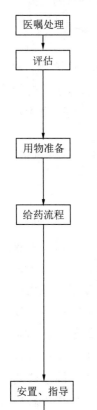

◆ 核对医嘱、打印口服给药执行单。

◆（1）洗手。
（2）至床边核对患者身份（两种以上核对方法），评估患者的病情、治疗方式，是否适合口服给药情况，药物过敏史及药物使用情况。
（3）解释药物的名称、药理作用，口服给药的目的和注意事项。

◆（1）洗手，戴口罩。
（2）准备发药车、药盘、口服卡、药杯、水壶、温开水、饮水管、免洗手消毒液。

◆（1）洗手。
（2）摆药。长期/临时口服摆药，双人摆药，确认无误后放入发药车内，携用物至床边，再次核对患者身份（两种以上核对方法）。
（3）协助患者用免洗手消毒液洗手，取舒适体位（半卧位或坐位）。
（4）发药。核对药名、剂量、浓度、时间、用法，倒温水，发药到口。
（5）收回药杯，查对有无漏发，因故未服药者取回药，并交班。口服药卡上签名。
（6）洗手。

◆ 协助患者取舒适体位，告知患者药名和主要作用，告知患者有不适应及时呼叫护士。

◆ 按医疗废物处理规范分类处理废物，按消毒技术规范分类整理用物，洗手。

◆ 记录所用药名及其作用，反馈有无不良反应。

4. 注意事项。

（1）严格执行查对制度，防止发生差错。

（2）发药前了解患者情况，因特殊检查或行手术需要禁食者，暂不发药，并做好交班。

（3）发药时，认真听取患者提出的疑问，重新核对确认，如无误应向患者做出解释并协助患者服下。

（4）自备/自理药物。核对自备/自理口服药卡与患者处药物的名称、剂量、浓度、时间、用法，确认无误后，倒温水，患者服药到口。

（5）随时观察患者服药后的疗效，如患者有不良反应，及时报告医生并处理。

 五、案例总结

癌性疼痛贯穿于恶性肿瘤患者的整个病程，目前疼痛被认为是继心率、血压、脉搏和呼吸之外的第五大生命体征，胰腺由于特殊的解剖部位，一旦出现恶性肿瘤，会给患者带来剧烈疼痛。疼痛会给患者带来多方面的负面影响，使患者的心理变得脆弱，悲伤绝望，以至精神抑郁，甚至轻生。另外，疼痛也会导致患者机体的生理功能出现异常，包括呼吸浅快，心率过速或减慢，消化功能障碍等。所以疼痛护理必须结合患者病情综合实施，包括基础护理、可能出现的并发症的预防性护理、已出现的并发症的护理、健康宣教、对环境及饮食方面的正确干预、心理护理等多个方面。做好这些个体化综合护理，将有助于提高患者在疾病治疗过程中的舒适度，改善患者的营养状况，提高患者对疾病的认知水平，增强患者对抗疾病的信心。

（李莉　张静娟）

第八节　恶性肿瘤化疗患者的护理

结直肠癌是消化道多见恶性肿瘤，主要致病因素包括人口老龄化加剧、生活习惯及饮食结构的改变等。近年来，我国结直肠癌发病率及死亡率增长较为明显，是仅次于胃癌和肺癌的第三大恶性肿瘤，严重影响我国国民的生命健康安全。手术治疗联合放化疗是当前临床上治疗结直肠癌的主要手段，对比其他消化道肿瘤，结直肠癌的存活率较高，5 年存活率一般可达 50%～80%。结直肠癌属于多发恶性肿瘤，我国每年结直肠癌新发病例数高达 40 万人左右，且男性略高于女性，对患者的生活质量及生命安全造成了严重的影响。手术治疗是临床中针对结直肠癌的有效治疗方法，可以有效切除患者的恶性肿瘤病灶，但术后仍需进一步化疗，以巩固疗效，确保抑癌成功。静脉化疗为恶性肿瘤临床治疗的方法，由于化疗药物会产生强烈的刺激，且化疗周期较长，患者静脉血管壁会失去弹性,管腔会有不同程度的浅表静脉炎,引起化疗药液外渗,甚至置管周围皮肤还会出现组织坏死,不仅增加患者的痛苦,还会影响化疗的顺利完成。化疗期间有效的护理干预可减轻化疗的副反应,提高治疗效果。本案例总结1例结肠癌术后化疗患者的护理实践。

一、病例介绍

患者薛某,男性,56岁,汉族,已婚,结肠恶性肿瘤术后1个月步行入院。患者2022年1月无明显诱因下出现腹泻,排泄物为黄色糊状,3~4次/d,无黏液及脓血,无腹胀、腹痛等不适。患者因症状加重,腹泻次数增加,5~6次/d,大便带有暗红色血液,伴左下腹隐痛,夜间加重,排便后腹痛可缓解,无畏寒、发热、恶心、呕吐、头晕、四肢乏力等不适,患者未予重视。后患者大便持续带有暗红色血液,且腹部隐痛加重,故于外院查肠镜,诊断为乙状结肠占位,病理诊断为(乙状结肠)黏膜炎性坏死。遂来我院就诊,查肠镜示结肠癌。病理诊断为(乙状结肠黏膜)印戒细胞癌。2022年1月10日在全麻下行结肠癌切除术,2022月3月2日为行术后化疗入住我科,准备予奥沙利铂0.15 g+亚叶酸钙500 mg+氟尿嘧啶500 mg+氟尿嘧啶4 000 mg civ46H方案化疗。既往痔疮史1年余,否认高血压、糖尿病、肾病等慢性病病史,否认食物、药物过敏史,否认肝炎、结核、伤寒等传染病病史,否认手术、外伤史,否认输血史。入院评估:T 36.5 ℃,P 78次/min,R 18次/min,BP 140/90 mmHg。Braden评分22分,Barthel评分90分,Morse评分35分,NRS评分1分。营养NRS 2002评分2分,Caprini评分3分。

入院后予完善各项常规检查,如血常规、尿常规、粪常规、生化全套、肿瘤全套、CT等,并置入输液港。予异甘草酸镁注射液、钠钾镁钙葡萄糖注射液等保肝支持治疗,化疗期间指导清淡易消化饮食,告知便携式微量泵的使用注意事项等。病程中患者恶心、呕吐1次,食欲、睡眠可,近期体重无明显减轻,担心疾病预后。

二、护理评估与诊断

(一)护理评估

1. 健康史和相关因素。

(1)一般情况,如患者的年龄、文化程度、运动爱好,有无酗酒、抽烟,日常饮食,大小便等。

(2)既往史。了解患者既往健康状况,有无慢性病病史、外伤和(或)手术史、毒物接触史、深静脉血栓史等。

(3)服药史。了解患者近期有无服用激素类药物、抗凝药物,以及药物过敏史等。

2. 身体状况。

评估患者的意识、体温、脉搏、呼吸、血压等情况,观察患者的皮肤、营养状况、睡眠情况,有无伤口、疼痛、导管、引流液等,评估患者的影像学和实验室检查结果,以助判断病情及预后。

3. 心理和社会支持状况。

评估患者及其家属的心理状态，家庭经济情况及社会支持系统。

（二）护理诊断

临床发现，恶性肿瘤患者在化疗过程中容易出现药物外渗情况，影响治疗效果。因此，要保证恶性肿瘤患者的治疗效果，就必须降低药物外渗发生率。肿瘤科护士负责提供有关疾病、治疗和症状管理的教育。教育不仅可以使患者充分了解他们的治疗经验，而且在促进患者坚持治疗方面也发挥着重要作用。了解治疗策略背后的基本原理和对可能的不良事件的准备，可以促进患者积极参与治疗计划，以实现最佳临床结果。

本案例提出了以下护理诊断。

1. 恶心、呕吐，与化疗药物副作用有关。

由化疗药物引起或与化疗药物相关的恶心和呕吐（chemotherapy induced nausea and vomiting），简称"CINV"。按照发生时间，CINV 通常可分为急性、延迟性、预期性、爆发性及难治性 5 种类型。CINV 是一种常见且令人畏惧的伴随症状，它是导致患者化疗依从性下降的主要原因。CINV 严重影响患者的生活质量及化疗的实施和疗效，若控制不佳，会给临床工作和患者治疗带来严重影响。

2. 知识缺乏，缺乏化疗相关知识。

患者是首次化疗，对化疗药物的作用包括副作用知之甚少，新做的输液港相关维护知识及注意事项等均缺乏。

3. 焦虑、抑郁，与担心肿瘤预后有关。

在生物–心理–社会医学模式指导下，临床和科研工作者在关注患者生理疾病的同时，逐渐认识到社会心理因素对疾病的发生发展、治疗和预后转归的影响。恶性肿瘤作为一种社会心身疾病和负性生活事件，严重影响患者心理健康，其中以焦虑、抑郁最为明显。目前已有报告证实，抑郁症与焦虑症密切相关，超过 50% 的抑郁症患者存在显著的焦虑。焦虑、抑郁作为肿瘤患者常见的共患病和独立危险因素，可能导致其生命质量和化疗依从性下降，影响预后转归。

4. 潜在并发症：下肢深静脉血栓。

肿瘤相关静脉血栓栓塞症（tumor-associated venous thromboembolism，TAVTE）是肿瘤患者常见的并发症，其发生率比非肿瘤患者高 4~7 倍，是肿瘤患者的第二大死亡原因。

 ### 三、护理措施

（一）病情观察和处理

1. 密切观察患者恶心、呕吐的频次，以及呕吐物的量、颜色、气味等。

2. 当患者出现呕吐时，应将其头偏向一侧，及时清理呕吐物，并协助患者进行口腔护理，以除去口腔异味，提高患者舒适度。

3. 遵医嘱使用盐酸甲氧氯普胺注射液、托烷司琼止吐治疗，并观察用药效果及不良反应。

4. 密切观察恶心、呕吐相关并发症，定期监测电解质。指导患者体位改变的动作宜慢，以免加重恶心、呕吐症状。

5. 为患者营造安静、舒适的治疗环境，保持病室整洁、空气流通、无异味。指导患者减慢进食速度，避免在进食时饮水，应在感到饥饿前进食。

6. 指导患者进行深呼吸训练，放松全身肌肉，并引导其与同病房患者建立良好的关系，相互鼓励和帮助，以疏导患者的负面情绪，增强其耐受痛苦的能力，并减少因心理因素导致的呕吐症状加重。

7. 予穴位敷贴，贴于中脘、内关、足三里穴位有助于止吐。

（二）评估和指导

1. 评估患者个人和家庭的问题，以及任何可能影响学习相关知识的因素，并根据需要给予个人指导。

2. 提供安静没有干扰的学习环境，让患者及其家属共同参与学习过程。讲述的内容要深入浅出、通俗易懂，采取多样化健康宣教方式，使患者尽快掌握疾病及输液港的相关知识。

（三）心理护理

1. 利用医院焦虑抑郁评估量表（Hospital Anxiety and Depression Scale，HADS），评估患者焦虑最高得分为 19 分，抑郁最高得分为 18 分。

2. 向患者讲解目前病情，告知病程长、腹部不适等为疾病本身的特点。

3. 鼓励患者以乐观的态度面对现实，保持开朗豁达的心情，并介绍同种疾病康复良好的病例。

4. 嘱咐患者家属多陪伴患者，予以亲情关怀和安慰。建立良好的护患关系，鼓励患者说出内心想法，耐心倾听，注意观察患者说话的语调、频率、面部表情等，不要随便打断，不要急于做出判断。

5. 采取正念疗法，指导患者进行正念呼吸：取舒适的坐姿，将注意力集中在呼吸上，感受气流的流进和流出，关注当下。

6. 定期对患者进行 HADS 评分，关注评分变化，必要时可请精神科医生会诊，遵医嘱予安定 20 mg qn 口服，并关注用药后的效果及不良反应。

7. 安抚陪护家属，向患者及其家属解释疾病可能引起的负面情绪及应对措施，帮助患者正确理解疾病带来的危害与治疗收益，以增强其信心。

（四）血栓的护理

1. 每周评估发生血栓的风险，进行 DVT 评分。

2. 向患者家属讲解深静脉血栓发生的原因、危害性及预防措施等，提高患者家属配合治疗的积极性。

3. 在治疗期间患者身体不适，卧床时间长，可指导患者家属协助其被动进行踝泵运动——腿部屈曲做抬高练习，以促进下肢血液循环。协助患者多饮水。

 四、护理技术

（一）便携型微量泵使用技术

1. 目的。

准确控制输液速度，使药物速度均匀、准确、安全地进入患者体内。

2. 操作前准备。

（1）医嘱处理。核对医嘱，打印执行单，双人核对。

（2）评估患者。

① 评估患者病情及治疗情况。

② 向患者解释使用微量泵注药的目的和方法。

③ 评估患者静脉穿刺部位的皮肤及血管情况并嘱排尿。

（3）用物准备。

① 准备便携式微量泵并检查其性能，准备一次性使用全自动注药泵泵盒（规格为300 mL）、新电池、乳胶手套、微量泵巡视卡，必要时备静脉输液用物。

② 将药液从泵盒圆锥接头处注入储药袋，加药时储药袋内输液导管口保持在最高位置。

③ 排气，如有气泡，必须用注射器排尽后关紧管夹，双人核对。

④ 将充满药液的泵盒接口与微量泵的接口连接并卡紧，装入新电池。

⑤ 连接泵盒和连接管（注意连接管出液方向）。

⑥ 检查微量泵设置，设定输入总量及持续输液量（极限量参数已设定为 16 mL/hr）。

⑦ 按住"止鸣/排气"键约 3 s，当显示器出现"排气"，连接管不见气泡且远端出现水滴时，松开按键。

3. 操作步骤。

微泵操作

◆ （1）洗手，携用物至患者床旁，再次核对患者身份、药名、剂量、用法、时间。

（2）按静脉输液要求开放静脉，确定输液通畅。

（3）打开微量泵开关，确认输入总量及持续输液量无误，再次检查输液连接管有无气泡，将泵盒连接管与患者静脉输液管相连接后按"运行/停止"键，开始输液。

（4）设定上锁，同时按住"+"和"−"键约 2 s，键盘锁定，观察输液通畅情况。

（5）记录时间。

（6）若出现报警声，针对原因处理后，再按"运行/停止"键。

（7）安置患者。

（8）在输注药液过程中每小时巡视 1 次，查看输注是否通畅及输入量是否正确，观察患者用药后的反应。每 8 h 用 20 mL 生理盐水冲管 1 次，以免发生堵管。

安置、指导

◆ （1）协助患者取舒适卧位，将微量泵置于专用背包中，放于患者床头，若患者下床则斜挎于患者肩上。

（2）向患者解释用微量泵的目的，告知输入药物的名称、滴速和主要作用。

（3）嘱患者输液肢体不要进行剧烈运动。

（4）不要擅自调节微量泵，以保证用药安全。

（5）有不适感或机器报警及时通知医护人员。

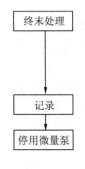

◆（1）按医疗废物处理规范分类处理废物。
（2）按消毒技术规范分类整理用物。
（3）洗手。

◆ 记录所用药物的名称、药量、滴速，用药后反应、效果及启用时间。

◆ 物品准备：冲/封管液。
核对医嘱→核对患者身份，向患者解释→按微量泵"运行/停止"键→关电源→取下微量泵管路→冲封管，拔针→记录停止时间→安置患者→终末处理→微量泵，专用背包擦拭备用→洗手→记录。

4. 注意事项。

（1）严格执行查对制度及操作规程。

（2）严格遵循无菌操作原则。

（3）正确安装输液管路于微量泵。

（4）遵医嘱设定滴速和药量，以及其他需要设置的参数。

（5）每小时查看并记录输液泵工作状态，及时排除故障，报警，防止液体输入失控，每小时记录输入量。

（6）注意观察患者穿刺部位皮肤情况，防止发生液体外渗。如果出现外渗，应及时给予相应的处理。

（二）完全植入式静脉输液港（totally implantable venous access port，TIVAP，简称port）维护技术

1. 目的。

可输注任何性质的药物。

2. 操作前准备。

（1）评估患者并解释。

① 正确执行医嘱。

② 了解患者的病情、意识、合作程度、穿刺部位皮肤情况；轻触输液港，判断注射座有无移位或翻转，查看输液港标识是否清楚；查看输液港维护时间。

③ 告知患者及其家属操作的目的及注意事项。

④ 环境清洁，光线充足。

（2）自身准备。操作者穿戴整齐，洗手，戴口罩，精神饱满，熟悉 port 的维护技术。

（3）用物准备。准备换药包、无损伤针、输液接头、注射器、生理盐水。

3. 操作步骤。

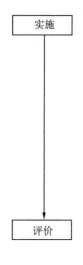

◆ (1) 携用物至患者床旁，核对患者床号、姓名、住院号，做好解释。

(2) 协助患者取平卧位，以输液港注射座为中心进行皮肤消毒，范围为 10 cm×12 cm。

(3) 穿刺。触诊定位穿刺隔，一手找到输液港注射座的位置，拇指、示指、中指呈三角形，将港座固定拱起，主力手持无损伤针自三指中心处垂直刺入穿刺隔，直达储液槽基座底部。

(4) 穿刺成功后抽回血，冲净无损伤针及输液港并固定，注明更换日期及时间。

(5) 封管拔针。当封管液剩下 0.5 mL 时，边推边撤出无损伤针，正压封管。

(6) 整理床单元，清理用物，做好记录及患者健康教育。

◆ (1) 操作熟练，动作轻柔，遵循无菌操作。

(2) 操作规范，封管方法正确，以脉冲式冲封管，输液通畅，无液体外渗，无特殊不适。

(3) 护患沟通良好，健康教育到位，患者满意。

4. 注意事项。

(1) 动作轻柔，详细告知患者操作中的注意事项，以使患者更好地配合。

(2) 敷料、无损伤针至少每 7 d 更换 1 次。

(3) 冲封管和静脉注射药时必须使用 10 mL 以上的注射器。

(4) 输入较高黏性液体时每 4 h 用生理盐水冲管 1 次。

(三) 生物安全柜的使用

1. 目的。

防止操作过程中含有危害性或未知性物质的生物气溶胶散逸，用于人员、产品安全与环境保护。

2. 操作前准备。

(1) 生物安全柜的准备。

① 启动生物安全柜循环风机和紫外线灯，关闭前窗至安全线处，30 min 后关闭紫外线灯。

② 用 75%乙醇擦拭生物安全柜顶部、两侧及台面。

③ 打开照明灯。

(2) 药物准备。遵医嘱准备药物。

(3) 人员准备。

① 戴一次性口罩（医用外科口罩）。

② 戴聚氯乙烯（polyvinyl chloride，PVC）手套。

③ 穿防水隔离衣，最后戴丁腈手套。

3. 操作步骤。

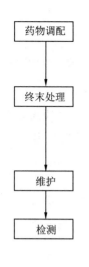

◆ （1）在生物安全柜操作台上垫防水垫布，备化疗药品专用处理袋。

（2）按规程加药，执行负压加药技术。

（3）配置的细胞毒性药物外套化疗药品专用处理袋备用。

◆ （1）加好药的注射器单手回套针帽，包括空瓶等放入双层医用垃圾袋内。

（2）先脱去外层污染手套，再脱去防水隔离衣及其他防护用品，放入双层医用垃圾袋。

（3）按化疗废弃物处理。

◆ 每天操作结束后应彻底清场，打开回风槽道外盖，先用蒸馏水清洁，待干后再用 75% 乙醇擦拭消毒。

◆ 生物安全柜每月进行 1 次沉降菌检测，每年进行各个参数的检测，并保存检测报告。根据厂家说明书，定期更换滤网。

4. 注意事项。

（1）消毒顺序为从上到下、从里到外。

（2）调配时前窗不可高过安全线。

（3）所有静脉用药调配必须离工作台面外沿 20 cm、内沿 8~10 cm。

（4）每完成一份成品输液调配后，应当清理操作台上的废弃物。

（5）沉降菌检测方法：将培育皿打开，放置在操作台上 30 min，封盖后进行细菌培养，对菌落进行计数。

（四）细胞毒性药物溢出的处理

1. 目的。

及时处理细胞毒性药物的溢出，把对人员的伤害及对环境的危害降到最低限度。

2. 操作前准备。

在使用抗肿瘤药物的环境中可配备溢出包，内含防水隔离衣、一次性口罩、乳胶手套、面罩、护目镜、鞋套、吸水垫及垃圾袋。

3. 操作步骤。

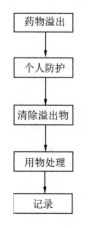

◆ （1）若药物溢出后直接接触皮肤，应立即用流动水、皂液清洗。

（2）在溢出地点做隔离标记。

◆ 配备防水隔离衣、PVC 手套、乳胶手套、面罩、护目镜、一次性口罩、帽子、鞋套。

◆ （1）粉状药物用湿纱布垫擦拭，水剂药物用一次性吸水垫吸附。

（2）清洗污染地点。

◆ （1）应置于双层医用垃圾袋内。

（2）用皂液、流动水洗手。

◆ 记录药物名称、时间、溢出量，处理药物溢出的过程，受污染的人员。

4. 注意事项。

如药液不慎溅在皮肤上或眼睛内，应立即用清水反复清洗。

（五）肿瘤便秘患者腹部按摩流程

1. 目的。

对化疗或服用阿片类止痛药等引起便秘的患者，给予有效的腹部按摩，以加快腹部血液循环，促进胃肠平滑肌的收缩，增强腹腔内肠管的蠕动，从而有效缓解便秘的症状。

2. 操作前准备。

（1）洗手、戴口罩。

（2）评估患者病情，如有无腹部按摩禁忌证，便秘程度，腹部触诊及肠鸣音听诊情况等。向患者解释操作的目的、意义和配合方法，嘱排空小便。

（3）患者取仰卧屈膝位，腹部放松。

3. 操作步骤。

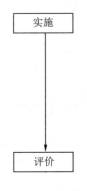

◆（1）操作者用右手或两手重叠贴于患者右下腹部（距脐周三横指），由下向上推揉至右肋部，然后在肚脐上方由右向左推至左肋部，再向下推揉至左下腹部，再向右至右下腹部，接着进入第二个循环，如此反复进行顺时针方向环形按摩。注意按摩力度，以患者能耐受，使腹部下陷 1~2 cm 为佳。

（2）按摩时间为每次 5~10 min，每天 2 次。

◆ 在治疗中询问患者的主观感受，并根据患者的反馈调整按摩强度与频率。

4. 注意事项。

（1）可在睡前、晨起及饭后半小时进行按摩。

（2）按摩用力应适度，由轻到重，以微感到腹部发热为宜。

（3）腹部按摩不宜在过分饥饿或饱餐的情况下进行，在按摩过程中若患者有不适应症状，应立即停止按摩。

（4）禁忌证：患者腹部皮肤有化脓性感染，有肠炎、痢疾、阑尾炎等急性炎症，腹部有癌症，腹部有伤口，血小板低于 $20 \times 10^9/L$。

五、案例总结

本案例采用 5-氟尿嘧啶 + 亚叶酸钙 + 奥沙利铂（5-fluorouracil leucovorin and oxaliplatin，FOLFOXs）化疗，这是 3 期和 2 期结直肠癌术后辅助化疗的标准方案，5-氟尿嘧啶持续泵注 46 h，奥沙利铂在辅助和转移环境中的相关使用数据有待成熟，预计未来生存效益将更加明显。

近年来，结直肠癌治疗取得了重大进展。这些进展包括手术技术和分期的改进，以及新的分子靶向药物的引入。外科手术管理的改进包括加强分期技术，能更准确地确定复发风险。新的药物，如贝伐单抗和西妥昔单抗，已被批准用于治疗结直肠癌。贝伐单抗是一种中和血管内皮生长因子的单克隆抗体，与伊立替康、5-氟尿嘧啶、亚叶酸钙联合使用时，在实现中位和无进展生存率方面优于单独使用亚叶酸钙。西妥昔单抗是一种针对表皮生长因子受体的单克隆抗体，当与伊立替康联合使用时，与单独使用西妥昔单抗相比，在对含有伊立替康的治疗方案无效的患者中，其客观反应增加，进展时间延长。除了外科和药理学的发展外，遗传学和分子标志物在癌症发现和治疗中发挥重要作用的认识也加强了将这一知识融入实践的研究。护士在结直肠癌患者的护理中发挥着关键作用，因此必须熟悉治疗的新进展、药物的副作用等。

（张静娟 李莉）

第九节 急性淋巴细胞白血病患者的护理

成人急性淋巴细胞白血病（acute lymphoblastic leukemia，ALL）是成人中最常见的急性白血病之一，病例数占成人急性白血病总病例数的 20%~30%。ALL 是起源于 B 系和（或）T 系淋巴祖细胞的恶性肿瘤，以 B 细胞来源的白血病最多见，其完全缓解率（complete remissionrate，CRR）可达 70%~90%，3~5 年无病生存率（disease-free survival rate，DFSR）达 30%~60%，但复发难治 ALL（relapsed/refractory ALL，R/R ALL）患者生存结局较差。B 细胞急性淋巴细胞白血病（B-cell acute lymphoblastic leukemia，B-ALL）是一种异质性很强的血液系统疾病，其特点是淋巴分化受阻，不成熟、无功能的 B 细胞克隆迅速扩增，目前主要根据细胞形态学、免疫分型、遗传特征和二代测序对 B-ALL 进行综合诊断。近年来嵌合抗原受体 T 细胞免疫治疗（chimeric antigen receptor T-cell immunotherapy，CAR-T）为复发/难治 B-ALL 患者带来了新的希望。但在 CAR-T 细胞治疗过程中可出现严重不良反应，如细胞因子释放综合征（cytokine release syndrome，CRS）、肿瘤溶解综合征（tumor lysis syndrome，TLS）等。CAR-T 并发症的处理严重影响患者预后，因此对并发症的早发现、早预防、早诊断，以及完善风险预案，制订和实施护理计划，总结护理实践，至关重要。

一、病例介绍

患者王某，男性，27 岁，汉族，未婚，因 B 细胞急性淋巴细胞白血病，父供子单倍型造血干细胞微移植术后 2 年余于 2022 年 4 月 9 日步行入院。患者 2019 年 3 月确诊 B 细胞急性淋巴细胞白血病，于 2019 年 5 月 31 日行父供子造血干细胞微移植术。2022 年 4 月 8 日骨穿示：增生明显活跃，原幼细胞 51.5%，考虑本病复发。患者无食物、药物过敏史，2022 年 4 月 9 日 CT 检查示双肺多发微小实性结节。入院评估：T 36.5 ℃，P 100 次/min，R 20 次/min，BP 116/75 mmHg，白细胞计数 $4.7×10^9$/L，中性粒细胞计数 $1.29×10^9$/L，血红蛋白浓度 118 g/L，血小板计数 $14×10^9$/L。Barthel 评分 85 分，Braden 评分 21 分，Morse 评分 20 分，NRS 2002 评分 2 分，内科住院患者静脉血栓栓塞症（venous thromboembolism，VTE）评分 5 分，广泛性焦虑量表（Generalized Anxiexy Disorde-7，GAD-7）评分 6 分。

患者 4 月 10 日至 14 日予 MVD 化疗方案：米托蒽醌（Mitoxantrone）+硫酸长春地

辛（Vindesine Sulfate，VDS）+地塞米松（Dexamethasone，DXMS）。患者4月24日夜间无明显诱因下突发寒战，体温上升，体温最高峰值38.8 ℃。4月25日血培养鉴定为人葡萄球菌（需氧菌），补液抗感染对症处理，体温恢复正常。5月3日至6日行地西他滨+ FC 化疗方案：磷酸氟达拉滨+环磷酰胺。5月7日至9日行 CAR-T 治疗，患者 CAR-T+1 d，出现体温上升伴随血压下降，体温最高峰值39.8 ℃，BP 88/45 mmHg，C反应蛋白10 mg/L。细胞因子检测12项：IL-10 为 20 pg/mL，IL-8 为 36 pg/mL（约是正常值的1.5倍），IL-6 为 120 pg/mL（约是正常值的60倍），CRS 2 级，CAR-T 细胞相关脑病综合征（CAR-T cell relevant encephalopathy syndrome，CRES）评分10分，尿量100 mL/h，指脉氧饱和度98%。退热、扩容对症处理，加用血管活性药物去甲肾上腺素18 mg，根据血压调节流速升高血压，血压波动为收缩压101～138 mmHg，舒张压62～88 mmHg，补液中加入抗生素，5月12日停用去甲肾上腺素，BP 125/78 mmHg。

二、护理评估与诊断

（一）护理评估

患者入院时神志清，精神一般，消瘦，无明显贫血貌，食欲及睡眠可，大小便正常，夜间睡眠5~6 h，食欲尚可，家庭和睦，经济条件可。

（二）护理诊断

本案例提出了以下护理诊断。

1. 生命体征的改变，与 CAR-T 回输后炎性细胞因子大量释放有关。

CAR-T 细胞完成输注后，T 淋巴细胞被激活并快速增殖，引起细胞因子的过度联级释放。而这些细胞因子会介导多种免疫反应，引起患者发热、肌痛、低血压、呼吸困难、凝血障碍、终末器官障碍等临床表现。免疫系统迅速激活造成炎性细胞因子的大量释放，导致 CRS，严重的 CRS 可危及患者生命。积极预防和及时发现严重的 CRS，是 CAR-T 治疗成功的关键之一。

2. 感染，与粒细胞缺乏、免疫力低下有关。

血液病患者由于骨髓中异常的原始细胞和幼稚细胞大量增殖并抑制正常造血，加之在临床化疗过程中需要大量抗生素、激素、免疫抑制剂等药物，且病程较长，会出现免疫力降低的情况。患者化疗后几乎都会经历粒缺期，中性粒细胞减少的严重程度与感染密切相关，当中性粒细胞严重减少时，更容易发生感染。

3. 活动无耐力，与血红蛋白低下，高热引起的机体过度消耗有关。

血红蛋白具有携氧能力，由于白血病细胞在骨髓腔的异常增生，影响患者的正常造血功能，且化疗过程的骨髓抑制也会影响机体造血，导致患者血红蛋白含量减少，血液携氧能力下降，机体各组织、器官可能出现缺氧与功能障碍，患者出现乏力等症状，甚至危及生命。

4. 有出血的危险，与血小板减少有关。

血小板主要参与机体的止血和凝血过程，其黏附、释放、聚集、收缩与吸附的生理特性，与其生理功能的发挥密切相关。血小板减少、血小板功能障碍或各种凝血因子缺乏，均可导致出血。

5. 焦虑，与担心疾病预后有关。

血液肿瘤是临床上恶性程度较高的一种肿瘤，具有较高的发病率和致死率，对患者的生理及心理均会造成极大的影响，大多数血液肿瘤患者会出现焦虑、恐慌等消极情绪，甚至形成心理疾病。

 三、护理措施

（一）严密观察生命体征

密切监测患者生命体征，随时记录病情变化，建立足够的静脉通路，正确使用血管活性药物，对症处理发热，寻找患者发热规律，及时报告医生。监测患者各类血结果，如血培养、细胞因子和 C 反应蛋白等的检测结果。CRS 严重程度分级与外周血铁蛋白、CRP、IL-6 峰值呈正相关，可动态评估 CRS、CRES 等级。

（二）控制感染

对于 CAR-T 输注后出现的发热反应，要正确鉴别发热原因。患者 2022 年 5 月 10 日至 12 日反复出现体温升高，要排除感染因素，留取血培养等相关血标本，查找发热原因。按频率合理使用抗生素，观察药物疗效与不良反应，保持个体和环境清洁，严格执行无菌操作和消毒隔离制度，每日紫外线消毒病房，层流持续净化，做好保护性隔离。

（三）营养支持

患者入院时 NRS 2002 评分 2 分，Barthel 评分 85 分，Braden 评分 21 分，Morse 评分 20 分；CAR-T+1 d，NRS 2002 评分 3 分，Barthel 评分 35 分，Braden 评分 16 分，Morse 评分 30 分，患者自理能力重度依赖，有营养不良、压疮、跌倒风险。输注悬浮少白红细胞、蛋白等血制品，添加肠内营养粉（口服），指导进食炖蛋、红豆、红枣、猪肝等食物。协助患者生活护理，每班检查患者皮肤情况，协助其翻身，生活必需用品放在患者伸手可及的位置，告知患者起床"三部曲"，将坐便器及尿壶放置在患者的床边，床头铃放于合适位置，加强巡视。

（四）预防出血

患者血小板计数低于 $50 \times 10^9/L$ 时限制活动；血小板计数低于 $20 \times 10^9/L$ 时应卧床休息；血小板计数低于 $10 \times 10^9/L$ 时自发出血风险增加，应绝对卧床。各项护理操作应轻柔，侵入性操作后应延长按压时间，并教会患者正确的按压方法。忌坚硬、粗糙、辛辣、刺激性食物，禁止揉眼、抠鼻，忌用牙签剔牙，应用软毛牙刷刷牙，保持大便通畅，避免情绪激动。保持环境舒适，床单元整洁。

（五）人文关怀

恶性血液病患者生活质量普遍较差，生活质量的高低与患者的年龄、躯体症状、经济收入、疾病类型等相关。患者的生活质量与心理状态存在明显的负相关，生活质量评分越低，其焦虑、抑郁情绪评分越高，即生活质量越差，焦虑、抑郁情绪越明显。护士应善用人文关怀，保证每日医、护、患沟通，耐心讲解疾病类型及治疗方案，播放健康宣教视频，鼓励患者家属参与每月公休座谈会，组建病友交流会，健全社会支持系统。

四、护理技术

（一）卧床患者病室紫外线灯消毒流程

1. 目的。

空气消毒，减少感染的机会。

2. 操作前准备。

（1）评估患者并解释。

① 评估患者的年龄、病情、血常规结果、意识、治疗、心理状态、自理能力。

② 向患者及其家属解释操作的目的、作用、操作时间、注意事项、配合要点。

（2）患者准备。

① 了解紫外线灯照射消毒的操作目的和注意事项。

② 评估自己的病情和情绪是否允许操作进行。

③ 有无排便意愿。

（3）护士准备。衣帽整洁，洗手，戴口罩。

（4）环境准备。对卧床患者，调整补液，安装吸氧装置，将呼叫铃放于合适位置。为患者做好遮挡，防止被照射。关闭门窗。环境应清洁安全。

3. 操作步骤。

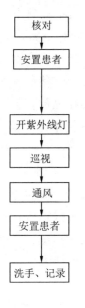

◆ 携用物至患者床旁，核对患者床号、姓名等。

◆ 协助患者鼻导管吸氧，将氧流量调至 2 L/min。打开防紫外线伞，挡住患者颜面部，整理被子，盖住患者全身皮肤，并告知患者紫外线会灼伤皮肤，不要暴露。

◆ 打开病房紫外线灯，调节 30 min 定时，嘱患者闭眼，关闭室内灯。

◆ 照射紫外线期间巡视病房，防止意外发生。

◆ 消毒结束，打开室内灯，收好紫外线伞，开窗通风 20 min 后关闭。

◆ 关注患者主诉，取下氧气管，关闭氧气表流量开关，将氧气管放入收纳袋，协助患者取舒适体位，整理床单元。

◆ 洗手并记录紫外线灯的使用时间。

4. 注意事项。

（1）告知患者紫外线灯消毒时不要去卫生间。

（2）紫外线灯消毒时关闭病房灯。

（3）告知患者消毒过程中有不适要及时打铃，铃要放在患者伸手可及处。

（4）如果患者正在输血，暂停紫外线灯消毒。

（5）每天早晚消毒 2 次，或根据患者病情变化调整消毒次数。能够下床的患者在紫外线灯消毒期间请至走廊等待。

（6）每半年监测 1 次紫外线强度，紫外线强度应≥70 μW/cm²，若<70 μW/cm² 应替换新灯管，新灯管使用前须监测紫外线强度，紫外线强度应≥90 μW/cm²。紫外线强度结果要有记录。

（7）做好消毒累计时间登记，若紫外线灯使用超过 1 000 h，应更换新灯管。

（8）移动紫外线灯用和不用的管理方法相同，护士长应加强现场检查。

（二）2%～4%碳酸氢钠溶液漱口流程

1. 目的。

保持口腔清洁，预防感染。

2. 操作前准备。

（1）评估患者并解释。

① 评估患者的年龄、病情、治疗、口腔情况、心理状态及配合程度。

② 向患者解释用漱口液漱口的目的、方法、注意事项及配合要点。

（2）患者准备。

① 了解漱口的目的、方法、注意事项、配合要点及重要性。

② 用清水清洁口腔。

③ 情绪稳定。

（3）护士准备。衣帽整洁，洗手，戴口罩。

（4）用物准备。准备 100 mL 温开水、碳酸氢钠片 500 mg/粒×5 片、300 mL 漱口杯。

（5）环境准备。室温适宜，光线充足，环境安静。

3. 操作步骤。

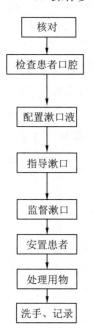

◆ 携用物至患者床旁，核对患者的床号、姓名等。

◆ 协助患者坐起，待患者清水漱口后，用手电筒检查患者口腔，观察是否有溃疡、牙龈红肿等情况。

◆ 将 5 粒碳酸氢钠片加入盛有 100 mL 温开水的漱口杯中，配置成 2.5% 浓度的碳酸氢钠漱口液。

◆ 含漱方法：上下、左右漱口，通过鼓动腮部使漱口液在口腔内不断流动并充分。

◆ 观察患者的漱口方法是否正确，含漱结束，检查患者漱口情况。

◆ 协助患者取舒适体位，整理床单元。

五、案例总结

在 CAR-T 细胞治疗过程中，会伴随较多的不良反应，包括即刻不良反应、延迟和延续不良反应，其中最为常见、严重危及患者生命的为 CRS。患者在 CAR-T 细胞输注前 30 min 口服乙酰氨基酚片、盐酸异丙嗪等抗过敏药物，以及输注过程的全程吸氧、全程心电监护可有效预防和监测即刻不良反应。输注后对患者 CAR-T 拷贝数、炎性因子指标、铁蛋白、血凝常规、血常规、肝肾功能等血标本的及时有效监测，以及每日特定频率地监测患者生命体征与体重变化可及时反馈患者延迟和延续不良反应的发生。

对于血液病患者，基础护理尤为重要，其饮食、口腔、皮肤、环境等的护理是护理人员日常工作的重点。骨髓抑制期血小板和粒细胞低下使患者的出血和感染风险大大增加，所以血液病患者的饮食要求极为严格，食物必须新鲜、干净、无骨刺，禁食隔顿食物，餐具须消毒后再使用，患者在进食前后须清洗双手。每日检查患者口腔。患者在三餐前后用 2%~4% 的碳酸氢钠溶液漱口，晨起睡前可用牙龈炎冲洗器漱口，舌苔厚腻患者可加用无菌纱布咀嚼或用大棉棒轻刮舌苔。关注患者排便和肛周情况，告知患者大便后坐浴可有效减少肛周感染。每日紫外线灯消毒病房 1~2 次，每次不少于 30 min。无霾天气每日通风 2 次，每次 20~30 min。等离子消毒机器持续消毒，垃圾及时处理，严格执行消毒、隔离制度。

（赵素芳　奚婧）

第十节　急性髓系白血病患者的护理

急性髓系白血病（acute myeloid leukemia，AML）是以未成熟的髓系细胞异常增殖和分化受阻为特征的侵袭性血液肿瘤，其病例数占急性白血病总病例数的 70%~80%。在 20 世纪 70 年代，法国、美国、英国的白血病专家根据白血病发展的细胞类型和细胞的成熟程度将 AML 分为 M0 到 M7，具有高异质性。AML 的治疗方案主要有化疗、靶向治疗、骨髓移植等，治疗方案主要根据患者对治疗的耐受性、遗传学危险度分层及治疗后的微小残留病灶（minimal residual disease，MRD）进行动态调整。高白细胞急性白血病是急性白血病中的危重症，虽发病率低但死亡率高，并发症多，严重威胁患者生命。因此，治疗期间需要配合积极的护理干预，以减少并发症，提高患者预后。本案例总结 1 例高白细胞急性髓系白血病患者化疗期间的护理实践。

一、病例介绍

患者秋某，女性，19 岁，汉族，未婚，因颌下淋巴结肿大伴低热、黑便 10 天余，骨髓穿刺提示原始幼稚细胞占 47%，诊断为急性粒单核细胞白血病、消化道出血，于 2019 年 11 月 20 日由急诊平车转入。患者既往体健，无药物、食物过敏史。入院评估：T 37.0 ℃，P 84 次/min，R 20 次/min，BP 115/78 mmHg。急查血常规：白细胞计数 127.45×10^9/L，中性粒细胞计数 2.29×10^9/L，血红蛋白浓度 89 g/L，血小板计数 40×

10^9/L，凝血酶原时间 17.2 s，部分凝血活酶时间 49.1 s。Barthel 评分 40 分，Braden 评分 18 分，Morse 评分 20 分，NRS 2002 评分 5 分，内科住院患者 VTE 评分 5 分，焦虑（GAD-7）评分 6 分。入院后予禁食、注射用艾司奥美拉唑及生长抑素抑酸、抑酶，羟基脲片口服降白，止血、输血等处理。

11 月 21 日患者外出行白细胞清除术 1 次，术后白细胞 26.42×10^9/L。11 月 23 日予 IA 方案（阿糖胞苷 148 mg qd d1~7，伊达比星 10 mg d5，20 mg d6~7）诱导化疗，化疗期间无恶心、呕吐。11 月 26 日（化疗 d4）患者出现间断发热，峰值 38.5 ℃，血培养均为阴性，肺部 CT（-），对症后降至正常。12 月 8 日（IA+9 d）复查粪便常规+隐血（-），改软食。12 月 13 日大便形态正常。12 月 6 日复查骨穿，结果提示缓解状态。

 二、护理评估与诊断

（一）护理评估

患者入院时神志清，精神一般，消瘦，无明显贫血貌，右手手肘处可见 2 块黄豆大小瘀斑，右侧颌下、颈部可触及 1 枚肿大淋巴结，约黄豆大小，边界清晰，活动可，入院前一日解黑便 2 次，大便表面可见鲜血，伴有腹痛。入院查体：口腔（-）、肛周截石位 6 点钟方向可见 1 cm×1 cm 外痔。食纳、睡眠一般，家庭和睦，经济状况可。

（二）护理诊断

本案例提出了以下护理诊断。

1. 出血，与血小板低下（血小板计数 40×10^9/L）、血凝异常（凝血酶原时间 17.2 s，部分凝血活酶时间 49.1 s）有关。

血小板主要参与机体的止血和凝血过程，其黏附、释放、聚集、收缩与吸附的生理特性，与其生理功能的发挥密切相关。血小板减少、血小板功能障碍或各种凝血因子缺乏，均可导致出血。

2. 活动无耐力，与血红蛋白低下（血红蛋白浓度 47 g/L）有关。

贫血的分级：血红蛋白浓度 90~120 g/L 属于轻度贫血，60~90 g/L 属于中度贫血，30~60 g/L 属于重度贫血，当血红蛋白浓度低于 30 g/L 时为极重度贫血。血红蛋白具有携氧的能力，由于患者的血红蛋白含量减少，血液的携氧能力下降，引起全身组织器官缺氧与功能障碍。

3. 有感染的危险，与粒细胞缺乏（中性粒细胞计数 0×10^9/L）有关。

中性粒细胞缺乏症是指外周血中性粒细胞<0.5×10^9/L 或预计 48 h 后<0.5×10^9/L。中性粒细胞缺乏患者由于免疫功能低下，有高度感染风险。血液病患者由于机体本身原因，以及联合化疗造成机体免疫能力下降、机体造血功能受损、细菌耐药性逐渐升高等原因，极易并发感染。

4. 潜在并发症：血栓形成，与高白细胞血症、长期卧床、经外周静脉穿刺的中心静脉导管（peripherally inserted central catheter，PICC）置管术置管有关。

白细胞计数的升高可致白细胞比容增加，导致血液黏度增加，可使变形能力差的白细胞阻塞微血管，减少血管内血液流动，造成缺血性组织损伤，出现血液高黏滞症状，有些患者可发生白细胞淤积、栓塞，引起脑、肺、心等重要器官的急性阻塞性病变。患者因疾病原因卧床时间较多，自主活动减少，导致血流缓慢，血液瘀滞，引发血栓形成。同时，PICC 置管是导致血栓性静脉炎的重要因素。

5. 知识缺乏，缺乏本病及化疗药物相关知识。

相关知识缺乏是白血病患者普遍存在的问题，对患者进行准确评估和正确指导，在帮助患者正确认识疾病，树立健康意识，降低和消除危害因素，促进康复和防止复发等方面有重要作用。

6. 焦虑（GAD-7 评分 12 分），与担心疾病预后有关。

GAD-7 总分判断建议：0~5 分为轻度，6~10 分为中度，11~15 分为重度。血液病患者是一个特殊群体，由于病情重、变化快及预后不良等因素，患者大多有焦虑、恐惧、抑郁、绝望等负面情绪，因此适当的心理护理尤为重要。

 ## 三、护理措施

（一）控制出血，预防再出血

患者黑便期间遵医嘱予禁食，注射用艾司奥美拉唑及生长抑素抑酸、抑酶处理，处理后粪便隐血试验阴性。患者化疗后血小板计数最低值为 $3×10^9$/L，血凝结果提示凝血酶原时间 17.3 s，部分凝血活酶时间 55 s，予血小板、悬浮少白细胞红细胞、血浆、纤维蛋白原等支持治疗，后患者血小板计数逐渐回升，凝血功能纠正。其间密切观察患者大便的颜色、量、性状及全身皮肤黏膜情况，监测血常规及凝血功能，嘱患者保持大便通畅，切勿用力屏气排便，禁止挖鼻、抓挠皮肤等，勿用牙刷刷牙。侵入性操作后应在注射后用无菌棉签压迫至不出血，观察有无颅内出血先兆，如剧烈头疼、恶心、喷射状呕吐、呼吸急促、视力模糊、双侧瞳孔不等大等。观察患者是否再次出现消化道出血的表现，如呕血与黑便。一旦发现，应及时与医生联系，做好抢救工作。女性患者月经期间应注意观察月经量、经期持续时间、月经周期时间等，遵医嘱口服妇康片等。

（二）改善血红蛋白含量，防范不良事件

进行悬浮少白细胞红细胞支持治疗，提升血红蛋白浓度，持续吸氧，增加血氧含量，严密观察患者的生命体征变化。指导患者床上活动时动作应缓慢，避免体位性低血压，协助其生活护理。限制探视人员，保证患者充足的睡眠。鼓励患者适当摄入含铁丰富的食物，如红枣、猪肝、黑木耳、绿叶蔬菜等。

（三）预防感染

感染是引起患者死亡的主要原因，常见的感染有上呼吸道感染、口腔炎、肺炎、肛周感染、尿路感染、胃肠道感染及败血症等，以口腔炎最多见，多数患者诊断时有程度不同的发热。粒缺期应实施保护性隔离，使用层流病房，每日的紫外线消毒病室严格执行无菌操作，监测患者体温变化，注意保暖。指导患者注意个人卫生和饮食卫生，勤洗手，饭前饭后、晨起睡前加强漱口，睡前便后予温水坐浴，无痛碘湿敷痔疮，保持口腔及肛周皮肤黏膜的清洁。对使用抗感染药物的患者，观察药物作用及不良反应。加强患者家属的消毒隔离措施，严格遵守陪护制度。

（四）预防并发症

深静脉血栓的预防方法主要包括基本预防、物理预防和药物预防。根据患者血栓危

险因素评估结果，给予相应的预防措施。患者内科 DVT 评分为 5 分，可采取基本预防。充分水化和碱化，以稀释血液；指导患者多饮水，每日饮水量大于 3 000 mL，并注意观察尿量及电解质、血糖结果。

每班观察患者下肢动脉、静脉的搏动情况，抬高其下肢，以促进肢体回流。采用血细胞分离机，单采清除过高的白细胞，改善患者血液微循环，防止发生高黏滞症。指导患者在床上进行四肢主动活动，进行踝泵运动，指导患者落实，要求方法及流程正确。在病情允许的情况下，鼓励患者早日下床活动。

（五）本病及化疗药物相关知识科普

向患者介绍白血病的相关症状和表现，讲述主要的治疗和护理方法，以及潜在并发症的预防。指导患者置管后的功能锻炼，以及漱口流程。告知患者所用药物的名称、作用及注意事项，告知药物治疗的必要性，指导患者遵医嘱服药。给患者提供书面的护理知识，让患者逐渐熟悉，并能积极配合治疗。

（六）减轻患者焦虑

保持环境舒适，减少不良刺激。评估引起患者焦虑的原因，鼓励患者倾诉内心感受，建立良好的护患关系。向患者讲解疾病相关知识，治疗与护理相关配合事项及个人防护知识，列举同种疾病愈合良好的病例，与家属联系、沟通，启动社会家庭支持系统。

 ## 四、护理技术

（一）中心静脉导管（central venous catheter，CVC）采血流程

1. 目的。

采集患者血液，化验结果，评估病情。

2. 操作前准备。

（1）评估患者并解释。

① 评估患者的年龄、病情、意识、管道情况、心理状态及合作程度。

② 向患者解释采集血样的目的、方法、注意事项及配合要点。

（2）患者准备。

① 了解采集血样的目的、方法、注意事项及配合要点。

② 体位舒适、情绪稳定。

（3）护士准备。衣帽整洁，修剪指甲，洗手，戴口罩。

（4）用物准备。准备贴好患者条形码的血标本试管，蝶形采血针 1 个，10 mL 导管冲洗器 1 个，黄色长真空采血器 1 个，需留标本的真空采血器，乙醇棉片 2 片。如为 B-D 管，则加 10 mL 针筒 1 副，抽封管液 2 mL；如为双腔抗压管，则加 10 mL 导管冲洗器 1 个、10 mL 针筒 2 副，抽封管液各 2 mL，乙醇棉片 1 片，快速手消毒凝胶 1 瓶。

（5）环境准备。室温适宜，光线充足，环境安静。

3. 操作步骤。

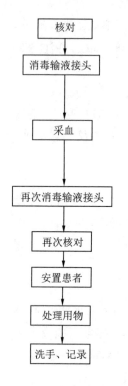

◆ 携用物至患者床旁，核对患者的床号、姓名等。

◆ 打开蝶形针外包装备用，患者平卧或坐于床上，暴露无针输液接头，将酒精棉片撕成 3 片，连外包装一起展开后摩擦消毒无针输液器头端 15 s 以上。

◆ 将蝶形针采血针玻璃丝端分离后接入无针输液接头，黄色长真空采血器连接采血针，采满血后弃去（约 5 mL），经其他需留血标本的真空采血器边核对边逐一连接采血针进行采血。

◆ 分离无针输液接头与采血针，用酒精棉片再次消毒导管口后，连接 10 mL 导管冲洗器脉冲式冲管。

◆ 再次"三查七对"。

◆ 协助患者取舒适体位，整理床单元。

4. 注意事项。

（1）采集血标本顺序：血培养→蓝→黑→红→黄→绿→紫→灰。采血管摇匀次数分别为：蓝管摇匀 3~4 次，红黄管摇匀 5 次，其他管摇匀 5~8 次。

（2）10 mL 导管冲洗器脉冲式冲管时注意将输液接头及导管内血渍冲洗干净，防止堵管和管道感染，抽血后必须更换无针输液接头。

（3）如为三向瓣膜导管，则在导管冲洗器最后 2 mL 左右行正压封管即可。如为前端开口导管，则再用 10 U/mL 肝素稀释液封管液 2~3 mL 正压封管。如患者需要继续输液，则将输液皮管连接无针输液接头，用纱布重新包裹接头处，打开调节器观察并调节滴速。

（4）一次只能采集一位患者的血标本，严格执行查对制度和无菌原则。

（二）微波治疗仪操作法

1. 目的。

消炎、消肿、止痛、修复受损细胞。

2. 操作前准备。

（1）评估患者并解释。

① 评估患者的年龄、病情、意识、照射部位皮肤、心理状态及合作程度。

② 向患者解释微波治疗的目的、方法、注意事项及配合要点。

（2）患者准备。

① 了解微波治疗的目的、方法、注意事项及配合要点。

② 排便。

③ 体位舒适、情绪稳定。

（3）护士准备。衣帽整洁，修剪指甲，洗手，戴口罩。

（4）用物准备。微波治疗仪处于备用状态。

（5）环境准备。电源合适，室温适宜，光线充足，环境安静。

3. 操作步骤。

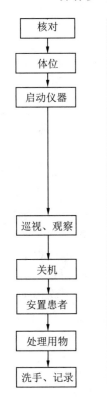

◆ 携用物至患者床旁，核对患者的床号、姓名。

◆ 协助患者取舒适体位。

◆ （1）连接电源线，打开电源开关，面板指示灯亮。
（2）运行方式选择"连续"，时间设置为 20 min，功率设置为 20 W。
（3）按启动键启动，启动后先将治疗仪发射盘握在自己手掌内感受一下温度，以温而不烫为宜。
（4）将微波治疗仪发射盘放在需要治疗的区域，调节支撑架。注意：应距离患者皮肤 5 cm 左右，以免烫伤。

◆ 观察患者反应及局部皮肤情况，并经常巡视，询问患者的感觉，发现问题及时处理。

◆ 关闭电源开关，断开电源线。

◆ 协助患者取舒适体位，整理床单元。

4. 注意事项。

（1）每次治疗前，仔细检查传输线与主机微波输出接口及探头接口三者是否拧紧。

（2）在理疗状态下，使用功率为 20~40 W（应以患者感到温热舒适为准，初次接受微波理疗的患者应多观察其反应）。探头应隔着覆盖物使用，与病灶部位保持 3 cm 以上距离，必须在对准病灶部位后方可输出微波，切忌空载输出。每次照射时间为 15~20 min，每日 1~2 次。

（3）使用仪器时，应避开金属物，如金属纽扣等，以免造成仪器的损坏，或造成烫伤。患处表面的纱布等卫生材料不必去除。局部皮肤发热是正常现象。

（4）传输线平时注意圈放，不能弯折。

（5）凝固治疗时，若使用双针探头，双针探头必须同时接触病灶组织，防止打火。

（6）微波治疗仪为精密仪器，最好安排专人使用、专人管理。

（7）特别注意：孕妇和装有心脏起搏器的患者不可进行微波理疗。严禁照射患者的眼睛、大脑、睾丸，以及孕妇腹部。患者术后理疗必须在 48 h 后进行。

（三）无痛碘湿敷流程

1. 目的。

消炎止痛，减轻局部感染。

2. 操作前准备。

（1）评估患者并解释。

① 评估患者的年龄、病情、意识、治疗，需要湿敷的范围、位置，心理状态及合作程度。

② 询问患者有无碘过敏史。

③ 向患者解释湿敷的目的、方法、注意事项及配合要点。

（2）患者准备。

① 了解湿敷的目的、方法、注意事项及配合要点。

② 排便1次。

③ 体位舒适，情绪稳定。

（3）护士准备。衣帽整洁，修剪指甲，洗手，戴口罩。

（4）用物准备。

① 准备一次性换药盒、聚维酮碘消毒液（即无痛碘溶液，有效碘含量为0.5%）、灭菌注射用水、无菌纱布1包、20 mL针筒1副、一次性治疗巾1块、胶布等。

② 打开一次性换药盒，将换药盒内镊子尾端置于盒子边缘，撕开小纱布外包装（保留一边处于粘连状态），持盒内镊子夹取所需数量的纱布放于换药盒中的塑料小方盒内，用20 mL针筒以无菌手法抽取灭菌注射用水、无痛碘溶液，配置成1∶1浓度的无痛碘稀释溶液打到换药盒小方盒内的小纱布上，注意干湿度适合。

（5）环境准备。室温适宜，光线充足，环境安静。

3. 操作步骤。

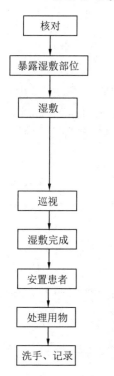

◆ 携用物至患者床旁，核对患者的床号、姓名等。

◆ 协助患者取舒适体位，暴露湿敷部位，垫一次性治疗巾。

◆ （1）打开换药盒，用镊子夹取2~3块纱布放于患者湿敷部位。
（2）用一次性治疗巾覆盖湿敷部位，防止药液蒸发及多余药液流出，污染患者衣物和床单元。
（3）湿敷时间为15~20 min，指导患者配合的方法。

◆ 湿敷期间经常巡视患者。

◆ 取下无痛碘纱布，消毒待干多余药液。

◆ 协助患者取舒适体位，整理床单元。

4. 注意事项。

（1）湿敷溶液的稀释浓度可调节，但稀释比不应低于 1∶10，也可用生理盐水代替灭菌注射用水。

（2）注意湿敷纱布的干湿度应适合。

（3）湿敷范围应大于湿敷部位 3 cm。

（4）如湿敷肛周皮肤，可用清洁手套取备好纱布敷于肛周。

 五、案例总结

如果患者因疾病本身症状及治疗期间应用化疗药等引起血小板数量下降或功能异常等，可进行治疗性和预防性的血小板输注，以提高疾病治愈率和缓解率。但部分患者会出现血小板输注无效的情况，这和输注次数、发热感染、脾大、脾功能亢进、弥散性血管内凝血（disseminated intravascular coagulation，DIC）等关系密切。血小板输注无效会使患者处于血小板持续减少状态，极易并发出血，因此必须加强对血小板输注无效患者的出血评估，以减少意外事件的发生。

感染是血液病患者死亡的主要原因，白血病患者由于成熟粒细胞缺乏及化疗后骨髓抑制，在外界或自身常驻菌和病毒的侵袭下，极易发生各种感染，因此对患者实施的各项保护性隔离措施应贯穿患者的整个治疗过程，甚至延续到化疗间歇期的家庭护理中。

意外事件如跌倒、坠床、自杀等是患者发生非预期死亡的主要因素，影响患者预后，增加患者家庭负担，影响医患关系。在白血病患者住院期间，医护人员应积极开展各项风险评估工作，制订各项应急预案和流程，并在明确了危险因素后实施针对性护理干预，以减少意外事件的发生，提高患者及其家属的满意度。

（赵素芳 奚婧）

第十一节 糖尿病酮症酸中毒患者的护理

最近 30 多年来，我国糖尿病患病率显著增加。18 岁及以上人群的糖尿病患病率为 11.2%。糖尿病对于患者的机体健康、家庭稳定乃至社会安定均造成明显的影响，尤其是伴随该病而来的一系列严重并发症给患者的生命安全造成了重大威胁，其中糖尿病酮症酸中毒（diabetic ketoacidosis，DKA）就是最为常见的一种严重并发症。DKA 是胰岛素不足和升糖激素不适当升高引起的糖、脂肪和蛋白质代谢严重紊乱综合征，临床以高血糖、高血酮和代谢性酸中毒为主要特征。1 型糖尿病（type 1 diabetes，T1D）有发生 DKA 的倾向，2 型糖尿病（type 2 diabetes，T2D）亦可发生 DKA。DKA 的治疗原则为尽快补液，以恢复血容量、纠正失水状态，降低血糖，纠正电解质及酸碱平衡失调，同时积极寻找和消除诱因，防治并发症，降低病死率。动态血糖监测联合胰岛素泵治疗作为一种新型的治疗糖尿病技术，近几年获得了大力发展，尤其对需要留院治疗的糖尿病酮症酸中毒患者疗效显著，临床上称为"双 C 技术"，主要使用持续皮下胰岛素输注（continuous subcutaneous insulin infusion，CSII）连续对患者进行皮下胰岛素注射输液，并配合动态血糖监测系统（continuous glucose monitoring system，CGMS）对患者的血糖变化进行实时观察和评估，从而起到快速、有针对性的降糖作用。动态血糖监测联合胰岛素泵对糖尿病酮症酸中毒的临床治疗效果较好，安全性也较好。本案例总结1例1型糖尿病合并酮症酸中毒患者的护理实践。

一、病例介绍

患者金某，男性，28岁，汉族，未婚，因口干、多饮、多尿9年余，加重伴恶心、呕吐2 d，于2022年1月7日由急诊室拟1型糖尿病、糖尿病酮症酸中毒平车入院。患者9年前因进食麻辣烫及大量饮料后出现恶心、呕吐入院，查血糖69.01 mmol/L，尿酮体++、尿葡萄糖+++，血pH 7.0，拟1型糖尿病、糖尿病酮症酸中毒收住我院ICU。治疗好转后出院，予4针胰岛素皮下注射控制血糖。近期患者治疗方案为"来优时20 u qn+诺和锐"早10 u、中8 u、晚10 u皮下注射。2 d前患者出现口干、多饮症状加重，伴恶心、呕吐，伴乏力、纳差不适，无咳嗽、咳痰，无畏寒、发热，就诊我院急诊。查血：白细胞$16.2×10^9$/L，中性粒细胞$14.0×10^9$/L，C反应蛋白0.6 mg/L，血糖25.91 mmol/L；电解质：钙1.84 mmol/L，镁0.77 mmol/L，磷0.32 mmol/L，钾2.83 mmol/L，钠140.9 mmol/L，氯108.2 mmol/L，总二氧化碳16.2 mmol/L；血气：pH 6.8，尿葡萄糖+++，尿酮体+++。急诊予降糖、补液、消酮、抗感染、护胃等治疗，现为进一步诊疗转入我科。入院评估：T 36.6 ℃，P 86次/min，R 20次/min，BP 104/61 mmHg。患者神志清，精神萎，食纳差，睡眠尚可，大小便正常，近期体重无明显改变。心肺听诊无异常，腹软，无压痛及反跳痛，无肌卫，无反跳痛，双下肢不肿。

入院完善相关检查，身高165 cm，体重45 kg，身体质量指数（body mass index，BMI）17 kg/m²，予告病重、一级护理、心电监护、吸氧，记24 h尿量；予大量补液、胰岛素降糖、纠酸（碳酸氢钠）、抗感染（法克）消酮处理，辅以抑酸（奥美拉唑）护胃、纠正电解质紊乱等治疗。入院后首日尿量2 000 mL，入院第3 d因血糖控制不佳，予改用胰岛素泵诺和锐tid（早8 u、中10 u、晚8 u）+胰岛素泵基础量20 u强化降糖，加用瞬感持续监测血糖，现血糖控制可，于1月20日办理出院。

二、护理评估与诊断

（一）护理评估

1. 健康史和相关因素。

（1）一般情况，如患者的年龄、饮食、运动情况、情绪等。

（2）了解患者既往病史及过敏史，如既往健康状况，有无手术史等。

（3）了解患者服药史，如患者近期有无服用激素类药物、药物过敏史等。

2. 身体状况。

评估患者的意识、体温、脉搏、呼吸、血压等情况，观察患者有无休克症状；评估患者的糖尿病病程、血糖水平、有无脱水症状、感染状况，以及实验室阳性结果。

3. 心理和社会支持状况。

了解患者既往的糖尿病自我管理及本次发病的诱因，评估患者及其家属的心理状态、家庭经济情况及社会支持系统。

（二）护理诊断

本案例提出了以下护理诊断。

1. 体液不足，与经口摄入液体量不足有关。

DKA 时患者体内高血糖、高血酮使血浆胶体渗透压增高，引起渗透性利尿，机体脱水情况严重，导致体液不足，血压下降。患者入院时血糖 25.91 mmol/L，四肢厥冷，皮肤干燥，BP 104/61 mmHg，偏低。需要进一步干预。

2. 电解质紊乱，与患者恶心、呕吐有关。

DKA 往往合并电解质紊乱，该患者入院时检查电解质：钙 1.84 mmol/L，镁 0.77 mmol/L，磷 0.32 mmol/L，钾 2.83 mmol/L，低于正常值。需要及时予以纠正。

3. 潜在并发症：脑水肿、休克、低血糖等。

患者入院时检查血气分析提示 pH 6.8，需要予以补充碳酸氢钠，补碱及快速降低血糖极易发生脑水肿，是由于外周血糖快速降低，而脑组织的血糖未及时下降。另外，患者由于胃肠道不适，进食过少，极易引起低血糖，须高度关注。同时，患者白细胞计数较高，须早期使用抗生素对症处理。

4. 营养失调，营养低于机体需要量，与食物摄入相对不足有关。

患者入院后频繁呕吐，以及酸中毒对胃肠道的影响，导致患者进食减少。入院前 3 d，患者无法进食，只能饮水。且患者体重过轻，BMI 只有 17 kg/m²，属于消瘦。需要进行干预。

5. 知识缺乏，患者缺乏疾病相关知识。

酮症酸中毒患者反复入院，主要原因是患者自我管理意识较低。该患者因为与同学聚餐，导致血糖升高，因为未及时检测血糖，导致该病的发生。

 三、护理措施

（一）休息与饮食

患者卧床休息。根据患者的年龄、身高、体重、病情制订饮食计划。

（二）补液护理

1. 补液方式。

（1）清醒者可口服补液，昏迷者可通过胃管进温开水补液，每小时 100~200 mL。

（2）静脉补液。一般建立 2 条静脉补液通道，严重脱水的可以建立 3~4 条静脉补液通道。

2. 迅速补液。

（1）补液原则：尽快纠正失水，恢复血容量和肾灌注，有助于降低血糖和清除酮体。补液应先快后慢，先盐后糖。要在第一个 24 h 内补足预先估计的液体丢失量。第一小时输入生理盐水，速度为 15~20 mL/(kg·h)（一般成人为 1.0~1.5 L）。前 4 h 输入估计失水量 1/3 的液体。随后的补液速度取决于患者的脱水程度、电解质水平、尿量等。当 DKA 患者血糖 ≤ 13.9 mmol/L 时，须补充 5% 葡萄糖并继续胰岛素治疗，直至血酮、血糖均得到控制。

（2）对于血容量持续不恢复的休克患者，可以输血浆或代血浆以提高有效血容量。

（3）纠酸，对于 pH≤6.9 的患者考虑适当补碱治疗。每 2 h 测定 1 次血 pH，直至其维持在 7.0 以上。在治疗过程中加强复查，防止过量。

（三）胰岛素应用护理

胰岛素是治疗 DKA 的关键药物，为避免血糖下降过快导致脑水肿，采用连续小剂量胰岛素静脉输注，补充速度为 5~7 U/h 或 0.1 U/（kg·h），血糖下降速度为每小时 3.9~6.1 mmol/L，当血糖降至 13.9 mmol/L 时，遵医嘱改用 5% 葡萄糖液加胰岛素继续输注。DKA 缓解后，在停止静脉输入胰岛素前 1~2 h 就行胰岛素皮下注射。若患者无法进食，推荐持续静脉胰岛素注射及补液治疗。

（四）纠正电解质紊乱

在开始胰岛素静脉输注及补液治疗后，若患者的尿量正常，血钾低于 5.2 mmol/L，应立即静脉补钾。若患者在治疗前已有低钾血症，当其尿量≥40 mL/L 时，在予补液和胰岛素治疗的同时必须补钾。若发现血钾<3.3 mmol/L，应优先进行补钾治疗。当血钾升至 3.5 mmol/L 以上时，再开始胰岛素治疗。

（五）去除诱因和治疗并发症

如休克、感染、心力衰竭和心律失常、脑水肿和肾衰竭等。

（六）病情观察

1. 严密监测患者的生命体征，包括神志、瞳孔等，必要时行心电监护。

2. 严密监测患者的血糖、血酮，严格记录 24 h 出入量。前 4~6 h，每小时查患者的血糖及血酮水平。当血糖降至 13.9 mmol/L 时，改为 4 h 监测血糖；每 2~4 h 监测 1 次电解质和血气分析；每 4 h 检测 1 次血尿素氮（blood urea nitrogen，BUN）和肌酐（creatinine，Cr）水平，直至病情稳定。

（七）做好对症护理和基础护理

减少患者的不适感，保暖，防止受凉感冒。保护患者皮肤完整，保持口腔、鼻腔清洁，做好各种导管的相关护理，保持管道通畅、固定在位。

（八）心理护理

对于昏迷患者，做好其家属的安慰、指导工作。

（九）健康教育

1. 包括饮食、运动、药物的使用。

2. 教会患者自我监测血糖的方法，共同拟订自我管理计划。

3. 指导患者了解相关疾病急慢性并发症的知识，分析此次疾病的诱因。

4. 告知患者定期门诊复查的重要性，做好随访。

 ## 四、护理技术

（一）末梢血糖监测技术

1. 目的。

监测血糖。

2. 操作前准备。

（1）评估患者及解释。

① 评估。

A. 评估患者双手手指皮肤的颜色、温度、污染及感染情况。

B. 评估患者的合作程度，确认患者是否符合空腹或餐后 2 h 血糖测定的要求。

C. 检查血糖试纸的有效期，要求没有裂缝和折痕。

D. 检查血糖试纸的插口处是否干燥。

② 向患者及其家属解释监测血糖的目的、方法、注意事项及配合要点。

（2）患者准备。

① 了解监测血糖的方法、注意事项及配合要点。

② 洗手。

③ 体位舒适、情绪稳定。

（3）护士准备。衣帽整洁，修剪指甲，洗手，戴口罩。

（4）用物准备。准备治疗盘、血糖监测仪、匹配的血糖试纸、一次性无外露采血针、75%乙醇、棉签、弯盘、治疗单、笔、锐器盒、污物桶。

（5）环境准备。室温适宜，光线充足，环境安静。

3. 操作步骤。

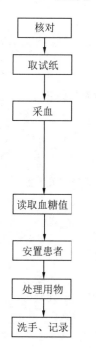

◆ 携用物至患者床旁，核对患者的床号、姓名。

◆（1）根据要求确认采血针型号。

　　（2）用干燥的手取出血糖试纸，勿触碰测试区。

◆（1）消毒指尖（乙醇消毒 2 次），待干。

　　（2）采血部位准确（指腹两侧），首选无名指。

　　（3）用棉签擦去第一滴血，轻轻挤压手指（勿过分挤压）取第二滴血（血呈圆珠状），吸入试纸，要求血量充足，棉签压迫止血。

◆ 读取血糖值，关闭血糖仪。再次确认患者身份，告知患者血糖值，根据血糖高低交代注意事项及部位轮换的重要性，及时将血糖值汇报医生。

◆ 协助患者取舒适体位，整理床单元。

◆（1）将使用过的针尖置入锐器盒。将使用过的试纸置入感染性垃圾袋。

　　（2）血糖仪保持清洁（采血区用温水擦拭），放回原处。

4. 注意事项。

（1）手不要接触测试区。

（2）瓶装试纸密闭保存。

（3）血糖仪应定期校正。

（二）胰岛素泵安装技术

1. 目的。

控制血糖。

2. 操作前准备。

（1）评估患者及解释。

① 评估患者注射部位皮肤的颜色、温度、污染及感染情况，患者的合作程度。注射大剂量胰岛素前要评估患者的食物是否准备妥当，患者能否按时进餐。

② 向患者及其家属解释穿胰岛素泵的目的、方法、注意事项及配合要点。

（2）患者准备。

① 了解胰岛素泵的工作方法、注意事项及配合要点。

② 沐浴更衣。

③ 体位舒适、情绪稳定。

（3）护士准备。衣帽整洁，修剪指甲，洗手，戴口罩。

（4）用物准备。准备速效或短效胰岛素制剂、胰岛素泵、储药器、输注管道、电池、配件、消毒液、消毒棉签、治疗单、笔、锐器盒、污物桶。

（5）环境准备。室温适宜，光线充足，环境安静。

3. 操作步骤。

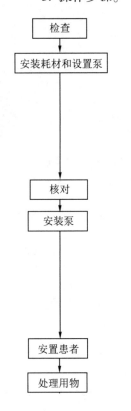

◆ 检查胰岛素和耗材的有效期及包装。

◆ （1）将胰岛素灌入储药器，接上输注管道，手动排气。
（2）装电池，泵自检。
（3）马达复位后将储药器放入胰岛素泵的储药室，并轻轻旋紧。
（4）机械排气，针头处见一小液滴。
（5）设置泵的时间和基础率（双人核对）。
（6）将胰岛素泵装上配件备用。

◆ 携用物至患者床旁，核对患者的床号、姓名。向患者解释相关内容。

◆ （1）核对泵的设置。
（2）协助患者取平卧位或半卧位，暴露腹部，确定置针点。
（3）消毒安装部位皮肤，待干。
（4）再次核对患者信息及泵的设置。
（5）右手持针，将针头刺入患者腹部皮肤，贴上透明贴，固定针头。
（6）固定软管，标明时间。

◆ 协助患者取舒适体位，整理床单元。

◆ 胰岛素泵拔出后，将针尖置入锐器盒，管路放入感染性垃圾袋。

4. 注意事项。

（1）胰岛素泵自动工作，一旦出现任何故障，泵会自动发出报警声。

（2）避免局部受压、摩擦等，以防针尖脱出；避免输注导管打折、受压，保持输注管道通畅；不得将泵置于过冷（<0 ℃）或过热（>40 ℃）的环境中，以免胰岛素变性失活。

（3）若患者要沐浴、摄片，或行 CT、MRI 检查，必须分离取下胰岛素泵后方可进行，检查完后再安装上。

（三）瞬感医院版动态血糖仪的安装使用流程

1. 目的。

监测患者 14 d 的血糖变化。

2. 操作前准备。

（1）评估患者及解释。

① 评估患者安装部位皮肤的颜色、温度、污染及感染情况，确认患者签署知情同意书，患者 14 d 内不行核磁共振或增强 CT 检查。

② 向患者及其家属解释穿动态血糖仪监测的目的、方法、注意事项及配合要点。

（2）患者准备。

① 了解动态血糖仪的安装使用方法：通过一条无菌、纤细柔软的纤维将动态血糖监测仪植入皮下 5 mm，持续检测组织液的葡萄糖水平，每分钟更新数据，并且每 15 min 自动存储一次葡萄糖值。

② 局部皮肤洁净。

③ 体位舒适、情绪稳定。

（3）护士准备。衣帽整洁，修剪指甲，洗手，戴口罩。

（4）用物准备。准备乙醇消毒棉片或乙醇+棉签、瞬感医院版血糖仪、传感器套装（传感器敷贴器、传感器组件包）、透明敷贴、污物桶。

（5）环境准备。室温适宜，光线充足，环境安静。

3. 操作步骤。

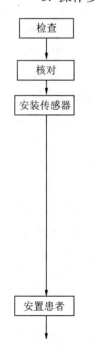

◆ （1）检查传感器套装的有效期和包装。
　（2）检查瞬感医院版血糖仪的运行情况（时间、目标值、电池等）。

◆ 携用物至患者床旁，核对患者的床号、姓名。向患者解释相关内容。

◆ （1）备齐用物，携至患者床旁。
　（2）双向核对患者信息，向患者解释相关内容。
　（3）协助患者取半卧位或坐卧位，暴露手臂，取上臂外侧缘。
　（4）消毒安装部位皮肤，待干。
　（5）再次核对患者信息。
　（6）打开传感器套装，旋开传感器敷贴器，按卡口位置将传感器敷贴器与传感器组件包组合。
　（7）检查组合后装置，将组合器贴紧患者手臂处皮肤；轻用力按压，结束后可见传感器贴紧皮肤。
　（8）贴上透明贴，交代注意事项。
　（9）打开血糖仪，触屏按"启动新的传感器"，1 h 后检测血糖。

◆ 协助患者取舒适体位，整理床单元。

```
数据下载
   ↓
处理用物
   ↓
洗手、记录
```

◆ （1）打开血糖仪扫描传感器，确认已经安装 14 d。
　（2）打开血糖仪，触屏按"获取传感器数据"，血糖仪靠近传感器获取数据，数据下载完毕，触屏按"完成"，连接电脑将患者相关数据导出。

◆ 将组件和拔出后的传感器置入感染性垃圾袋。

4. 注意事项。

传感器套装内容见图 1-1、图 1-2、图 1-3。

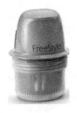
图 1-1　传感器敷贴器

图 1-2　传感器组件包

图 1-3　患者皮肤上的传感器

（1）避免局部过分受压、摩擦，一旦出现任何故障，应及时汇报医生。
（2）检查患者有无局部红肿、有无渗血等。
（3）患者可沐浴、游泳，但不可以长期浸泡在水中。
（4）避免增强 CT、磁共振成像等检查。
（5）传感器脱落后不要立即丢弃，必须下载数据后再丢弃。

 五、案例总结

　　DKA 是一种可危及患者生命的糖尿病并发症，分为轻度、中度和重度。仅有酮症而无酸中毒称为"糖尿病酮症"；轻度、中度 DKA 除酮症外，还有轻度至中度酸中毒；重度 DKA 是指酸中毒伴意识障碍（DKA 昏迷），或虽无意识障碍，但血清 HCO_3^- 低于 10 mmol/L。DKA 常呈急性起病。在 DKA 起病前数天可有多尿、烦渴、多饮和乏力症状的加重，失代偿阶段出现食欲减退、恶心、呕吐、腹痛，常伴头痛、烦躁、嗜睡等症状，呼吸深快，呼气中有烂苹果味（丙酮气味）；病情进一步发展，出现严重失水现象，尿量减少、皮肤黏膜干燥、眼球下陷，脉搏快而弱，血压下降、四肢厥冷；到晚期，各种反射迟钝甚至消失，终至昏迷。因此，预防 DKA 的发生是降低糖尿病死亡率的最好方法。显然，早期诊断、适当的糖尿病筛查和对高危糖尿病患者的及时干预可以显著减少 DKA 的发病率。在已知的糖尿病患者中，DKA 通常发生在血糖控制较差的患者。我国相关研究结果显示，当随机血糖超过 19.05 mmol/L（血清酮体 ≥ 3 mmol/L）时，可预警 DKA。基于此，对糖尿病患者及其家属进行糖尿病短期和长期并发症的认识教育就显得尤为重要。严密监测糖尿病患者的血糖水平可使 DKA 仅仅发生在 5% 的糖尿病患者中，说明积极预防对减少 DKA 的发生具有重要的临床意义。

　　当糖尿病患者出现发热、呕吐或腹泻等症状时应警惕发生 DKA 的可能。此时应当建议患者尽早检测酮症，并入专科医院增加胰岛素剂量，以防止严重的高血糖。如果患者出现 DKA 或毛细血管血糖持续大于 13.3mmol/L，建议立即实施正规治疗措施。

（张笑燕　李琳）

第十二节　腹膜透析患者的护理

腹膜透析（peritoneal dialysis，PD）是终末期肾衰竭肾脏替代治疗的主要方式，因为 PD 具有对血流动力学影响较小、居家治疗等优势。近年来 PD 患者人数持续上升。在中国成人及老年人群慢性肾脏病患病率 Meta 分析中，成人慢性肾脏病患病率为 13.39%，表明中国有近 1.9 亿的慢性肾脏病患者，而腹膜透析作为重要的终末期肾衰竭治疗方法，根据中国研究数据服务平台（Chinese Raesearch Data Services，CNRDS）登记数据，截至 2022 年 1 月，我国腹膜透析患者总人数已达 12.6 万。持续不卧床腹膜透析（continuous ambulatory peritoneal dialysis，CAPD）是慢性肾衰竭替代治疗的主要方法之一。

 一、病例介绍

患者沈某，男性，47 岁，汉族，已婚，因乏力 2 年余、全身浮肿半个月伴胸闷气急 5 d 来院就诊，拟诊慢性肾脏病，于 2022 年 9 月 10 日平车入院。既往发现血压升高 1 年余，平素口服苯磺酸氨氯地平片、可乐定、琥珀酸美托洛尔缓释片控制血压，血压控制在 160/110 mmHg，否认肝炎、结核等传染病病史，否认药物、食物过敏史。患者 2 年余前感腰酸乏力，当时未予重视；1 个月前无明显诱因下出现咳嗽，未重视；半个月前出现全身浮肿，尿量减少；5 d 前出现胸闷气急，无小便；近期体重增加 2 kg 左右，为行进一步治疗入住我科。入院后即予医嘱下病重，急诊深静脉置管行血透治疗，心电监测，氧气 3L/min 持续吸入，完善相关检查，查血肌酐 1 178 μmol/L、白蛋白 29.8 g/L、血红蛋白 55 g/L，N 端-前脑钠肽（急）35 000 pg/mL，肌钙蛋白（急）0.11 ng/mL，肌红蛋白（急）361.2 ng/mL。床边心电图示，T 波：Ⅰ、aVL、V₄、V₅、V₆ 低平、倒置；查胸部 CT 平扫：双肺肺水肿，双下肺感染。予以头孢唑肟 1 g qd 静滴抗感染，血透、输血、降压等治疗。

完善相关检查后，于 2022 年 9 月 17 日在局麻下行腹膜透析管置入术。术后予床边功能锻炼指导。术后第 8 d 开始予 1.5% 低钙腹透液 2 L tid（留腹）规律腹透。患者现神志清楚，生命体征平稳，予停病重、心电监测、氧气，予拔除右股血透静脉置管 1 根，改行规律腹透治疗。

 二、护理评估与诊断

（一）护理评估

1. 健康史和相关因素。

（1）一般情况。患者 47 岁，无酗酒、抽烟史，运动正常，日常饮食规律。

（2）既往史。患者既往有高血压病史 1 年余。

（3）服药史。患者口服苯磺酸氨氯地平片、可乐定、琥珀酸美托洛尔缓释片控制血压。

2. 身体状况。

（1）生命体征。T 36.0 ℃，P 80 次/min，R 16 次/min，BP 170/90 mmHg。

（2）查体。患者神态清，精神可，发育正常，自动体位，查体合作。全身浅表淋巴结无肿大，双眼睑有浮肿，眼球无突出及震颤，结膜无苍白、充血、出血或水肿，巩膜无黄染，双侧瞳孔等大正圆，对光反射灵敏。口唇无发绀，两肺呼吸音清，闻及湿啰音。心界不大，HR 80 次/min，未见异常血管征，各瓣膜听诊区未闻及杂音及心包摩擦音。腹平软，无包块，无压痛，肝脾肋下未及，移动性浊音（+），双肾区无明显叩痛。四肢明显水肿。双侧膝腱反射对称引出，双侧 Babinski 征（−），脑膜刺激征（−），肛门及外生殖器未查。睡眠良好，大小便正常。

3. 心理和社会支持状况。

患者及其家属心理情况稳定，社会支持系统良好。

（二）护理诊断

本案例提出了以下护理诊断。

1. 胸闷，与心衰有关。

尿毒症患者心力衰竭的发生率很高，心力衰竭是尿毒症患者常见的并发症及死亡原因。

2. 生命体征改变，与高血压、病情进展、病情不稳定有关。

高血压是以体循环动脉压增高为主要表现的临床综合征，是最常见的心血管疾病，分为原发性和继发性两种，绝大多数为原发性。目前在我国，收缩压≥140 mmHg 和（或）舒张压≥90 mmHg 者，可以诊断为原发性高血压。

3. 体液过多，与水钠潴留、蛋白尿丢失有关。

肾性水肿的特点：在疾病早期，患者晨间起床时有眼睑与颜面水肿，以后发展为全身水肿，严重者水肿可随患者体位的变动而移动，平卧者常见于头皮，半卧者常见于骶尾部、会阴、阴囊，甚至出现胸、腹腔积液，心包积液，纵隔积液，以致呼吸困难。

4. 潜在皮肤受损，与营养状况差、水肿有关。

肾病性水肿是因肾小球基底膜通透性增加产生大量蛋白尿，使血浆白蛋白含量下降，蛋白质所维系的胶体渗透压降低，肾素−血管紧张素−醛固酮系统活性增强，使肾小球的重吸收增加，组织间隙存在体液潴留而引起的水肿。其特点为全身性水肿，受重力影响较为明显，水肿多从下肢开始，呈凹陷性，低蛋白血症明显。

 三、护理措施

（一）缓解胸闷症状

给予氧气 3 L/min 持续吸入，协助患者取半卧位或坐位，双腿下垂；严格记录 24 h 出入量，限制液体入量及食物中钠的摄入量；每日测体重，血透前后测体重；定期开窗通风，注意保暖，防止感染；安慰患者，帮助其稳定情绪，予心理支持。

（二）监测生命体征

每小时巡视病房，及时监测患者生命体征，发现异常及时处理。观察患者的神志、瞳孔等，备好抢救药品及器材。患者以卧床休息为主，应减少搬运及探视。严格遵医嘱用药，观察疗效及有无副作用。保持大便通畅，避免屏气用力，必要时用药。安慰患者，帮助其消除紧张心理，减少不适因素。

（三）减轻水肿状况

每班评估患者水肿的部位、范围，定期监测患者的体重、腹围，了解水肿消退情况；指导患者卧床休息，以增加肾血流量，增加尿量；严格记录 24 h 液体出入量，控制钠盐的摄入，每日液体摄入量等于尿量加 500 mL；遵医嘱予利尿剂治疗，关注患者住院期间电解质的变化。

（四）预防皮肤完整性受损

进行血透治疗，并观察血透后的效果及反应；使用利尿剂消肿，降低皮肤表面张力，降低皮肤通透性。指导患者每日用温开水擦身，保持皮肤清洁干燥。保持床单元的清洁干燥。定时巡视患者，每 2 h 为患者翻身 1 次，注意观察受压部位皮肤的色泽、温度，如有异常，应及时处理。指导患者家属为患者提供色、香、味俱全的食物，以增加患者食欲，改善营养状况。必要时可使用安普贴、聚酯泡沫敷料等保护患者局部皮肤，预防皮肤破损。

四、护理技术

（一）腹膜透析技术

1. 目的。

通过不断更换腹膜透析液，达到清除体内代谢产物、毒性物质，纠正水、电解质平衡紊乱的目的。

2. 操作前准备。

（1）患者准备。做到"三短五洁"，"七步洗手法"洗手，戴口罩。

（2）物品准备。准备在有效期内且包装完整的腹膜透析液，出口管夹，碘伏帽。

（3）环境准备。操作环境清洁干燥，半小时内无人走动，无人打扫，紫外线定期消毒。

3. 操作步骤。

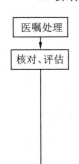

◆ 核对医嘱、打印执行单、双人核对。

◆（1）洗手。
（2）核对患者身份。
（3）向患者解释操作的目的及配合方式。
（4）评估患者的病情、体位、自理能力、合作程度及心理状态。
（5）检查置管部位皮肤有无红肿、皮疹、破溃、感染等。
（6）检查环境温度、光线、清洁度。

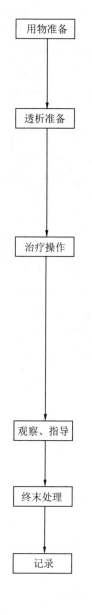

用物准备	◆（1）37 ℃腹膜透析液袋（2 000 mL／袋）1 袋、一次性碘液微型盖 1 个、出口管夹 2 个、电子秤 1 个、腹膜透析记录本、快速手消毒液。 （2）检查用物的质量及有效期，双人核对。 （3）检查腹膜透析机（是否清洁、有无破损）及专用治疗车。
透析准备	◆（1）携用物至床边，再次核对并向患者解释相关内容。 （2）协助患者取合适体位，暴露置管部位（注意保暖及隐私的保护）。 （3）将腹膜透析液外接短管移出，确认短管处于关闭状态。 （4）拉开腹透液接口拉环，取下短管碘伏帽，迅速将"Y"形管主干与短管连接。 （5）夹闭入液管路，悬挂透析液（高于患者腹部 50～60 cm）。
治疗操作	◆（1）打开短管旋钮开关开始引流，观察引流液是否浑浊，引流完毕关闭短管。 （2）将腹透液袋口的绿色折头折断，移开入液管路的蓝夹子，观察透析液流入引流袋，慢数 5 s，再用蓝夹子夹闭出液管路。 （3）打开短管旋钮开关开始灌注新腹透液，记时间。 （4）灌注结束后关闭短管旋钮开关，记时间。 （5）用蓝夹子夹闭入液管路，撕开碘伏帽的外包装，检查帽内海绵是否浸润碘伏消毒液。 （6）将"Y"形管主干末端接头与短管分离，短管朝下，旋紧碘伏帽至完全密合。
观察、指导	◆（1）观察引流袋内引流液情况，称重并记录。 （2）指导患者合理饮食，告知患者用药注意事项、腹膜透析居家自我护理方法，定期门诊随访。
终末处理	◆（1）按消毒技术规范分类处理使用后物品。 （2）按医疗废物处理规范分类处理垃圾。 （3）洗手。
记录	◆（1）记录透析时间、透析液输入及流出量、流出液的色泽及澄清度。 （2）记录透析后患者的发热反应。

4. 注意事项。

（1）严格执行查对制度和操作规程。

（2）监测患者的生命体征，评估患者的病情、意识状态、合作程度。

（3）环境清洁、光线充足，每日紫外线空气消毒 30 min。

（4）分离各连接导管前注意消毒并严格执行无菌操作原则。

（5）进行腹膜透析操作时应避免牵拉摆动腹透导管。

（6）记录透析液输入及流出量，若流出量小于输入量，应报告医生，查找原因，遵医嘱更改透析方案。

（7）观察流出液的色泽及澄清度，发现腹透引流液浑浊、出血等应立即报告医生，并留标本化验。

（8）每3~6个月行腹透评估1次并更换腹透短管。

（二）自动化腹膜透析操作技术

1. 目的。

（1）通过自动化腹膜透析（automated peritoneal dialysis，APD），达到清除体内代谢产物、毒性物质，纠正水、电解质平衡紊乱的目的。

（2）操作简便、安全、高效，减轻患者的腹膜透析治疗换液操作的人力负担。

（3）减少患者并发腹膜炎的发生率，减少患者住院率，比CAPD患者有更多的时间支配日常生活、回归社会和接触社会。

（4）改善糖尿病腹膜透析患者的血糖波动，获得较低的死亡率。

2. 操作前准备。

（1）患者准备。患者做到"三短五洁"，"七步洗手法"洗手，戴口罩。

（2）物品准备。准备在有效期内且无变质的腹膜透析液，出口管夹，自动化腹膜透析机。

（3）环境准备。操作环境清洁干燥，半小时内无人打扫，紫外线定期消毒。

3. 操作步骤。

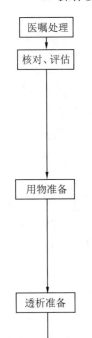

◆ 核对医嘱、打印执行单、双人核对。

◆ （1）洗手。
（2）核对患者身份。
（3）向患者解释操作的目的及配合方式，测量患者的体重、血压、体温，嘱患者排大小便、洗手，戴口罩。
（4）评估患者的病情、体位、自理能力、合作程度及心理状态。
（5）检查置管部位皮肤有无红肿、皮疹、破溃、感染等。
（6）环境应清洁、干燥、宽敞、明亮。

◆ （1）准备透析液袋（5 000 mL/袋）、引流选装件（引流管路或引流袋）、一次性管组、保护盖、口罩、患者端延长管、出口管夹、接口护罩、碘伏帽、废液桶、快速手消毒液。
（2）检查用物的质量及有效期，双人核对。
（3）检查腹膜透析机（是否清洁、有无破损）及专用治疗车。

◆ （1）携用物至患者床旁，再次核对并解释相关内容。
（2）协助患者取合适体位，暴露置管部位（注意保暖及隐私的保护）。
（3）放置腹透液在加温槽上，透析液必须盖过温度感测钮。
（4）开启腹膜透析机：连接电源线，打开按钮开关，随即显示"Homechoice Claria"徽标。
（5）录入患者治疗码，按绿色键，显示连接网络，再次核对并确认腹透方案。
（6）系统就绪后，按绿色键开始执行。
（7）装置管组，按绿色键开始，打开门盖，将管路卡匣放置于凹槽内，将门盖上并将门把压到底，将管组架挂于门上，关闭一次性管组上的所有管夹。

（8）取下引流管并移除拉环，连接废液桶。

（9）按绿色键，机器显示"机器自我测试"。

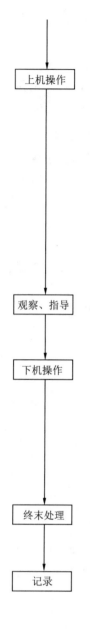

上机操作

◆（1）洗手。

（2）连接腹膜透析液：确定所有管夹关闭，取下红色管夹的管路，取下腹膜透析液保护盖，连接管路与透析液袋。

（3）白色管夹连接补充液袋，蓝色管夹用于连接最末留腹袋。

（4）检查所有连接处，确定所有的透析液袋在同一高度。

（5）打开所有连接透析液的管夹及患者端管夹。

（6）按绿色键，排气。

（7）排气完成，机器显示"检查患者端管路连接"，洗手，取下短管碘伏帽，拉开患者端拉环，迅速连接，打开外接短管开关。

（8）按绿色键，进行治疗（首先进行0周期引流）。

（9）再次核对医嘱、记录、签名，整理患者床位，垃圾分类并清理。

观察、指导

◆（1）观察引流桶内的引流液情况并记录。

（2）观察腹透机运行情况，如遇报警，按提示进行处理。

（3）指导患者保持管路的通畅，合理饮食，放松情绪，注意休息。

下机操作

◆（1）机器显示"治疗完成"，按绿色键，屏幕显示"关闭所有管夹"，关闭外接短管开关及所有管夹。

（2）按绿色键，显示"分离管组与自己"，洗手，旋拧新的碘伏帽至完全闭合。

（3）安置患者舒适卧位。

（4）按绿色键，移除管组，打开卡闸门，移除管路，关门，取下管组架。

（5）按绿色键，显示"正在连接网络"（勿急于关机），待数据上传完显示"关机"后，关闭电源。

终末处理

◆（1）按消毒技术规范分类处理使用后物品。

（2）按医疗废物处理规范分类处理垃圾。

（3）洗手。

记录

◆（1）记录透析时间、透析液输入及流出量、流出液的色泽及澄清度。

（2）记录透析后患者的反应。

4. 注意事项。

（1）严格执行查对制度和无菌操作原则。

（2）腹膜透析前应评估患者的血压、脉搏、体温、体重，要求患者排大小便并向患者解释操作的目的。

（3）检查所有用物的质量及有效期，防止腹膜炎的发生。

（4）严格按照腹透医嘱及腹透机提示进行操作。

（5）在腹膜透析过程中应观察引流液的颜色、性状、量及腹透机运行情况。

（6）自动化腹透机运行中的报警处理。

① 腹透液灌入量或引流量不足的报警。操作前检查各段管路是否有打折、受压、

堵塞等情况，确定开关处于开启状态，若机器仍显示灌入量不足，可能与加热舱内透析液量不足有关。当引流量不足报警时，每循环最低引流量设置应为灌入量的40%，以减少报警和泵驱动抽吸的发生。

② 温度报警。在应用自动腹膜透析机治疗前，在参数设定中，将温度设定为（37±1）℃。在放置透析液时要注意将腹透液与温度感应钮充分接触，控制室内温度，调整至20~23 ℃。

③ 管路不畅报警。认真检查各部位开关是否处于开启状态，并判断管路有无异物堵塞等情况。加强宣教，嘱患者避免牵拉、避免翻身时对管路造成压迫。对习惯性便秘患者，指导其进食粗纤维食物、适当活动，给予缓泻剂，必要时灌肠。

（7）患者在治疗过程中如厕。治疗中禁止断开管路，以免增加感染机会。建议在购买设备的同时配备移动推车。

（8）治疗阶段供电中断。如果电力在30 min 内恢复，系统将自动重新开始治疗；如果电力未在30 min 内恢复，丧失电力30 min 后机器会发生报警。按红键将报警静音，按向下键可检索治疗信息。若电力在2 h 内恢复，可从治疗停止的部分重新开始治疗；若电力未在2 h 内恢复，必须结束治疗，进行手工交换。

 五、案例总结

腹膜透析作为终末期肾衰竭肾脏代替治疗的主要方式，已经广泛应用在临床治疗中。根据目前临床数据统计，需要腹膜透析的患者趋于年轻化，自动化腹膜透析机的优势是，患者可以充分利用休息时间进行夜间腹膜透析，使患者有更多时间工作、学习，进行日常生活；更能让医生通过网络直观地了解患者的超滤情况，及时调整治疗方案。因此，我们不仅要重抓患者的腹膜透析换液操作，还要大力开展自动化腹膜透析的应用。

（李琳　张笑燕）

第十三节　脑梗死静脉溶栓术后患者的护理

脑梗死又称"缺血性卒中"，是指各种脑血管病变所致脑部血液供应障碍，导致局部脑组织缺血缺氧性坏死，而迅速出现相应神经功能缺损的一类临床综合征。急性缺血性脑卒中（acute ischemic stroke，AIS）的发病率、致残率、复发率和病死率均较高，静脉溶栓是目前最重要的恢复急性缺血性脑卒中患者脑血流的药物治疗措施之一，已被我国和其他许多国家的指南推荐。国际上通常使用的药物为重组组织型纤溶酶原激活剂（recombinant tissue plasminogen activator，rt-PA）和替奈普酶（tenecteplase，TNK），而我国目前常用的药物为rt-PA 和尿激酶（urokinase，UK），目前 TNK 正在进行脑梗死溶栓的临床验证试验。目前公认的静脉溶栓的时间窗为发病4.5 h 内或6 h 内。及时恢复血流和改善组织代谢，可以挽救梗死周围仅功能改变的缺血半暗带（ischemic penumbra，IP）组织，缺血半暗带即围绕在缺血中心坏死区以外的可逆性损伤组织，由于其存在大动脉残留血流和（或）侧支循环，故脑缺血程度较轻，仅功能缺损，具有可逆性。缺血中心区和缺血半暗带是一个动态的病理生理过程，随着缺血程度的加重和缺血时间的延长，中心坏死区逐渐扩大，缺血半暗带逐渐缩小，溶栓治疗是目前最重要的恢复血流措施。开展急性缺血性脑卒中早期溶栓治疗需要完善院外医疗急救转运网络，组建院内脑卒中快速抢救小组，开通急诊"绿色通道"，建立卒中中心，其核心就是要让公众都知道"脑卒中是急症"，脑卒中发生后应尽快送达有能力进行脑卒中溶栓治疗的医院，并获得规范性溶栓治疗。本案例总结 1 例急性缺血性卒中静脉溶栓术后患者的护理实践。

 一、病例介绍

患者李某，男性，68 岁，汉族，已婚，因言语不清伴右侧肢体乏力 1 h，于 2022 年 9 月 7 日 10：15 急诊来院，既往有高血压病史 10 余年，不规律服药，具体药名不详，糖尿病病史 5 年，口服二甲双胍，血压及血糖控制不佳，有吸烟史 30 余年。否认新冠感染、肝炎、肾病病史，否认结核等传染病病史，无外伤、手术史，无输血史，否认药物、食物过敏史。入院评估：T 36.5 ℃，HR 70 次/min，R 16 次/min，BP 165/90 mmHg，SpO_2 97%，神志清，双侧瞳孔等大等圆，直径 2.5 mm，对光反射灵敏，轻度面瘫，言语欠清，认知无障碍，右侧肢体肌力 2 级，左侧肢体肌力 5 级，肌张力 0 级，美国国立卫生研究院卒中量表（National Institute of Health Stroke Scale，NIHSS）评分 7 分，洼田饮水试验 I b 级，Braden 评分 13 分，Barthel 评分 15 分，NRS 2002 评分 2 分，内科住院患者 VTE 评分 4 分。急查头颅 CT 示：未见颅内出血。随机指尖血糖 9.7 mmol/L，心电图未见房颤心律，血凝、血电解质、血常规、肝肾功能，无静脉溶栓禁忌证，遵医嘱在急诊行标准剂量 rt-PA 0.9 mg/kg 静脉溶栓治疗后次日收住病房。入病房后神经功能评估：右侧肢体肌力 3 级，言语较前流利，回答切题，NIHSS 评分 5 分，其余无变化。患者入院后第 2 d 行头颅 MRI 检查示：左侧基底节区急性缺血灶，未见颅内出血；颈脑血管超声示：左侧颈动脉球部中度狭窄（直径狭窄率 55%、易损斑块）、双侧颈部动脉多发斑块形成、脑动脉血流速度减低。第 3 d 查血电解质示血钾 3.07 mmol/L，予口服补钾对症治疗。患者咳嗽咳痰，痰液黏稠、排痰困难，予雾化吸入稀释痰液。治疗方案予低盐、低脂饮食，清除血管内自由基、脱水、降低颅内压、调节血脂、稳定血管斑块，促进颅内侧支循环建立、床边早康。

 二、护理评估与诊断

（一）护理评估

1. 健康史和相关因素。

（1）一般情况，如患者的性别、年龄、身高、体重、BMI、饮食习惯、运动娱乐爱好、生活方式，有无烟酒嗜好、脾气性格等。

（2）既往史。了解患者既往健康状况，如有无高血压、血脂异常、血小板聚集功能亢进、纤维蛋白原升高、糖尿病、心房颤动、镰状细胞贫血等脑血管病的危险因素，有无手术史、深静脉血栓史，有无其他系统性疾病等。

（3）服药史。了解患者近期有无药物滥用，有无服用中的降压药、抗凝药自行增减药量或停服。

2. 身体状况。

评估患者的神志、瞳孔大小、光反射灵敏度、凝视情况、言语及理解交流能力、认知力、四肢近端/远端肌力、肌张力、深/浅感觉、深/浅反射、病理反射、共济运动等，以及体温、脉搏、心率、呼吸、血压、SpO$_2$、营养状况、大小便情况、睡眠状况。观察患者有无静脉溶栓后出血转化；有无症状性颅内出血和（或）系统性出血，如严重头痛、恶心、呕吐、血压升高、鼻出血、牙龈出血、血尿、黑便、皮肤黏膜瘀点、瘀斑；有无溶栓后再发生颅内低灌注，再发新脑梗，如眩晕、意识障碍加深、神经功能恶化、失语、肌力减退、感觉障碍、吞咽障碍、大小便障碍等情况。如有引流管，则要观察引流液的颜色、性状、量及通畅度等，评估患者的影像学和实验室检查结果，以助判断病情及预后。

3. 心理和社会支持状况。

评估患者的文化程度、患者及其家属的心理状态、家庭经济情况及社会支持系统。

（二）护理诊断

急性缺血性脑卒中静脉溶栓术后 24 h 内患者的病情不稳定，予心电监护，定期进行血压和神经功能检查，严密观察患者病情变化，进行动态评估，早期发现静脉溶栓术后并发症。

本案例提出了以下护理诊断。

1. 潜在并发症：出血、血管再闭塞。

rt-PA 可与血栓中纤维蛋白结合成复合体，后者对纤溶酶原有高度亲和力，可使之转变为纤溶酶，溶解新鲜的纤维蛋白，rt-PA 一般只引起局部溶栓，而不产生全身溶栓状态，因此我们除了判断患者的神志、观察其瞳孔、监测其生命体征、评估其神经功能外，还运用格拉斯哥昏迷量表（Glasgow Coma Scale，GCS）和 NIHSS 进行评分。GCS 是意识水平障碍的评估量表，轻度意识障碍分值在 13~14 分，中度意识障碍分值在 9~12 分，重度意识障碍分值在 3~8 分。NIHSS 评分是评估神经功能缺损程度的常用指标，也用于溶栓后的治疗效果评估。NIHSS 的评分范围在 0~42 分，分值越高说明神经功能损伤越严重：0~1 分，正常或近乎正常；1~4 分，轻度卒中/小卒中；5~15 分，中度卒中；15~20 分，中-重度卒中；21~42 分，重度卒中。

2. 电解质紊乱，与患者进食少、使用脱水剂有关。

急性缺血性卒中发生后，患者机体处于应激状态，且因吞咽障碍，进食、进水较少，同时又使用脱水剂预防脑水肿，排尿增多，易发生电解质紊乱，如低血钾、高血钠、血糖水平紊乱等，因此应精准地评估患者吞咽功能，了解其进食情况，正确记录出入量，及时关注血检验结果，尽早纠正机体内环境紊乱。

3. 清理呼吸道低效，与患者吞咽障碍、咳嗽无力、长期卧床有关。

急性缺血性卒中致患者吞咽障碍，吞咽运动协调性下降，易使口咽定植菌及食物被误吸至呼吸道，同时咳嗽保护反射减弱、咽部屏障功能降低，呼吸运动协调性下降，使得痰液排出低效；加之患者长期卧床，四肢肌力减退，床上主动活动能力下降，呼吸肌运动能力削弱，痰液随重力流向中小气管，淤积在肺底引发坠积性肺炎，因此根据患者呼吸的频率、节律、胸廓起伏度、SpO$_2$值，有无发热、咳嗽、咳痰症状，咳嗽力度及C反应蛋白、白细胞计数等外周血炎性标志物评估肺部感染情况，使用痰液分级评估表〔Ⅰ度（稀痰）、Ⅱ度（中度黏痰）、Ⅲ度（重度黏痰）〕对患者的气道进行个性化护理。

4. 躯体活动障碍，与患者肢体偏瘫、协调能力异常有关。

急性缺血性卒中致患者不同程度的神经功能缺损，导致不同程度的功能障碍，其中肢体功能障碍较为突出。在起病初期，当患者的症状和体征不再加重，生命体征稳定时，即可进行康复治疗护理。我们采用肌力评定、肌张力评定、日常生活能力评定量表（Barthel指数）对患者进行精准评估，实施康复护理，以降低患者残障程度，促进其全面回归社会。

5. 知识的缺乏，缺乏卒中二级预防相关知识。

通过脑卒中患者二级预防干预，强化疾病控制知识并强调依从性，提高患者疾病自我管理的能力，可控制脑卒中的复发。而为患者提供积极的健康教育信息能够丰富患者的脑卒中知识，包括教育和咨询技术的整合。健康教育信息应根据患者和照顾者的信息需求订制。此外，还要检查了解患者对相关知识的掌握程度，确保清晰度，并做适当的重复。通过加强健康教育，使患者掌握脑卒中知识，改善不良行为，提高疾病预后水平。

 三、护理措施

（一）预防静脉溶栓术后的系统并发症

静脉溶栓治疗中及结束后2 h内，每15 min进行1次血压测量和神经功能评估，然后每30 min进行1次评估，持续至治疗后6 h，以后每小时进行1次评估，直至治疗后24 h。如患者出现头痛、高血压、恶心、呕吐或神经症状体征恶化（如眩晕、偏瘫、偏盲、偏身感觉障碍、凝视、失语、共济失调等）、严重出血倾向（如牙龈出血、鼻衄、皮肤黏膜瘀点或瘀斑、颅内出血、血尿、黑便等）应立即停药，并行头颅CT检查。鼻饲管、导尿管及动脉内测压管在病情许可的情况下应延迟安置。溶栓24 h后，给予抗凝药或抗血小板药物前应复查颅脑CT/MRI。严密观察患者病情变化，警惕过敏反应，在阿替普酶使用后的几分钟至3 h内应观察患者口舌部和喉头的血管性水肿反应，观察患者有无过敏性休克反应，有无过敏性皮疹、皮炎，以及其他部位的血管性水肿；有无肾毒性，如肾功能衰竭、血管闭塞等。

（二）预防电解质紊乱

遵医嘱使用脱水剂，记录用药后患者的尿量和尿色，评估患者每餐进食量、每日进水量，做到出入量平衡；观察患者是否有低钾血症的表现，如嗜睡、四肢乏力、软瘫、腹胀、食欲不振、心动过速等。指导患者采用少量多餐的进餐方式，在餐后服用钾制剂，当不能耐受口服钾制剂的味道时，可将药液加水稀释或调入果汁，以增加口感，快速饮用。指导患者进食高钾食物，如瘦肉、香蕉、橘子、橙子、菠菜、紫菜、薯类等。观察患者是否有高钠血症的表现，如烦躁、谵妄、惊厥、皮肤干燥、弹性下降、口渴、少尿、心率加快等。指导患者在饮食中控制钠盐的摄入，根据监测尿量，动态监测血电解质、血糖水平。如无疾病的禁忌证，保证日饮水量>2 000 mL。

（三）保证呼吸道通畅

保持病室温度在 20~22 ℃，湿度在 60%~70%，一床一陪护，减少探视。静脉溶栓后初次进食、饮水和口服药物前，宜使用洼田饮水试验筛查吞咽障碍。准确评估患者咳嗽的力量、痰液的分度、量，遵医嘱使用雾化吸入稀化痰液，正确留取痰标本。指导并协助患者 q2h 翻身更换卧位，加强叩背：手掌弯屈呈杯状，由下至上、由外向内叩击后背，每次叩击时长在 3~5 min，每分钟叩击 120~180 次，叩击相邻的部位重叠 1/3。床边备吸引器，吸痰用物处于备用状态，吸痰压力（口鼻腔吸痰）调节为 −300 ~ −400 mmHg，观察吸痰过程中患者有无唇面发绀、大汗、呼吸困难等窒息症状，当 SpO_2 持续低于 94% 时应及时报告医生。

（四）保证肢体功能位

良肢位摆放，患者在仰卧位、健侧卧位、患侧卧位、床上坐位、轮椅坐位时，护理人员分别使用功能垫枕协助患者摆放抗痉挛体位，床头不宜过高，患者手掌张开，手中不握持物品，避免被褥过重或过紧。根据肌力、肌张力、日常生活能力评分，指导患者予 Bobath 握手、桥式运动、关节被动运动、转移动作训练、坐位训练、站立训练、步行训练、平衡共济训练、日常生活能力训练等。每日 3 次，每次 15~30 min，以不觉得疲劳为度。

（五）卒中二级预防

积极治疗和控制原发病，指导患者进行自我病情监测，定期测量血压、血糖、血脂、肝功能等；养成良好的生活习惯，健康饮食，戒烟限酒，适度锻炼，不长时间打麻将和扑克；遵医嘱按时服药，尤其是降压、降血糖、调血脂、抗血小板聚集、抗凝药物，不可自行增减药量或停药。对于有后遗症的患者，护理人员应向患者说明康复训练、功能恢复是一个较长的过程，不可操之过急，也不要随意放弃，应持之以恒，做力所能及的事。指导患者提高日常生活能力，冬季注意保暖，尤其头部，外出时须戴帽防寒，夏季要避免出汗过多。腹泻后脱水会造成血黏度增高，造成卒中易患风险，护理人员应指导患者及照护者利用"BEFAST"原则快速识别中风：B（balance），失去平衡、头痛或头晕；E（eyes），视物模糊；F（face），面部不对称；A（arms），手或脚无力；S（speech），口齿不清，说话困难；T（time），立即呼叫救护车。针对老年患者的"120"法则更易识记："1"为看 1 张脸，不对称，口角歪斜；"2"为查两个胳膊，平行举起，单侧无力；"0"为聆听语言，表达不清。若出现上述症状，应及时拨打"120"急救电话。

四、护理技术

（一）抗痉挛体位（良肢位）摆放技术

1. 目的。

（1）防止关节脱位、挛缩、畸形。

（2）预防肩手综合征，防治肩痛。

（3）诱发分离运动。

（4）躯干和肢体保持在功能位置。

（5）预防压疮。

2. 操作前准备。

（1）护士准备。衣帽整洁，修剪指甲，洗手，戴口罩。

（2）用物准备。准备楔形枕 1 个、三角枕 1 个、柱形枕 1 个（可用毛巾卷替代）、软枕 3 个、量角器 1 个、护理车 1 辆、床上用桌 1 个、轮椅 1 辆。

（3）环境准备。室温适宜，光线充足，环境安静。

3. 操作步骤。

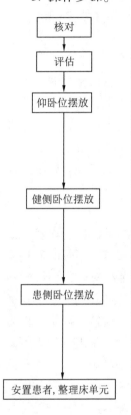

◆ 携用物至患者床旁，核对患者的床号、姓名等。

◆ 评估患者的意识状态、自理能力及配合程度，检查其四肢肌力、全身皮肤情况。

◆ （1）患者头下枕软枕，头偏患侧。
（2）患侧上肢伸直外展与躯干成 45°，掌心向上，五指分开，上肢抬高 20°~30°。
（3）患侧髋下放一软枕，使髋内旋，臀部、大腿外侧下放一楔形枕（防止下肢外旋），膝关节微屈，足尖向上。

◆ （1）患者头下枕软枕，高度适中。
（2）患侧上肢前伸与躯干成 90°~100°，患侧肘、腕、指关节伸展放在枕上，掌心向下。
（3）患侧下肢置于长软枕上，髋、膝关节前屈 90°，避免足内翻下垂。

◆ （1）患者头下枕软枕，躯干稍向后。
（2）患侧上肢前伸（与躯干成 80°~90°），避免肩关节受压，患侧肘、腕、指关节伸展放在枕上，掌心向上。
（3）患侧下肢髋关节略后伸，膝关节微屈，健侧下肢屈髋、屈膝，腿下放一软枕支撑。

【床上坐位步骤】

1. 将床头抬高，保持髋关节屈 90°，用枕头垫好背部以保持躯干直立。

2. 将软枕放于患侧的肘关节下方，患肩向前伸，肘关节伸直，双上肢伸展放于床上或桌上。

3. 双膝屈 50°~60°，膝下垫软枕。

【轮椅坐位步骤】

1. 在患者病情允许的情况下，尽早将患者转至轮椅，将垫枕置于轮椅靠背与患者后背之间，保证患者的躯干伸直，靠住椅背。

2. 患者臀部坐在轮椅坐垫的后方，保持身体略前倾。

3. 患侧上肢放于胸前软枕上，前伸或屈屈靠近身体，避免肘关节过度屈曲，手指自然伸展。

4. 注意事项。

（1）严格执行查对制度及操作规程。

（2）评估患者生命体征、病情、意识状态、合作程度。

（3）告知患者及其家属操作的目的、注意事项，以取得患者的配合。

（4）平卧位容易出现压疮及伸肌痉挛，一般不超过2 h，不宜摆放过长时间，可作为体位更换的过渡卧位。

（5）健侧卧位时，注意患侧踝关节不能内翻旋在软枕边缘，防止造成足内翻下垂。

（6）患侧卧位时，注意健侧上肢避免放在身前，以免因带动整个躯干向前而引起患侧肩胛骨后缩。

（7）坐位时注意保持躯干挺直，不可倾斜，同时避免体位性低血压。

（8）轮椅坐位时轮椅刹车必须牢固，避免患侧上肢垂悬于轮子处，引起安全隐患。

（9）每小时巡视患者保持体位的有效性和舒适度，每1~2 h变换一次体位。

（10）选用的枕头或定制辅助工具要透气性好、回弹性好、支撑力强、不易变形。

（二）经鼻口腔吸痰技术

1. 目的。

（1）清除患者呼吸道分泌物，保持呼吸道通畅。

（2）预防肺不张、坠积性肺炎等肺部并发症。

（3）观察患者痰液的颜色、性状及量，为诊断和治疗提供依据。

2. 操作前准备。

（1）护士准备。衣帽整洁，修剪指甲，洗手，戴口罩。

（2）用物准备。准备电动吸引器或中心吸引装置、一次性吸痰杯和吸痰管、生理盐水、纱布、听诊器、电筒，根据需要准备开口器或压舌板、弯盘、医用垃圾袋。

（3）环境准备。室温适宜，光线充足，环境安静。

3. 操作步骤。

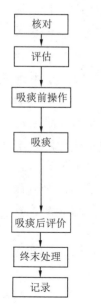

◆ 携用物至患者床旁，核对患者的床号、姓名等。

◆ 评估患者的意识状态、生命体征、吸氧流量，检查患者的口鼻腔黏膜有无异常，鼻中隔有无歪曲，听诊患者的呼吸音与痰鸣音。

◆（1）如果患者排痰不畅，予拍背或雾化吸入。
 （2）吸氧者调高氧流量。

◆（1）打开吸痰管外包装，戴手套，取吸痰管（右手保持无菌操作）。
 （2）连接吸引装置，左手打开负压开关调节压力。
 （3）湿润冲洗吸痰管，将未带负压吸痰管插入患者口/鼻，在患者有咳嗽反射后，按住负压孔，左右旋转向上提拉吸痰管吸痰。

◆（1）听诊患者的呼吸音与痰鸣音。
 （2）协助患者取舒适卧位。

◆ 记录吸痰执行时间、吸引次数、痰液性状，以及患者的生命体征。

4. 注意事项。

（1）严格执行查对制度及操作规程。

（2）评估患者的病情、意识状态、生命体征、吸氧流量。听诊痰鸣音，听诊部位：肺尖，位于左右锁骨中线的第二肋之间；肺门，位于左右胸骨旁第四肋之间；肺底，位于左右腋中线第六和第七肋间。

（3）按照无菌操作原则，实行标准预防，防止交叉感染。

（4）插管动作应轻柔，减少导管在呼吸道黏膜上的拖、拉，不带负压。

（5）吸痰前后应当给予高流量吸氧，一次吸痰时间不宜超过 15 s。如果痰液较多，需要再次吸引，应间隔 3~5 min，并重新给患者吸氧，待患者耐受后再进行。

（6）如果患者痰液黏稠，可以配合翻身、叩背、雾化吸入；当患者出现缺氧症状，如紫绀、心率下降等时，应当立即停止吸痰，待患者休息好后再吸。

（7）在吸痰过程中注意观察患者的面色、心率、血压、呼吸、SpO_2，痰液性状、颜色、量等。根据患者情况选择吸痰方法，正确指导患者配合吸痰。

（8）吸痰管的选择：成人 12~14 号，儿童 6~10 号。吸痰压力：成人 −300~−400 mmHg（−0.04~−0.053 kPa），儿童 −200~−300 mmHg（−0.027~−0.04 kPa）。

（9）在吸痰过程中鼓励患者咳嗽。吸痰的途径有二：经口吸痰，口腔前庭→颊部→咽部→气管内；经鼻吸痰，鼻腔前庭→下鼻道→鼻后孔→咽部→气管。

（10）吸痰瓶达 2/3 时应及时倾倒，每天更换、浸泡消毒。一次性负压吸引袋应每天更换，如果吸引袋已满应随时更换。

（11）如果患者出现低氧血症、支气管痉挛、心律失常、肺不张、感染、呼吸道黏膜损伤等并发症，及时报告医生，对症处置。

五、案例总结

AIS 患者静脉溶栓救治涉及院前、院内（神经科、急诊、放射科、检验科、重症医学科、信息科等）多学科专业团队的合作，护理人员在其中起着实施、协调等不可或缺的作用，目的是缩短救治时间，提升绿色通道运行效率，改善救治质量。本案例在患者起病送医过程中已启动院前急救系统，包括"120"急救电话系统的启动与派遣、急救医疗应答、现场分诊、安置及转运。院前处理的关键是迅速识别疑似脑卒中患者，并通过卒中急救地图尽快将患者送到距离最近的有溶栓能力的医院，在时间窗内给予有效的治疗措施——静脉溶栓，从 AIS 溶栓患者进入医院到溶栓给药时间（door to needle time，DNT）控制在 60 min 以内。患者收入卒中单元进行治疗后，应精准化观察静脉溶栓术后并发症，精细化实施各项护理措施，联合多学科的治疗模式，实施超早期的床旁康复，以脑心健康管理师为主导进行卒中全流程健康管理，建立院中、院后患者的全流程健康管理系统化档案，定期随访、指导、监督，真正落实脑卒中的二级、三级预防，减少致残率，提高患者重返社会的能力。

（王稚　张娜）

第十四节　单纯疱疹病毒性脑炎患者的护理

病毒进入中枢神经系统及相关组织引起的炎症性疾病即为中枢神经系统病毒感染。根据病原学中病毒核酸的特点，中枢神经系统病毒感染分为脱氧核糖核酸（deoxyribonucleic acid，DNA）病毒感染和核糖核酸（ribonucleic acid，RNA）病毒感染两大类。能够引起人类中枢神经系统感染的病毒较多，具有代表性的有 DNA 病毒中的单纯疱疹病毒、水痘、带状疱疹病毒、巨细胞病毒等，RNA 病毒中的脊髓灰质炎病毒、柯萨奇病毒等。临床较为多见的中枢神经系统病毒感染性疾病有单纯疱疹病毒性脑炎、巨细胞病毒性脑炎、病毒性脑膜炎等。近年来，随着脑脊液病原学检测手段的日益多样，如聚合酶链反应与宏基因组二代测序、脑脊液培养、特异性脑脊液免疫应答等，病毒性脑炎的治疗更富精准性和个体性。本案例总结 1 例单纯疱疹病毒性脑炎患者的护理实践。

 一、病例介绍

患者姜某，女性，38 岁，因发热、头痛伴行为异常 3 d 来院就诊，诊断为发热待查于 2022 年 8 月 9 日步行入院，否认既往颅内感染、卒中、高血压、糖尿病、肾病、精神病、药物及毒物接触史，无外伤史、手术史、输血史，否认药物、食物过敏史。患者发病前半个月有上呼吸道感染、唇周疱疹病史，体温最高至 39.5 ℃，伴有头痛，以前以额部持续性胀痛为主，无咳嗽、咳痰，无腹痛、腹泻，于当地医院予抗生素治疗后好转。入院时神志淡漠，缄默不语，反应迟钝，双侧瞳孔等大等圆，直径 2.5 mm，对光反射灵敏，对答部分切题，偶有胡言乱语，时间、空间、人物定向力差，记忆力减退，四肢肌力检查不配合，见四肢自主活动，深、浅感觉正常，复合感觉和共济检查不配合，无颈项强直，脑膜刺激征（-）。入院后次日行腰穿检查，脑脊液压力 220 mmH$_2$O，白细胞计数 75×10^6/L，多核细胞 17%，白蛋白 1.2 g/L，血清病毒抗体检测，单纯疱疹病毒 I 型抗体 IgG 为阳性，修正诊断为单纯疱疹病毒性脑炎。入院评估：T 39.0 ℃，P 98 次/min，R 20 次/min，BP 130/80 mmHg，SpO$_2$ 98%，Braden 评分 14 分，Barthel 评分 50 分，跌倒风险临床判定法为高风险，Wong-Baker 面部表情量表法评分为 3 分，NRS 2002 评分 1 分，内科 VTE 评分 0 分，简易精神状态检查（mini-mental state examination，MMSE）量表评分 26 分，蒙特利尔认知评估量表（Montreal Cognitive Assessment Scale，MoCA）评分 22 分，洼田饮水试验 I a 级。病程中持续不规则热，于 8 月 12 日突呈痫样发作后神志昏睡，予鼻导管 3 L/min 吸氧，置入胃管，予鼻饲流质饮食。病程中完善相关检查，脑电图示：中度异常脑电图；头颅 MRI 示：双侧岛叶、右侧颞叶见片状长 T1 长 T2 信号，flair 相呈高信号。予苯巴比妥钠注射液和地西泮注射液 q6h 交替肌肉注射抗癫痫、甘露醇脱水降颅压、阿昔洛韦可耐抗病毒、头孢曲松注射液抗感染、甲基强的松龙抗炎及调节电解质酸碱平衡治疗。8 月 25 日，患者神志转清，自知力好，对答交流如常，拔除鼻胃管，自主进食，8 月 29 日出院。

一、护理评估与诊断

（一）护理评估

1. 健康史和相关因素。

（1）一般情况，如患者的性别、年龄、身高、体重、BMI、饮食习惯、运动娱乐爱好、生活方式、工作性质，文化程度，无烟酒嗜好、脾气性格等。

（2）既往史。了解患者既往健康状况，如有无高血压、糖尿病、肾病综合征、系统性红斑狼疮、颅内感染及精神病史等。

（3）服药史。了解患者有无长期服用激素类药物、免疫抑制剂、抗精神病类药物等，有无药物过敏史，有无药物、毒物接触史等。

2. 身体状况。

评估患者的神志、瞳孔大小、光反应灵敏度、言语及理解交流能力、反应力、记忆力、时间感知力、地点感知力、人物辨认能力、空间定向力、认知力、自省力等，了解患者有无错觉、懒散、情感淡漠、缄默、幻觉、妄想、行为冲动、怪异等精神症状，有无神经功能受损表现（如颈项强直、脑膜刺激征、痫样发作、偏瘫、偏盲），有无锥体外系反应（如扭转、手足徐动、舞蹈症），有无颅内压增高脑疝先兆（如剧烈头痛、恶心、呕吐）。检查患者的体温、脉搏、心率、呼吸、血压、指脉氧饱和度、营养状况、大小便情况、睡眠连续时间，动态评估患者的影像学和实验室检查结果，以助判断病情的进展及预后。

3. 心理和社会支持状况。

评估患者的文化程度、患者及其家属的心理状态、家庭经济情况及社会支持系统。

（二）护理诊断

病毒性脑炎早期主要是脑实质的炎症反应及肿胀，临床是急性起病，主要表现为病毒感染和脑膜刺激症状，如发热、头痛、畏光、肌痛、食欲减退、腹泻、全身乏力、精神症状等。由于病程的自限性，急性期做好严密的病情观察，执行对症与支持治疗，是保证患者顺利恢复，降低病死率和致残率的关键。

本案例提出了以下护理诊断。

1. 有潜在的生命危险，与颅内压升高易形成脑疝有关。

严密观察患者的神志变化、瞳孔大小、光反射灵敏度，生命体征的变化，重视患者的主诉及面部表情，结合其伴随症状正确判断、识别患者是因精神症状、认知力下降，还是因颅内压升高引起脑疝后的意识障碍，正确评估病情，并反馈给医生，以利于患者病情发生变化时能及时得到救治，为抢救生命赢得时间。

2. 发热，与脑功能障碍、感染有关。

单纯疱疹病毒通过呼吸道飞沫或分泌物直接接触传播给易感者，病毒先引起患者口腔或呼吸道感染，在口咽部黏膜进行复制，然后在三叉神经节潜伏，当机体免疫力低下或受到非特异性刺激如各类应激反应时，潜伏的单纯疱疹病毒被激活，经三叉神经分支到达颅底脑膜，引起颞叶和额叶坏死，病毒经嗅球和嗅束进一步侵入脑叶，引起脑实质或软脑膜弥漫性炎性综合征，同时脑部炎症导致体温调节中枢功能紊乱引起高热。

3. 有受伤的危险，与脑皮质损伤引起痫样发作有关。

单纯疱疹病毒对特定部位的神经细胞具有较强的亲和力，最常侵犯额、颞叶和边缘系统，病理改变为引起上述部位的出血性坏死，而额、颞叶、边缘系统受损时，精神症状重于神经症状，上述部位神经细胞水肿，引起潜在结构和功能的改变，加之急性期发热，更易诱发癫痫，甚至是癫痫持续状态。

4. 营养失调，营养低于机体需要量，与患者意识障碍无法自主进食有关。

单纯疱疹病毒性脑炎引起脑组织局限性或弥漫性损害，皮层灰质功能障碍致患者意识障碍加深，患者无法自主进食，且机体处于应激状态，分解代谢大于合成代谢，且以蛋白质分解为主，早期营养不良与患者肌肉萎缩、临床预后不良相关。早期肠内营养可改善肠道血流、肠道微生物群紊乱、肠屏障结构功能等。

5. 自理能力缺陷，与疾病进展，患者认知力、自省力下降有关。

单纯疱疹病毒性脑炎典型的神经系统症状有：头痛、呕吐、意识和人格改变、记忆力减退、注意力涣散、精神症状、冲动行为、癫痫、生活自理能力下降。以上症状均会导致患者自伤或伤人，因此需要加强对患者安全监管、生活照护和认知、自理能力的训练，以提高患者的舒适度、安全感和生活能力。

三、护理措施

（一）严密观察病情

抬高床头 30°，q1h 监测患者的意识状态，维持患者最佳的意识水平，观察患者瞳孔大小，光反应灵敏度，血压波动，及时发现脑疝先兆。因每日使用脱水剂，需要建立有效的静脉通路，观察呼吸频率、节律、深浅度等变化，了解患者有无烦躁、谵妄，面部表情是否痛苦等，遵医嘱及时准确用药。抢救物品、器材均处于备用状态并熟练掌握。使用镇静剂时正确评估 Richmond 躁动－镇静评分（Richmond Agitation－sedation Scale，RASS），动态调整评分为 0~-1 分，记录 24 h 出入量，防止低血容量性休克而加重脑缺氧。

（二）发热的护理

定时监测患者体温，注意热型、伴随症状，观察其脉搏、心率、呼吸、血压、SpO_2 的变化，检查其四肢皮肤的颜色、温度、湿度，观察末梢血液循环，注意有无寒战，警惕感染性休克。保持病室环境通风，每天 2 次，调节室温在 22~24 ℃，湿度在 60%~70%，控制陪探人数，减少盖被，协助温水擦浴物理降温。遵医嘱使用药物降温时，观察药效及有无虚脱等不良反应，退热出汗后及时更换衣裤。无疾病禁忌证者，保证鼻饲水量 2 000 mL 左右，及时复测体温。患者发生寒战高热时，正确采集血标本做血培养。遵医嘱按时给予抗生素治疗，严格执行无菌操作和手卫生，预防导管相关性感染。

（三）安全护理

24 h 专人陪护，移开床旁水瓶、玻璃杯等危险物品，床旁备压舌板、吸痰装置并处于备用状态。患者痫样发作时立即协助其取平卧位，解开其衣扣、摘掉其眼镜，使其头偏向一侧，以免影响其呼吸，有效去除呕吐物和口腔分泌物，有条件和机会时去除患者口腔内活动性义齿，但不要强行取出。患者在张口的状态下（强调是张口，不是在抽搐时），可在其上下白齿之间垫以软物，以防舌咬伤。患者癫痫发作时切勿强行按压患者肢体，注意保护患者关节，避免肢体损伤、骨折。遵医嘱按时、准确使用镇静、抗精神病类药物，动态了解患者的情绪和行为变化，必要时使用保护性约束器具，及早发现患者自伤及伤人的举动。

（四）营养治疗

每日对患者进行肠内营养耐受评分、重症患者急性胃肠损伤（acute gastrointestinal injury，AGI）分级评分，听诊肠鸣音，评估患者有无肠内营养并发症，如腹泻、腹胀、便秘、恶心、呕吐、胃潴留等，每周进行住院患者 NRS 2002 评分。可按 $25 \sim 35$ kcal/（kg·d）计算患者每日所需热量，对于重症或病情不稳定的患者，起适当减少能量至标准能量的 80% 左右。予肠内营养液输注时，起始速度为 20 mL/h，如患者能耐受，则每小时增加 10 mL，直至首日速度调节至 $20 \sim 50$ mL/h，次日 $50 \sim 80$ mL/h，第 3 d 起 $80 \sim 120$ mL/h。q4h 采用针筒抽吸法监测胃残余量，胃动力不足时予加用促胃动力药，观察大便的颜色、次数、性状和量，动态了解患者的人血清白蛋白、血清前白蛋白、血红蛋白等营养指标，了解电解质是否平衡，必要时增加肠外营养。

（五）认知训练

对有记忆障碍、日常生活能力下降的患者，护理人员应给予尊重，避免大声呵斥，应耐心倾听，指导并协助患者完成洗脸、个人修饰、洗澡、如厕等。可利用患者熟悉的事、物、照片来唤起患者的回忆，善用各种提醒标识，标识宜色彩鲜艳，图文并茂，方便记忆。对计算力障碍患者，每日予以简单的加减计算题练习，并根据实际效果逐日增加难度，以强化其计算能力。对定向力障碍患者，可利用日历、钟表、图片、目标物，使其充分明白自己目前所处的状况。对注意力障碍患者，可使用彩色串珠、积木棒、拼图游戏等提高其注意力，也可使用计算机辅助训练模式，如使用康复训练软件，提高其注意、记忆、计算、思维训练的趣味性。

四、护理技术

（一）鼻饲技术

1. 目的。

对不能经口进食的患者，从胃管内灌入流质食物，保证患者摄入足够的营养，进行治疗。

2. 操作前准备。

（1）护士准备。衣帽整洁，修剪指甲，洗手，戴口罩。

（2）用物准备。治疗盘内备一次性胃管、弯盘、50 mL 注射器、无菌手套、纱布、石蜡油、棉签、胶布、治疗巾、别针、压舌板、听诊器、手电筒、胃管标识、温开水，遵医嘱准备 $38 \sim 40$ ℃鼻饲液。

（3）环境准备。室温适宜，光线充足，环境安静。

3. 操作步骤。

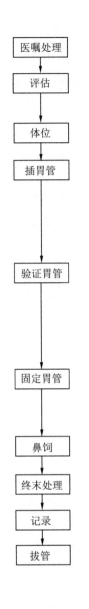

◆ 核对医嘱，打印执行单，双人核对。

◆ 评估患者病情、治疗情况、合作程度；了解患者既往有无插管经历；检查患者鼻腔情况，如有无肿胀、炎症等。

◆ 协助患者取舒适卧位，将治疗巾围于患者颌下，清洁患者鼻腔。

◆（1）检查胃管通畅度。
（2）用石蜡油润滑胃管前端，测量胃管放置长度（发际至剑突）。
（3）插胃管：自一侧鼻孔轻轻插入胃管，插入 15 cm 时嘱患者做吞咽动作，继续插入至预定长度（成人一般置管深度为 45~55 cm）。
（4）检查患者口腔内有无胃管盘曲。

◆ 常用方法。
（1）注射器抽吸到胃液。
（2）注入 10 mL 空气，听气过水声。
（3）选用 pH 试纸条测定抽取物的 pH（推荐）。
（4）通过 X 射线检测胃管位置（推荐）。

◆（1）抬高床头 30°，按顺序注入温开水（20 mL）、鼻饲液（200 mL）、温开水（20 mL）。
（2）胃管末端夹紧、固定。

◆ 记录胃管置入的长度、鼻饲量、时间及胃液残留量等。

◆ 核对医嘱→向患者解释相关操作→颌下置弯盘→夹紧胃管末端→胃管拔出剩余 20 cm 时嘱患者屏气→迅速拔出胃管→清洁鼻腔周围分泌物→观察口鼻咽部黏膜的完整性。

4. 注意事项。

（1）严格执行查对制度及操作规程。

（2）告知患者及其家属置管的目的、注意事项，取得患者的配合。

（3）插管时动作要轻柔，避免损伤食管黏膜，尤其是通过食管的 3 个狭窄部位——环状软骨水平处、平气管分叉处、食管通过膈肌处时。

（4）在插管过程中，若患者发生呛咳、呼吸困难、发绀等，表示插进了气管内，应立即拔出，待患者休息片刻后重新插入。

（5）给清醒患者插管时，在胃管插至咽喉部时要嘱患者做吞咽动作，以防胃管误入气管。给昏迷患者插管时应将患者头向后仰，当胃管插入患者会厌部时（约 15 cm），左手托起患者头部，使其下颌靠近胸骨柄，以加大咽喉通道的弧度，便于胃管顺利通过会厌部。

（6）每天检查胃管插入深度，鼻饲前应检查胃管是否在胃内，并每4 h检查1次患者有无胃潴留，胃内容物超过250 mL时，应通知医师减量或暂停鼻饲。

（7）鼻饲前安置患者体位，将床头抬高30°，先用少量温水冲管后再进行喂食，喂食后再次注入少量温开水以防止鼻饲液凝结。鼻饲完毕30 min后方可变换体位。

（8）鼻饲液温度保持在38~40 ℃，避免过冷或过热；新鲜果汁与奶液应分别注入，以防止产生凝块；药片应研碎溶解后注入。

（9）鼻饲者应每日进行口腔护理2次。

（10）长期鼻饲者应定期更换胃管，普通胃管每周更换1次，硅胶胃管每月更换1次或按胃管说明书进行更换。

（11）拔管后注意观察患者进食情况。

（二）意识障碍检查技术

1. 目的。

（1）了解患者的意识状况、意识活动、意识障碍程度。

（2）及时、准确地掌握或预见患者的病情变化，为危重患者的抢救赢得时间。

2. 操作前准备。

（1）护士准备。衣帽整洁，修剪指甲，洗手，戴口罩。

（2）用物准备。准备听诊器、手电筒。

（3）环境准备。室温适宜，光线充足，环境安静。

3. 操作步骤。

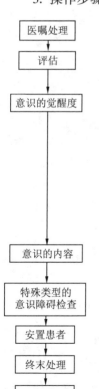

◆ 核对医嘱，打印执行单，双人核对。

◆（1）患者取仰卧位，四肢呈放松状态。
（2）评估患者的诊断、年龄、病情、配合程度。

◆（1）分别用低、中、高分贝声音呼唤患者，或用光照方法评判其被唤醒的难易度。
（2）唤醒后询问患者简单的认知问题，如现在的季节等，并指导其按指令做出动作，如闭眼、伸舌等。
（3）排除镇静、耳聋因素，若用声音、光照均无法把患者唤醒，则予以疼痛刺激患者眶上缘和乳头，评判其反应度。
（4）若患者昏迷，则进一步检查深浅反射等情况，以判断其昏迷程度。

◆ 观察患者的注意力、语言连贯性及情感反应，如有无反应迟滞、淡漠、紧张、恐惧、不安、兴奋、冲动、攻击行为等。

◆ 检查患者有无去皮质综合征、去大脑强直、无动性缄默症、植物状态。

◆ 协助患者取舒适体位，整理床单元。

◆ 记录患者的意识状况、意识活动、意识障碍程度。

4. 注意事项。

（1）意识障碍检查技术一般用于患者入院时的评估，对颅脑损伤、颅内压增高、脑血管疾病、心肺复苏后、中毒、术后、病情变化患者，以及使用麻醉镇静类等特殊药物的患者，应随时评估。

（2）每次刺激应选择患者的健康肢体进行，避免在偏瘫肢体上进行，上肢的反应比下肢的反应可靠。

（3）疼痛刺激要由轻到重，避免使患者产生不必要的痛苦。进行疼痛刺激时最好一次完成，避免反复刺激。

 五、案例总结

单纯疱疹病毒感染脑部后患者并不出现临床神经症状，当患者机体抵抗力降低、免疫功能下降时，该病毒大量复制繁殖，侵入脑组织，脑部出现脑水肿、出血与坏死，以额、颞叶明显。患者发病前有呼吸道感染、发热、头痛史，数天后出现性格或行为异常、抽搐甚至昏迷。本案例的病情演变凸显了疾病的发展过程，在病程中，护理人员严密观察病情，准确判断患者的意识障碍程度，给予集束化的症状护理、个体化的营养治疗，再配合多学科团队的认知康复，该案例结局良好。对于该类患者，我们还要做好其出院后 3~6 个月的随访，了解其认知功能、反应力的恢复情况，高度警惕病毒复发后再次引起自身免疫性脑炎的可能。

（王稚　张娜）

第二章　外科护理实践

第一节　肺部肿瘤术后患者的护理

近年来，肺癌的发病率和病死率在所有恶性肿瘤中均较高。不良的生活习惯、环境包括抽烟等均能诱导肺癌的发生，肺癌严重影响了患者的正常生活。针对肺癌的治疗，临床上以胸腔镜肺癌根治术为主，临床研究显示，该手术创口小且对患者肺功能造成的损伤较小。手术治疗已成为肺癌的主要治疗手段，并且取得了满意的疗效，但术后并发症会影响患者肺功能的恢复，降低手术疗效。因此，肺癌手术治疗后必须配合积极的护理干预措施，以促进患者肺功能的恢复，提高治疗效果。既往研究指出，围手术期对患者进行有效的胸腔闭式引流及呼吸系统功能锻炼有助于改善肺癌患者围手术期的呼吸功能，降低肺癌患者围手术期并发症的发生率，对促进患者术后康复有重大意义。本案例总结 1 例肺部肿瘤术后患者的护理实践。

 一、病例介绍

患者蔡某，男性，71 岁，汉族，已婚，因检查发现右上肺结节 2 年来院就诊，拟诊为"右上肺肿物：肺癌？良性病变？"于 2022 年 12 月 12 日收治入院。患者左侧膝关节置换 2 年，右侧膝关节置换 7 年；有高血压病史 3 年，口服缬沙坦 80 mg qd，血压控制范围不详，否认糖尿病、肾病病史，否认肝炎、结核等传染病病史，无输血史，否认药物、食物过敏史。入院评估：T 37.3 ℃，P 70 次/min，R 16 次/min，BP 136/85 mmHg，身高 176 cm，体重 68 kg。Braden 评分 23 分，Barthel 评分 100 分，Morse 评分 15 分，外科深静脉血栓形成风险 Caprini 评分 2 分。

术前完善相关检查，于 2022 年 12 月 16 日在全麻胸腔镜下行右上肺叶切除+纵隔淋巴结清扫术，手术时长 85 min。术毕患者返回病房，神志清，经鼻导管 3 L/min 吸氧，T 36.9 ℃，P 78 次/min，R 12 次/min，BP 137/81 mmHg，SpO$_2$ 98%，带入胸腔排液管、胸腔排气管各 1 根，胸腔排气管水柱波动为 4~6 cm，咳嗽时胸瓶内有少量气体逸出。压疮 Braden 评分 14 分，Barthel 评分 45 分，Morse 评分 35 分，Caprini 评分 6 分，NRS 评分 4 分，NRS 2002 评分 2 分，非计划性拔管（unplanned extubation，UEX）风险评分 14 分，伤口敷料干燥，予抗感染、镇痛、止血、护胃、补充电解质治疗。术后 2 h 右前胸出现少量皮下气肿，予加压包扎。指导患者术后禁食、禁水 6 h 后予清淡、营养丰富半流质饮食。术后第 1d，指导患者侧肩臂上举、踝泵运动，指导患者深呼吸、有效咳嗽咳痰。术后第 2 d，白细胞 10.87×10^9/L，痰液黏稠，不易咳出，予继续消炎、抗感染治疗。

二、护理评估与诊断

（一）护理评估

1. 健康史和相关因素。

（1）一般情况，如患者的年龄、运动爱好、有无酗酒抽烟、日常饮食情况等。

（2）既往史。了解患者既往健康状况，如有无高血压病史、糖尿病病史、慢性阻塞性肺疾病病史、肺肿瘤史、肺癌手术史、深静脉血栓史等。

（3）服药史。了解患者近期有无服用抗凝药物、药物过敏史等。

2. 身体状况。

评估患者的意识、体温、脉搏、呼吸、血压等情况，观察患者有无发热、畏寒，有无胸痛、胸闷、呼吸困难，有无咳嗽、咳痰、咯血，有无心悸、颈静脉怒张、皮下气肿的症状；评估患者的疼痛情况、营养状况、睡眠情况等；观察胸腔排气管水柱波动情况，胸瓶内有无气体逸出等；观察胸腔排液管是否通畅，以及引流液的颜色、性状、量等；观察患者伤口的渗血、渗液等情况；评估患者的影像学和实验室检查结果，以助判断病情及预后。

3. 心理和社会支持状况。

评估患者的心理状态、家庭经济情况及社会支持系统。

（二）护理诊断

肺部手术大多选用胸腔镜的微创方式，但其术后易导致心律失常、肺漏气、肺不张、胸腔粘连等。我们根据患者术后咳嗽、咳痰、皮下气肿、伤口敷料、引流情况等，快速、准确、有效地对患者进行全面、动态的评估，并根据评估结果积极采取相应的干预措施。

本案例提出了以下护理诊断。

1. 患者有生命体征改变的可能，与术后再出血的可能有关。

胸腔镜肺部手术是近年国内外学者关注和研究的胸外科重点手术技术之一，全部操作都要通过对血管的解剖性游离来完成，胸部血管的管壁较身体其他部位血管的管壁薄而脆，因此出现血管损伤导致出血是术后常见的问题。该患者术后存在一定的心率加快、血压下降，需要特别注意。

2. 气体交换受损，与术后患侧肺损伤、功能减退有关。

胸腔镜手术仍存在许多并发症，包括肺漏气、肺不张、乳糜胸、胸腔积液等，其中持续性肺漏气是常见并发症，主要是指肺泡与胸腔之间存在异常通道，导致气体经肺泡进入胸腔，发生率为 8%～26%。肺漏气的存在影响了患者康复的进程。该患者术后咳嗽时胸瓶内有少量气体逸出，术后 2 h 伤口周围出现皮下气肿，示有肺漏气且进行性扩大，须进一步处理。

3. 清理呼吸道低效，与痰液黏稠且不易咳出、咳嗽无力、伤口疼痛有关。

由于手术创伤对肺和气管、支气管功能的严重干扰，术后患者存在明显的呼吸道分泌物增多，加之胸部切口疼痛，咳嗽无力，多管道如胸腔闭式引流管、尿管、吸氧管等，以及体位限制等原因导致排痰功能障碍，使痰液黏稠，堵塞细支气管及支气管，造成肺泡通气不良、萎陷，不能进行有效的气血交换，容易发生肺不张、肺部感染等并发症。心胸外科手术后患者容易发生肺部感染，特别是出现各种术后并发症，这也是心胸外科术后患者死亡的主要原因。该患者术后痰液黏稠且不易咳出，脉氧 95%～96%，需要加强观察与护理。

4. 疼痛，与组织损伤、术后置管有关。

术后早期疼痛主要与手术创伤有关。本案例中疼痛评分采用数字评分法（NRS），评估方法见本书第一章第六节"护理诊断"疼痛评估。患者术后返回病房后 NRS 评分为 4 分，需要进一步处理。

5. 有胸腔闭式引流效能降低的可能，与术后管道管理执行差异有关。

胸管滑脱或松脱如果处理不及时，均可引起开放性气胸，给患者带来痛苦和生命危险。尽早采取积极、有效的护理措施对患者进行干预，能有效避免脱管、引流装置漏气、引流失效等对患者产生的不良影响，提高胸腔闭式引流患者的安全性，明显减少术后并发症的发生。护士在护理过程中必须针对患者的个体差异制定不同的护理方案，给予有效的胸腔闭式引流的护理。

6. 潜在并发症：肺动脉血栓栓塞症。

术后使用 Caprini 血栓评估量表评估肺动脉血栓形成风险：0～1 分为低危，尽早活动，物理预防；2 分为中危，药物预防或物理预防；3～4 分为高危，药物预防和物理预防；≥5 分为极高危，药物预防和物理预防。患者术后 Caprini 评分 6 分，风险评估为高危，需要进行综合预防。

 三、护理措施

（一）观察患者的生命体征变化

1. 监测并记录患者的生命体征：术后 2～3 h 内，每半小时监测 1 次患者心率、血压、呼吸频率、节律等生命体征的变化；待患者生命体征平稳后改为 1 h 测量 1 次，维持生命体征平稳。

2. 密切观察患者心率、心律、血压、SpO_2 的变化并记录，如有异常，及时报告医生。

3. 保持呼吸道通畅，予氧气吸入、雾化吸入，协助患者咳痰，清除分泌物。

4. 观察引流液的颜色、质状、量，伤口处敷料应保持清洁干燥，观察伤口渗血情况。若引流量持续 2 h 都超过 200 mL/h 或 4 mL/（kg·h），伴血压下降、脉搏增快、躁动、出冷汗等低血容量表现，应考虑有活动性出血，必须及时报告医生，并做好再次开胸的准备。

5. 保持静脉通畅，合理调节补液滴速。

6. 重视患者的主诉，床边备好抢救用物与药品。

7. 严密观察患者指端温度，甲床、口唇及皮肤色泽，周围静脉充盈情况。

（二）有效引流，促进气体吸收，指导患者加强呼吸功能锻炼

1. 保持室内空气新鲜，定时通风，每次通风 30 min，注意患者的保暖。

2. 协助患者取半卧位，可有效缓解患者呼吸困难的症状。

3. 氧疗。予持续低流量吸氧，以维持患者的血氧饱和度。

4. 鼓励患者排痰。在病情允许的情况下，可以指导患者进行自主咳嗽、排痰；对于病情严重不能自主排痰的患者，可协助其叩背或借助机器排痰，必要时吸痰，以保持患者呼吸道通畅。

5. 必要时给予持续负压吸引，促进气体的吸收。

6. 指导患者进行有效的呼吸功能锻炼，可使用呼吸训练器，以促进患者术后早期肺复张。

（三）有效咳嗽、咳痰，促进痰液排出

患者入院第 2 d 开始进行呼吸道准备，如训练有效咳嗽、排痰的方法，遵医嘱予每日氧气吸入半小时，每日 2 次（bid）雾化。术后第 1 d 协助患者坐床进行有效咳嗽、排痰、缩唇呼吸、腹式呼吸。术后遵医嘱静脉使用化痰药。对于有感染症状的患者，遵医嘱予抗生素抗感染治疗。指导患者术后早期在床上主动活动与被动活动，鼓励患者术后第 2 d 下床活动。

（四）有效止痛，提高舒适度

术后早期疼痛与手术创伤有关，应及时对患者进行疼痛评估，根据 NRS 评分及疼痛原因进行相应处理。患者术毕返回病房后 NRS 评分为 4 分，立即给予镇痛药物静滴。复评 NRS 评分为 1 分。术后第 1d 开始进行超声治疗，以促进患者伤口愈合，减轻患处疼痛。

（五）保持胸腔闭式引流有效

1. 妥善固定胸管，保持引流通畅；定时挤捏胸管，避免引流管扭曲、折叠或受牵拉脱出；患者活动时用血管钳夹闭引流管（漏气者勿夹闭）。

2. 水封瓶低于胸壁引流口 60 cm，以防止瓶内液体倒流。

3. 观察并记录引流液的颜色、性状及量，如有异常，及时汇报处理。

4. 做好相关宣教，向患者解释胸腔闭式引流的目的、方法及注意事项。术后多观察和询问患者的感受。

5. 严格执行无菌操作，防止污染，观察引流瓶水柱波动及有无气体逸出。

（六）预防并发症

肺部手术后肺动脉血栓栓塞症发生率较高，是患者围手术期死亡的主要原因之一。预防血栓的方法主要包括基本预防、物理预防和药物预防。基本预防包括早期活动、多饮水、戒烟、戒酒等；物理预防常使用间歇充气加压装置、梯度压力弹力袜等；药物预防常使用低分子肝素。术后患者外科 Caprini 评分 6 分，风险评估为高危，预防措施为常规剂量的低分子肝素、弹力袜、早期下床活动和相关饮食指导等。同时需重视患者主诉，当患者自诉胸闷、气急、心慌等不适时，应高度警惕肺动脉血栓栓塞的发生。

 ## 四、护理技术

（一）胸腔闭式引流护理技术

1. 目的。

（1）保持引流通畅，维持患者胸腔内压力。

（2）防止逆行感染。

（3）便于观察胸腔引流液的性状、颜色、量。

2. 操作前准备。

（1）评估患者并解释。

① 评估患者的病情、生命体征、治疗、合作能力、呼吸功能、胸腔穿刺部位、引流、水柱波动情况等。

② 向患者及其家属解释胸腔闭式引流护理的目的、方法、注意事项及配合要点。

（2）患者准备。

① 了解胸腔闭式引流护理的目的、方法、注意事项及配合要点。

② 情绪稳定，愿意配合。

（3）护士准备。衣帽整洁，修剪指甲，洗手，戴口罩。

（4）用物准备。准备一次性胸腔闭式引流瓶、生理盐水、无菌手套、无齿血管钳2把（钳端套有橡皮管）、胶布、治疗巾、弯盘、消毒棉签。

（5）水封瓶准备。水封瓶内注入外用生理盐水，注水量以达到水位线为宜，在引流瓶的水平线上注明日期并做好标记。

（6）环境准备。光线充足，环境安静。

3. 操作步骤。

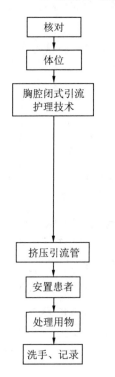

◆ 携用物至床边，核对患者的床号、姓名等。

◆ 协助患者取合适的体位，拉床帘遮挡，保护患者隐私。

◆ （1）铺治疗巾于引流管接口处，放置弯盘。
（2）用2把血管钳近置管处双重对夹引流管后分离接口。
（3）由内向外消毒胸管接头处后与水封瓶连接，松开血管钳，嘱患者咳嗽或深呼吸，观察引流是否通畅。
（4）保持引流瓶低于胸腔引流管出口 60～100 cm，水封瓶长管没入无菌生理盐水 3～4 cm，并保持直立。
（5）撤除弯盘及治疗巾，固定引流管。

◆ 定时挤压引流管，使胸管内引流液流入瓶内；保持伤口敷料干燥。

◆ 协助患者取半卧位，整理床单元。

4. 注意事项。

（1）保持胸腔闭式引流系统的密闭，必须在确认引流管装置衔接正确、紧密后方可松开无齿血管钳。

（2）引流装置应低于胸壁引流口 60～100 cm，以防逆流。

（3）定期更换引流装置，更换时必须严格遵守无菌操作规程。

（4）妥善固定引流管，避免牵拉及脱出，避免意外踢倒。

（5）挤压胸管时，一手反折硅胶管，一手离心方向反复挤压引流管。

（6）换瓶前后均要嘱患者咳嗽或深呼吸，观察水柱波动情况。

（二）呼吸训练器使用法

1. 目的。

（1）吸气训练。加强吸气能力，增加肺通气量，提高心肺功能。

（2）呼气训练。帮助清除痰液，预防肺不张，改善呼吸困难问题。

（3）提升咳嗽能力，强化呼吸肌，减少术后并发症。

2. 操作前准备。

（1）评估患者并解释。

① 评估患者的年龄、病情、意识、诊断、治疗、手术方式、心理状态及合作程度。

② 向患者及其家属解释使用呼吸训练器的目的、方法、注意事项及配合要点。

（2）患者准备。

① 了解使用呼吸训练器的目的、方法、注意事项及配合要点。

② 漱口，清除痰液。

③ 体位舒适，情绪稳定。

（3）护士准备。衣帽整洁，修剪指甲，洗手，戴口罩。

（4）用物准备。准备呼吸训练器1个。

（5）环境准备。室温适宜，光线充足，环境安静。

3. 操作步骤。

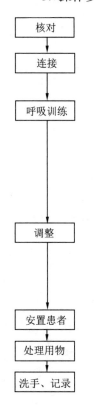

◆ 携用物至患者床旁，核对患者的床号、姓名等。

◆ 协助患者坐于床上，取出呼吸训练器，将连接管与外部的接口、咬嘴连接，正常放置。

◆ （1）调节底部吸气阀门，指导患者含住咬嘴吸气，尽可能使浮球保持在升起状态，并尽可能长时间保持。

（2）调节呼吸阀门，指导患者含住咬嘴呼气，以深长均匀的呼气使浮球保持在升起状态，并尽可能长时间保持。

（3）指导患者移开呼吸训练器自然呼吸，然后不断重复前（1）（2）步骤，每次呼吸训练时长建议在10~15 min。

◆ （1）调整训练器的呼气阻力：将呼吸训练器上端的呼气阻力挡从"0"调至"1"。每增加1挡阻力，将使呼吸压力增加35%左右，共有10挡。

（2）调整训练器的吸气阻力：将呼吸训练器底端的吸气阻力挡从"0"调至"1"。每增加1挡阻力，将使吸气阻力增加25%左右，共有10挡。

◆ 协助患者取舒适半卧位，整理床单元。

4. 注意事项。

（1）禁忌证：患有气胸的患者切勿使用呼吸训练器，患有严重心血管疾病的患者须在医师的指导下使用。

（2）使用前检查呼吸训练器的各个部件是否有破损，管路是否干净无异物。

（3）在训练过程中，患者一定要听从指导，若出现若任何问题或担忧，须及时反馈。

（4）在呼吸功能锻炼的过程中，如果患者出现头晕症状，应立即停止锻炼，休息至头晕消失。

（5）呼吸功能锻炼要遵循适量负荷、循序渐进、持之以恒三大原则。

（6）建议从最低阻力开始训练，待训练有成效时，逐步提升呼吸训练器的强度设置，以逐渐提升患者的肺部功能。

（7）使用呼吸训练器训练后须及时清洗导管与吹嘴，可用乙醇湿巾擦拭消毒。

（三）超声波理疗法

1. 目的。

促进患者伤口愈合，减轻患处疼痛。

2. 操作前准备。

（1）评估患者并解释。

① 评估。检查仪器性能，患者床旁电源；评估患者的病情、心理配合度，治疗部位皮肤情况，了解有无过敏史。

② 向患者及其家属解释使用超声治疗仪的目的、方法、注意事项及配合要点。

（2）患者准备。

① 了解使用超声治疗仪的目的、方法、注意事项及配合要点。

② 情绪稳定，愿意配合。

（3）护士准备。衣帽整洁，修剪指甲，洗手，戴口罩。

（4）用物准备。准备超声治疗仪 1 台、超声治疗敷贴、纱布、弯盘。

（5）环境准备。光线充足，环境安静。

3. 操作步骤。

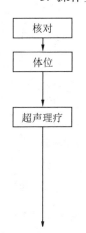

◆ 携用物至患者床旁，核对患者的床号、姓名等。

◆ 协助患者取合适的体位，拉床帘遮挡，暴露患者治疗部位，注意保护患者隐私。

◆ （1）正确连接电源插头，打开仪器背侧电源开关。

（2）消毒治疗部位皮肤。

（3）选择治疗模式，设置治疗时间为 30 min，调整模式，选择功率。

（4）根据患者病情选择治疗部位，贴上超声治疗敷贴，将探头固定在敷贴部位，并用胶布固定探头至治疗部位。

（5）启动治疗，观察患者感觉及局部情况有无不适。

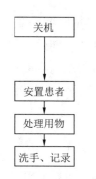

```
关机
  ↓
安置患者
  ↓
处理用物
  ↓
洗手、记录
```

◆（1）治疗结束后仪器自动停止，待仪器报警后，关闭仪器背侧电源开关。

（2）撕下胶布，用纱布清洁皮肤，观察治疗部位皮肤情况。

◆ 协助患者取舒适体位，整理床单元。

4. 注意事项。

（1）使用前和使用后均须观察患者皮肤情况。

（2）禁忌证：活动性肺结核、出血倾向、严重心脏病、恶性肿瘤、静脉血栓，孕妇。

（3）选择合理的治疗部位，避开起搏器或金属制品区域进行操作。

（4）观察患者治疗部位是否出现疼痛、瘙痒、肿胀、难以忍受的灼热感或其他不适症状。

五、案例总结

肺癌是一种常见的恶性肿瘤，临床上多采用手术治疗，常规肺部肿瘤切除术创伤较大，术后并发症较多。腔镜手术较传统手术对患者的创伤小，术后并发症较少，但术后疼痛及对患者造成应激反应等仍然无法避免。术后疼痛会导致患者产生较大的应激反应，患者会出现血压升高、心律失常等现象，对呼吸产生明显的影响，因此在围手术期对患者的胸腔闭式引流观察和呼吸功能训练等的要求更高。此外，严重的术后并发症会影响患者的愈合周期，增加患者的心理压力与焦虑。呼吸功能训练器是一种主动吸气训练装置，被广泛用于临床肺功能锻炼，其在改善肺功能、增强呼吸肌肌力、减少肺不张及肺部感染等术后并发症的发生、缩短住院时长及置管时间、改善生活质量等方面的作用已被广泛研究，且已得到临床认可。

综上所述，相比于常规的护理干预措施，对行肺癌根治术患者进行早期呼吸训练器训练、胸腔闭式引流护理、超声波理疗，患者的应激反应小，能缩短患者的恢复时间，促进患者康复，从而提高患者的生活质量，预防术后并发症的发生，更好地达到治疗目的。

（蒋凌艳　胡雁秋）

第二节　胸腺瘤合并重症肌无力术后患者的护理

胸腺瘤为恶性肿瘤，其发病率未知，发病人数占前纵隔肿瘤发病人数的 47%。胸腺瘤可发生于任何年龄，集中发病年龄为 35~70 岁。男女发病率大致相等，老年人中女性发病率高于男性。其增殖缓慢，常与良性肿瘤混淆。胸腺瘤患者中约有 1/3 会合并重症肌无力（myasthenia gravis，MG），MG 是一种表现为神经-肌肉传递障碍的获得性自身免疫性疾病，临床上主要表现为受累骨骼肌极易疲劳，经休息或服用抗胆碱酯酶药物后部分症状可恢复。外科切除可改善大多数 MG 患者的临床症状。特别是抗胆碱酯酶药、免疫抑制剂及血浆置换无效者，胸腺切除术后大多数患者可获得良好的远期效果，但手术后近期容易出现肌无力症状加重，甚至发生肌无力危象（myasthenic crisis，MC）和死亡。因此，术后护理对保证手术安全性、提高疗效和降低死亡率非常重要。本案例总结 1 例胸腺瘤合并重症肌无力术后患者的护理实践。

一、病例介绍

患者葛某，女性，70 岁，汉族，已婚，因体检发现纵隔占位，穿刺病理示胸腺瘤，于 2022 年 10 月 17 日入院。患者有高血压病史 20 余年，口服缬沙坦 80 mg，12.5 mg qd，卡维地洛片 10 mg qd，自诉血压控制不详；患者有桥本氏甲状腺炎史 7 年，口服左甲状腺素钠片 100 μg qd；患者有全身肌无力症状，口服溴吡斯的明片 60 mg tid。否认肝炎、结核病史，否认药物过敏史，无输血史。患者入院后完善相关检查，体格检查：T 36.4 ℃，P 81 次/min，BP 139/88 mmHg，R 20 次/min；压疮 Braden 评分 21 分，Morse 评分 15 分，Barthel 评分 90 分，外科深静脉血栓形成风险 Caprini 评分 2 分。于 10 月 24 日在全麻下行胸腔镜下纵隔病损切除术，病理示胸腺瘤。术后转入 ICU，于 10 月 25 日转回胸外科，T 36.7 ℃，P 88 次/min，BP 130/80 mmHg，R 22 次/min，SpO_2 95%，带回纵隔引流管、胸腔闭式引流管各 1 根；患者双侧眼睑下垂，咳痰无力，语言交流通畅，吞咽困难，血红蛋白 105 g/L，白蛋白 29 g/L，Braden 评分 16 分，Morse 评分 35 分，Barthel 评分 40 分，Caprini 评分 8 分，NRS 评分 3 分，NRS 2002 评分 3 分，UEX 评分 12 分。予镇痛、护胃、抗感染、静脉营养支持治疗，指导患者进食清淡、易消化、半流质饮食，术后予低分子肝素皮下注射抗凝治疗，协助患者下床活动及有效咳嗽、咳痰，床边备吸引器，指导患者进行呼吸功能、吞咽功能锻炼，按时服用嗅吡斯的明片。

二、护理评估与诊断

（一）护理评估

1. 健康史和相关因素。

（1）一般情况，如患者的年龄、运动爱好、酗酒和抽烟情况、日常饮食等。

（2）既往史。了解患者既往健康状况，如有无高血压病史、糖尿病病史、肌无力病史、胸腺瘤手术史、其他手术史等。

（3）服药史。了解患者近期有无服用抗凝药物、药物过敏史等。

2. 身体状况。

评估患者的意识、体温、脉搏、呼吸、血压等情况，观察患者有无肌无力、眼睑下垂、吞咽困难、呼吸困难，以及呼吸和咳痰情况，营养摄取及语言交流困难程度；观察胸腔闭式引流管的水柱波动，引流液的颜色、性状、量等，以及胸瓶内有无气体逸出；观察患者伤口渗血、渗液等情况；评估患者的疼痛情况、营养状况、睡眠等情况；评估患者的影像学和实验室检查结果，以助判断病情及预后。

3. 心理和社会支持状况。

评估患者的心理状态、家庭经济情况及社会支持系统。

（二）护理诊断

术后根据患者的生命体征变化、呼吸道情况、肌无力表现对患者进行全面有效的评估，建立系统的护理干预措施，是争取患者早日康复、重视人文精神、进行优质护理的重要工作内容。根据评估结果积极采取相应的干预措施，本案例提出了以下护理诊断。

1. 气体交换受损，与重症肌无力导致呼吸肌麻痹有关。

重症肌无力危象包括肌无力危象、反拗危象和胆碱能危象，是因呼吸肌麻痹导致缺氧而引发的严重低氧血症和（或）高碳酸血症，而缺氧等因素引起的应激反应本身也是肌无力危象的诱因。术后给予患者充分的呼吸支持已成为预防和救治危象、降低危象死亡率的主要手段。该患者脉氧95%，存在一定的缺氧，需进一步处理。

2. 清理呼吸道低效，与患者自主咳痰能力差有关。

由于手术创伤大、疼痛剧烈、呼吸困难等因素，直接影响了患者的咳嗽排痰，而肺部并发症的发生与痰液在气管内贮留有直接关系，因此促进有效咳嗽是维持气道功能和预防、减少肺部并发症的重要措施。该患者咳嗽无力，痰液不易咳出，需要指导其深呼吸和有效咳嗽。

3. 潜在并发症：窒息、误吸；下肢深静脉血栓形成。

重症肌无力所致的吞咽困难可引起饮水呛咳或误吸，并可导致肺部感染、呼吸衰竭，甚至窒息。该患者脉氧95%且双侧眼睑下垂、吞咽困难，应做好全面的预防措施。

使用Caprini血栓评估表评估患者下肢深静脉血栓形成风险，评估方法见本书第二章第一节"护理诊断"潜在并发症肺动脉血栓栓塞症血栓评估。术后患者Caprini评分8分，风险评估为高危，需要进行综合预防。

4. 疼痛，与组织损伤、术后置管有关。

患者术后疼痛的护理，需要采取综合性的护理干预来为患者提高舒适度。本案例中疼痛评分采用数字评分法（NRS），评估方法见本书第一章第六节"护理诊断"疼痛评估。患者转回科室后NRS评分为4分，需要进一步处理。安慰患者，督促其遵医嘱用药。

5. 营养失调，营养低于机体需要量，与进食减少、术后机体消耗增加有关。

患者由于吞咽困难，进食量减少，营养摄入也随之减少，而手术创伤导致机体消耗增加。患者NRS 2002评分3分，术后第2 d血红蛋白105 g/L，白蛋白29 g/L，患者有营养不良风险，需要进行营养支持。

6. 知识缺乏，缺乏术后呼吸功能锻炼相关知识。

老年人咳嗽反射降低，全身免疫功能低下，气管黏膜上皮纤毛活力降低，清除细菌、病毒等的能力下降，细菌、病毒等因此得以进入下呼吸道快速增长繁殖。因此，在围手术期需要给予老年患者呼吸功能的锻炼，以改善老年患者的肺功能，腹式呼吸锻炼能够增加肺的内容量。患者不了解呼吸功能锻炼知识，因此需要护理人员做好术后的呼吸功能锻炼指导。

 ## 三、护理措施

（一）保持呼吸道通畅

保持室内空气清新，定时通风，协助患者取半卧位或端坐，注意观察患者有无胸闷、呼吸困难的症状，观察患者指端温度，甲床、口唇及皮肤的色泽，监测患者血氧饱和度，维持血氧饱和度在95%以上，必要时给予高流量吸氧。遵医嘱给予胆碱酯酶药物，防止各种危象的发生。

（二）清理呼吸道，有效排痰

术前指导患者有效咳嗽咳痰及深呼吸的方法，强调有效咳痰的重要性，帮助其掌握有效咳痰的方法。咳嗽前先缓慢深吸气，吸气后稍屏气片刻，然后躯体向前倾，两侧手臂向下支撑身体，先轻咳数次，再用力咳嗽。在此过程中，要注意动作的连贯性，一气呵成。同时，在患者咳嗽时也可拍击其后胸壁，以振动支气管内的分泌物，增加咳嗽排痰的力度。对咳痰积极性较差的患者，可在其胸骨柄上窝按压刺激其咳嗽。及时清除患者口咽部及呼吸道分泌物，痰液黏稠者遵医嘱予雾化吸入，必要时予吸痰。

（三）积极预防误吸、窒息。

重症肌无力导致吞咽肌、呼吸肌麻痹可引起术后患者误吸、窒息。床边备吸引器、气管切开包、呼吸机。为预防误吸，应评估患者的吞咽功能，合理饮食，进食时适当抬高床头，让患者下颌稍收起，在注意患者进食速度的同时观察其吞咽情况。当发生误吸时，立即使患者采取俯卧位，头低足高，叩拍其背部，尽可能使吸入物排出，及时清理口腔内的分泌物及呕吐物，必要时用吸引器吸出。

窒息也是常见的并发症之一，应监测患者的生命体征及血氧饱和度，关注患者的痰鸣音，及时清除气管及喉头痰液。如果出现严重发绀、意识障碍及呼吸异常，可行气管切开或气管插管，并接呼吸机辅助呼吸。

（四）有效止痛

术后早期疼痛与手术创伤有关，良好的疼痛管理可促进患者的术后恢复，并提高患者的舒适度。患者NRS评分为4分，立即给予镇痛药物。复评NRS评分为1分。每天定时对患者进行疼痛评估，根据NRS评分及疼痛原因进行相应处理。

（五）营养支持

手术创伤、组织修复使得患者机体的代谢增加、营养需求量增加，提供充足的营养支持至关重要。患者NRS 2002评分3分，术后第2 d血红蛋白105 g/L，白蛋白29 g/L，患者有营养不良风险，给予口服肠内营养粉，遵医嘱经深静脉置管予氨基酸、脂肪乳静滴维持。在饮食调配上，由于重症肌无力患者常有咽喉肌无力，进食时常有吞咽中断，必须休息片刻后才能继续进行吞咽或咀嚼，因此供给的膳食应为流质或半流质饮食。而流质又易流入气管引起呛咳，所以宜给患者适当食用泡软后的固体食物或含水量高的半流质食物，食物要细软，易咀嚼，易吞咽，忌食生冷辛辣食物及烟酒。进食时要缓慢、少量食入，以防止发生呼吸道阻塞引起窒息。肌无力的患者如果不能进食任何食物，可以予鼻饲饮食。

（六）康复锻炼指导

指导患者进行吸气和呼气锻炼，嘱患者取站位或半卧位，闭口用鼻子尽力吸气后憋气30~60 s，而后缩唇进行缓慢呼气，吸气和呼气的时间比为1∶2或1∶3，要做到深吸慢呼，缩唇程度以不感到费力为适度。呼吸功能训练必须达到设定目标，如不能达到目标，则至吹不动或吸不动为止。

（七）预防并发症

静脉血栓栓塞症是外科手术后的常见并发症。深静脉血栓形成以下肢多见。患者 Caprini 评分 8 分，评估为高危，根据患者血栓危险因素评估结果，给予相应的预防措施。基本预防措施为早期活动、多饮水、控糖、控脂等，物理预防常使用足底静脉泵、间歇充气加压装置及梯度压力弹力袜等，药物预防使用常规剂量低分子肝素。关注患者有无下肢肿胀、疼痛和沉重感，皮肤温度升高，双下肢相应平面的周径相差 0.5 cm 以上等表现。

四、护理技术

（一）吞咽功能训练

1. 目的。

通过训练执行吞咽功能和相关口面部肌肉及舌肌，促进患者吞咽功能的改善，避免临床中进食困难和进食后呛咳情况的出现。

2. 操作前准备。

（1）评估患者并解释。

① 评估。了解患者有无基础疾病如脑损伤、肿瘤、重症肌无力等，评估患者的意识、配合程度、理解力。

② 判断。根据洼田饮水试验判断患者是否存在吞咽障碍。

③ 向患者及其家属解释吞咽功能训练的目的、方法、注意事项及配合要点。

（2）患者准备。

① 了解吞咽功能训练的目的、方法、注意事项及配合要点。

② 情绪稳定，愿意配合。

（3）护士准备。衣帽整洁，修剪指甲，洗手，戴口罩。

（4）环境准备。光线充足，环境安静。

3. 操作步骤。

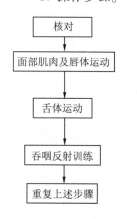

◆ 携用物至患者床旁，核对患者的床号、姓名等。

◆ 患者鼓腮，用力将口腔中吹满气体，再将口腔中的气体慢慢呼出，重复做 20 组。

◆ 患者将舌头伸出来，然后先进行左右摇晃的舌尖运动，再用舌尖舔上下嘴唇，不少于 5 min。

◆ 用棉棒蘸少许冰水，轻轻刺激患者的软腭、舌根及咽壁，嘱患者做空吞咽动作。

4. 注意事项。

（1）在开始吞咽功能训练前要先进行洼田饮水试验，判断患者是否存在吞咽障碍。

（2）向患者做好解释工作，防止患者紧张。

（3）吞咽功能训练适用于神志清楚、合作的患者。

（4）患者的饮水量要准确。

（5）应注意对摄食吞咽过程中的每个阶段、口腔各器官的活动、食块的形成程度，以及食物的残留部位进行详细观察。

【洼田饮水试验，评估吞咽障碍分级】

患者端坐，喝下 30 mL 温开水，观察所需的时间和呛咳情况。

Ⅰ级（优）：能顺利地 1 次将水咽下。

Ⅱ级（良）：分 2 次以上，能不呛咳地咽下。

Ⅲ级（中）：能 1 次咽下，但有呛咳。

Ⅳ级（可）：分 2 次以上咽下，但有呛咳。

Ⅴ级（差）：频繁呛咳，不能全部咽下。

正常：Ⅰ级，5 s 之内。

可疑：Ⅰ级，5 s 之上或Ⅱ级。

异常：Ⅲ～Ⅴ级。

（二）窒息的护理

1. 目的。

清除阻塞患者呼吸道的异物，保持呼吸道通畅，以免因缺氧而对各器官造成损害。

2. 评估和观察要点。

（1）密切观察患者有无痰液、咯血或误吸致窒息的先兆。

（2）观察患者生命体征、神志、瞳孔、面色、唇色及甲床的变化。

（3）如果发生窒息，表现为呼吸困难，口唇、颜面青紫，心跳加快而且微弱，患者处于昏迷或半昏迷状态，紫绀明显，呼吸逐渐变慢而微弱，继而不规则，到呼吸停止；心跳随之减慢而停止。瞳孔散大，对光反射消失。

3. 操作步骤。

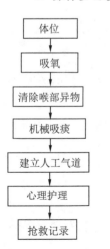

◆ 立即协助患者采取俯卧位，头低足高，并通知医生。

◆ 予患者高流量吸氧，8～10 L/min。

◆ 立即抠出患者咽喉部异物。

◆ 经口鼻腔机械吸痰，同时刺激咽部咳嗽反射。

◆ 必要时行气管插管或气管切开，建立人工气道。

◆ 安慰患者及其家属，帮助其消除焦虑。

4. 注意事项。

（1）保持病室干净、整洁，消除患者恐惧心理，做好心理护理。

（2）对痰液黏稠不易咳出的患者，做好呼吸道护理，翻身、拍背及雾化吸入。

（3）对存在误吸风险的患者，应缓慢喂食，必要时予胃管鼻饲。

（4）呼吸肌麻痹患者熟睡时应将其头偏向一侧。护理人员应指导患者进行有效的咳嗽训练。

 五、案例总结

围手术期气道管理是促进胸腺瘤合并重症肌无力患者恢复的有效护理措施，目前，临床上对气道管理、肺功能保护及降低肺部并发症等理念的认识，促进了围手术期气道管理与术后快速康复（enhanced recovery after surgery，ERAS）更有效、更紧密的结合。安全有效的术后疼痛管理是加速胸腺瘤术后患者康复的主要组成部分。对术后患者进行疼痛管理，有助于患者早期活动及功能的恢复，达到缩短住院时间、减少医疗费用和提升住院满意度的目的，更重要的是可有效避免术后慢性并发症的发生。

胸腺瘤手术后严重的吞咽障碍可使患者出现营养不良、焦虑抑郁、社交障碍等现象，增加误吸所致吸入性肺炎的发生率。在给予常规护理的同时，采取呼吸训练、摄食训练、刺激疗法等相关护理措施，减少侵入性操作和药物不良反应，同时延缓患者吞咽障碍进程、降低吸入性肺炎等的发生率，易于被患者及其家属接受。呼吸训练方法多样，不同训练方法的配合要求不同，临床需要结合患者病情选择个性化的训练，以增强胸腺瘤术后患者训练的依从性。需要注意的是，在训练的过程中应尽量缓解患者进食的心理压力，慢慢引导患者进入摄食状态，以防止误吸等并发症的发生。舌肌运动训练能提高舌上抬肌力和耐力，增强吞咽动作的协调性，有利于重建吞咽反射神经通路，改善口腔异常的运动模式，降低营养不良风险及误吸发生率。

（蒋凌燕　胡雁秋）

第三节　主动脉夹层患者的护理

主动脉夹层是主动脉夹层动脉瘤的简称，指主动脉壁内膜与部分中层裂开，血液在主动脉压力作用下进入裂开间隙，形成血肿并主要向远端延伸扩大，患者主要表现为前胸、后背或腹部突发性剧烈疼痛，随着病程的进展，还可能出现主动脉夹层累及的相关症状和体征。目前临床上常用 Stanford 分型，将主动脉夹层分为 A 型和 B 型。主动脉夹层是一种极其凶险的主动脉疾病，若患者未得到及时救治，约 1/3、1/2 的患者在发病最初的 24 h、48 h 内死亡，我国 50.1%~75.9% 的主动脉夹层患者并存高血压，未经治疗的高血压不仅导致夹层扩展，还会损伤靶器官，是公认的急性主动脉夹层最重要且可干预的危险因素，血压管理已成为主动脉夹层首要的治疗原则并贯穿治疗始终。与其他疾病并存的高血压管理策略不同，主动脉夹层患者需要在保证器官足够灌注的前提下迅速将血压降至安全目标范围。理想的血压管理不仅能减轻主动脉夹层所致的剧烈疼痛，还可以缓解夹层进展。本案例总结 1 例主动脉夹层患者围术期的护理实践。

一、病例介绍

患者王某，女性，60 岁，因突发胸背部疼痛 5 h 于 2022 年 11 月 12 日急诊平车入院。患者无明显诱因下出现胸部剧烈疼痛，呈撕裂样，含服硝酸甘油无好转，入院查计算机体层血管成像（computer tomography angiography，CTA）示：主动脉夹层动脉瘤，累及主动脉弓、降主动脉。诊断为主动脉夹层（Stanford A 型）。患者既往有高血压病史 30 年，未规律服药，血压控制不佳。否认肝炎、结核等传染病病史，无外伤、手术史，无输血史，无乙醇、青霉素过敏史。入院评估：T 37.1 ℃，P 93 次/min，R 20 次/min，BP 169/95 mmHg，Braden 评分 18 分，Barthel 评分 30 分，Morse 评分 20 分，NRS 评分 4 分，NRS 2002 评分 0 分。入院后指导患者绝对卧床，即刻予心电监护、测量四肢血压，置入右侧桡动脉置管，监测有创动脉血压，予控制心率、血压、镇痛等治疗。11 月 14 日，患者在全麻体外循环下经胸骨正中切口行升主动脉人工血管置换+主动脉弓去分支（无名动脉、左颈总动脉、左锁骨下动脉人工血管置换术）+升主动脉、主动脉弓、降主动脉腔内修复术+主动脉造影术，手术时间 410 min，术中输血 800 mL、血浆 1 000 mL。术毕返回监护室，呼吸机辅助呼吸，血管活性药物静脉泵入维持循环稳定，带回心包、纵隔引流管、深静脉置管、桡动脉置管、导尿管各 1 根，均通畅。Braden 评分 10 分，跌倒临判高危，NRS 评分 0 分，NRS 2002 评分 3 分。术后 3 h 患者全麻清醒，四肢活动好。11 月 17 日拔除气管插管改鼻导管吸氧，氧流量 5 L/min。11 月 20 日拔除心包、纵隔引流管。患者精神佳，食欲好，睡眠欠佳，予舒乐安定 qn 口服，大小便正常，咳痰畅，予头孢哌酮钠舒巴坦钠抗感染、盐酸氨溴索化痰、美托洛尔控制心率和血压、呋塞米及螺内酯利尿、华法林抗凝治疗，11 月 25 日转入普通病房。

 二、护理评估与诊断

（一）护理评估

1. 术前评估。

（1）健康史和相关因素。

① 一般情况，如患者的年龄、性别、种族、身高、体重、职业等，有无吸烟史，近期是否有抗凝药物或其他药物服用史等。

② 既往史。了解患者有无高血压病史，高血压以往诊疗、用药过程；有无过敏史、手术史和外伤史；成年女性患者的月经史、生育史等。

③ 家族史。了解患者家族中有无高血压、其他心脏疾病和结缔组织病患者。

（2）身体状况。

① 症状与体征。评估患者局部疼痛的部位、性质、诱发因素，以及疼痛时的伴随症状；评估患者的生命体征、高血压表现及心肺功能；了解患者全身其他重要器官的功能状态；评估患者的活动耐力，判断其对手术的耐受程度。

② 辅助检查。包括各项实验室检查，心电图、X 线、超声心动图、CTA 等影像学检查。

③ 心理和社会支持状况。了解患者及其家属对疾病、治疗方案、手术风险、术前

配合、术后康复和预后知识的了解程度与接受情况，评估患者是否存在焦虑、恐惧和无助的心理，评估患者家庭的经济承受能力和社会支持系统。

2. 术后评估。

（1）术中情况。了解手术名称、手术方式及麻醉方式，术中出血、补液、输血、用药情况，术中转流、循环阻断时间和回输血情况，术中各系统器官功能情况，以及术中有无意外及特殊处理等情况。

（2）身体状况。评估患者的生命体征、意识、循环和呼吸功能、外周血管循环情况；评估血气分析和其他实验室检查结果；评估伤口敷料是否干燥，有无渗血和渗液；检查各引流管是否通畅，引流液的颜色、性状和量等。

（3）心理与社会支持状况。了解患者及其家属术后的心理感受，对疾病预后的了解情况，是否担忧住院费用，康复训练和早期活动是否配合，对出院后的延续护理是否清楚等。

（二）护理诊断

对于 Stanford A 型主动脉夹层患者而言，体外循环仍占有不可替代的位置，较长的体外循环时间可增加术后全身炎症反应、脑神经系统并发症的发生，且长时间的体外循环与术后急性肾衰（尤其是术前已有肾功能受损的患者）具有一定的相关性。主动脉夹层杂合手术时间长、创伤大，根据手术时间、体外循环时间、术中出血量等，对患者进行全面、动态的评估，根据评估结果积极采取相应的干预措施。本案例提出了以下护理诊断。

1. 有潜在危险，与主动脉夹层破裂有关。

主动脉夹层患者发病急、病情凶险，易发生主动脉夹层破裂，死亡率极高。主动脉夹层患者应积极控制血压、心率，减少血流对血管壁的冲击，有效稳定或终止主动脉夹层的继续进展，防止夹层破裂导致死亡。

2. 疼痛，与主动脉夹层发生、发展有关。

主动脉夹层患者的疼痛往往是难以忍受的撕裂样或刀割样疼痛。疼痛的初始部位对判断夹层的部位具有重要意义，可提示夹层的累及范围。转移性疼痛与夹层延伸的途径一致，同时，疼痛亦能反射性引起血压升高，加重夹层撕裂。有效地降压、止痛是治疗疼痛性休克的关键，术后早期疼痛则主要与手术创伤有关。本案例的疼痛评分采用数字评分法（NRS），评估方法见本书第一章第六节"护理诊断"疼痛评估。患者入院时NRS 评分为 4 分，需要进一步处理。

3. 焦虑与恐惧，与担心疾病预后、角色改变有关。

主动脉夹层患者发病急骤、自觉症状明显，患者由于渴望生存、担心预后，易产生紧张、焦虑、恐惧、绝望等心理，不利的心理可能影响到机体的免疫功能，使抵抗力下降，对手术治疗产生不利的影响，需要进行积极干预。

4. 生命体征改变，与体外循环、大手术有关。

在体外循环手术过程中，由于术中转机、血运重建及手术创伤，患者术后常不稳定，病情变化复杂且迅速，如不能及时发现并及时处理，可导致严重的后果，甚至危及患者的生命。

5. 呼吸形态改变，与气管插管、使用呼吸机有关。

体外循环术后患者常规使用机械通气以支持呼吸功能，最终达到改善氧合、减少呼吸做功、促进心功能恢复的目的。

6. 水、电解质、酸碱平衡紊乱，与体液过多、低钾血症有关。

体外循环术后由于体液稀释、术后过度换气、人工心肺机高流量氧气送入、激素的应用、尿量排出增多和高血糖等原因，患者出现低钾血症，应遵医嘱补钾。

7. 营养失调，低于机体需要量，与禁食、手术应激导致分解代谢增加有关。

对患者进行 NRS 2002 评估：评分≥3 分，提示患者有营养不良风险，需要进行营养支持；评分<3 分，若患者接受重大手术，则每周都需要重新评估。患者 NRS 2002 评分 3 分，术后第 1 d 血红蛋白 85 g/L，白蛋白 27 g/L，患者有营养不良风险，需要进行营养支持。

8. 潜在并发症：急性心脏压塞、脑功能障碍、肾功能不全、感染等。

主动脉夹层手术时间长、创伤大，长时间的体外循环，低流量和低灌注压，红细胞、血小板等血液成分被破坏，以及心力衰竭、缺氧引起患者自身抵抗力降低等原因，可导致患者急性心脏压塞、重要脏器功能障碍，以及感染的发生。

三、护理措施

（一）病情观察

1. 密切监测并记录患者的生命体征，测量患者四肢血压，置入动脉置管，动态监测血压的变化，准确合理设置监护仪报警范围，及时发现患者的异常生命体征。

2. 建立静脉通路，遵医嘱正确使用控制心率、血压的药物，使用微量泵静脉泵入药物，并根据患者心率、血压的变化及时调整，每小时巡视微量泵并记录，防止管道扭曲、打折。

3. 在使用多种药物联合降压的过程中，注意药物配伍禁忌，其他药物不得与血管活性药物在同一静脉通路。

4. 严密监测患者重要脏器的功能，观察主动脉夹层是否累及重要脏器导致供血障碍；观察患者的神志、瞳孔、四肢动脉搏动及肢体运动情况，了解患者有无腹痛、腹胀，监测尿量。如有主动脉夹层破裂先兆，立即通知医生，并做好抢救准备。

（二）有效止痛

1. 运用 NRS 评分量表进行疼痛评分，评估患者疼痛的部位、性质、强度、持续时间、进展情况。

2. 遵医嘱合理使用镇痛药物，在用药过程中严密观察用药效果，注意观察患者的呼吸、氧饱和度、血压等。

3. 提供舒适的环境，减少环境刺激；指导患者放松，禁止用力；尽可能满足患者对舒适的要求，协助其变换合适的体位。

（三）心理护理

1. 向患者介绍疾病和手术相关知识，认真解答患者提出的疾病和手术相关问题。

2. 鼓励患者说出恐惧、焦虑的内心感受，予以移情性确认、疏导和支持。

3. 建立良好的护患关系，使患者产生安全感和归属感，告知同种病例医治成功的案例，帮助其树立信心，消除其对手术的疑虑和恐惧。

4. 营造舒适、安静的治疗环境，减少或避免恶性刺激，提高患者舒适感，鼓励家属关心患者，给予患者足够的情感支持。

5. 遵医嘱合理使用镇静药物，缓解患者的焦虑情绪。

（四）术后监护

1. q1h 观察患者的神志、瞳孔变化，使用心电监护，密切监测并记录患者的体温、心律、心率、呼吸、血压、氧饱和度、中心静脉压。

2. q1h 观察并记录引流液的颜色、性状、量，保持引流管通畅。

3. 观察主动脉主要分支供血情况，四肢动脉搏动，四肢皮肤的温度、色泽，监测四肢血压。

4. 保证静脉管路通畅，合理安排用药，合理调节补液滴速。遵医嘱正确使用血管活性药，根据患者的生命体征及时调整。

5. 准确记录每小时进出液量及 24 h 出入量，及时送检血、尿标本，并将结果及时反馈给医生。

（五）保持呼吸道通畅

1. 密切观察患者有无发绀、鼻翼扇动、点头或张口呼吸；呼吸的频率、节律和幅度，双肺呼吸音是否对称；呼吸机是否与患者呼吸同步；监测动脉血气分析，根据结果及时调整呼吸机参数。

2. 患者病情平稳，抬高床头 30°，妥善固定气管插管，防止气管插管脱出或移位；对躁动患者给予合理镇静、镇痛治疗。

3. q4h 监测气囊压力，维持气囊压力在 25~30 cmH$_2$O，口腔护理 q6h，保持口腔清洁。

4. 定时翻身、拍背、有效吸痰，保持呼吸道通畅，以防堵塞气道，导致肺不张，遵医嘱留取痰培养。

5. 在患者完全清醒、生命体征平稳、自主呼吸完全恢复后，可拔除气管插管。拔管后在患者生命体征平稳的情况下，协助患者取半卧位，鼓励患者咳痰；痰液黏稠者给予超声雾化或氧气雾化吸入，以减轻喉头水肿、降低痰液黏稠度。患者咳痰时，指导其用双手按在胸壁切口处，以减轻切口疼痛。指导患者进行深呼吸锻炼，以促进肺膨胀。指导患者保暖防寒，防止呼吸道感染。

（六）维持水、电解质、酸碱平衡

1. 监测患者的面色、皮肤弹性、口渴状况、血压、心率、心律、引流量，评估患者的体液情况。

2. 遵医嘱使用利尿药物，观察利尿效果，准确记录每小时出入量及 24 h 出入量。

3. 根据患者的病情、年龄、中心静脉压、血压及尿量情况，调整补液速度，量出为入。

4. 遵医嘱静脉泵入氯化钾或口服氯化钾片，监测电解质变化。

（七）营养失调的护理

1. 应用 NRS 2002 评分量表进行营养评分。

2. 在营养科医生指导下予肠内营养、肠外营养，保持管道通畅。肠内营养期间床头抬高 30°，严防误吸。q4h 行胃残余量监测，观察有无相关并发症。

3. 合理安排输液计划，保证营养液输注。

4. 监测血常规、生化全套、体重等指标。

（八）并发症的护理

1. 急性心脏压塞。

做好引流管的护理，保持引流通畅，观察并记录引流液的颜色、性状、量；监测患者生命体征，一旦出现心脏压塞的表现，立即通知医生处理。

2. 脑功能障碍。

主要表现为苏醒延迟、昏迷、躁动、癫痫发作、偏瘫、双下肢肌力障碍等症状。术后应严密观察患者的意识、瞳孔、肢体活动情况。对于苏醒延迟、神志不清者，遵医嘱给予营养神经和脱水药物。保证充分供氧，防止脑部缺血缺氧。

3. 肾功能不全。

术后加强肾功能监护，密切观察患者的尿量，每小时记录；监测尿比重、尿素氮和血清肌酐等指标的变化；疑为肾功能不全者，应限制水、钠的摄入，控制高钾食物的摄入，并停止使用肾毒性药物；若证实为急性肾衰竭，应遵医嘱行透析治疗。

4. 感染。

密切监测患者的体温变化，严格遵守无菌操作原则，保持患者口腔和皮肤清洁，遵医嘱合理应用抗生素，加强营养支持。

 四、护理技术

（一）有创血压监测

有创血压监测（invasive blood pressure monitoring，IBPM）是将穿刺管道直接插入动脉内，通过测压管连接换能器，利用监护仪进行直接测压的监测方法。该监测方法可连续、准确地提供动脉收缩压、舒张压及平均动脉压的数据，是危重患者监测的重要方法。

1. 目的。

（1）实时监测血压变化，直接动脉压力监测为持续的动态变化过程，不受人工加压、袖带宽度和松紧度的影响，准确可靠，随时取值，可以根据监测数据精确调整血管活性药物用量。

（2）通过动脉压力波形变化来评估患者的心肌收缩力、预测液体反应等。

（3）用于采集动脉血标本，避免反复动脉穿刺，减少患者痛苦。

2. 操作前准备。

（1）患者准备。

① 对于清醒患者，护理人员在操作前须向其解释监测动脉血压的必要性、体位及操作过程，以取得患者配合，并协助患者取平卧位。

②　评估桡动脉（Allen试验）。同时压迫患者尺、桡动脉，嘱其反复用力握拳并张开手指5~7次至手掌变白，放松对尺动脉的压迫，继续压迫桡动脉，观察手掌的颜色：如果5 s内手掌由苍白变红，则表明桡动脉侧支循环良好，Allen试验阴性；如果长于5 s手掌颜色仍不变红，则表明动脉侧支循环不佳，Allen试验阳性，阳性者不做桡动脉穿刺。

（2）护士准备。衣帽整洁，洗手，戴口罩。

（3）用物准备。准备穿刺针、无菌治疗巾、安尔碘皮肤消毒剂、棉签、生理盐水、加压装置、压力传感器、压力监测模块及导线。

（4）环境准备。病室安静整洁，室温适宜，光线充足。

3. 操作步骤。

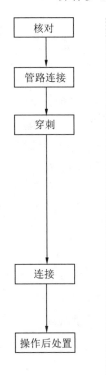

◆　携用物至患者床旁，核对患者身份，采用两种身份识别的方法进行患者身份确认（腕带、反问式）。

◆　将压力传感器与加压袋连接并加压（压力为300 mmHg）；将测压管道、动脉穿刺导管与压力监测导线连接。

◆　（1）患者取仰面平卧位，上肢伸直略外展，腕部背屈30°。

（2）操作者将治疗巾铺于操作肢体下方位置。

（3）以动脉搏动最强点为圆心，消毒范围大于10 cm×10 cm，消毒2遍。

（4）打开穿刺针备用，戴无菌手套。

（5）操作者左手示指固定桡动脉，右手以执笔式将手的小鱼际贴在患者大鱼际处，针头斜面向上，沿示指边缘30°~45°刺入皮肤，见回血，将针再向前移动2 mm，固定住针芯，将穿刺针完全放入后拔出针芯。

◆　（1）将测压管道系统与穿刺针相连，妥善固定，并用无菌敷料保护。

（2）将压力传感器与心房置于同一水平，旋转三通，将压力传感器校零。

（3）监护仪上出现正常ABP波形，对患者的呼气末进行读数并记录数值。

◆　（1）指导患者，交代注意事项。

（2）按医用废物处理规范处理用物，符合消毒隔离原则。

（3）洗手，安置患者。

4. 注意事项。

（1）保持管路系统连接正确、紧密、通畅。妥善固定管道与穿刺侧肢体，避免受压、打折、扭曲，保证测压管各接头连接紧密且管道内无气泡，防止气栓及监测数据的误差。

（2）正确放置压力传感器。保证压力传感器与右心房在同一水平线（平卧位时相当于腋中线第四肋间水平），翻身或改变体位后，应该重新调整位置，保证取值的准确性。

（3）预防置管并发症。置管后严格执行无菌操作，做好导管维护，予肝素生理盐水或生理盐水持续冲洗管路，保持通畅。

（4）血压监测。密切观察监护仪血压波形变化，识别异常波形，及时判断原因并处理。

（5）拔管护理。拔除动脉置管后，按压穿刺点 5 min，有出血倾向的患者适当延长按压时间，如遇出血应继续按压或加压包扎。

（6）有创动脉血压监测适用于存在或潜在血流动力学不稳定患者、重症患者、复杂大手术的术中和术后监测，需要频繁抽取动脉血进行血气分析或需要采集血标本的患者，有动脉炎或动脉血栓形成、穿刺部位有感染者禁止行动脉穿刺，Allen 试验阳性患者不行桡动脉穿刺。

（二）动脉采血技术（经导管）

1. 目的。

留取动脉血标本进行血气分析。

2. 操作前准备。

（1）评估患者并解释。

① 评估患者的病情、意识状态、生命体征（体温）、正在进行的治疗（氧疗、用药、呼吸机参数的设定），并在采血条形码上注明体温（口温）、吸氧流量（$FiO_2 = 21 + 4 \times$ 氧流量，使用呼吸机者直接记录呼吸机上的参数）。

② 评估动脉置管侧肢体末梢血运、皮温、有无肿胀及肢体活动情况。检查动脉置管处敷料有无渗血，检查敷料是否在有效期内（有纱布衬垫 48 h，无纱布衬垫 72 h），评估加压袋内压力（300 mmHg）、加压袋内液体余量及病房环境。

③ 向患者解释采血的目的、配合方法，并告知采血前后注意事项。

（2）患者准备。

① 了解动脉采血的目的、配合方法，采血前后注意事项。

② 情绪稳定，愿意配合。

（3）护士准备。衣帽整洁，修剪指甲，洗手，戴口罩。

（4）用物准备。准备血气针、10 mL 注射器、乙醇棉片、采血条形码、锐器盒。

（5）环境准备。光线充足，环境安静。

3. 操作步骤。

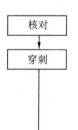

◆ 携用物至患者床旁，核对患者的床号、姓名及采血条形码。

◆ （1）患者取舒适体位，暴露动脉置管三通，三通肝素帽第一次消毒、待干。
　（2）拆开 10 mL 注射器及动脉血气针外包装，将橡皮塞和凝胶针帽开口端朝上放置备用。
　（3）合理预设针栓位置：将血气针针栓推到底部，再拉到预设位置 1.6 mL；雷度血气针设 1 mL 即可。
　（4）三通肝素帽第二次消毒、待干。
　（5）再次核对患者的身份、采血条形码。
　（6）10 mL 针筒刺入肝素帽，三通关闭冲管液侧，缓慢抽取 8 mL 混有冲管液的血液，边抽边上提，确保肝素帽内充满血液。

（7）预设好容量的血气针从肝素帽正中刺入，一次到底，使血液自动充盈针筒，拔出血气针，可用无菌棉签抵住针尖出口，防止血液外漏。

（8）按要求正确处理血标本。如有气泡，先排出气泡，拔针后针头向下并立即插入橡皮塞内，将针头与橡皮塞一起丢入锐器盒，立即套上专用凝胶针帽隔绝空气。

（9）样本采集后，上下颠倒混匀 5 次，针筒在掌心来回搓动 5 s，以使样本与抗凝剂充分混匀。

（10）再次核对患者身份，贴上采血条形码。

（11）将 10 mL 注射器内的血液缓慢回注，旋转三通，关闭患者侧，边冲洗边回抽 10 mL 注射器，直至肝素帽内无残余血液，拔针。旋转三通，关闭肝素帽侧，冲洗管路至无残余血液。

操作后处置

◆（1）指导患者，交代注意事项。

（2）终末处理，符合消毒隔离原则。

（3）洗手，安置患者。

样本送检

◆ 样本应在采集后 15 min 内送检，关注检验结果。

4. 注意事项。

（1）在操作过程中应仔细观察，动作要轻柔，以减轻患者痛感。

（2）严格遵循无菌操作原则及查对制度，操作流畅。

（3）处理用物规范，符合标准预防原则。

五、案例总结

主动脉夹层患者发病时多伴有血压升高，而过高的血压会导致夹层进展甚至破裂，从而危及生命，这种情况需要迅速降压以阻止病情进展，同时也要保证重要脏器的灌注。血压波动对主动脉夹层的发生、发展及预后均有一定的影响，因此控制血压在术后预防复发和提高患者生存质量方面很关键，规范的血压管理，减少患者血压波动，可以降低患者的病情恶化及死亡风险，改善预后。

临床工作中，对于患者的生命体征，我们常规应用无创血压监测。然而对于血流动力学不稳定的危重患者，无创血压测量存在一定的局限性，不能实时反映患者真实的血压水平，这时候就需要运用有创动脉血压监测技术来指导临床工作。有创动脉压监测系统通过换能器将充液系统与电子监测系统相连，可直接连续测量动脉血压，它具有连续、全面、准确等优点，是血压监测的"金标准"，能够为危重患者留置动脉导管提供直接、快速、准确的血压数据，减少反复动脉穿刺给患者带来的痛苦，提高护士的工作效率，为危重患者的血流动力学稳定保驾护航。

（胡雁秋　蒋凌艳）

第四节　直肠癌术后患者的护理

直肠癌是指从直肠乙状结肠交界处至齿状线之间的癌，是消化道最常见的恶性肿瘤之一。其新发病例数在全世界男性、女性中分别排第三位和第二位，死亡病例数在全世界男性、女性中分别排第四位和第三位。发达国家结直肠癌发病率明显高于发展中国家。随着人民群众生活水平的不断提高和生活方式的改变，尤其是膳食结构的改变，我国结直肠癌的发病率日渐增高，已跃居城市恶性肿瘤发病率第二位（33.17/10 万），死亡率第四位（15.98/10 万），农村地区恶性肿瘤发病率（19.71/10 万）和死亡率（9.68/10 万）第五位。结直肠癌的发病率与死亡率在我国东部地区分别为 33.88/10 万和 15.65/10 万，在中部地区分别为 24.79/10 万和 12.54/10 万，在西部地区分别为 24.78/10 万和 12.21/10 万。近年来，受饮食方式改变的影响，直肠癌的发病率逐年上升，病死率位居恶性肿瘤致死第五位，约占癌症死亡总数的 10%。在我国，40~80 岁为直肠癌相对高发的年龄段，男性发病率高于女性，城市地区发病率高于农村地区。直肠癌根据解剖部位，以肿瘤距离肛缘为界限，可以分为低位直肠癌（距离肛缘 5 cm 以内）、中位直肠癌（距离肛缘 5~10 cm）、高位直肠癌（距离肛缘 10~15 cm）。其中，低位直肠癌是最常见的直肠肿瘤。直肠癌早期无明显的临床症状，或表现的症状不明显，仅伴有少量的便血及排便习惯改变等，多不易引起患者注意。这使该病的诊治具有很大的难度，延误诊断时有发生。一旦确诊直肠癌后，应根据临床分期选择治疗，目前手术是外科治疗直肠癌的最有效方式。外科根治性手术是直肠癌的首选治疗方式，切除病灶、实施肠造瘘术治疗，能明显改善肿瘤预后，延长患者生存时间。但该手术范围较大，对患者的全身干扰也较大，尤其是老年人及合并有其他系统或器官疾病者，术后发生合并症的机会相对较多，而且患者在术后由于排便方式改变及疼痛的影响，易产生各种不良情绪，因此需要加强患者术后护理干预。本案例总结 1 例直肠癌术后行乙状结肠造口术后患者的护理实践。

一、病例介绍

患者虞某，女性，汉族，已婚，64 岁，身高 160 cm，体重 60 kg，BMI 23.4 kg/m²，因便血及排便疼痛症状加重，伴排便时下腹部疼痛，门诊完善盆腔磁共振（magnetic resonance，MR）检查、胸腹盆增强 CT、活检病理等，确诊为低位直肠癌（直肠指检距离肛缘 3 cm），病理为腺癌，于 2022 年 3 月 19 日以直肠癌收住入院。既往高血压病史 1 年余，予缬沙坦 80 mg qd，自诉血压控制在 110~135/70~85 mmHg。10 余年前曾行胆囊切除术，子宫肌瘤史 30 余年，否认糖尿病、冠心病等其他慢性病病史，否认药物、食物过敏史。入院评估：T 36.6，P70 次/min，R 18 次/min，BP 138 / 86mmHg，Braden 评分 21 分，Barthel 评分 100 分，Morse 评分 10 分，NRS 评分 1 分，营养 NRS 2002 评分 2 分，Caprini 评分 3 分。术前空腹血糖 5.8 mmol/L，血红蛋白 102 g/L，白蛋白 35.1 g/L，前白蛋白 0.24 g/L，给予高蛋白饮食。完善相关术前准备（皮肤准备、饮食指导、肠道准备、造口定位），于 2022 年 3 月 21 日在全麻腹腔镜下行直肠癌根治术（Miles 术）。手术时间 185 min，术中出血量约 400 mL，输全血 300 mL、血浆 500 mL。术毕患者安返病房，神志清，经鼻导管吸氧 3 L/min，T 36.8 ℃，P 80 次/min，R 18 次/min，BP 121/79 mmHg，带入右颈内 CVC 1 根，外露 5 cm，在位，通畅；骶前引流管 1 根，引流出淡血性液体，量约 15 mL；腹腔引流管 1 根，引流出淡血性液体，量约 50 mL；导尿管 1 根，色清；左下腹有一乙状结肠造口，造口大小约 3 cm×4 cm×1.5 cm，造口黏膜红润，造口及造口周围皮肤完好，与周围皮肤缝线完整，已排气并排出黄褐色稀水样便。血糖 6.4 mmol/L，Braden 评分 16 分，Caprini 评分 7 分，Barthel 评分 55 分（中度依赖），NRS 评分 2 分，NRS 2002 评分 5 分，自拔管评分 8 分。术后第 2 d 血常规示：白细胞计数 12.4×10^9/L，血红蛋白 85 g/L，淋巴细胞计数 0.2×10^9/L，中性粒细胞计数 11.7×10^9/L，红细胞计数 3.08×10^{12}/L。生化电解质示：氯 108.7 mmol/L，白蛋白 28.1 g/L，C-反应蛋白 38.9 mg/L。凝血全套示：D-二聚体 1.67 μg/mL。予静脉镇痛泵超前镇痛、止血、抑酸、抗感染等对症治疗。术后第 1 d 予低分子肝素皮下注射抗凝，指导患者踝泵运动并协助其试下床活动。

 二、护理评估与诊断

（一）护理评估

1. 健康史和相关因素。

（1）一般情况，如患者的年龄、饮食习惯、营养状况、家族史等。

（2）既往史。了解患者既往健康状况，尤其是既往有无溃疡性结肠炎、结直肠息肉、结直肠腺瘤、克罗恩病（Crohn disease）、血吸虫病等。

（3）服药史。了解患者近期有无服用降压药、激素类药物，以及药物过敏史等。

（4）家族史。了解患者的直系亲属有无消化道肿瘤病史。

2. 身体状况。

评估患者的意识、体温、脉搏、呼吸、血压等情况，观察患者有无贫血的症状体征；评估患者有无腹泻、腹胀、腹痛、里急后重等直肠刺激症状，有无血便、黏液便或脓血便等粪便反常情况，有无尿频、尿痛、血尿等膀胱转移症状；评估患者的疼痛情况、营养状况、睡眠情况等；观察引流管是否通畅，引流液的颜色、性状、量等；观察伤口渗血、渗液等情况；评估造口及造口周围皮肤等情况。评估患者的影像学和实验室检查结果，以助判断病情及预后。

3. 心理和社会支持状况。

评估患者及其家属的心理状态、家庭经济情况及社会支持系统。

（二）护理诊断

直肠癌根治术后行乙状结肠造口术，手术范围广，创伤大，大量血液进入组织间隙，必须根据术中出血量、手术时间等，快速、准确、有效地对患者进行全面评估，根据评估结果积极采取相应的干预措施，根据病情变化进行动态评估。本案例提出了以下护理诊断。

1. 疼痛，与手术创伤有关。

术后早期疼痛主要与手术创伤有关。本案例中疼痛评分采用数字评分法，评估方法见本书第一章第六节"护理诊断"疼痛评估。患者术毕返回病房后 NRS 评分为 2 分，给予疼痛常规护理。

2. 营养失调，营养低于机体需要量，与术后机体消耗增加有关。

手术创伤、组织修复等导致机体分解代谢增强，机体消耗增加，患者术前及术后阶段性的卧床影响其消化吸收功能。患者术后 NRS 2002 评分 5 分，存在营养不良风险，且血红蛋白 85 g/L，白蛋白 28.1 g/L，存在中度贫血及低蛋白血症，因此急需进行营养支持。

3. 组织灌注不足，与手术导致隐性失血，引起有效循环血容量减少有关。

直肠癌根治术 Miles 手术范围广，创伤相对较大，术中出血较多，且大量血液进入组织间隙，易导致隐性失血。患者在术中已输全血 300 mL、血浆 500 mL，患者术后存在一定程度的血压下降，心率增快，有效循环血容量下降。

4. 自我形象紊乱，与直肠癌根治术、人工肛门有关。

行直肠癌根治术后，患者肛门被切除，乙状结肠造口术将乙状结肠近段移至左下腹壁，形成永久性人工肛门，患者排便方式及自我形象改变。

5. 焦虑，与恐惧癌症、手术及术后康复有关。

患者术后担心癌症复发及切口愈合，且需要戴着人工肛门生活，羞于见人，加之术后早期排便不能自控等因素，会产生焦虑等不良情绪。

6. 排尿异常，与留置导尿管有关。

在直肠癌根治术中，为防止误伤膀胱，需要留置导尿管保持膀胱空虚状态。术后因麻醉刺激及手术因素可能导致的盆壁副交感神经受损，以及术后盆腔结构改变造成的膀胱后倾等原因，患者急性尿潴留的发生率为 4.5%～41.0%。因此患者在术后需要继续留置一段时间导尿管。

7. 有皮肤完整性受损的危险，与躯体活动受限及人工肛门流出的肠液、粪便对周围皮肤的刺激有关。

术后患者会阴部有伤口，活动可能会引起切口疼痛，加之患者术后活动无耐力等，易使局部皮肤长时间受压形成压疮。肠液、粪便中含有的一定量的消化酶，会对造口及周围的皮肤形成一定的刺激。

8. 知识缺乏，患者缺乏术后相关知识。

患者在术后改由人工肛门排便，人工肛门护理及康复锻炼对患者的预后及尽早回归社会有至关重要的影响。本例患者对人工肛门相关护理知识不甚了解，需要护理人员做好相关指导。

9. 有潜在并发症：切口感染、下肢深静脉血栓形成、跌倒坠床、压力性损伤等。

直肠癌根治术后行乙状结肠造口术，手术范围广、时间长、术中出血量多，加之消化道中有大量细菌，即使在严格的无菌操作下，也易发生感染，切口感染的主要病原菌为大肠埃希菌和金黄色葡萄球菌，术后须积极进行护理干预。

下肢深静脉血栓是大肠癌手术以后常见的并发症。导致该疾病发生的主要原因有：术前禁食、禁饮，进行胃肠道准备工作，导致患者的血液黏稠度增加；术后对患者进行干预，使患者活动量减少，以及其他多种因素综合导致患者的血流迟缓；为患者进行高渗液或刺激性药物静脉输注，对患者的血管内膜结构完整性造成了一定的损害。使用 Caprini 血栓评估表评估患者下肢深静脉血栓形成风险：0～1 分为低危，尽早活动，物理预防；2 分为中危，药物预防或物理预防；3～4 分为高危，药物预防和物理预防；≥

5 分为极高危，药物预防和物理预防。术后患者 Caprini 评分 7 分，风险评估为极高危，需要进行综合预防。使用 Barthel 量表评估患者自理能力：100 分为无需依赖；61~99 分属于轻度需要依赖；41~60 分属于中度依赖；≤40 分属于重度依赖。患者自理能力评分为 0 分，属于重度依赖，全部日常生活都需要他人照护。

 ## 三、护理措施

（一）有效镇痛

术后早期疼痛与手术创伤有关，患者术毕返回病房后 NRS 评分为 2 分，向患者解释疼痛原因，给予心理护理，予静脉镇痛泵持续给药，协助患者取左右侧卧位休息，以减少肛周切口张力。指导家属协助分散患者注意力，保持病室环境安静舒适。每天对患者进行疼痛评估，根据 NRS 评分及疼痛原因进行相应处理，必要时遵医嘱使用药物止痛。

（二）营养支持

患者术前长期便血，加之手术创伤、组织修复使得患者机体的代谢、激素水平发生变化，机体内的蛋白质被大量分解消耗，破坏了负氮平衡，机体的免疫系统遭到破坏，患者出现感染及并发症的可能性大大增加，因此营养管理至关重要。患者术前 NRS 2002 评分 2 分，指导患者高蛋白饮食，口服肠内营养粉。患者术后 NRS 2002 评分 5 分，血红蛋白 85 g/L，白蛋白 31.2 g/L，患者有营养不良风险，予静脉滴注人血清白蛋白，病情允许后继续口服肠内营养粉，指导患者进食红枣、鸡蛋、鱼、虾、猪肝等富含铁的食物。

（三）改善循环灌注

对患者进行液体治疗，补充血容量，恢复有效循环血容量。严密观察患者的生命体征变化，观察并记录引流液的颜色、性状、量，引流管是否通畅等，观察伤口渗血、渗液情况等。

（四）正确认识自我形象

将患者与同病种其他患者安置在一个病房，以便患者之间互相交流沟通，增加形象认同感。鼓励患者表达自己的想法或看法，从中正确评估引起患者形象紊乱的原因。鼓励患者家属多与患者沟通，给予足够的支持，以增强患者的自信心。鼓励患者尽早自己动手，学习造瘘口的护理方法，促进其心理康复，提升重返社会的信心，尽快回归正常的生活和工作。

（五）消除焦虑等不良情绪

向患者介绍相关的疾病知识，详细解答患者提出的问题，尽量满足患者的要求，帮助其消除紧张焦虑情绪。告知患者手术成功的病例，以增强患者的安全感、信任感和治疗信心。正确评估引起患者焦虑的原因，将自我调节情绪的方法教给患者，如散步、与人交谈、读书、听音乐等。嘱家属多陪伴并给予心理支持。

（六）尽早拔除尿管，预防尿路感染

术前指导患者练习床上大小便。导尿及更换引流袋时注意无菌操作，妥善固定导尿管，保证有效引流。每日给予 2 次会阴护理。观察尿液的颜色、性状、量的变化。术后

第 48 h 开始间断夹闭导尿管，定时开放，训练膀胱功能。可进食时告知患者多饮水，以预防尿路感染。病情允许时尽早拔除尿管。

（七）保持皮肤清洁完整，尽早下床活动

保持床单元清洁、干燥，随时更换被污染的衣物、被服。定时协助患者翻身，按摩受压的肢体与皮肤，避免拖拉患者。定时清洗更换造口袋，加强造口处的皮肤护理。鼓励患者早期下床活动，建议术后第 1 d 即鼓励患者在陪护下下床活动，并注意防止跌倒。

（八）教会患者造口的自我护理技术，以及选择适当饮食调节大便的方法

1. 正确更换造口袋。

根据患者情况及造口情况选择适宜的造口袋。清洁造口及其周围皮肤，待其干燥后使用造口护肤粉、皮肤保护剂，防止局部炎症、糜烂；同时观察造口血运、功能、排泄物，周围皮肤是否完整，有无并发症。除去造口底盘外的粘纸，对准造口根部粘贴造口底盘，扣合造口袋，封闭造口排放口。

2. 造口袋的排放。

当排泄物充满肛门袋的 1/3 时，及时排放更换。

3. 造口的护理。

（1）造口的护理及观察。及时清洁造口分泌物、渗液，保护造口周围皮肤；及时更换敷料，避免感染。观察造口肠黏膜的色泽，造口肠段有无回缩、出血或坏死等。

（2）避免造口狭窄。术后瘢痕挛缩可引起造口狭窄，应观察患者是否出现腹痛、腹胀、恶心、呕吐，停止排气、排便等肠梗阻症状。为避免造口狭窄，造口拆线、愈合后，可定期扩肛，以松弛肛周肌肉，保持通畅（如果没有发生造口皮肤黏膜分离，造口坏死，一般不会发生造口狭窄，不需要扩肛）。扩肛的具体方法：戴手套用示指伸入肛门内 4~5 cm，每次 1~2 min，每日 1 次。插入手指时，切勿粗暴或过深，防止肠穿孔。扩肛时，可嘱患者张口呵气，防止增加腹压。

（3）预防腹泻便秘。术后观察患者排便情况。协助患者进食高蛋白、低脂肪食物，饮食开始时要稀淡、易消化，逐渐增加含纤维素和维生素多的蔬菜，最后过渡至正常饮食。注意饮食卫生，防止引起腹泻。如果大便干结，嘱患者多活动、多饮水，可进食蜂蜜，必要时用肠道缓泻剂，保持排便通畅。

（4）预防肠粘连。协助患者取半卧位，床头抬高 30°~45°，床尾抬高 10°~20°，术后当天鼓励患者在床上多翻身、活动四肢。在病情允许的情况下，术后第一个 24 h 协助患者取床边坐位，第二个 24 h 下床活动，以促进肠蠕动的恢复，减轻腹胀，避免肠粘连。活动时注意保护伤口，避免牵拉。

（九）预防并发症

直肠癌术后患者在各种因素的影响下易发生切口感染，为积极预防感染的发生，应每日监测患者的体温变化；保持伤口敷料干燥，观察切口愈合情况，换药时严格无菌操作；做好造口的护理，避免流出的肠液、粪便污染腹部切口；遵医嘱予以抗炎、营养治疗。

大手术后静脉血栓栓塞症的发生率较高，该病症是患者围手术期死亡的主要原因之一。静脉血栓栓塞症主要包含深静脉血栓的形成和肺动脉血栓栓塞症。深静脉血栓的形成以下肢多见，表现为患肢有不同程度的肿胀、疼痛和沉重感，皮肤温度升高，活动后症状可加重，有时伴有发热、心率加快等症状，双下肢相应平面的周径相差 0.5 cm 以上。深静脉血栓的预防方法主要包括基本预防、物理预防和药物预防。基本预防包括抬高患肢、早期活动、多饮水、戒烟、戒酒、控糖、控脂等；物理预防常使用足底静脉泵、间歇充气加压装置及梯度压力弹力袜等；药物预防常使用低分子肝素。根据患者的血栓危险因素评估结果，给予相应的预防措施。患者术后 Caprini 评分 7 分，风险评估为极高危，预防措施为术后第 1 d 开始使用低分子肝素钠皮下注射；协助患者尽早下床活动，卧床时勤协助患者更换体位，术后应适当将床头抬高 30°~45°；对患者的舒适系数进行评估，并根据患者需求做适当的调整。指导患者踝泵运动，每天最少 200 组；指导患者家属在各个时期协助患者进行活动，并对患者的双下肢腓肠肌和双目鱼肌进行按摩，按摩时长维持在 20~25 min，每日 1 次，以促进下肢的血液循环。

患者术后跌倒风险增加，自理能力下降，应向患者及其家属告知存在的风险并强调跌倒的危害，拉起双侧床档。患者活动时应有家属看护与协助。

四、护理技术

（一）造口定位护理技术

1. 目的。

（1）便于自我护理。

（2）便于造口产品的使用。

（3）预防并发症的发生。

（4）尊重患者的生活习惯。

（5）避免术中定位存在不足。

2. 操作前准备。

（1）评估患者并解释。

① 评估患者的病情、年龄、职业、文化程度、精神状态、听力、视力、手的灵活性、经济情况、自我照顾能力及宗教信仰等。

② 观察患者腹部皮肤情况，如有无皮炎、皱褶、凹陷，以及骨突位置、手术疤痕等。

③ 了解患者及其家属对造口的认知程度及心理反应。

④ 向患者及其家属解释造口定位的目的、方法、注意事项及配合要点。

（2）患者准备。

① 了解造口定位的目的、方法、注意事项及配合要点。

② 定位前洗澡并排空膀胱，取舒适卧位。

③ 保持情绪稳定。

（3）护士准备。衣帽整洁，修剪指甲，洗手，戴口罩。

（4）用物准备。准备棉球、造口袋、油漆笔、液体敷料、乙醇棉片、圆规。

（5）环境准备。环境清洁、舒适、隐蔽、暖和，光线充足。

3. 操作步骤。

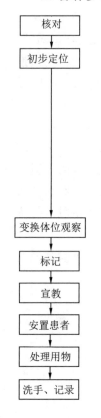

◆ 核对医嘱，携用物至患者床旁，核对患者的床号、姓名。

◆ （1）患者去枕取平卧位，双手放于枕后，暴露腹部皮肤，嘱患者放松，观察腹部皮肤及轮廓。

（2）确定髂前上棘位置。

（3）确定腹直肌位置：操作者站在患者拟造口侧，手掌合拢，放于患者脐下腹直线处，嘱患者逐渐抬头，注视脚尖。同时手指向外滑动，此时摸到1条纵向收缩的肌肉，即为腹直肌。

（4）测定腹直肌的宽度，把肠造口初步定位在腹直肌上，在选定的位置上用记号笔做记号。

◆ 分别观察患者平卧位、坐位、站位、弯腰及下蹲等姿势时定位的位置。

◆ 选择合适的圆形画造口位置，液体敷料喷涂标记。

◆ 嘱患者勿擦拭标识。

◆ 协助患者取舒适体位，整理床单元。

4. 注意事项。

（1）造口位置为脐与髂前上棘连线中上 1/3 交界处腹直肌内，或脐、髂前上棘耻骨联合三点形成的三角形的三条中线相交点。

（2）横结肠造口宜定位于上腹部以脐和肋缘分别做水平线的两线之间，且偏开腹中线 5~7 cm。

（3）回肠、升结肠造口及泌尿造口定位在右下腹；降结肠、乙状结肠造口定位在左下腹；横结肠造口定位在右或左上腹。

（4）造口应避开有皱褶、皮炎、瘢痕、骨骼凸出处，手术计划的切口处，女性患者乳房水平、脐部及习惯系腰带的位置。

（5）造口部位应确保有足够平坦的地方，并以患者能看清造口部位为原则。

（6）造口位置的选择可尽可能考虑患者日常穿着习惯，但是应以保证造口功能为前提。

（7）造口定位应使用防水笔做标记，并使用透明膜保护，以防止患者沐浴时将记号洗掉。

（8）宜用手术记号笔画实心圆标记造口位置。

（9）修改定位前须用乙醇棉片清除旧标记。

（10）造口袋底盘与造口黏膜之间保持适当空隙（1~2 mm）。

（11）BMI$\geq$30 kg/m^2 者，造口位置宜定在腹部隆起的最高处。

（12）计划行两个以上造口手术者，定位不宜在同一条水平线上，造口之间应相距5~7 cm。

（13）造口定位以患者取半坐卧位、坐位、弯腰、站立等不同体位时能看到造口为宜。

（14）造口应与手术方案协调一致，就近拖出肠管造口，并且造口应与切口保持一定距离，避免污染切口。

（15）造口应便于护理和生活。

① 造口患者自己能看到造口，便于自己护理造口。

② 造口周围皮肤应有足够的平整范围，便于造口用品的使用。

③ 造口位置应隐蔽，不影响康复后的衣着。

④ 造口袋不妨碍系腰带。

（二）造口护理技术

1. 目的。

（1）收集患者的排泄物，观察其性状、颜色、量。

（2）清洁造口及其周围皮肤，减轻异味，增进患者舒适感。

（3）观察造口黏膜及其周围皮肤，及时发现并处理造口并发症。

（4）帮助患者掌握正确的造口护理方法。

2. 操作前准备。

（1）评估患者并解释。

① 评估患者的年龄、病情、意识、治疗、双上肢肌力及合作程度。

② 询问、了解患者对护理造口方法和知识的掌握程度。

③ 评估患者造口的位置、类型、颜色、大小、形状及功能状况。

④ 评估患者的心理接受程度及自理程度，以决定护理的方式。

⑤ 评估患者排泄物的颜色、性状、气味等。

⑥ 向患者及其家属解释造口护理的目的、方法、注意事项及配合要点。

（2）患者准备。

① 了解造口护理的目的、方法、注意事项及配合要点。

② 情绪稳定，愿意配合。

③ 按需协助患者小便。

（3）护士准备。衣帽整洁，修剪指甲，洗手，戴口罩。

（4）用物准备。准备造口袋及附件产品、剪刀、造口测量尺、笔、纸巾、温水等，必要时备屏风、氧化锌软膏。

（5）环境准备。光线充足，环境安静、温暖。

3. 操作步骤。

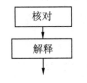

◆ 携用物至患者床旁，核对患者的床号、姓名。

◆ 向患者及其家属讲解换袋的目的及过程，协助患者取平卧位（一般为平卧位或坐位）。

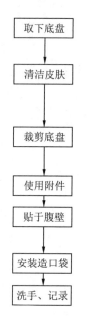

取下底盘	◆ 由上而下轻柔揭除底盘（建议使用黏胶祛除剂），动作不宜过快，以免拉伤患者皮肤。
清洁皮肤	◆ 先用柔软纸巾初步清洁；再用湿巾清洁造口及造口周围皮肤，顺序应从外向内；最后用干纸巾彻底擦干造口及周围皮肤。注意观察造口黏膜及周围皮肤情况。
裁剪底盘	◆ 用造口测量尺测出造口的大小和形状，并在底盘上用笔圈好，按造口大小裁剪造口袋底盘，直径大于造口根部 1~2 mm。
使用附件	◆ 根据造口周围皮肤情况使用造口粉、无痛保护膜、防漏膏等附件产品。
贴于腹壁	◆ 撕去贴纸，根据造口位置由下而上粘贴，轻压内侧，再由内向外侧加压，将造口袋贴于腹壁皮肤上。
安装造口袋	◆ 将造口袋由腹部伤口向外扣合在底盘上，并关闭造口袋底部的夹子。
洗手、记录	◆ 整理床单元，协助患者取舒适卧位，洗手、记录。

4. 注意事项。

（1）造口护理用品的选择。

① 手术早期宜选择透明、无碳片开口袋，康复期可选择不透明造口袋。

② 排泄物稀薄宜选开口造口袋，排泄物稠宜选开口造口袋或闭口造口袋。

③ 视力障碍者宜选透明造口袋，手灵活性差者宜选预开口造口袋。

④ 腹部平坦或膨隆者宜选平面底盘，造口回缩者宜选凸面底盘加腰带。

（2）在护理过程中注意向患者详细讲解操作步骤。

（3）更换造口袋时应当防止袋内容物排出污染伤口。

（4）撕离造口袋时注意保护皮肤，防止皮肤损伤。

（5）注意造口与伤口距离，保护伤口，防止污染伤口。

（6）贴造口袋前一定要保证造口周围皮肤干燥。

（7）造口袋裁剪时要与实际造口方向相反，不规则造口要注意裁剪方向。

（8）当造口袋内 1/3~1/2 满时，宜排放造口袋内排泄物。

（9）当造口底盘发白或卷边时，宜尽快更换，且宜在清晨空腹时进行。

（10）结肠灌洗注意事项：乙状结肠造口和降结肠造口患者可每日或隔日进行结肠造口灌洗。若连续发生两次灌洗间隔有排便现象，则宜调整灌洗液量或不再进行灌洗。

（11）当造口有并发症时应正确选用附件产品。

 五、案例总结

直肠癌属于常见的恶性肿瘤，临床将结肠癌和直肠癌统称为大肠癌。该病症的主要发病部位为直肠和结肠交界部位，发病后患者会有腹痛、血便症状。随着病情的进展，患者会出现消瘦、贫血等全身症状。该疾病的发病原因比较复杂，饮食结构的改变和生活方式的改变等因素易导致大肠癌。大肠癌的发生也可能和环境因素存在关联。腹会阴联合直肠癌根治术是直肠癌的常用治疗方式，但术后切除肛门，通过乙状结肠造口形成人工肛门，患者术后因排便方式及自我形象改变，易产生焦虑等不良情绪，不利于患者早日康复，因此我们在护理过程中应及时给予心理干预，帮助患者树立生活的信心，找回自信，早日回归正常生活。

直肠癌术后影响患者早期活动与康复训练的因素有日常生活习惯、疼痛、营养状况、留置管道、合并疾病等，本例患者行直肠癌根治术后行乙状结肠造口术，手术范围广、时间长、术中出血多，加之术后营养消耗增多等，会导致患者营养低于机体需要量，抵抗力下降，易发生切口感染、深静脉血栓等一系列并发症，直肠手术易影响患者盆底功能，需要加强提臀缩肛训练，所以术后及时给予综合性、系统化护理干预及康复指导尤为重要。有研究表明，术后早期活动有助于减少肺部并发症及胰岛素抵抗，预防心血管事件发生，促进器官功能恢复。因此，术后在给予患者积极护理干预的同时，还应注意指导患者早期下床活动并积极进行康复训练。

（程孝惠 陆艳）

第五节 胃癌姑息治疗患者的护理

胃癌是一种全球性疾病，据全球最新癌症负担数据，胃癌的发病率居恶性肿瘤第五位，年龄标化发病率（age-standardized incidence rate，ASIR）分别为男性 15.8/10 万、女性 7.0/10 万；死亡率居第四位，总体死亡率为 7.7/10 万。近 5 年全球胃癌平均年发病例数为 180.6 万例，其中亚洲 139.7 万例（占 77.4%），我国 68.9 万例（占 38.2%）。我国 2020 年胃癌发病率居恶性肿瘤第三位，新增 47.9 万例，ASIR 分别为男性 29.5/10 万、女性 12.3/10 万；死亡率居恶性肿瘤第三位，死亡 37.4 万例，死亡率为 15.9/10 万。有资料记载，其 5 年相对生存期约为 20%。胃癌严重威胁人类身心健康。

胃癌是源于胃黏膜上皮细胞的一种恶性肿瘤，可发生于胃的任何部位，以胃腺癌为主。早期胃癌患者中多数无明显症状，少数有恶心、呕吐或类似溃疡病的上消化道症状。疼痛与体重减轻是进展期胃癌最常见的临床症状。患者常有较为明确的上消化道症状，如上腹不适、进食后饱胀，随着病情的进展，上腹疼痛加重、食欲下降、乏力。目前手术依然是其主要治疗方案。患者术前进行各项准备，以减少手术风险，术后存在疼痛、舒适度降低、活动量减少等护理问题，以及发生出血、吻合口瘘、胃排空障碍、吻合口梗阻、倾倒综合征、营养不良等手术相关并发症的可能。本案例总结 1 例胃癌姑息治疗患者的护理实践。

 ### 一、病例介绍

患者张某，男性，45 岁，销售人员，汉族，已婚，因上腹部饱胀不适感 5 年余、上腹痛 2 年余、加重伴厌食 3 个月余来院就诊。门诊完善相关检查，胃镜示胃体占位性病变，病理示低分化腺癌。患者于 2021 年 10 月 20 日拟胃癌、重度营养不良被收入院。患者长期饮食不规律，吸烟史 20 年，酗酒史 15 年，5 年前开始出现上腹部饱胀不适感，未予重视，2 年前出现上腹部疼痛，无明显规律，与进食无关，主要位于左上腹，不规律口服奥美拉唑治疗。3 个月前上腹部疼痛加重伴厌食，自发病以来体重下降 32 kg。既往否认高血压、肾病病史，否认肝炎、结核等传染病病史，无外伤、手术史，无输血史，否认药物、食物过敏史。入院评估：T 36.5 ℃，P 70 次/min，R 16 次/min，BP 105/ 61 mmHg，神志清，精神差，消瘦貌，身高 187 cm，体重 53 kg，BMI 15.16 kg/m²，舟状腹，腹部体征阴性。NRS 2002 评分 5 分，Braden 评分 19 分，Barthel 评分 90 分，Morse 评分 0 分，NRS 评分 3 分，Caprini 评分 2 分。门诊检查：总蛋白 46.5 g/L，白蛋白 23.4 g/L，前白蛋白 0.24 g/L，血红蛋白 76 g/L。电解质：钠 130.0 mmol/L，氯 89.4 mmol/L，钾 3.8 mmol/L，肾功能肌酐 88 μmol/L，尿素 8.70 mmol/L。采用肠内营养辅以静脉高营养治疗。2022 年 10 月 21 日行床旁盲插鼻空肠管置入术，第 1 d 给予能全力 1 000 mL/d 鼻饲，5 d 后增加至 1 500 mL/d。患者除前 3 d 稍有腹胀感外，无明显腹痛、腹泻等不良反应。营养支持治疗 12 d 后，患者要求出院，遵医嘱每日鼻饲瑞能 1 000 mL，辅以流质。2022 年 12 月 13 日患者再次入院，精神较前明显好转，体重升至 65 kg，继续予以肠内营养（增至 1 500 mL/d），同时辅以静脉营养支持治疗。拟于 2022 年 12 月 15 日完善相关检查后行手术治疗。

 二、护理评估与诊断

（一）护理评估

1. 健康史和相关因素。

（1）一般情况，如患者的年龄、身高、体重、饮食习惯，有无酗酒、抽烟史等。

（2）既往史。了解患者既往健康状况，尤其是既往有无溃疡病史和某些胃癌前期疾病史，家族中有无消化性溃疡、胃癌史等。

（3）服药史。了解患者近期有无服用激素类药物、抗凝药物，以及药物过敏史等。

2. 身体状况。

评估患者的意识、体温、脉搏、呼吸、血压等情况；观察患者有无上腹或胸骨后疼痛、嗳气、反酸、食欲不振，有无呕吐、呕血和黑便，有无消瘦和体重下降等；有无面色苍白、衰弱、恶病质的表现；评估患者的疼痛情况、营养状况、睡眠情况等；观察患者空肠管是否在位、通畅，大便的颜色、性状、量等；评估患者的 BMI、自理能力、压疮风险等；评估患者对手术的耐受力，如营养状态、重要脏器功能，有无并发症及纠正情况；评估患者的影像学、病理学和实验室检查结果，以助判断病情及预后。

3. 心理和社会支持状况。

了解患者及其家属对疾病和手术的认知程度，评估患者及其家属的配合程度，心理状态、家庭经济情况及社会支持系统。

（二）护理诊断

胃癌是消化系统常见恶性肿瘤，目前临床治疗胃癌以手术治疗为主。在治疗之前应先对各种影响胃癌患者预后的因素进行风险评估，进而制订最佳的治疗方案，以实现治疗效果的最优化。

本案例提出了以下护理诊断。

1. 营养失调，营养低于机体需要量，与胃功能降低、肿瘤有关。

胃癌患者由于消化道梗阻、胃排空延迟、消化吸收障碍等因素，有较大可能存在营养风险或营养不良。对于早期和中期消化道肿瘤患者，存在营养风险的比例为 61.7%，营养不良的发生率为 10.0% ~ 12.3%。研究报道，营养不良是影响胃癌患者预后的独立危险因素，40% 的胃癌患者死于营养不良，而非癌症本身或抗肿瘤治疗。因此，胃癌手术患者应在入院时记录体重变化、BMI 和人血清白蛋白，常规进行营养风险筛查和营养评估。目前营养评估临床常用的有 BMI 及营养风险筛查评估表 NRS 2002。《中华医学会胃癌临床诊疗指南（2021 版）》推荐对下列患者进行 7 ~ 14 d 的术前营养干预：① 近6 个月内体重下降>10%者；② 人血清白蛋白<30 g/L 者；③ NRS 2002 评分>5 分者，或患者参与的主观全面评定（patient-generated subjective global assessment，PG-SGA）评级为 C 级者；④ BMI<18.5 kg/m² 者。本例患者初次入院时 BMI 为 15.16 kg/cm²，NRS 2002 评分 5 分，舟状腹，血红蛋白 76 g/L，白蛋白 23.4 g/L 等，均表明患者存在严重营养不良，为获得最佳预后，必须先进行营养支持。

2. 疼痛，与癌细胞浸润有关。

癌变直接损伤黏膜或分泌一些炎性因子，癌肿侵犯神经，癌肿较大牵拉黏膜等均可引起疼痛。本案例中的疼痛评分采用数字评分法（NRS），评估方法见本书第一章第六节 "护理诊断" 疼痛评估。患者入院时 NRS 评分 3 分，需要进一步处理。

3. 恐惧，与得知癌症诊断结果有关。

在我国，胃癌是常见恶性肿瘤，严重威胁着国民健康。胃癌的发病率和死亡率在我国恶性肿瘤中均居高位，胃癌患者由于缺乏对疾病及预后的正确认识，往往会产生恐惧心理。

4. 有潜在并发症：感染、幽门和贲门的梗阻、消化道出血、窒息等。

癌症消耗使得机体的代谢、激素水平发生变化，机体内的蛋白质被大量分解消耗，破坏了负氮平衡，机体的免疫系统遭到破坏，患者出现感染及并发症的可能性大大增加。如果胃癌发生在幽门或贲门，若癌组织不断增大，可能会导致梗阻；若癌细胞侵犯了胃黏膜或胃壁血管，可能会导致呕血、黑便等消化道出血现象。

5. 知识缺乏，患者缺乏疾病相关知识和鼻空肠管使用与维护相关知识，以及肠内营养相关知识。

患者缺乏疾病相关知识，早期有饱胀不适感及上腹痛时均未予以重视，直至上腹痛加重及厌食 3 个月才来就诊，然而这时已是疾病晚期。在胃癌的长期消耗下，患者营养状态极差，住院后采取鼻空肠管改善体质。

 三、护理措施

（一）营养支持

营养支持途径包括肠内营养和肠外营养，《胃癌患者营养治疗指南》推荐五阶梯营养干预法：第一阶梯，饮食+营养教育；第二阶梯，饮食+口服肠内营养；第三阶梯，完全肠内营养（口服/鼻饲）；第四阶梯，部分肠内营养+部分肠外营养；第五阶梯，完全肠外营养。只要肠道有功能就应首选肠内营养已成为营养治疗共识，与肠外营养相比，肠内营养更加符合人体的生理特点，营养吸收率更高，而且也有助于保护胃肠道黏膜的屏障功能。

患者入院后给予肠内营养，行床旁盲插鼻空肠管置入术，术后第 1 d 予能全力 1 000 mL 以 40 mL/h 鼻饲，术后第 3 d 以 60 mL/h 鼻饲，术后第 5 d 予能全力 1 500 mL 鼻饲，并辅以流食；遵医嘱给予白蛋白等肠外营养治疗。

（二）有效止痛

观察疼痛的特点。注意评估疼痛的性质、部位，是否伴有严重的恶心、呕吐、吞咽困难、呕血及黑便等情况。如出现剧烈腹痛和腹膜刺激征，应考虑穿孔的可能。

遵医嘱给予解痉镇痛药物。半小时后复评，NRS 评分 1 分。之后每天定时对患者进行疼痛评估，根据 NRS 评分及疼痛原因进行相应处理。

（三）缓解患者恐惧情绪，帮助其树立战胜疾病的信心

入院当日医务人员热情接待患者，帮助患者尽快适应新的环境；与患者交谈，安慰鼓励患者，耐心解答患者疑问；安排同种疾病患者同病室，互相交流经验，帮助其树立战胜疾病的信心。鼓励患者诉说内心的真实想法，引导其相信医学。经常列举既往手术治疗成功的案例，以增强患者康复的信心，最大限度减轻患者内心的焦虑与恐惧。

（四）预防并发症

通过肠内营养辅以静脉高营养治疗改善患者营养状态，使者增强体质，增加抵抗力。患者每日温盐水漱口，保持口腔清洁，预防感染。病情允许时尽早行胃癌根治术，以防癌组织阻塞幽门、贲门。观察患者有无黑便、呕血等消化道出血现象，若有恶心不适，协助患者将头偏向一侧，以防呕吐物误吸引起窒息。鼻饲肠内营养液时循序渐进，注意把握温度、速度、浓度及量；鼻饲后，患者可取半卧位半小时或抬高床头 30°～45°，以防误吸。

（五）向患者普及疾病及肠内营养相关知识

通过微信公众号、彩页、宣传手册、视频、微信群、现场讲解等多种方式向患者进行宣教，内容有胃癌治疗方案及预后、营养支持方法及其重要性、鼻空肠营养管的正确使用与维护，鼻饲食物的选择与配置等。指导患者适量运动，增强体质，保持心情舒畅。

四、护理技术

（一）床旁盲插鼻空肠管置入术

1. 目的。

建立肠内营养通道。

2. 操作前准备。

（1）评估患者并解释。

① 评估患者的年龄、病情、意识、治疗、鼻腔情况、心理状态及合作程度。

② 向患者及其家属解释床旁盲插鼻空肠管的目的、方法、注意事项及配合要点。

（2）患者准备。

① 了解床旁盲插鼻空肠管的目的、方法、注意事项及配合要点。

② 插管前禁食 6 h。

③ 体位舒适（坐位或半卧位），情绪稳定。

④ 清洁鼻腔，必要时先吸痰。

（3）护士准备。衣帽整洁，修剪指甲，洗手，戴口罩。

（4）用物准备。准备鼻肠管，胃复安，无菌手套，5 mL、20 mL 无菌注射器；NS 500 mL/温水，石蜡油棉球，听诊器，pH 试纸，导管固定贴等。

（5）环境准备。室温适宜，光线充足，环境安静。

3. 操作步骤。

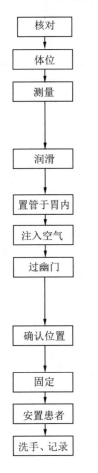

◆ 携用物至患者床旁，并核对患者的身份。

◆ 协助患者取半卧位，铺治疗巾于患者颌下。

◆ 用皮尺测量插入胃内所需管道长度，由耳垂至鼻尖再至剑突或前额发际至剑突，在与管道末端同样距离处做 1 个记号，另外在记号外 25 cm 和 50 cm 处各做 1 个记号。

◆ 戴手套，打开鼻肠管包装，固定导丝。倒入 250 mL 温水，浸泡鼻肠管，抽取 20 mL 温水注入管腔润滑内壁。

◆ 置管于胃内，采取回抽胃液、听诊等方法确认其在胃内。

◆ 向胃内注入 5~10 mL/kg 空气，5 min 后协助患者取右侧卧位。

◆ 缓慢进管，在距鼻孔 4~6 cm 处持鼻肠管，保持轻柔的推进力，以不使着力点至鼻孔一段管体明显弯曲为度，随着患者的每次呼吸，边缓慢旋转鼻肠管边分次进管（每次进管 2~4 cm，旋转 45°），直至插至 95~110 cm 处。

◆ 抽取肠液，测肠液 pH（若肠液 pH>8，则鼻肠管末端在幽门后，十二指肠或空肠内），腹部 X 线片判断鼻肠管末端位置是否在肠内。

◆ 回撤导丝，鼻贴固定，贴好标识。

◆ 向患者及其家属宣教，整理床单元。

◆ 分类处理用物，洗手，记录。

4. 注意事项。

（1）禁忌证：禁止管饲营养的患者；小肠运动障碍，小肠吸收不良（麻痹性肠梗阻、机械性肠梗阻）者；急腹症者。

（2）随着患者的呼吸缓慢进管，通常置入管道超过 75 cm 后，可有一种突破感，此为过幽门，可继续轻柔置入。

（3）如遇导丝回弹大，则向后慢速回撤，每次 5 cm，直到感觉导丝能够在管道内自由移动。

（4）正常如遇阻力明显增加，不应盲目用力置管。

（5）若置管困难，可辅助使用注水、注气等方法。

（6）气管插管、气管切开置管前可放松气囊再置管。

（7）导管定位方法：腹部平片是确定导管位置的"金标准"。

（二）肠内营养护理技术（鼻饲泵）

1. 目的。

（1）准确、匀速输注肠内营养液。

（2）补充营养，供给热量。

2. 操作前准备。

（1）评估患者并解释。

① 评估患者进食情况及胃残留量，有无腹胀、腹痛、腹泻等不适主诉。

② 评估置管局部皮肤黏膜、胶布固定、类型（胃管或空肠管）、刻度及通畅度。

③ 评估患者当日进食营养液的种类及总量。

④ 解释操作的目的、注意事项。

（2）患者准备。

① 了解使用鼻饲泵的目的、方法、注意事项及配合要点。

② 病情许可取半卧位，或按专科疾病要求。

③ 体位舒适，情绪稳定。

（3）护士准备。衣帽整洁，修剪指甲，洗手，戴口罩。

（4）用物准备。准备一次性灌注器、鼻饲泵、鼻饲泵管、营养液、加温器、非静脉用药标识，必要时备剪刀。

（5）环境准备。室温适宜，光线充足，环境安静。

3. 操作步骤。

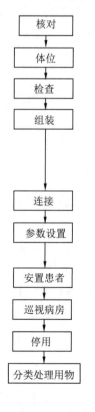

◆ 携带用物至床旁，核对患者的身份。

◆ 协助患者取坐位或半卧位，或按专科疾病要求。

◆ 检查鼻饲管是否在胃内，连接注射器在胃管末端进行抽吸，抽出胃液。

◆ （1）在输液架上安装好鼻饲泵，连接好电源，打开电源开关。
（2）将鼻饲液悬挂在输液架上，正确安装泵管并按常规进行排气（自动+手动），粘贴非静脉用药标识，连接加温器。
（3）将莫非氏滴管卡于小槽内、软管绕在齿轮上。

◆ 确认鼻饲管在位后，注入温开水 20～30 mL 冲管，连接泵管。

◆ （1）参数：依次设置输注总量、速度、温度（38～40 ℃）。
（2）泵管调节器调至最大，按"开始"键开始运行。

◆ 安置患者于舒适卧位，整理用物，交代注意事项。

◆ 洗手，必要时记录，每小时巡视仪器是否正常运行，观察鼻饲液余量。

◆ 按"停止"键关机，鼻饲管内注入温开水 20～30 mL，将管口小盖盖好，鼻饲管妥善固定。

4. 注意事项。

（1）每次喂养前均需要确认导管在位并评估胃残留量。

（2）从低浓度、慢速度、小剂量开始，喂养速度可设置为 20～40 mL/h。如患者无不适，可每 12～24 h 增加 250 mL，最大速度可设为 100～125 mL/h。

（3）初始行肠内营养，每 4～6 h 进行 1 次胃残留量评估。若残留量为 250～500 mL，予减慢输注速度，遵医嘱使用胃动力药，2 h 后重新评估。若残留量大于 500 mL，则暂停鼻饲。

（4）患者每天所需能量按标准体重计算，一般患者为 20～30 kcal/（kg·d），危重患者为 30～40 kcal/（kg·d）。

（5）鼻饲泵管排气时莫非氏滴管液面以 1/3 为宜。

（6）如无禁忌，卧床患者抬高床头 30°～45°，鼻饲完成后保持原卧位 20～30 min。

（7）营养液温度不宜超过 40 ℃，一般以滴在手腕上不烫为宜，以使患者感觉舒适。

（8）营养液现配现用，避免污染、变质，24 h 内用完。调配和盛放营养液的容器要保持清洁。

（9）按照制剂说明书配置标准浓度的营养液，若出现肠内营养不耐受，可通过稀释营养液或减速输注改善症状。

（10）肠内营养期间要关注患者有无腹胀、腹泻、恶心、呕吐、食欲不振等并发症的发生。

（11）肠内营养的禁忌证：严重感染、衰竭和休克等，术后消化道麻痹所致肠功能障碍，完全性器质性肠梗阻，活动性消化道出血，高流量小肠瘘，严重腹泻和极度吸收不良，严重腹腔内感染。

五、案例总结

当前，我国民众的饮食习惯发生骤然变化，在此背景之下，胃癌的发生率呈现出逐年上升的态势，且有年轻化的态势。尤其是销售、公关等特殊职业人群，由于长期酗酒、抽烟、暴饮暴食等，胃肠道的患病风险大大增加。胃癌晚期患者普遍存在营养不良，白蛋白水平、BMI 是其常用监测指标。

胃癌是一种发病率高但治愈率极低的恶性肿瘤，严重威胁人类健康。通常情况下，不良饮食习惯、消化道癌家族史、胃溃疡、慢性萎缩性胃炎、幽门螺杆菌感染等都是引起胃癌的危险因素。胃癌患者的早期临床表现并不明显，因此常被忽略，而确诊时绝大部分患者已经发展到中晚期，通常采用手术治疗以改善预后，但手术切除对患者身体伤害较大，多数患者在胃癌的消耗下身体消瘦，极度虚弱，需要先提升 BMI。

肠内营养可长期、连续使用，且可以改善胃肠道功能，增强体质。鼻空肠管术是一种新型的肠内营养支持术，可以有效防止返流、误吸，已受到临床广泛关注。徒手盲插鼻肠管可在床旁进行，是指在不依赖其他任何辅助设备的情况下，徒手将鼻肠管置入十二指肠或空肠。此法省时、费用低、操作方便、损伤小，属无创操作，较其他置管方式更适用于重症患者。

（程孝惠　陆艳）

第六节 肝门部胆管癌根治术后患者的护理

肝门部胆管癌（hilar cholangiocarcinoma，HCCA）是临床最为常见的肝外胆管癌，其病例数占肝内、外胆管癌病例数的 50% 以上，是一种极具破坏性的恶性肿瘤。这类肿瘤易侵犯周围血管，向上可侵犯肝实质，向下累及胰腺，具有独特的生物学特性，手术是目前治疗 HCCA 最为积极有效的手段。根治性切除是 HCCA 最有效且唯一可能达到根治目的的治疗方式。HCCA 恶性程度高，由于疾病消耗、肿瘤侵犯、肝功能异常及营养代谢紊乱，后期患者乏力、纳差、发热、进行性消瘦、贫血等消化道症状及全身症状明显，患者普遍存在营养差的情况。经皮肝穿刺胆道引流术（percutaneous transhepatic cholangial drainage，PTCD）是经皮经肝穿刺途径置放胆道引流导管的技术，其作用是胆道引流和胆道梗阻的减黄治疗，进而改善全身情况，提高手术安全性。因此，拟行 HCCA 根治手术患者的术期护理尤为重要。本案例总结 1 例肝门部胆管占位行肝门部胆管癌根治术后患者的护理实践。

 一、病例介绍

患者蒋某，女性，57 岁，汉族，已婚，因乏力、纳差，皮肤、巩膜黄染伴全身皮肤瘙痒 1 月余，近 1 个月体重减轻 5 kg 来院就诊，拟诊为梗阻性黄疸、肝门部占位性病变，于 2022 年 2 月 3 日步行入院。既往有高血压病史 3 年，口服美托尔洛治疗，血压控制在 130/80 mmHg 左右；有糖尿病病史 20 年，皮下注射诺和达治疗，空腹血糖控制在 8.0 mmol/L 左右。否认肾病病史，否认肝炎、结核等传染病病史，无外伤、手术史，无输血史，否认药物、食物过敏史。入院查体：T 37.5 ℃，P 96 次/min，R 16 次/min，BP 125/75 mmHg，Braden 评分 21 分，Barthel 评分 80 分，Morse 评分 35 分，NRS 评分 1 分，NRS 2002 评分 2 分，外科 VTE 评分 1 分。术前总胆红素 148.20 μmol/L，血红蛋白 87 g/L，白蛋白 26.9 g/L，诉皮肤瘙痒，全身皮肤散在抓痕破损。于 2022 年 2 月 5 日在 B 超引导下行 PTCD，带回 PTCD 引流管 1 根，平均每日引流出约 800 mL 黄绿色胆汁。2022 年 2 月 6 日遵医嘱指导患者口服胆汁。术前主要予止痒、抑酸、保肝、退黄治疗，人血清白蛋白、氨基酸、脂肪乳剂等营养支持，血浆、输血等对症治疗。完善相关检查，术前 1 日予聚乙二醇电解质溶液口服，术晨穿着抗血栓压力袜。2022 年 3 月 8 日在全麻下行肝门部胆管癌根治术，术毕转 ICU 治疗，2022 年 3 月 10 日转入我科。患者神志清，经鼻导管 3 L/min 吸氧，T 36.8 ℃，P 92 次/min，R 18 次/min，BP 126/78 mmHg，伤口敷料干燥，带入右颈中心静脉导管 1 根，外露长度为 6 cm，镇痛泵 1 个，胃肠减压管 1 根，置入深度为 55 cm，胆肠前引流管、胆肠后引流管、导尿管各 1 根，均在位通畅，妥善固定。Braden 评分 16 分，跌倒评分高危，Barthel 评分 40 分，NRS 2002 评分 3 分，NRS 评分 2 分，外科 VTE 评分 7 分。予抑酸、抗炎、保肝、生长抑素、人血清白蛋白、全营养混合液（total nutrition admixture，TNA）营养支持、血浆、输血等对症治疗。术后第 1 d 指导患者踝泵运动，协助其有效咳嗽排痰。

二、护理评估与诊断

（一）护理评估

1. 健康史和相关因素。

（1）一般情况，如患者年龄、运动爱好、有无酗酒、有无抽烟、日常饮食等。

（2）既往史。了解患者既往健康状况，食物过敏史，高血压、糖尿病、肝病病史，手术史，跌倒史，深静脉血栓病史，等等。

（3）服药史。了解患者近期有无服用激素类药物、抗凝药物，有无药物过敏史等。

2. 身体状况。

评估患者的神志，意识，体温，脉搏，呼吸，血压，血糖，腹部体征，皮肤黄染、瘙痒、破溃，大小便颜色等情况；评估是否带入 PICC 管、输液港或 PTCD 管；评估患者疼痛情况、营养状况、BMI 和 NRS 2002 评分；评估患者的心理和睡眠情况等；观察引流管是否通畅，准确记录 24 h 引流量，观察引流液的颜色、性状、量等；观察伤口渗血、渗液等情况；评估患者口服胆汁耐受和执行情况；评估患者的影像学和实验室检查结果。

3. 心理和社会支持状况。

评估患者及其家属的心理状态、家庭经济情况及社会支持系统。

（二）护理诊断

本案例提出了以下护理诊断。

1. 营养失调，营养低于机体需要量　与疾病消耗、肿瘤侵犯、肝功能异常及营养代谢紊乱有关。

HCCA 恶性程度高，患者普遍存在营养差的情况。本案例患者入院 BMI 20.3 kg/m²，血红蛋白 89 g/L，白蛋白 26.9 g/L，NRS 2002 评分 2 分，存在营养失调问题，应给予合适的营养支持。

2. 皮肤完整性受损，与血液中胆红素升高，肝门部占位致胆汁淤积，刺激皮肤神经末梢引起瘙痒有关。

肝门部胆管占位引起的梗阻性黄疸使得胆盐在血中潴留，刺激皮肤神经末梢，引起瘙痒，导致皮肤完整性受损。梗阻性黄疸患者在伴高血糖状态下，葡萄糖含量高于正常值，刺激皮肤内神经末梢，加重皮肤瘙痒。本案例患者全身皮肤瘙痒，且多处破损，口服西替利嗪、肌注盐酸异丙嗪及外用酚炉洗剂后止痒效果不明显。

3. 知识缺乏，缺少疾病及手术相关知识。

梗阻性黄疸患者常出现不同程度的营养不良，采用 NRS 2002 进行营养风险筛查，术前行 PTCD，放胆道引流管，以达到胆道引流的目的，实施胆道梗阻的减黄治疗。胆汁是人体重要的分泌物，对于消化和脂质的吸收非常重要，而高胆汁引流量会造成体内水分大量丢失，可导致循环血容量不足及电解质丢失。胆汁回输及早期肠内营养联合肠外营养可改善患者营养状况，提高手术安全性。本案例中患者对口服胆汁的医嘱执行较差，不愿意配合。

4. 有生命体征改变的可能,与肿瘤侵犯周围血管、麻醉及手术有关。

术后出血是危及患者生命最严重的并发症,本案例患者术后第 2 d 胆肠前引流管引流出 550 mL 血性液体,必须引起重视。

5. 疼痛,与手术创伤有关。

疼痛作为机体受到伤害的一种保护机制,是患者术后的正常反应,但长期剧烈的疼痛会影响患者休息和睡眠,降低患者身心舒适度。本案例中疼痛评分采用数字评分法(NRS),评估方法见本书第一章第六节"护理诊断"疼痛评估。患者术后第 1d 使用镇痛泵,NRS 评分 5 分,需要进一步处理。

6. 清理呼吸道低效,与术后伤口疼痛不敢咳嗽及未掌握有效咳嗽排痰方法有关。

外科手术是一种较大的创伤,加之麻醉、术后疼痛等一系列因素影响,患者容易出现咳嗽障碍和排痰障碍,导致分泌物堵塞呼吸道。加之手术创伤导致患者机体免疫力降低,极易发生肺泡萎陷、肺不张、肺部感染等肺部并发症,加重肺功能下降,大大增加了呼吸道管理风险和相关并发症发生的可能。患者术后第 1 d,闻及痰鸣音,协助拍背、排痰,患者不配合。

7. 潜在并发症:出血、感染、胆瘘、肝衰、深静脉血栓形成等。

由于肝门部复杂的生理功能和组织结构特点,行肝门部胆管癌根治性手术后病死率高,并发症多。发生感染的原因主要是组织缺血、坏死,而腹内残留死腔内潴留的血液和胆汁为细菌繁殖提供了良好条件,再加上患者身体抵抗能力下降,更易发生腹腔脓肿,形成败血症。手术波及患者肝脏后,其切口横断面胆管不能及时闭合或胆道内压升高等情况均可导致胆汁渗漏而并发胆瘘,胆瘘的出现对患者术后康复极其不利,会增加腹腔内感染风险,对患者病情预后影响较大。急性肝衰患者可于数日内死于多器官功能衰竭,慢性肝衰患者在术后数天或数周发生并发症,患者往往高热、黄疸、腹水逐渐加重,低蛋白血症、水电解质紊乱及消化道出血未能得到有效控制,最后死于肝、肾功能衰竭。

三、护理措施

(一) 营养支持,提高围术期耐受力

患者术前行 PTCD,予口服胆汁及人血清白蛋白、氨基酸、脂肪乳等营养支持;予血浆、输血治疗;口服百普力肠内营养支持。指导患者进食高蛋白、低盐、低脂糖尿病饮食。

(二) 缓解皮肤瘙痒,保护皮肤完整

在梗阻性黄疸伴高血糖状态下,患者体内的葡萄糖含量高于正常值,刺激皮肤内神经末梢,加重皮肤瘙痒。指导患者剪短指甲,勿抓挠皮肤,以免激发感染等;穿柔软棉质衣物,以减少皮肤刺激。保持皮肤清洁,禁用碱性肥皂、忌热水烫洗,可用指腹摩擦或轻拍瘙痒处,用温水清洗并使用止痒药物。避免食用辛辣、刺激性食物,宜清淡饮食。保持病房温湿度适宜。

(三) 讲解疾病和治疗知识,争取患者的配合

术前行 PTCD,通过胆汁回输联合早期肠内营养及肠外营养,改善患者的营养状况。

患者对口服胆汁的医嘱执行较差，配合度低。胆汁味苦、有腥气，患者心理上难以接受，应予理解。护理人员应向患者解释口服胆汁的目的及对疾病治疗的好处；介绍同服胆汁患者交流经验，使患者心理上慢慢接受，并指导患者口服时加入蜂蜜或柠檬汁调味。患者在了解了口服胆汁的重要性后，每天能口服胆汁 600 mL。

（四）监测生命体征，动态观察病情变化

严密观察患者神志、生命体征变化，患者要保持呼吸道通畅，遵医嘱补充血容量，使用止血药物。观察并准确记录患者的尿量及引流液的颜色、性状、量等情况，观察伤口渗血、渗液等情况。保持静脉通路通畅，合理调节补液速度。

（五）及时评估，有效镇痛

患者在术后第 2 d 镇痛泵输注过程中仍诉伤口疼痛，NRS 评分 5 分，护理人员汇报医生，予静脉使用镇痛药物，用药 1 h 后复评止痛效果，NRS 评分 3 分。每天定时对患者进行疼痛评估，根据 NRS 评分及疼痛原因进行相应处理。

（六）协助有效咳嗽排痰，预防肺部并发症

患者由于伤口疼痛、留置胃管和营养管等不愿配合，护理人员向患者解释清理呼吸道分泌物的重要性，取得患者及其家属的配合，并教会患者正确咳嗽、有效排痰的方法。患者雾化吸入后协助其漱口，为其拍背；患者能有效排痰。

（七）并发症的观察及护理

密切观察患者的生命体征、意识、尿量，观察其伤口有无渗血、渗液，敷料有无脱落。严密观察引流液的颜色、性状、量等情况。定期监测血常规、血凝常规，并观察各项指标的变化。鼓励患者早期床上活动及下床活动，穿抗血栓压力袜，并告知其必要性。告知患者起床活动时动作宜慢，避免碰撞，必要时卧床休息。指导患者进食软烂食物，避免进食粗糙、干硬、油炸、辛辣食物，饮食不宜过热，以免损伤食管黏膜而诱发上消化道出血。指导患者保持大便通畅，避免用力排便等。

 四、护理技术

（一）胆汁回输操作

1. 目的。

（1）恢复胆汁肠肝循环，有助于肠道功能恢复，保护肠黏膜屏障。

（2）改善营养状况，提高手术安全性。

2. 操作前准备。

（1）评估患者并解释。

1）评估。

① 评估患者的年龄、病情、意识、合作程度、有无腹胀腹泻及心理状态等情况。

② 评估患者的生命体征。

③ 评估胆汁是否呈金黄色，有无血性物、絮状物或泥沙样结石等，革兰染色涂片是否发现细菌，脱落细胞学检查是否见肿瘤细胞。

④ 胆汁经营养管回输者，评估营养管道置入深度、在位情况，导管固定弹力胶带有无卷边松脱，患者置管鼻腔黏膜及皮肤情况。

⑤ 对口服胆汁患者评估其进食时间，寻找合适时机。

2）向患者及其家属解释胆汁回输的目的、方法、注意事项及配合要点。

（2）患者准备。

① 了解胆汁回输的目的、方法、注意事项及配合要点。

② 无特殊体位禁忌者，取半卧位。

③ 情绪稳定，愿意配合。

（3）护士准备。衣帽整洁，洗手，戴口罩。

（4）用物准备。准备治疗车、无菌纱布、有刻度量杯、蜂蜜（白糖）、肠内营养泵、肠内营养泵管、肠内营养标识、静脉输液标识、肠内营养巡视卡、50 mL 注射器、温开水。

（5）环境准备。病房温湿度适宜，环境安静，床单元整洁，床头电源插座完好。

（一）口服胆汁操作步骤

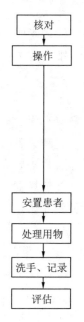

◆ 携用物至患者床旁，核对患者的床号、姓名、住院号，核对胆汁回输医嘱。

◆（1）护士洗手、戴口罩。
（2）备齐用物至患者床旁，核对，解释，取得患者的配合。
（3）准备有刻度的量杯，取 6 h 内的新鲜胆汁，记量。
（4）用无菌纱布覆盖量杯杯口，胆汁过滤备用。
（5）胆汁可加蜂蜜或柠檬汁一起口服，每次口服 50~200 mL。鼓励患者应服尽服。
（6）协助患者温水漱口。

◆ 安置患者，整理床单元。

◆ 洗手并记录胆汁引流量和口服量。

◆ 评估患者口服胆汁后有无腹痛、腹胀、腹泻等不适。

（二）经肠内营养管胆汁回输操作步骤

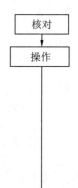

◆ 携用物至患者床旁，核对患者的床号、姓名、住院号，核对胆汁回输医嘱。

◆（1）备齐用物至患者床旁，核对，解释。
（2）安置患者体位，协助其抬高床头 30°~45°。
（3）检查营养管置入的深度、标识是否清晰、弹力胶布有无卷边松脱，以及鼻腔黏膜和皮肤的完整情况。
（4）将无菌纱布覆盖于干净漏斗内侧，将引流袋中的胆汁过滤至 500 mL 灭菌玻璃空瓶，使用肠内输液泵条经营养管实现胆汁回输。
（5）选择合适高度固定肠内营养泵，连接床头电源，打开电源开关键（on/off）开机，肠内营养泵自检完好。

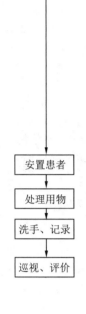

核对医嘱,使用肠内营养泵专用泵管,打开营养泵盖,将泵管正确卡入营养泵内,关闭上盖。按排气键(full set)自动排气,等待滴声提示排气结束;按调速键(mL/h),遵医嘱调整合适的泵入速度。

(7) 核对医嘱,打开营养管末端盖帽,75%乙醇棉片消毒,连接营养泵管,用 50 mL 注射器注入 20~30 mL 温开水脉冲式冲管,在位通畅后,按开始键(start/stop),开始回输胆汁。

(8) 再次核对医嘱,悬挂鼻饲灌注标识,与静脉补液相区分。

(9) 向患者解释注意事项。

◆ 整理营养管路,安置患者,整理床单元。

◆ (1) 及时巡视,评估患者在胆汁回输期间有无恶心、呕吐、腹胀、腹泻等不适症状,若有需要应及时处理。

(2) 在胆汁回输巡视卡上签字。

(三) 注意事项

1. 常用的胆汁回输方式包括经鼻饲管回输和经口回输等,首选经鼻饲管回输。胆汁回输要求:胆汁呈金黄色,无血性物、絮状物或泥沙样结石等,革兰染色涂片未发现细菌,脱落细胞学检查未见肿瘤细胞。

2. 回输的时机。回输时间距胆汁引流的时间越短越好,一般 6 h 内的胆汁最适宜,可最大限度地保证胆汁回输的作用。选择在患者餐后 1 h 左右开始行胆汁回输,进餐时可停止输入。胆汁应每 4~6 h 收集 1 次,收集后立即回输。

3. 在回输过程中注意无菌操作,建立胆汁回输观察记录卡并悬挂于患者床旁,准确记录胆汁引流量和回输量。

4. 胆汁回输并发症的观察及护理如下。

① 胃肠道不适。在胆汁回输过程中如果患者出现腹胀、恶心、呕吐,减慢胆汁回输速度一般可自行缓解。

② 误吸、返流。胆汁回输时和回输后 1 h 患者取半卧位,以防发生误吸或返流。一旦发生误吸应立即停止操作,帮助患者咳嗽,咳出误吸胆汁,必要时采取紧急吸痰法吸出胆汁。

③ 腹泻。可能是输入了有菌胆汁或在回输过程中未严格按照无菌操作,应立即停止输注,进行细菌培养,查找原因。

④ 感染。长期留置回输管,体质虚弱的患者可出现发热、咳嗽、咳痰等症状,应及时查找发热原因。

5. 多数患者及其家属不了解胆汁回输,有怀疑和恐惧心理。尤其经口胆汁回输患者,心理上难以接受,部分患者见到胆汁有不适感,护理人员可在回输瓶上套一避光袋并悬挂标记,以减少患者的视觉刺激。

五、呼吸功能训练健康宣教

（一）目的

1. 增加通气量和潮气量，提高肺泡摄氧能力，降低低氧血症的发生概率。

2. 有助于清除气道分泌物，预防肺部感染和肺不张的发生。

（二）操作前准备

1. 评估患者并解释。

（1）评估患者的年龄、病情、意识、合作程度、疼痛及心理状态等情况；评估患者的生命体征、伤口敷料、引流管道，引流液的颜色、性状、量，以及痰鸣音等情况；评估患者的进食时间，寻找合适有效的咳嗽排痰操作时机。

（2）向患者及其家属解释呼吸功能训练的目的、方式方法、注意事项及配合要点。

2. 患者准备。

（1）了解呼吸功能训练的目的、方法、注意事项及配合要点。

（2）无特殊体位禁忌者，取半卧位。

（3）情绪稳定，愿意配合。

3. 护士准备。

衣帽整洁，洗手，戴口罩。

4. 用物准备。

听诊器、呼吸功能训练健康宣教板、温开水、纸巾。

5. 环境准备。

病房温湿度适宜，环境安静，床单元整洁。

（三）操作步骤

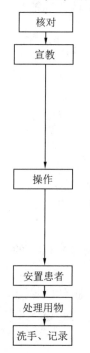

◆ 携用物至患者床旁，核对患者的床号、姓名及住院号。

◆ （1）备齐用物至患者床旁，核对，解释相关内容。
（2）评估患者的生命体征，检查各管道在位、固定情况，评估伤口敷料和疼痛情况，取得患者的配合。
（3）讲解呼吸功能训练健康宣教知识，包括：① 负荷训练、吹气球训练；② 呼吸训练，如缩唇呼吸训练、腹式呼吸训练；③ 有效咳嗽排痰训练。
（4）护士示范，指导患者正确的操作方法，评估患者是否掌握了正确有效的咳嗽排痰方法。

◆ 有效的咳嗽排痰方法：
（1）安置患者体位，取坐位、立位或卧位。
（2）护士双手放在患者腹部两侧保护患者伤口，减轻腹壁张力和疼痛。
（3）嘱患者深吸气后屏气 3~5 s，进行 2 次短促有力的咳嗽，以促使分泌物排出。
（4）在患者咳出痰液后，协助其温水漱口、纸巾擦嘴。

◆ 安置患者，整理床单元。

（四）注意事项

1. 呼吸训练方法。

（1）缩唇呼吸训练。吸气时闭嘴经鼻吸气（深吸），呼气时口唇缩拢似吹口哨状，同时收缩腹部，缓慢呼气。10~15 次/组，2~3 组/d。

（2）腹式呼吸训练。取坐位或立位，一手放于胸部，一手放于腹部，用鼻吸气，尽力挺腹，胸部保持不动，经口缓慢呼气。10~15 min/次，2~3 次/d。

2. 有效咳嗽排痰时机。

听诊有痰鸣音，即左右对称听诊大于等于 1 个完整呼吸周期，任意部位闻及痰鸣音。指导患者正确有效地咳嗽能够自行排痰。

3. 有效的咳嗽排痰方法。

术前患者通过呼吸功能训练配合有效咳嗽训练掌握了有效的咳嗽排痰方法，术后 3 d，每天要求患者正确地咳嗽排痰，安置患者取坐位、立位或卧位，首先用双手按压腹部伤口两侧，手掌稍用力向伤口中心挤压，保护伤口，减轻腹壁张力，防止咳嗽时用力过大导致伤口裂开，减轻疼痛；然后深吸气后屏气进行 2~3 次短促有力的咳嗽，通过咳嗽反射有效清理呼吸道分泌物。必要时予雾化吸入，配合患者翻身、扣背。

 六、案例总结

肝门部胆管癌患者伴梗阻性黄疸时，临床常出现全身皮肤瘙痒症状，梗阻不解除，单纯使用止痒药物并不能从根本上解决皮肤瘙痒问题，反复抓挠易导致皮肤完整性受损，而且皮肤瘙痒会显著降低患者舒适度和配合度，因此在护理工作中必须加强患者的皮肤护理。

由于疾病消耗、肿瘤侵犯、肝功能异常及营养代谢紊乱，患者术前普遍存在营养不良问题，围术期动态进行 NRS 2002 评分，给予合适的营养支持。术前行 PTCD，通过胆汁回输及早期肠内营养联合肠外营养支持，改善患者营养状况，提高手术安全性尤为重要。口服胆汁患者刚开始会有怀疑和恐惧心理，我们要耐心解释并做好心理护理，争取取得患者的配合。

术后患者由于手术伤口疼痛、咳嗽后伤口疼痛加重而不愿配合，长期卧床、抵抗力降低等又易导致患者在术后发生肺部并发症，因此围术期要做好高风险患者的筛查和健康宣教，减少术后并发症的发生，以促进患者快速康复。

（陆艳 程孝惠）

第七节 胰十二指肠切除术后患者的护理

胰腺癌是消化道常见恶性肿瘤之一，目前已经超过乳腺癌成为全球所有癌症死亡的第三大原因。胰腺癌确诊后的 5 年生存率仅约 10%，是预后最差的恶性肿瘤之一。其中又以胰头癌最为多见，占 70%~80%。胰腺癌临床症状隐匿且不典型，主要表现为腹痛、黄疸、消化道症状、消瘦乏力、腹部包块、症状性糖尿病、血栓性静脉炎、精神症状、腹水等，近年来其发病率和死亡率明显上升。手术切除是胰腺癌患者获得治愈机会和长期生存的唯一有效方法，胰十二指肠切除术是治疗胰头及壶腹部周围癌等疾病的优选术式，切除范围主要为胰头、远端胃、十二指肠、空肠上端、胆总管下段等。根据病情，同时对局部淋巴结进行清扫术，必要时给予胆总管、胰管、胃及空肠再造消化道。该手术因属多脏器联合切除手术，波及范围较大，术后创伤恢复时间长，吻合口多，术后并发症多、病死率高，所以对围手术期护理工作提出了更高的要求。护理人员应采取有效的预防和干预措施，有效防止术后并发症的发生，加速患者的康复。本案例总结1例胰头部恶性肿瘤行根治性胰十二指肠切除术后患者的护理实践。

一、病例介绍

患者朱某，男性，57岁，因上腹痛半月余伴皮肤、巩膜、黄染1周，行MRI和MRCP检查，拟诊为胰头部占位性病变，于2022年3月28日步行入院。既往体健，否认高血压、糖尿病、肾病病史，否认肝炎、结核等传染病病史。无其他外伤、手术史。无输血史，无药物、食物过敏史。入院查体：T 36.8 ℃，P 66 次/min，R 16 次/min，BP 136/69 mmHg，身高165 cm，体重66 kg，BMI 24.2 kg/m²，Braden 评分23分，Barthel 评分100分，Morse 评分0分，NRS 评分1分，NRS 2002 评分1分，外科 VTE 评分1分。术前白细胞计数 10.83×10⁹/L，前白蛋白 138.3 mg/L，总胆红素 163.2 μmmol/L，谷丙转氨酶 63.7 U/L，予抑酸、抗炎、保肝补液支持、高蛋白饮食、呼吸功能训练宣教。

完善术前各项检查，术前1d予聚乙二醇电解质溶液口服，术晨穿着抗血栓压力袜。患者于2022年3月31日在全麻下行根治性胰十二指肠切除术，术毕返房，神志清，经鼻导管3 L/min 吸氧，T 36.3 ℃，P 72 次/min，R 18 次/min，BP 122/74 mmHg，伤口敷料干燥，带入右颈 CVC 置管1根，外露长度为7 cm，镇痛泵1个，胃肠减压管1根，置入深度为55 cm，鼻空肠营养管1根，置入深度为90 cm，胆肠前引流管、胆肠后引流管、胰肠引流管、导尿管各1根，均在位通畅，妥善固定。Braden 评分16分，跌倒评判为高危，Barthel 评分40分，NRS 2002 评分5分，NRS 评分2分，外科 VTE 评分5分。术后予抑酸、抗炎、保肝、生长抑素抑制胰液分泌、人血清白蛋白、TNA 肠外营养支持，早期肠内营养支持，血浆、输血等对症治疗。术后第1d指导患者踝泵运动，协助其有效咳嗽排痰。术后第1d空腹血糖 12.6 mmol/L。

二、护理评估与诊断

（一）护理评估

1. 健康史和相关因素。

（1）一般情况，如患者年龄、有无酗酒、有无抽烟、日常饮食、行为习惯等。

（2）既往史。了解患者既往健康状况，食物过敏史，高血压、糖尿病、肝病病史，手术史，跌倒史，深静脉血栓病史等。

（3）服药史。了解患者近期有无服用激素类药物、抗凝药物，以及药物过敏史等。

2. 身体状况。

评估患者的神志，意识，体温，脉搏，呼吸，血压，血糖，腹部体征，皮肤有无黄染、瘙痒、破溃、大小便颜色等情况；评估是否带入 PICC 管、输液港或 PTCD 管；评估患者的疼痛情况；评估患者的营养状况：BMI 和 NRS 2002 评分，体重近期有无减轻等；评估患者的心理和睡眠情况等；观察患者的引流管是否通畅，准确记录 24 h 引流量，观察引流液的颜色、性状、量等；观察患者的伤口渗血、渗液等情况；评估患者的肠内营养，包括有无腹胀、恶心、呕吐、腹泻等情况；评估患者的影像学和实验室检查结果。

3. 心理和社会支持状况。

评估患者及其家属的心理状态、家庭经济情况及社会支持系统。

（二）护理诊断

胰十二指肠切除术属多脏器联合切除手术，波及范围较大，术后创伤恢复时间长、吻合口多、并发症多，因此快速、准确、有效地对患者进行全面评估尤为重要。护理人员必须根据病情变化进行动态评估，并积极有效地采取相应的干预措施。本案例提出了以下护理诊断。

1. 有生命体征改变的可能，与麻醉、手术及出血有关。

胰十二指肠切除术后出血是危及患者生命最严重的并发症。术后出血：在手术后 24 h 以内出血为早期出血，超过 24 h 出血为晚期出血，主要包括腹腔出血和消化道出血。患者术后 14 h 胆肠后引流管共引流出约 450 mL 血性液体，导尿管共引流出约 350 mL 深黄色尿液，患者主诉口干，需要予以关注。

2. 疼痛，与手术创伤有关。

疼痛作为机体受到伤害的一种保护机制，是患者术后的正常反应，但长期剧烈的疼痛会影响患者的休息和睡眠，降低患者身心舒适度。本案例中疼痛评分采用数字评分法（NRS），评估方法见本书第一章第六节"护理诊断"疼痛评估。患者术后伤口疼痛，镇痛泵于术后第 2 d 输注结束，NRS 评分 5 分，需要进一步处理。

3. 引流管有效能降低的可能，与引流管扭曲、堵塞、折叠、固定不当有关。

胰十二指肠切除术后留置引流管数目多，包括胃管、营养管、胆肠引流管、胰肠引流管、导尿管，出现胸腔、腹腔积液后会进行穿刺置管引流等。本案例患者翻身和下床活动时经常忘记预先梳理各管道，由此导致引流不畅。

4. 清理呼吸道低效，与患者术后因伤口疼痛不敢咳嗽及未掌握有效咳嗽排痰方法有关。

外科手术是一种较大的创伤，加之麻醉及术后疼痛等一系列因素的影响，容易出现咳嗽障碍和排痰障碍，导致分泌物堵塞呼吸道，加之手术创伤导致的机体免疫力降低，患者极易发生肺泡萎陷、肺不张、肺部感染等肺部并发症，加重肺功能下降，增加呼吸道管理风险和相关并发症发生的可能性。患者术后第 1 d，闻及痰鸣音，晨间护理时，护理人员协助拍背排痰，患者因伤口疼痛不配合。

5. 营养失调，营养低于机体需要量，与术后胃肠减压、禁食、胃肠功能减退，创伤修复对营养需要量的增加有关。

胰腺手术由于要进行消化道重建，术后病情复杂、并发症多致病程长，机体处于高分解状态，导致患者营养不良。同时，由于胰腺术后胰腺外分泌功能减退，患者易发生消化不良性腹泻等，自身胰酶分泌不足或胰酶不同步也会导致患者出现营养消化吸收不良等症状。患者术后 NRS 2002 评分 5 分，具有营养风险。

6. 血糖紊乱，与手术减少胰腺实质，致 B 细胞量下降，影响糖代谢有关。

高血糖水平促进胰腺癌细胞增殖、侵袭及迁移，促进胰腺癌进展。根治手术后血糖控制不良的胰腺癌患者预后明显比术后血糖控制良好的患者差，生存时间相对较短。控制术后血糖有助于改善胰腺癌术后患者的生活质量，延长其生存时间。该患者术后第 1 d 空腹血糖 12.6 mmol/L，需要予以关注并及时处理。

7. 潜在并发症：出血、感染、胰瘘、胆瘘、胃排空障碍、深静脉血栓形成等。

胰十二指肠切除术后出血是危及患者生命最严重的并发症，主要包括腹腔出血和消化道出血。发生感染主要表现为反复发热、引流液为混浊或脓性液体、血象异常升高等。胰瘘是胰十二指肠切除术后最常见的并发症，多发生于术后 1 周，患者突发剧烈腹痛、发热、腹膜刺激征、腹腔引流液增加，引流液淀粉酶升高，提示胰瘘；胆瘘表现为腹腔引流管可见胆汁样液体流出，引流不畅时可见液体从引流管周围或腹壁伤口溢出。术后第 4 d 患者鼻饲百普力，诉腹胀不适，鼻饲速度从 50 mL/h 调节至 30 mL/h 后仍诉腹胀，消化道造影提示胃排空欠佳。

 ### 三、护理措施

（一）监测生命体征，动态观察病情变化

严密观察患者神志、生命体征的变化，保持患者呼吸道通畅，遵医嘱补充血容量，使用止血药物。观察并准确记录患者的尿量及引流液的颜色、性状、量等，观察伤口渗血、渗液等情况。

（二）有效止痛

患者术后第 2d 镇痛泵结束后 NRS 评分为 5 分，汇报医生，予静脉使用镇痛药物，用药后 1.5 h 复评镇痛效果，NRS 评分为 2 分。每天定时对患者进行疼痛评估，根据 NRS 评分及疼痛原因进行相应处理。

（三）引流管置管期间能有效引流

胰十二指肠切除术后放置引流管数目多，观察引流管是否扭曲、折叠、堵塞，妥善固定，防止滑脱，定期挤捏，确保有效引流。观察并记录引流液的颜色、性状、量。抗返流引流袋须每周更换。

（四）协助患者有效咳嗽排痰，预防肺部并发症

外科手术是一种较大的创伤，患者术后第 1 d，闻及痰鸣音，晨间护理协助其拍背排痰，由于伤口疼痛、留置胃管和营养管道等，患者不愿配合。护理人员向患者解释清理呼吸道分泌物的重要性，取得患者及其家属的配合，教会患者正确有效的咳嗽咳痰方法。患者雾化吸入结束后保护腹部伤口，正确咳嗽咳痰，护理人员协助拍背操作，患者咳出黄色脓痰两口。

（五）增加营养，提高术后耐受性

患者术后 NRS 2002 评分为 5 分，具有营养风险。遵医嘱实施肠内营养支持，了解肠内营养支持的途径和方法，评估肠内营养的耐受性。肠内营养符合人体生理结构，能

很好地维护肠黏膜结构和功能的完整性，对于增强患者的免疫功能、提高各项营养指标有重要意义。及时准确执行肠内、肠外鼻饲营养液医嘱后，到患者能够下床活动时，评估其 BMI，及时复评 NRS 2002 评分。

（六）控制血糖，随机血糖在 10.0 mmol/L 以下，早期发现低血糖症状

患者术后第 1 d 空腹血糖为 12.6 mmol/L，请内分泌科医生会诊，予置入皮下胰岛素泵控制血糖，每日监测血糖 7 次。开始肠内营养后，增加皮下胰岛素泵基础输注量并给予餐前大剂量，患者血糖控制稳定。

（七）并发症的预防及护理

术后第 4 d 患者鼻空肠营养管滴入百普力诉腹胀不适，鼻饲速度从 50 mL/h 调节至 30 mL/h 后，患者诉腹胀缓解。应动态评估患者有无恶心、呕吐、腹胀、肠鸣音异常等不适症状。如有不适，应减慢鼻饲速度或暂停喂养，遵医嘱调整喂养方案或使用促胃肠动力药物。观察引流液的颜色、量，观察患者有无呕血、便血，监测血常规中血红蛋白、红细胞计数等。少量出血可行药物治疗、输血等保守治疗；短时间大量出血，导致失血性休克时，应尽快手术止血。合理使用抗生素控制感染，及时更换伤口敷料，严格遵循无菌操作原则。监测引流液淀粉酶，胰瘘一经证实，应积极处理。

 四、护理技术

采用腹腔双套管冲洗引流操作技术。

（一）目的

1. 将腹腔内积血、积液、脓液及坏死组织引出体外，以减少毒素吸收，减轻感染，促进窦道形成。

2. 促进双套管引流周围组织肉芽生长，以缩短肠瘘愈合时间，提高患者治愈率。

（二）操作前准备

1. 评估患者并解释。

（1）评估患者的年龄、病情、意识、合作程度及心理状态等情况。

（2）向患者及其家属解释腹腔冲洗操作的目的、方式方法、注意事项及配合要点。

2. 患者准备。

（1）了解腹腔冲洗的目的、方法、注意事项及配合要点。

（2）取舒适体位，情绪稳定，愿意配合。

3. 护士准备。

衣帽整洁，洗手，戴口罩。

4. 用物准备。

准备治疗车，冲洗液（生理盐水），负压引流器，负压吸引瓶，吸引连接管，输液器，静脉输液标识，腹腔冲洗标识，腹腔冲洗巡视卡。

5. 环境准备。

病室温湿度适宜，环境安静，床单元整洁，中心负压吸引装置完好。

（三）操作步骤

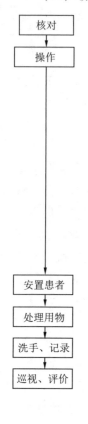

核对

操作

安置患者

处理用物

洗手、记录

巡视、评价

◆ 携用物至患者床旁，核对患者的床号、姓名、住院号，核对腹腔冲洗医嘱。

◆ (1) 备齐用物至患者床旁，核对，解释相关内容。

(2) 安置患者于舒适体位。

(3) 检查腹腔双套管固定情况、标识是否清晰，置管处皮肤是否完好。

(4) 核对医嘱，负压冲洗压力维持在 0.02～0.04 MPa，根据引流液的颜色、量及性状进行调整，每日冲洗量为 1 500～3000 mL，冲洗的前 3 d 可采取 24 h 持续冲洗吸引处理，将漏至腹腔的肠内容物及时稀释并引流出，冲洗滴速可调节至 80～100 滴/min。随着引流液混浊程度的逐渐降低和引流液量的减少，滴速可逐渐调节至 40～60 滴/min，观察冲洗通畅情况，冲洗出的引流液的颜色、性状、气味等。

(5) 再次核对，悬挂腹腔冲洗标识，与静脉补液相区分。

(6) 向患者解释注意事项。

◆ 整理腹腔冲洗管路，安置患者，整理床单元。

◆ (1) 冲洗引流过程中要加强巡视，观察患者的生命体征及腹部体征，及时将套管内堵塞物清除，确保冲洗引流通畅。观察患者的引流液情况，准确记录引流液的颜色、量、性状，并观察冲洗液内有无混浊、异物，是否有异味，如有异常应及时汇报医生。加强双套管口周围皮肤的护理，保持伤口敷料干燥，管口皮肤完整清洁。

(2) 腹腔双套管冲洗巡视卡签字。

（四）注意事项

1. 保证腹腔双套管妥善固定，用弹力胶带将双套管缠绕固定，用夹子将双套管引流管路固定于床单上，留有一定的活动长度，防止患者翻身活动压迫、扭曲及移动管道，导致引流、冲洗不畅或脱落。

2. 更换双套管负压吸引装置或搬动患者、外出检查时，须将冲洗装置分离后用纱布包裹。

3. 冲洗引流过程中要加强巡视，观察患者的生命体征及腹部体征，及时将套管内堵塞物清除，确保有效冲洗。观察并准确记录引流液的颜色、量、性状，并观察冲洗液内有无混浊、异物，是否有异味，如有异常应及时报告医生；加强双套管口周围皮肤的护理，保持伤口敷料干燥。

4. 必须正确连接冲洗管路，连接时严格按照无菌操作进行；冲洗液、负压吸引瓶、吸引袋及连接皮管每天更换，连接压力表负压吸引装置每周更换 1 次；吸引袋内引流液至 2 000 mL 时应及时更换。吸引瓶终末消毒用 500 ppm（parts per million）的爱尔施浸泡 30 min 后冲洗，晾干备用。

5. 腹腔双套冲洗引流时须悬挂"腹腔冲洗"标识卡。

 五、案例总结

胰十二指肠切除手术波及范围较大，吻合口和留置引流管数目多，术后创伤恢复时间长，并发症多，因此术后必须密切监测患者的生命体征、伤口、引流液等情况，保障引流管管道效能，有预见性地发现病情变化，早期判断患者是否发生吻合口瘘，及早采取干预措施，如及时予腹腔双套管冲洗引流等，以利于患者快速康复，降低死亡率。

患者围术期普遍存在营养不良问题，术后放置肠内营养管道，提供肠内营养支持，加强营养管理。禁食、鼻饲流质期间要做好肠内营养护理，及时正确地执行肠内营养医嘱，做好营养管道维护和肠内营养不良反应的观察。评估肠内营养的耐受性。当患者能够下床活动时，评估其 BMI，及时复评 NRS 2002 评分。围术期营养管理对增强患者的免疫功能、提高各项营养指标和促进术后康复有重要意义。

胰腺肿瘤患者围术期血糖波动较大，术后有效管理血糖同样重要，加强健康教育，确保患者掌握糖尿病的相关知识，严密观察及处理低血糖，有助于改善胰腺癌术后患者的生活质量。

（陆艳　程孝惠）

第八节　良性前列腺增生患者的护理

良性前列腺增生（benign prostatic hyperplasia，BPH）是引起中老年男性排尿障碍原因中最常见的一种良性疾病，主要临床表现为下尿路症状。BPH 的发病率随着患者年龄的增长而增加，80 岁以上男性人群的发病率接近 90%，严重者会导致慢性肾功能不全等，因此需要认真对待、积极治疗。临床上对病情反复、影响严重的前列腺增生患者行手术治疗，效果明显，但术后恢复期较长，容易出现继发性出血、感染等并发症，因此在手术治疗后必须对患者进行严密、科学的护理干预，有效的术后护理干预可促进患者功能的恢复，提高治疗效果。本案例总结 1 例良性前列腺增生患者的护理实践。

 一、病例介绍

患者宋某，男性，78 岁，汉族，已婚，3 年前在无明显诱因下开始出现排尿困难，有尿不净感，尿频，夜尿增多，6~7 次/夜，排尿费力，尿线变细、无力，伴尿等待，曾服药控制，现自觉症状加重，至当地医院查 B 超示：前列腺增生伴钙化灶。因急性尿潴留一天来院就诊，拟诊为良性前列腺增生，于 2022 年 5 月 19 日平车入院。患者既往有高血压史，口服氯沙坦 1qd8，有糖尿病病史，不服药。否认肾病史，否认肝炎、结核等传染病史，无外伤、手术史，无输血史，否认药物、食物过敏史。入院评估：T 36.5 ℃，P 80 次/min，R 20 次/min，BP 140/85 mmHg，Braden 评分 21 分，Barthel 评分 70 分，Morse 评分 40 分，NRS 评分 3 分，DVT 评分 3 分，NRS 2002 评分 3 分。术前空腹血糖 5.8 mmol/L，予床边留置导尿管失败，予留置膀胱造瘘管 1 根，妥善固定。

患者在完善相关检查后，于 2022 年 5 月 22 日在全麻下行经尿道前列腺气化电切术，手术时间 40 min，术中出血较多，输血 300 mL，代血浆 200 mL。术毕返房，神志清，经鼻导管 3 L/min 吸氧，T 36.0 ℃，P 82 次/min，R 18 次/min，BP 120/62 mmHg，带回三腔气囊导尿管 1 根通畅，色淡血性，持续膀胱冲洗中。带回膀胱造瘘管 1 根，色淡血性，予连接引流袋并妥善固定。Braden 评分 17 分，Morse 评分高风险，NRS 评分 3 分，NRS 2002 评分 3 分，DVT 评分 5 分。予镇痛、补液抗感染、保护胃黏膜、补充水及电解质治疗。指导患者清淡易消化饮食。术后第 1 d 予膀胱冲洗指导，予三腔气囊导尿管牵引止血技术指导，予膀胱造瘘护理，予床上功能锻炼指导。术后第 2 d，予暂停三腔气囊导尿管牵引，术后第 3 d，予暂停膀胱冲洗，术后第 4 d 拔除膀胱造瘘管，床边功能锻炼指导。术后第 5 d 拔除导尿管，自行排尿畅、色清，予盆底肌功能训练指导。术后第 7 d 康复出院。

 二、护理评估与诊断

（一）护理评估

1. 健康史和相关因素。

（1）一般情况，如患者的年龄、运动爱好、近期是否劳累、是否酗酒抽烟、上呼吸道感染情况等。

（2）既往史。了解患者既往健康状况，如患者有无高血压、糖尿病、尿潴留史、泌尿外科手术史、骨盆骨折史、尿道狭窄史、脊柱外伤史等。

（3）服药史。了解患者近期有无服用影响膀胱出口功能的药物，如抗胆碱酯酶药物，如阿托品；增加膀胱出口阻力的肾上腺素受体激动剂，如舒喘平、异丙肾上腺素类药物；抗凝药物；等等。

2. 身体状况。

（1）症状与体征。评估患者下尿路症状的特点、持续时间及其伴随症状，有无相关并发症状，如反复血尿、尿路感染等。

（2）辅助检查。了解有无尿液检查、血肌酐检查、肾功能检查、血清前列腺特异性抗原（prostate specific antigen，PSA）检查、超声检查、尿流率检查、尿流动力学检查、CT、MRI、尿道造影检查、其他有关手术耐受性检查（心电图、肺功能检查等）的异常发现。

3. 心理和社会支持状况。

评估患者及其家属的心理状态、家庭经济情况及社会支持系统。

（二）护理诊断

本案例提出了以下护理诊断。

1. 疼痛，与手术创伤有关。

术后早期疼痛主要与手术创伤有关。本案例中疼痛评分采用数字评分法（NRS），评估方法见本书第一章第六节"护理诊断"疼痛评估。患者术毕返回病房后 NRS 评分为 3 分，需要进一步处理。

2. 膀胱痉挛，与膀胱冲洗有关。

临床观察发现良性前列腺增生术后膀胱痉挛发生率高，膀胱痉挛导致患者耐受性差，不利于创面愈合，会带来极大的不适，若情况严重会出现漏尿、出血等问题，增加术后患者的痛苦和住院费用，影响术后康复，对患者的身体、经济等方面均有显著影响。

3. 组织灌注不足，与手术导致隐性失血引起有效循环血容量减少有关。

前列腺气化电切手术后继发性出血多由创面结痂组织脱落、合并感染、术后用力排便和带导尿管活动过多所致，前列腺气化电切后，由于宽大的前列腺窝创面裸露，既不能钳夹或缝扎，又不能缝合覆盖创面，因而很难做到前列腺窝创面彻底止血，常用的止血方法是隔离膀胱与前列腺窝，术后用球囊导尿管做适度牵引，或将球囊放置在前列腺窝内，球囊内注水压迫前列腺窝。以上方法对大多数患者能达到很好的止血目的；但有高血压、动脉硬化症等合并症的老年患者，术后易发生腺窝内出血，腺窝内形成血块后影响前列腺窝的收缩，同时血块是细菌的良好培养基，易发生感染加重出血。术中已输血 300 mL，代血浆 200 mL，术后患者存在一定程度的血压下降，心率加快，有效循环血容量下降。

4. 有潜在并发症：下肢深静脉血栓、尿失禁。

使用 Caprini 血栓评估表评估下肢深静脉血栓形成风险，评估方法见本书第二章第一节"护理诊断"潜在并发症肺动脉血栓栓塞症血栓的评估。术后患者外科 DVT 评分 5 分，风险评估为高危，需要进行综合预防。

有文献报道，内括约肌损伤是造成前列腺增生患者术后尿失禁的关键因素之一。尿道外括约肌和肛提肌皆属盆底肌，可通过盆底肌功能训练缓解患者的尿失禁症状，改善其生活质量。良性前列腺增生术后尿失禁多为短暂性尿失禁，一般可逐渐恢复，膀胱刺激症状明显者可遵医嘱服药，加强盆底肌锻炼，以利恢复正常排尿。

5. 知识缺乏，缺乏术后康复锻炼相关知识。

前列腺气化电切术后患者的恢复程度，不仅取决于术中情况，康复训练更起着至关重要的作用，而术后饮食、活动指导及盆底肌训练尤其重要，因此我们必须做好术后的康复训练指导。

 三、护理措施

（一）有效止痛

术后早期疼痛与手术创伤有关，患者术毕返回病房后 NRS 评分 3 分，护理人员立即遵医嘱给予静脉推注镇痛药物。1 h 后复评，NRS 评分 1 分。每天定时对患者进行疼痛评估，根据 NRS 评分及疼痛原因进行相应处理。

（二）预防并及时处理膀胱痉挛

做好心理护理，缓解患者的紧张情绪。在病情允许的情况下尽早停止膀胱冲洗，使患者减轻痛苦。冲洗时应密切观察，保持管道的通畅，注意冲洗液的温度（以 35 ℃较为合适）和速度（80~100 滴/min），以防对膀胱造成刺激而引起痉挛。必要时遵医嘱给予镇静剂、止痛剂，以减轻患者的痛苦；操作时动作要轻柔，以减少对患者的刺激；酌情减少导尿管气囊的气体（或液体），以减轻对膀胱三角区的刺激。教会患者应对膀胱痉挛的方法，如深呼吸、屏气呼吸等。

（三）改善循环灌注

进行液体治疗，补充血容量，恢复有效循环血容量，严密观察患者的生命体征变化，观察并记录尿液的颜色、性状、量，引流管是否通畅等；密切监测患者的生命体征，及时发现出血的征象，发现出血，及时报告医生，紧急处理。

（四）预防并发症

1. 下肢深静脉血栓。

术后患者外科 DVT 评分 5 分，属于高危，措施为双下肢气压治疗，穿梯度压力弹力袜和予早期活动饮水指导等。

2. 尿失禁。

指导患者进行盆底肌功能训练。一般在术前讲解进行盆底肌训练的目的、方法、时间及远期能达到的效果。指导训练期间，指导患者感受肛门括约肌的收缩节奏，必要时可为患者做现场演示，以确保其操作的有效性。术后拔除尿管出现溢尿后取得主治医生的同意，行渐进性盆底肌康复训练，并注意尿液颜色的变化，严密观察是否有膀胱痉挛的发生。另外，还结合患者的实际承受能力，合理调控运动强度与时间，以保证康复锻炼的质量。

盆底肌康复训练的具体方法是：根据患者自身情况，选择平卧位、站立姿势或坐位，收紧盆底肌，尽量收紧提起肌肉维持 5~10 s，然后放松 10 s，以上动作为 1 次，30~50 次为 1 组，每日 3~4 组，指导训练 4 周为 1 个疗程。

（五）健康知识宣教

1. 生活指导。

保持适度运动、适度锻炼，避免诱发急性尿潴留的因素，术后 1~2 个月内避免久坐、提重物，避免剧烈运动，如跑步、骑自行车、性生活等，防止继发性出血。

2. 康复指导。

若术后有溢尿现象，应进行盆底肌功能训练。

3. 自我观察。

前列腺电切术后可能发生尿道狭窄，若术后发现尿线逐渐变细，甚至出现排尿困难，应及时到医院检查、处理。

4. 饮食指导。

多饮水（每日 2 000 mL 左右）、勤排尿，饮食荤素搭配，多吃蔬菜和水果，保持大便通畅，避免便秘，预防继发性出血。不吃辛辣、刺激性食物。戒烟、戒酒。

四、护理技术

（一）膀胱造瘘护理术

1. 目的。

（1）保持引流通畅、造瘘口周围皮肤清洁，预防膀胱造瘘口感染。

（2）预防尿路感染、尿路结石、意外脱管、漏尿等并发症的发生。

2. 操作前准备。

（1）评估患者并解释。

① 评估患者的年龄、病情、意识、治疗、膀胱造瘘口情况、引流管固定情况、心理状态及合作程度。

② 向患者及其家属解释膀胱造瘘护理的目的、方法、注意事项及配合要点。

（2）患者准备。

① 了解膀胱造瘘护理的目的、方法、注意事项及配合要点。

② 着宽松、舒适的病员服和病员裤。

③ 体位舒适、情绪稳定。

（3）护士准备。衣帽整洁，修剪指甲，洗手，戴口罩。

（4）用物准备。准备换药盒、碘伏棉球、导管固定器、手套、标识、记号笔。

（5）环境准备。关闭门窗，拉好床帘，室温适宜，光线充足，环境安静。

3. 操作步骤。

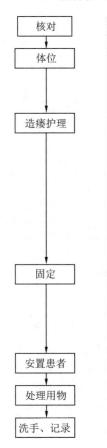

◆ 携用物至患者床旁，核对患者的床号、姓名、住院号。

◆（1）拉好床帘、保护患者隐私。
（2）患者平卧于床上，上卷衣服、下折裤腰、充分暴露膀胱造瘘管，必要时加盖毛毯，注意保暖。

◆（1）检查膀胱造瘘口有无红肿、粘连，分泌物的量、颜色、气味，周围皮肤的完整度、清洁度、造瘘管固定情况。
（2）挤压膀胱造瘘管判断是否通畅，观察引流液的颜色、性状、量，有异常及时报告医生并配合处理。
（3）消毒：碘伏棉球消毒造瘘管口周围皮肤（以造瘘口为中心自内向外15 cm），消毒造瘘管口（自造瘘口向外10 cm），清除分泌物，覆盖无菌敷料。造瘘口形成后，每日温水清洁造瘘口，保持皮肤清洁、干燥。

◆（1）用导管固定贴将膀胱造瘘管直接固定于患者的腹部皮肤。
（2）系带法：取1块5 cm×10 cm的透明薄膜敷料粘贴于患者腹部皮肤上，弹性胶布剪成2.5 cm×6 cm大小并系带后贴于透明薄膜敷料上，将系带系于造瘘管尾端予以固定。

◆ 协助患者取舒适体位，整理床单元。

4. 注意事项。

（1）妥善固定引流管及集尿袋，引流管长度适中，避免受压、扭曲或堵塞，防止牵拉和滑脱。

（2）保持引流通畅，若发现引流不畅，应查找原因，挤压引流管。对急性尿潴留、膀胱高度膨胀的患者，应缓慢解除引流，第一次放尿<1 000 mL，采用间歇性引流。

（3）观察并记录。

① 观察尿液的量、颜色、性状，记录 24 h 引流量。

② 发现尿液混浊、血尿等异常情况及时报告医生。

③ 观察造瘘口有无红肿、粘连，观察分泌物的量、颜色、气味。

（4）防止逆行感染。

① 引流袋达 2/3 满时应及时倒掉，并记录。

② 尿袋不可超过膀胱高度，防止尿液逆流。

③ 鼓励患者多饮水，每日 2 000～3 000 mL，以保证足够的尿量，增加内冲洗作用（排除肾功能不全、无尿、水肿、心肺功能等异常情况）。

（5）更换时间。膀胱造瘘管开始每 3 周更换 1 次，以后每 4～6 周更换 1 次。如有阻塞或污染应随时更换。集尿袋每周更换 2 次（抗返流引流袋每周更换 1 次），袋外注明更换日期。

（二）男患者导尿术

1. 目的。

（1）解除多种原因引起的尿潴留。

（2）采集膀胱内的尿液标本做细菌培养。

（3）对危重病患，监测其尿量及肾功能。

（4）盆腔脏器手术前留置尿管，以避免术中损伤膀胱。

（5）膀胱、尿道手术后放置尿管，以促进切口愈合。

（6）前列腺手术后放置三腔气囊导尿管，以压迫止血及膀胱冲洗。

2. 操作前准备。

（1）评估患者并解释。

① 评估患者的年龄、病情、意识、治疗、膀胱充盈程度、尿道口情况、心理状态及合作程度。

② 向患者及其家属解释留置导尿管的目的、方法、注意事项及配合要点。

（2）患者准备。

① 了解留置导尿管的目的、方法、注意事项及配合要点。

② 情绪稳定，愿意配合。

（3）护士准备。衣帽整洁，修剪指甲，洗手，戴口罩。

（4）用物准备。准备合适型号的导尿管及导尿包。

（5）环境准备。光线充足，环境安静。

3. 操作步骤。

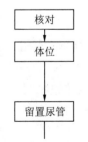

◆ 携用物至患者床旁，核对患者的床号、姓名、住院号。

◆（1）拉起床帘，遮挡患者，保护患者隐私。
（2）患者平卧于床上，上卷衣服、下折裤腰、充分暴露膀胱造瘘管，必要时加盖毛毯，注意保暖。

◆（1）检查暴露患者会阴部：脱去患者对侧裤腿并覆盖于近侧腿部，必要时加盖毛毯，对侧腿部覆盖棉被，注意保暖，两腿充分外旋、外展。

(2) 将一次性垫布垫于患者臀下。

(3) 打开一次性导尿包外包装，取出导尿包。

(4) 按无菌原则打开导尿包外层，取出会阴擦洗包，合上导尿包外层。

(5) 消毒外阴：放置一次性弯盘，戴手套，用消毒棉球分别擦洗患者的阴阜、阴茎背侧、阴茎腹侧、阴囊。左手持无菌纱布包住患者阴茎，后推包皮，自尿道口螺旋向外，严格消毒患者的尿道口、阴茎头、冠状沟。撤去用物、脱手套，打开导尿包，戴无菌手套，铺洞巾，检查气囊导尿管，注入 10 mL 生理盐水，确保气囊无渗漏后再抽出生理盐水，连接集尿袋。润滑导尿管前端放好备用，再次消毒患者的尿道口、阴茎头、冠状沟。

(6) 左手持无菌纱布包住并提起患者的阴茎，使之与腹壁成 60°，持导尿管轻轻插入尿道 15~20 cm，见尿液流出后再插入 2 cm。若插导尿管遇到阻力，可稍待片刻，嘱患者做深呼吸后，再缓缓插入。

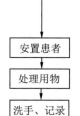

固定

◆ (1) 经气囊导尿管向气囊内注入 10~20 mL 气体或生理盐水，起到内固定作用。

(2) 导尿管尾端可用系带法或导管固定贴二次固定于大腿内侧。

① 系带法：取 1 块 5 cm×10 cm 的透明薄膜敷料粘贴于患者大腿内侧，将弹性胶布剪成 2.5 cm×6 cm 大小并系带后贴于透明薄膜敷料上，将系带系于导尿管气囊分支处以固定，要求松紧度适宜，防止尿管脱落。

② 导管固定贴：用导管固定贴将气囊导尿管的尾端固定于大腿内侧。

③ 导尿管-尿袋引流管接口不需要使用复杂装置或者使用胶带。

④ 注明置管日期、签名，在集尿袋上注明日期、时间。

安置患者

◆ 协助患者取舒适体位，整理床单元。

处理用物

洗手、记录

4. 注意事项。

(1) 妥善固定引流管及集尿袋，引流管长度适中，避免受压、扭曲或堵塞，防止牵拉和滑脱。

(2) 保持引流通畅，若发现引流不畅，应查找原因，挤压引流管。对急性尿潴留、膀胱高度膨胀的患者，应缓慢解除引流，第一次放尿<1 000 mL，采用间歇性引流。

(3) 观察并记录。

① 观察患者的尿液量、颜色、性状，记录 24 h 尿量。

② 发现尿液混浊、血尿等异常情况及时汇报医生。

(4) 防止逆行感染。

① 保持尿道口清洁。每日会阴护理 2 次，保持尿道口和会阴部皮肤清洁。

② 及时倾倒尿液并记录。

③ 尿袋不超过膀胱高度，以防止尿液逆流。

④ 鼓励患者多饮水，每日 2 000~3 000 mL，以保证足够的尿量，增加内冲洗作用（排除肾功能不全、无尿、水肿、心肺功能等异常情况）。

（5）拔管时间的选择。通常在膀胱充盈时拔管较好，有利于患者自行排尿能力的尽早恢复。

（6）拔除留置尿管前无需夹闭导尿管。

（7）膀胱痉挛的处理。指导患者全身放松，深呼吸，分散注意力；观察导尿管是否通畅，必要时遵医嘱给予解痉止痛药物。

（8）患者离床活动时，妥善固定导尿管，以防脱出。对于前列腺手术后、尿道损伤、尿道狭窄患者而言，妥善固定尿管尤为重要。

（三）膀胱冲洗

1. 目的。

（1）使尿液引流通畅。

（2）治疗某些膀胱疾病，如膀胱炎、膀胱肿瘤等。

（3）清除膀胱内的血凝块、黏液、细菌等异物，预防膀胱感染的发生。

（4）前列腺及膀胱手术后预防血块形成。

2. 操作前准备。

（1）评估患者并解释。

① 评估患者的年龄、病情、意识、治疗、心理状态及合作程度，尿液的性状，有无尿频、尿急、尿痛、膀胱憋尿感，是否排尽尿液及导尿管通畅情况。

② 向患者及其家属解释膀胱冲洗的目的、方法、注意事项及配合要点。

（2）患者准备。

① 了解膀胱冲洗的目的、方法、注意事项及配合要点。

② 体位舒适、情绪稳定。

（3）护士准备。衣帽整洁，修剪指甲，洗手，戴口罩。

（4）用物准备。准备膀胱冲洗液、冲洗管、消毒液、棉签、弯盘、标签、记号笔等。

（5）环境准备。室温适宜，光线充足，环境安静。

3. 操作步骤。

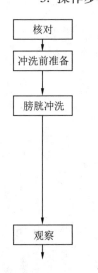

◆ 携用物至患者床旁，核对患者的床号、姓名、住院号。

◆ （1）关闭窗帘，保护患者隐私。
（2）将膀胱冲洗液悬挂在输液架上。

◆ （1）双人核对膀胱冲洗液，将之悬挂在输液架上，连接冲洗器并排气。
（2）协助患者取合适体位，暴露三腔导尿管，用止血钳夹闭尿管末端，垫治疗巾。
（3）消毒三腔导尿管冲洗接口（侧腔），连接冲洗器，根据膀胱冲洗调速卡调节冲洗滴速；消毒引流管接口（直腔），连接集尿袋，打开集尿袋。
（4）将膀胱冲洗标识牌挂于输液架，撤垫布。

◆ 在持续冲洗过程中观察患者的反应，引流液的量及颜色，以及尿道口有无渗漏。

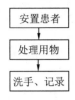

安置患者
↓
处理用物
↓
洗手、记录

◆ 协助患者取舒适体位，整理床单元。

4. 注意事项。

（1）严格执行查对制度及操作规程。

（2）严格执行无菌操作，防止医源性感染。

（3）冲洗时若患者感觉不适，应减缓冲洗速度、减少冲洗量，必要时停止冲洗并密切观察。若引流液颜色加深或有鲜血，应加快冲洗速度，并通知医生处理。

（4）冲洗时，冲洗液瓶内液面距床面约 60 cm，以便产生一定的压力，利于液体流入。冲洗速度根据流出液的颜色进行调节，一般为 80～100 滴/min。如果滴入药液，须在膀胱内保留 15～30 min，然后再引流出体外，或根据需要延长在膀胱内的保留时间。

（5）寒冷气候下，冲洗液应加温至 35 ℃左右，以防冷水刺激膀胱，引起膀胱痉挛。

（6）在冲洗过程中注意观察引流管是否通畅。若患者出现膀胱痉挛，立即排查引流管是否通畅。如有血凝块堵塞管道致引流不畅，可采取挤捏尿管、加快冲洗速度、调整导管位置等方法，若无效，及时通知医生，进行膀胱血块的抽吸；予患者安慰，必要时遵医嘱给予解痉止痛药物，以缓解患者疼痛。

（7）引流袋 2/3 满时应及时倾倒，防止返流。

（四）三腔气囊导尿管持续牵引止血术

1. 目的。

通过牵引压迫前列腺腺窝，达到止血的作用。

2. 操作前准备。

（1）评估患者并解释。

① 评估患者的年龄、病情、意识、治疗、尿液情况、尿管是否通畅、尿道口旁清洁程度、心理状态及合作程度等。

② 向患者及其家属解释三腔气囊导尿管牵引止血术的目的、方法、注意事项及配合要点。

（2）患者准备。

① 了解三腔气囊导尿管牵引止血术的目的、方法、注意事项及配合要点。

② 体位舒适，情绪稳定。

（3）护士准备。衣帽整洁，修剪指甲，洗手，戴口罩。

（4）用物准备。准备 50 mL 注射器、手套、纱布、弯盘、治疗巾、宽胶布等。

（5）环境准备。室温适宜，光线充足，环境安静。

3. 操作步骤。

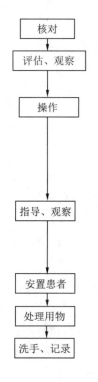

◆ 携用物至患者床旁，核对患者的床号、姓名、住院号。

◆ 患者平卧于床上，评估导尿管是否通畅，观察尿液的颜色、性状、量等情况。

◆ 协助医生操作：
  （1）用注射器先向气囊注入灭菌蒸馏水 50~70 mL。
  （2）牵引、固定：用宽胶布牵引固定导尿管于患者大腿内侧，嘱下肢保持气囊的牵拉体位，保持牵引下肢制动，保证气囊导尿管气囊对前列腺窝的压迫止血作用。

◆ （1）指导患者：绝对卧床休息，床上大小便；牵引侧肢体保持伸直制动，必要时予以气压泵按摩，预防静脉血栓形成。
  （2）定期巡视。

◆ 协助患者取舒适体位，牵引肢体制动，整理床单元。

4. 注意事项。

（1）严格执行查对制度及操作规程。

（2）耐心做好患者思想工作，解除忧虑，坚定治疗信心。

（3）插管时动作应轻柔，避免损伤尿道黏膜。

（4）在插管过程中，若患者发生大汗淋漓等应立即拔出导尿管，重新插入。

（5）保持牵引有效，固定妥当，标识清晰。牵引时嘱患者牵引侧肢体保持制动，必要时予以气压泵按摩，预防静脉血栓形成。

（6）一般于 12~24 h 内松开牵引，以防止血供不良坏死。若患者术后出血少、膀胱冲洗液澄清，可以减少牵引固定的时间。

（7）出现引流不畅、血块堵塞管腔时，处理方法为停止冲洗，用 50 mL 注射器抽吸生理盐水快速注入导尿管，然后回吸，反复多次可将较大的血凝块抽出。也可以双手挤压引流管，一只手反折捏住引流管，使引流管闭塞，另一只手的五指指腹用力快速挤压引流管，频率要快，这样可使气流反复冲击引流管，将导尿管中的残留血块挤出，从而达到排出血块的目的。

（8）严密监测患者生命体征及引流情况并做好记录，发现异常及时处理和报告医生。

五、案例总结

随着时代的发展和观念的改变，传统的护理模式已不能满足患者的需求。有研究表明，传统护理模式中，行经尿道前列腺电切术的患者出院后缺少专业、系统的护理指导，导致患者术后恢复时间延长。由于患者经常往返于居住地和医院之间，多次就医导致患者失去治疗疾病的信心，患者依从性不高。因此，手术以后，要教会患者医疗上的注意事项，在患者出院后为其实行针对性护理，如饮食、药物的毒副作用、注意休息、适当活动、导尿管的护理，以促进患者康复，改善预后，保证达到最佳效果。只有坚持以患者为中心，从心理护理入手，各种护理措施均完善到位，尽可能解除患者的痛苦，才能使患者达到治疗和康复所需的最佳状态。更好地为患者服务将是医护人员今后努力的方向。

（王卫珍　赵雪萍）

第九节　膀胱肿瘤术后患者的护理

膀胱肿瘤（bladder tumor，BT）是最常见的泌尿系统恶性肿瘤之一，近年来国内发病率呈逐渐上升趋势，其复发率及病死率高，其中的肌层浸润性膀胱癌恶性程度高。根治性膀胱切除术（radical cystectomy，RC）是治疗肌层浸润性膀胱癌（muscle-invasive bladder cancer，MIBC）的主要手术方式，可有效提高患者的生存率，最大限度保护患者的上尿路功能，且患者易于接受，有助于改善生活质量。但该类手术复杂、手术时间长、创伤大，老年患者全身各系统、各器官功能均有不同程度的减退，手术代偿能力差，术中及术后可能出现各种早期或远期相关并发症。本案例总结1例膀胱肿瘤术后患者的护理实践。

 一、病例介绍

患者蒋某，男性，72岁，已婚，退休干部，因无明显诱因出现全程肉眼血尿2d来院就诊，拟诊为膀胱肿瘤，于2022年12月10日急诊平车入院。入院后查体：尿色鲜红，伴血块，有尿频、尿急感。患者既往于当地医院就诊，查膀胱镜示：膀胱侧壁见一菜花样肿块，基地部宽，大小约3cm×2cm，触之出血，侵及黏膜，多次行经尿道膀胱肿瘤电切术，术后病理提示为高级别浸润性尿路上皮癌，术后定期膀胱灌注化疗。否认高血压、糖尿病、肾病病史，否认肝炎、结核等传染病病史，无外伤史，无输血史，否认药物、食物过敏史。入院评估：T 36.9 ℃，P 89/min，R 19次/min，BP 93/61 mmHg，Braden评分16分，Barthel评分35分，Morse评分40分，NRS评分3分，NRS 2002评分3分。术前血红蛋白62 g/L，白蛋白25.6 g/L，钾2.88 mmol/L，予输血、补钾、营养支持治疗。

2022年12月12日患者血尿持续加重，膀胱抽吸血块约50 mL，血红蛋白69 g/L，立即在急诊全麻下行全膀胱切除术+原位回肠新膀胱术，手术时长126 min，术中出血较多，输血400 mL，代血浆400 mL。术毕返回病房，神志清，经鼻导管3 L/min吸氧，T 36.8 ℃，P 95次/min，R 18次/min，BP 100/62 mmHg，带入右颈内静脉置管1根、伤口引流管1根，均通畅。回肠造口乳头红润，高度约2 cm，左右侧输尿管外支架管插入回肠造口中通畅。Braden评分16分，Morse评分35分，NRS评分5分，NRS 2002评分5分。予补液抗感染、保护胃黏膜、补充水及电解质治疗。术后返回病房，1 h后NRS评分为3分。术后第1 d，NRS评分2分。术后第2 d，血红蛋白73 g/L，白蛋白

26.1 g/L，补充人血清白蛋白。术后第 10 d，患者主诉腹胀明显，查体：叩诊呈鼓音，无排便、排气，伤口引流液颜色为粪便样，有臭味。实验室指标示：钾 3.15 mmol/L，抗凝血酶原 II 活性 39.0%，凝血酶原时间 15.7 s，部分凝血活酶时间 40.5 s，血红蛋白 77 g/L，前白蛋白 64.4 mg/L，白蛋白 27.4 g/L。CT 检查示：膀胱癌术后改变。腹腔内有大量游离气体，考虑肠漏、肠梗阻、腹腔积液。立即急诊下行剖腹探查术+肠粘连松解术+回肠造口术。术后第 1 d 出现造口周围皮肤黏膜分离，大小约 5 cm×5 cm，予加强换药。术后第 7 d 拔除低压吸引腹腔引流管，术后第 13 d 拔除盆腔引流管，术后第 25 d 自行排尿，术后第 30 d 康复出院。

二、护理评估与诊断

（一）护理评估

1. 健康史和相关因素。

（1）一般情况，如患者的年龄、性别、吸烟史、职业、饮食习惯等。

（2）既往史。了解患者的完整病史，尤其是膀胱手术史，有无并发症；是否合并高血压、糖尿病等疾病。

（3）家族史。了解患者家族中有无遗传性疾病、泌尿系统肿瘤及其他肿瘤患者。

2. 身体状况。

（1）症状与体征。评估患者有无血尿，血尿为间歇性还是持续性；有无膀胱刺激症状和排尿困难；有无膀胱排尿梗阻症状。评估患者有无消瘦、贫血等营养不良的表现，重要脏器功能状况，有无转移的表现及恶病质。

（2）辅助检查。了解有无尿液检查、肾功能检查、超声检查、CT 检查、MRI 检查、膀胱镜检查及其他有关手术耐受性检查（心电图、肺功能检查等）的异常发现。

3. 心理和社会支持状况。

评估患者及其家属的心理状态、家庭经济情况及社会支持系统。

（二）护理诊断

本案例提出了以下护理诊断。

1. 疼痛，与手术创伤有关。

术后早期疼痛主要与手术创伤有关。本案例中疼痛评分采用数字评分法（NRS），评估方法见本书第一章第六节"护理诊断"疼痛评估。患者术毕返回病房后 NRS 评分 4 分，需要进一步处理。

2. 焦虑与恐惧，与尿流改道术后留置造口、患者担忧造口预后不良有关。

该老年患者为退休干部，情感上不能接受尿流改道术后留置造口，担心术后形象紊乱及不能自行更换造口。术后第 10 d，并发肠瘘后行二次手术，术后焦虑自评量表（Self-rating Anxiety Scale，SAS）评分 80 分，属于重度焦虑。腹部伤口渗漏在外科中较为常见，多是手术创伤或外伤后病情恶变所引发，渗漏液的组成较为复杂，有粪便、消化液等，易对周围皮肤造成刺激与损伤，严重时会导致皮肤溃疡、糜烂。

3. 营养失调，营养低于机体需要量，与术后机体消耗增加有关。

膀胱肿瘤患者存在营养风险的比例较高，肿瘤发生发展与营养状态之间存在密切联系，肿瘤负荷、摄入减少、恶性消耗等原因，围手术期应激状态及手术创伤、情绪障碍等因素，均可导致患者的营养风险进一步增加。该患者 NRS 2002 评分 5 分，白蛋白 25.6 g/L，前白蛋白 64.4 mg/L，存在营养高风险。BMI 为 17.1 kg/m²，为消瘦。

4. 潜在并发症：尿瘘、尿失禁等。

尿流改道术后应用输尿支架是必不可少的，输尿管支架在保证患者术后尿流通畅、减少新膀胱的吻合口瘘、吻合口水肿等方面发挥了重要作用，可显著减少肾集合系统扩张、代谢性酸中毒。

5. 知识缺乏，缺乏术后康复锻炼相关知识。

"根治性膀胱切除+原位新膀胱术"具有正位排尿、内压低的优点，但是用回肠代膀胱后患者原膀胱处感觉能力及主动收缩能力降低，患者需要依靠增加腹压来完成排尿，术后易出现排尿困难、尿失禁等排尿功能障碍。对患者的储尿功能、尿意习惯、排尿方式、控尿方式等进行训练，可在一定程度上恢复患者阴部神经的生理兴奋性，诱导患者尿道外括约肌的有效收缩，在一定程度上改善患者的排尿功能。

 三、护理措施

（一）有效止痛

术后早期疼痛与手术创伤有关，患者术毕返回病房后 NRS 评分 5 分，立即给予静脉推注镇痛药物。1 h 后复评，NRS 评分 3 分。术后第 1 d NRS 评分 2 分。每天定时对患者进行疼痛评估，根据 NRS 评分及疼痛原因进行相应处理。

（二）焦虑与恐惧

该患者回肠造口术后造口周围皮肤黏膜分离，为保持回肠造口处皮肤清洁、干燥，要及时更换造口袋，采用两件式造口袋，方便处理和观察伤口情况。根据切口的形状对底盘进行裁剪，按照体位引流的方向进行粘贴，防止粪便淤积刺激皮肤。早期，粪便较稀，不成形，且每日排便呈持续状态，造口周围皮肤愈合较差。针对此状况，可采取特定的电磁波治疗器疗法，每次持续治疗 20~30 min，每日进行 2~3 次。患者肠瘘后急诊下行二次手术，不属于择期手术，术中对肠造口定位相对不准，导致术后患者肠造口与皮肤造瘘距离 3 cm，加之患者有渗漏液流出，造口四周约 5 cm 处形成了造口周围潮湿相关性皮炎，使用造口周围皮肤评估表（DET 评估表）评分为 9 分。查阅相关文献后，护理人员与医生合作，通过改良引流方式，避免局部皮肤长时间接触尿液刺激，加强换药，保持皮肤清洁干燥。用 0.9%生理盐水清洗局部皮肤，涂抹造口粉后外喷 2 层皮肤保护膜。做好交接班，及时查看，每班次做好 DET 评分。

患者对排泄方式的改变产生身心压力，担心术后早期造口袋渗漏、有异味。针对该情况，院内普外科医生及伤口、造口、失禁护理专科护士对该患者会诊。早期进行良好的沟通，告知患者造口的必要性及后期行肠造口回纳治疗的意义，给予患者支持、关心和安慰，并鼓励患者家属尽早学会造口护理的相关方法。同时加强科内责任护士培训，对特殊类型造口加强再学习。

（三）营养支持

其敏感指标白蛋白不仅反应患者的营养状态，也是病情严重程度的标志物，具有增强活性氧清除和增强免疫力的作用，白蛋白下降会削弱人体的防御机制。临床上常用的肠营养支持方法包括肠内营养和肠外营养。与肠外营养相比，肠内营养更符合胃肠道的生理状态，可以很好地保护肠道黏膜屏障，支持肠道功能的恢复，改善和稳定机体营养。

1. 术中放置空肠营养管，置入 90 cm，术后 12 h 进行肠内营养支持，以循序渐进为原则，量由少到多，浓度由低到高，速度由慢到快。遵医嘱第 1 d，5% 葡萄糖 250 mL 泵注，流速 25~30 mL；第 2 d，营养液 500 mL 泵注，流速 25~30 mL；第 3 d，营养液 1 000 mL 泵注，流速 30~35 mL；每次泵注完成后予 25 mL 生理盐水冲洗营养管，输注中每 4 h 冲洗 1 次，以确保管腔通畅。

2. 饮食护理。患者术后血红蛋白 77 g/L，早期造瘘有稀薄粪便溢出，患者担心拔除营养管进食后粪便不成形，影响造口周围皮肤黏膜分离处的愈合。护理人员指导患者进食，详细讲解饮食的原则、重要意义，嘱其严格执行医嘱，让胃肠功能有个适应过程，从给予流质营养合剂到半流质，再到普食，循序渐进。督促患者养成定时进食的习惯，以低渣、无刺激、高蛋白的饮食为主，以维持机体消耗；避免产气、使患者便意频繁的食物；多进食蔬菜和水果，如青菜、绿色蔬菜的茎等。

（四）预防并发症

1. 尿瘘。

尿流改道术后应用输尿管支架是必不可少的，输尿管支架在保证患者术后尿流通畅，减少新膀胱的吻合口瘘、吻合口水肿等方面发挥了重要作用，可显著减少肾集合系统扩张、代谢性酸中毒。

（1）予加强换药。引流管上贴上清晰的标签，避免发生引流管受压或扭曲。引流管高度低于耻骨联合高度，且距离地面 15 cm 以上。在对患者进行翻身护理操作时，注意保护好导管，避免导管脱落。每 4 h 观察 1 次引流液的性状、量、颜色。配合医生在无菌操作下进行低压冲洗，避免因血块堵塞造成引流不畅。

（2）术后第 1 d 肠代膀胱分泌黏液多，黏液堵塞导致引流不畅，予乳头擦洗、碳酸氢钠溶液 250 mL 冲洗新膀胱，每日 2 次，以减少肠黏液的分泌。患者通气后，予碳酸氢钠口服，每日 3 次，每次 0.5 g。

（3）全膀胱切除术后第 10 d，患者腹胀，CT 检查示：腹腔内大量游离气体，考虑肠漏。立即急诊下行二次手术。术后在切口处放置引流管，予负压吸引器低压吸引，保证渗漏的液体能够及时引流出来，以利于肠吻合口愈合。

2. 尿失禁。

制订详细的新膀胱功能康复锻炼训练方案，具体如下。

（1）指导患者在术后 2 周左右定时夹闭，开放尿管 1 周，前 3 d 每 0.5~1 h 开放 1 次尿管，后 4 d 每 2~3 h 开放 1 次尿管，从而达到训练患者尿意习惯的目的。

（2）鼓励患者积极进行盆底肌锻炼（提肛运动），增加腹压训练，即有规律地锻炼腹肌与做屏气动作，每次 5~10 min，每日 3~5 次。在深吸气的同时做提肛动作，保持 3~4 s，呼气时放松，每次练 20~30 min，每日 4~6 次。盆底肌锻炼只有在坚持 2~4 周后才会出现效果，因此必须向患者强调坚持训练的重要性，鼓励患者坚持训练，不能松懈中断。

（3）教会患者采取蹲位或坐位的方式排尿，在排尿前要多次深吸气，收缩腹肌，排尿时将双手大拇指置于双侧髂嵴处，其余4指置于下腹部，双手向下挤压下腹部，借助腹压由轻到重按压膀胱区，以起到刺激和压迫膀胱排尿的作用，尽可能把膀胱内的残存尿液排出体外。

（4）对患者白天的排尿习惯进行指导，建议患者在白天每2~3 h排尿1次，晚餐后要减少饮水量，夜晚每间隔4 h排空膀胱1次。随着时间的推移，白天和夜晚排空膀胱的时间间隔逐渐增加，直至达到白天每5~6 h排尿1次，夜晚排空膀胱1次。患者术后第25 d查B超示：残余尿为5 mL。

3. 造口宣教指导。

发放健康教育手册、处方、微信视频等，反复给患者及其家属讲解相关知识，演示更换造口用具的方法、不同时间的尿液收集方法，以及造口附属产品的使用方法等。术后第1 d更换造口时，让患者家属参与更换。出院当天让患者独立完成造口更换过程，并对存在的问题进行专业指导。通过图片和文字等，简单易懂地让患者及其家属掌握造口周围皮肤并发症的类型、预防知识和处理方法。鼓励患者加入居住社区的老年活动中心，通过娱乐放松心情。提供相关人员电话号码，嘱患者在感到沮丧时与访视小组人员电话交流。

 四、护理技术

采用尿路造口护理技术。

（一）目的

1. 收集尿液，保持造口周围皮肤完整、清洁。

2. 观察引流液的性状、颜色、量。

3. 指导患者及其家属掌握造口护理的方法，指导患者学会自我护理。

（二）操作前准备

1. 评估患者并解释。

（1）评估患者对造口的接受程度及造口护理知识的了解程度；观察患者造口及造口周围皮肤有无并发症；评估患者自理程度，决定给予护理的方式；根据造口类型及造口情况选择合适的造口用具。

（2）向患者及其家属解释操作的目的、方法、注意事项及配合要点。

2. 患者准备。

取半坐位或坐位。

3. 护士准备。

衣帽整洁，修剪指甲，洗手，戴口罩。

4. 用物准备。

准备造口底盘及两件式造口袋、手套、棉球、纱布、温水、一次性垫布、医用垃圾袋、造口测量尺、剪刀等，必要时备造口粉、皮肤保护膜、防漏膏。

5. 环境准备。

室温适宜，光线充足，环境安静。

（三）操作步骤

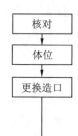

◆ 携用物至患者床旁，核对患者的床号、姓名、住院号。

◆ 患者半卧或坐于床上。

◆ （1）戴手套；铺一次性垫布。
（2）用造口测量尺测造口的大小、形状。
（3）绘线，做记号。
（4）沿记号修剪造口袋底盘。
（5）让患者绷紧皮肤由上而下撕离已用过的造口袋。
（6）用温水清洁造口及周围皮肤，并观察周围皮肤及造口情况，用纱布蘸干周围皮肤。
（7）必要时造口周围皮肤涂造口粉和保护膜，造口周围涂防漏膏。
（8）撕去造口底盘粘贴面上的纸，按照造口位置由下而上，将造口底盘按紧粘贴在患者皮肤上。
（9）指导患者腹部皮肤鼓起，屏气。
（10）扣上袋子（两件式）：从底部开始，手指沿锁扣由下而上将袋子和造口底盘按紧，要听见"咔嗒"扣紧的响声。
（11）关闭造口袋底部开口。
（12）检查两件式造口袋与底盘贴合处有无缝隙。

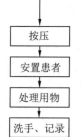

◆ 嘱患者卧床休息 10 min 并用手掌按压造口袋，以增加黏性。

◆ 协助患者取舒适体位，整理床单元。

◆ 按照规范处理垃圾。

（四）注意事项

1. 造口更换。

（1）宜在清晨空腹时更换造口袋，取半坐位或坐位，注意保护患者隐私。

（2）揭除造口底盘时，宜用一只手按住患者皮肤，另一只手由上而下轻柔揭除。

（3）宜用生理盐水或温水棉球、软湿布、柔软的卫生纸或湿纸巾由外向内清洁造口及周围皮肤，再用干纱布、软布或柔软的卫生纸蘸干造口周围皮肤。

（4）应按测量好的造口根部大小及形状剪裁造口底盘，直径须大于造口根部 1~2 mm。

（5）粘贴造口底盘时，宜对准造口由下而上粘贴，轻压造口内侧周围，再由内向外轻轻加压。若造口周围皮肤有凹陷，可使用防漏膏/条或防漏贴环。

（6）造口袋内 1/3~1/2 满时，宜将造口袋排泄物进行排放。

（7）造口底盘发白或卷边时，宜尽快更换。造口底盘渗漏时应立即更换。

2. 居家生活指导。

（1）衣服以柔软、舒适、宽松为主。佩戴腰带应松紧适度，以免压迫造口。

（2）多饮水，每日饮水量大于 2 000 mL，可适当多饮酸梅汁、草莓汁，以减少回肠导管黏液的分泌。

（3）患者度过恢复期之后可以进行慢跑、单车骑行等各种体育活动。参加运动时要注意避免严重的有撞击的接触性运动，如踢足球、打篮球等；避免增加腹压的运动，如举重等。

（4）淋浴时可以佩戴或取下造口护理用品，使用中性肥皂和沐浴液不会刺激造口，也不会流入造口。沐浴后要更换新的造口袋。

（5）可以佩戴造口护理用品游泳，游泳前要清空造口袋并记住要少吃食物。游泳后要更换新的造口袋。

（6）外出旅行时要带有足够的造口护理用品，避免劳累和情绪激动。

五、案例总结

在膀胱癌患者的手术治疗过程中，全膀胱切除原位回肠新膀胱术是最符合患者生理及人性化的手术治疗方法之一。但该手术术后并发症多，护理就显得尤其重要。必须根据患者的病情，对患者实行有效的治疗及病情监测，并及时动态调整措施。同时，还要做好患者的营养支持护理，指导患者注意休息与活动，密切关注患者的心理变化。

（王卫珍 赵雪萍）

第十节 乳腺癌改良根治术后患者的护理

国际癌症研究机构（International Agency for Research on Cancer, IARC）发布的2020 年全球最新癌症负担数据显示，乳腺癌全球新发病例高达 226 万例，已取代肺癌成为全球最常见的恶性肿瘤，其死亡人数亦居全球女性癌症患者死亡人数首位。我国每年乳腺癌新发病例数可达 41 万例，并且发病率与死亡率均呈上升趋势，其新发病例数位居我国女性癌症之首，成为我国主要癌症负担。手术、放疗、系统治疗相结合的综合治疗模式极大地改善了乳腺癌患者的生存及预后，其中手术治疗依旧占据非常重要的地位。接受手术的乳腺癌患者常常会发生术后出血、皮下积液、皮瓣坏死、上肢肿胀等并发症，这不仅会给患者的身心造成沉重的负担，而且延长了住院时间，影响了手术的治疗效果。乳腺癌术后有效的护理干预可以提高患者的预后，减少术后并发症。本案例总结 1 例乳腺癌改良根治术后患者的护理实践。

一、病例介绍

患者曹某，女性，58 岁，汉族，已婚，因 1 周前发现左乳肿块 1 枚于 2022 年 1 月31 日在当地医院就诊，行乳腺 B 超检查示：左侧乳房实性占位（大小约 20 mm×19 mm）。后于我院行 B 超穿刺示左乳浸润性癌。为求进一步治疗拟诊为左乳恶性肿瘤，于 2 月 6 日门诊收治，患者步行入院。患者既往有高血压病史，规律服药，平时血压控制可。患者 10 余年前有胆囊切除术史，否认糖尿病、肾病病史，否认肝炎、结核等传染病病史，无外伤、手术史，无输血史，否认药物、食物过敏史。入院评估：T 36.0 ℃，P 70 次/min，R 16 次/min，BP 120/70 mmHg，Braden 评分 23 分，Barthel 评分 100 分，Morse 评分 15 分，VTE 评分 3 分。患者完善术前准备，于 2 月 8 日在全麻下行左侧乳房改良根治术伴同侧腋窝淋巴结清扫术，术后带回引流管 2 根，予固定妥善。Braden 评分 21 分，跌倒临判高风险，NRS 评分 1 分，VTE 评分 5 分，UEX 评分 11 分，Barthel 评分 85 分。患者术后 21 h 引流量皮下为 75 mL 血性液体，腋下为 50 mL 血性液体，伤口敷料干燥，患肢血运良好，无肿胀。术后予奥美拉唑护胃、卡磺止血对症支持治疗。指导患者麻醉清醒后进清淡、易消化饮食，告知肩部制动、下床注意事项。术后第 1 d 予床边功能锻炼指导。

 二、护理评估与诊断

（一）护理评估

1. 健康史和相关因素。

（1）一般情况，如患者的年龄、性别、婚姻、职业、肥胖、生活习惯和饮食习惯等。

（2）既往史。了解患者的月经史、婚育史、哺乳史，以及既往有无乳房良性肿瘤，有无高血压、糖尿病等慢性病病史。

（3）服药史。了解患者近期有无服用激素类药物、抗凝药物，以及药物过敏史等。

（4）家族史。了解患者家族中有无乳腺癌或其他肿瘤患者。

2. 身体状况。

评估患者的意识、体温、脉搏、呼吸、血压等情况；评估患者乳房肿块的大小、质地、活动度，有无皮肤破溃或乳房外形的改变；评估患者有无淋巴结转移或胸痛、气急、骨痛等转移表现；评估患者的影像学和实验室检查结果，以助判断病情及预后；评估患者的疼痛、进食、睡眠等情况；观察引流管是否通畅，引流液的颜色、性状、量等；观察伤口绷带的包扎情况，松紧是否合适、是否影响患者的呼吸，有无伤口渗血、渗液等情况；评估皮瓣血运情况，观察皮瓣有无缺血、坏死；评估患肢血运及循环情况，功能锻炼执行情况。

3. 心理和社会支持状况。

评估患者及其家属的心理状态、家庭经济情况及社会支持系统。

（二）护理诊断

乳腺癌改良根治术切除了患者的整个乳腺组织并进行了腋窝淋巴结清扫，术后并发症主要有出血、皮下积液、皮瓣坏死、上肢水肿等。乳腺癌改良根治术后，由于淋巴系统受到破坏，来自臂部的淋巴回流不畅或头静脉被结扎，造成蛋白质聚积于组织中，使渗透压升高，吸收水分而引起患肢淋巴水肿。乳腺癌改良根治术对患者的形体破坏较大，患者常为失去健康的第二女性特征而产生焦虑、失眠、严重抑郁等。在病程中对患者进行全面的评估，根据评估结果积极采取相应的干预措施，根据病情变化进行动态评估。

本案例提出了以下护理诊断。

1. 焦虑，与患者不了解手术治疗情况及担心预后有关。

术前焦虑是一种以恐惧、紧张、烦躁为特征的主观心理感受，发生率为 11% ~ 80%，可降低患者免疫力、增加术后并发症的发生，导致更高的再住院率。研究表明，术前焦虑是引起乳腺癌患者出现术后疼痛综合征的独立危险因素。焦虑还可影响冠心病患者的心肌灌注，影响患者的血流动力学稳定。患者一旦得知乳腺癌诊断结果，均会产生心理负担，导致心理障碍，我们运用整体护理对患者进行心理分析，给予心理护理，能使绝大部分患者接受现实，积极配合治疗，得到康复。患者对手术具体情况及术后的愈合情况比较担忧。

2. 知识缺乏，缺乏术后饮食、活动、病情程度及功能锻炼知识。

乳腺癌的发病机制与雌激素有关，患者对术后饮食有所担忧；由于手术切口的原因，患者担心切口愈合情况，不敢过早活动，因此我们在日常护理工作中要给患者做好相关的健康教育。乳腺癌改良根治术后，淋巴水肿是常见的术后并发症，会影响患者的生活质量与心理健康。临床针对乳腺癌术后淋巴水肿应强调以预防和管理为主，术后正确而有规律的功能锻炼尤为重要。术后评估患者对相关知识的了解情况，患者表示自己不清楚相关知识。

3. 有生命体征改变的可能，与大手术及术中止血不当、术后出血有关。

术后出血是外科手术后多发、严重的并发症之一，发生率虽相对不高，但是致死率高。术后出血的原因主要有两个方面：术中止血不彻底，遗留有活动性出血点；术后由于应用持续负压引流、体位改变或剧烈咳嗽等，电凝的凝血块脱落或结扎的丝线滑脱导致引流出血。术后出血量比较大时容易导致患者的生命体征发生改变。

4. 患者自理能力下降，与手术创伤及肢体功能障碍有关。

乳腺癌对患者的创伤较大，导致其术后生活质量受到严重影响。自理能力干预是指患者尽量自己实化各项生活技能，在促进肢体功能康复的同时提升患者的生活能力。患者术后 Barthel 评分 85 分。跌倒临判高风险，患者术后长时间卧床休息，改变体位为立位时，很容易导致直立性低血压。而且，患者还有高血压的既往史，所以必须指导患者正确地下床活动。

5. 有引流管效能降低的可能，与导管阻塞、扭曲、折叠有关。

乳腺癌术后如果引流不畅，会发生伤口感染、皮下积液、皮瓣愈合不良。乳腺癌虽然是体表的手术，但是游离的创面比较大，因为范围比较宽，所以出血、渗血的风险比较大。如果手术过程中止血不彻底、没有持续的负压引流或患者体位改变，还有剧烈咳嗽、用电刀电凝的血凝块脱落，会引起创面出血、渗血。患者术后引流管固定良好，术后 21 h 引流量皮下为 75 mL 血性液体，腋下为 50 mL 血性液体，伤口敷料干燥，患肢血运良好，无肿胀。患者翻身活动有可能会扭曲、折叠导管。患者起床活动时，有可能会忘记引流管，导致引流管的牵拉。

 三、护理措施

（一）缓解焦虑

护理人员应详细做好入院介绍，帮助患者消除陌生感，加强护患沟通，建立相互信赖的良好关系。评估患者焦虑程度，必要时给予焦虑评分，引导患者说出内心顾虑，做好解释和安慰工作。给患者讲解有关疾病、治疗及护理的知识，手术治疗的必要性，以及有关检查项目的目的和注意事项。介绍同种疾病恢复良好的患者与其交流，引导患者正确认识乳腺癌及相关治疗方法，缓解其紧张的情绪。提供安静舒适的环境，保证患者的休息与睡眠。

（二）健康教育

告知患者术后全麻清醒后给予半流质饮食，少食多餐。饮食宜高蛋白、高维生素，禁食辛辣刺激、含雌激素较高的食物，如蜂蜜、蜂王浆、雪蛤等。指导患者床上翻身活动时动作宜慢，预防体位性低血压。同时，注意患肢肩部制动，保护患侧肢体。评估患者对高血压低盐低脂饮食相关知识的掌握情况，酌情补充。评估患者对病情的知晓程度，做好解释和安慰工作，可向患者介绍术后恢复良好的案例。指导患者进行正确的功能锻炼，并做好解释工作。

（三）病情观察

术后 6 h 密切监测患者生命体征，做好护理记录。密切观察患者的病情变化，倾听患者的主诉，关注患者的实验室指标，及时做好记录。保持患者呼吸道通畅，必要时予氧气吸入。给予胸带加压包扎，压力应适当。监测患者的体温、脉搏。妥善固定导管，保持引流通畅，防止引流管的牵拉引起伤口出血。密切观察引流液的颜色、形状和量及伤口处敷料情况，发现异常及时报告医生处理。

（四）协助自理

注意患者的生活照料，保持患者全身皮肤清洁。妥善固定引流管并保留足够长度，以免患者活动受限。将患者常用生活物品如水杯、信号铃等放在患者易拿取的地方。向患者宣教起床时健侧上肢的辅助方式，指导患者可抓握床栏助力。向患者宣教卧床期间肢体活动及早期下床活动的必要性，取得患者配合，预防深静脉血栓形成。告知患者循序渐进，逐步增加下床活动时间。指导患者根据病情练习康复操，以手指、腕、肘关节及肩关节的运动为主。告知患者下床活动时动作宜慢，教会患者"起床三部曲"：每日起床前静躺 30 s，没有不适之后，床边坐立 30 s，活动双足，依旧没有任何不适之后，缓慢站立之后再行走。服用降压药后，卧床休息半小时，然后再下床活动。如有不适暂停活动，卧床休息。

（五）引流通畅

妥善固定引流管，引流管长短合适，避免牵拉。做好患者及其家属的宣教，告知导管有效引流的重要性，避免导管折叠或意外拔管。引流球保持负压状态，定时倾倒引流液，严格执行无菌操作，观察并记录引流液的颜色、性状、量。保持引流管通畅，防止扭曲、折叠。警惕活动性出血，有异常及时报告医生。观察伤口敷料及伤口周围皮肤黏膜情况。

（六）康复指导

1. 饮食与活动。

加强营养，多食高蛋白、高维生素、高热量、低脂肪食物，以增强机体抵抗力。

（1）术后早期功能锻炼。起床活动时，家属扶患者健侧、托其后背，患者将患肢置于胸腹部。术后1~2 d，患者松握拳，腕部伸屈、内外旋转动作，同时可进行刷牙、洗脸、进食；需要用到术侧手臂时，将术侧手臂贴近身体，用健侧手臂托扶，动作要轻柔，避免术侧手臂外展。术后3~4 d，握拳、伸屈肘部。术后4~7 d，摸对侧肩、同侧耳。

（2）术后中期功能锻炼。术后1~2周，待皮瓣基本愈合后可进行肩部活动、手指爬墙运动（逐渐递增幅度），直至患侧手指能高举过头，自行梳理头发，肩关节能做前屈、后伸、内收、外展活动。

（3）术后晚期（术后3个月之后）功能锻炼。除以上锻炼之外，可配合进行游泳、瑜伽、太极拳、八段锦等有氧运动。

2. 保护患肢，预防淋巴水肿。

教会患者识别淋巴水肿的早期症状，如臂围大小发生变化、沉重、僵硬、紧绷感、麻木、酸痛、无力、疲乏等，一旦发生及时就医。保护患肢及皮肤，保持皮肤清洁，避免患肢任何外伤，避免穿着过紧的衣物、使用带钢托的乳罩、戴过紧的首饰、患侧卧位等，避免过冷刺激、桑拿、长时间热浴。坚持渐进式患肢功能锻炼，进行深呼吸锻炼及全身有氧运动，如散步、慢跑等。伤口愈合后可进行游泳锻炼，避免过度疲劳。保持良好的生活方式，BMI 保持在 30 kg/m² 以下。

3. 恢复性生活，5 年内避免妊娠。

4. 遵医嘱坚持后续治疗，定期复诊。

 四、护理技术

（一）一次性使用负压引流球的护理

1. 目的。

（1）充分引流或吸出创腔内残余积血、积液和术后渗液，防止感染。

（2）观察术后渗血、出血，以便早期诊断和及时处理。如术后少量渗血，引流量可逐渐减少。如有鲜红色出血，应怀疑有内出血。

2. 操作前准备。

（1）评估患者并解释。

① 评估患者的年龄、病情、意识、治疗、心理状态及合作程度。

② 向患者及其家属解释引流球护理的目的、方法、注意事项及配合要点。

（2）患者准备。

① 了解引流球护理的目的、方法、注意事项及配合要点。

② 情绪稳定，愿意配合。

（3）护士准备。衣帽整洁，修剪指甲，洗手，戴口罩。

（4）用物准备。准备血管钳、治疗巾、手套、消毒棉签、量杯。

（5）环境准备。光线充足，环境安静。

3. 操作步骤。

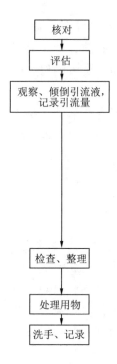

◆ 携用物至患者床旁，核对患者的床号、姓名。

◆ 评估引流球是否处于负压状态，检查引流管标识、留置时间。

◆ （1）挤压引流管，查看引流是否通畅并排出积液。观察引流液的颜色、性状。

（2）在引流球下铺治疗巾，置弯盘，戴手套，用血管钳夹住引流球近端引流管。

（3）将引流球竖起正放，解除负压，查看球体上引流液的刻度，记录引流量。

（4）挤压引流液至量杯。

（5）消毒球体开口处，将球体压扁使其处于负压状态，关闭开口。

◆ 松开止血钳，检查有无漏液，撤治疗巾、弯盘，妥善放置引流球，整理床单元。

◆ 终末处理。

4. 注意事项。

（1）向患者解释置管的目的和注意事项，取得患者的合作。

（2）引流管应做好标记，妥善固定，保持持续有效的负压，防止扭曲、受压、折叠，在给患者做处置、翻身时一定要注意保护引流管，避免导管脱出。

（3）每日倾倒引流液，注意观察并记录各种引流管的引流量及引流液性状。

（4）各种引流管正常时引流的血性液体应由多到少，由浓变淡。如果引流液由淡变浓，量突然增加，应注意是否有内出血的发生。

（二）乳腺癌术后早期患肢功能锻炼

1. 目的。

（1）有利于手术后上肢静脉回流及引流液的流出，有利于术后上肢水肿的消退。

（2）减少疤痕挛缩的发生，有利于患侧上肢功能的恢复，提高患者自理能力。

（3）增强患者对生活的信心，提高生活质量。

2. 操作前准备。

（1）评估患者并解释。

① 评估患者的年龄、病情、意识、治疗、患肢活动情况、患肢水肿情况、心理状态及合作程度。

② 向患者及其家属解释功能锻炼的目的、方法、注意事项及配合要点。

（2）患者准备。

① 了解功能锻炼的目的、方法、注意事项及配合要点。

② 情绪稳定，愿意配合。

（3）护士准备。衣帽整洁，修剪指甲，洗手，戴口罩。

（4）用物准备。准备弹力球。

（5）环境准备。光线充足，环境安静。

3. 操作步骤。

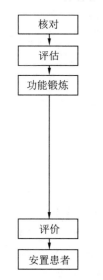

◆ 携用物至患者床旁，核对患者的床号、姓名。

◆ 评估患肢术后伤口敷料、引流液及患肢情况。

◆ （1）患者起床活动时，家属扶其健侧、托其后背，患者将患肢置于胸腹部。
　　（2）术后 24 h，活动手指和腕部，可做伸指、握拳、屈腕等锻炼。
　　（3）术后 1~3 d，上肢肌肉等长收缩，可做屈肘、伸臂等锻炼。
　　（4）术后 4~7 d，摸对侧肩、同侧耳。
　　（5）术后 1~2 周，待皮瓣基本愈合后可进行肩部活动、前后摆臂、手指爬墙运动（逐渐递增幅度），直至患侧手指能高举过头，自行梳理头发，肩关节能做前屈、后伸、内收、外展活动。

◆ 评价患者的患肢功能锻炼是否正确，以及后期锻炼方法的掌握程度。

◆ 安置患者于舒适体位。

4. 注意事项。

（1）必须坚持每日锻炼，从握拳开始，每增加一个动作时，前面的动作不要遗漏。

（2）渐进性功能锻炼在无痛状态下进行，可从 3 min/次开始，逐步过渡至 5 ~ 10 min/次，活动大关节（如肩关节）时可延长至 20~30 min/次。

（3）功能锻炼的频率为 2~3 次/d，要根据患者的个人情况酌情增减。至少持续至出院后 8 周或直到肩关节功能完全恢复为止。

（4）锻炼要循序渐进，不可操之过急，注意避免过度疲劳。每个动作都从小幅度开始，逐渐达到标准。出现疼痛等不适时，应及时与医护人员沟通。对有特殊情况的患者，应酌情减少或延缓锻炼时间，但不可停止练习。

🌳 五、案例总结

以积极的态度应对疾病治疗和术后康复对乳腺癌患者预后具有积极的临床价值。由于患者缺乏疾病与手术相关知识，有自我形象紊乱、恐惧等负面情绪，所以临床应提供针对性护理干预。护理人员应该密切观察患者是否有术后并发症，及时发现，及时处理，并采取积极的措施预防并发症的发生。护理人员可以针对患者的个性特点制订护理计划，多与患者沟通，宣教疾病与手术相关知识，疏导患者的负面情绪，促使患者情绪稳定并积极配合治疗与锻炼；针对患者已存在或潜在的问题提供相应的护理对策，通过一系列的护理干预有效促进患者的术后康复。

（许娟　毛衬）

第十一节　人工全髋关节置换术后患者的护理

近年来，随着我国医疗体系的不断完善与发展，以及人口老龄化的日益加剧，股骨颈骨折的发病率逐年增长。作为临床最为常见的骨折类型之一，股骨颈骨折约占髋部骨折的 53%。原因主要有两点：第一，老年人体质较差，多伴骨质疏松症，其股骨颈较脆弱，即使是低能量损伤也容易造成骨折。第二，老年人髋部肌肉功能欠佳，不能有效地抵消外界对髋关节的暴力作用。目前股骨颈骨折的治疗有多种方法，根据骨折的不同情况，主要分为保守治疗、内固定治疗、人工股骨头置换术和人工全髋关节置换术等。人工全髋关节置换术目前已成为老年股骨颈骨折的主要治疗手段，并且取得了满意的疗效，但其术后并发症影响患者预后，降低手术疗效。因此，手术治疗后必须配合积极的护理干预，有效的术后护理干预可促进患者功能的恢复，提高治疗效果。本案例总结 1 例股骨颈骨折行全髋关节置换术后患者的护理实践。

一、病例介绍

患者何某，男性，68 岁，汉族，已婚，因摔伤致右髋部疼痛伴活动受限 1 周来院就诊，拟诊为右股骨颈骨折，于 2022 年 3 月 19 日平车入院。患者有糖尿病病史 10 余年，平素皮下注射诺和锐早 18 u、晚 20 u，否认高血压、肾病病史，否认肝炎、结核等传染病病史，无外伤、手术史，无输血史，否认药物、食物过敏史。入院评估：T 36.5 ℃，P 70 次/min，R 16 次/min，BP 130/80 mmHg，Braden 评分 16 分，Barthel 评分 30 分，Morse 评分 40 分，NRS 评分 1 分，NRS 2002 评分 3 分，Caprini 评分 9 分。术前空腹血糖 5.8 mmol/L，血红蛋白 90 g/L，白蛋白 24.1 g/L，予高蛋白饮食，穿着梯度压力弹力袜，低分子肝素抗凝。

完善相关检查后，于 2022 年 3 月 22 日在全麻下行右股骨颈骨折右全髋关节置换术，手术时长 115 min，术中出血较多，输血 300 mL，代血浆 500 mL。术毕返回病房，神志清，经鼻导管 3 L/min 吸氧，T 36.0 ℃，P 82 次/min，R 18 次/min，BP 116/68 mmHg，带入伤口引流管 1 根，通畅。Braden 评分 17 分，Morse 评分 60 分，NRS 评分 1 分，NRS 2002 评分 3 分，Caprini 评分 13 分。予镇痛、补液抗感染、保护胃黏膜、补充水及电解质治疗。术毕返回病房 1 h 后 NRS 评分 4 分。指导患者清淡易消化饮食。术后第 1 d，予低分子肝素皮下注射抗凝，床边功能锻炼指导。术后第 2 d，血红蛋白 87 g/L，白蛋白 29.5 g/L，补充人血清白蛋白，联系营养科医生制订营养餐。

二、护理评估与诊断

（一）护理评估

1. 健康史和相关因素。

（1）一般情况，如患者的年龄、运动爱好、有无酗酒抽烟、日常饮食等。

（2）既往史。了解患者既往健康状况，如患者有无骨质疏松、骨肿瘤病史、骨折手术史、深静脉血栓病史等。

（3）服药史。了解患者近期有无服用激素类药物、抗凝药物、药物过敏史等。

2. 身体状况。

评估患者的意识、体温、脉搏、呼吸、血压等情况，观察患者有无低血容量性休克的症状；评估患者疼痛情况、营养状况、睡眠情况等；观察引流管是否通畅，以及引流液的颜色、性状、量等；观察伤口渗血、渗液等情况；评估末梢感觉和循环情况，如骨折远端肢体的皮温、有无异常感觉、有无脉搏减弱或消失等。评估患者的影像学和实验室检查结果，以助判断病情及预后。

3. 心理和社会支持状况。

评估患者及其家属的心理状态、家庭经济情况及社会支持系统。

（二）护理诊断

全髋关节置换术创伤相对较大，大量血液进入组织间隙，应根据术中出血量、手术时间等，快速、准确、有效地对患者进行全面评估，根据评估结果积极采取相应的干预措施，根据病情变化进行动态评估。

本案例提出了以下护理诊断。

1. 疼痛，与手术创伤有关。

术后早期疼痛主要与手术创伤有关。本案例中疼痛评分采用数字评分法（NRS），评估方法见本书第一章第六节"护理诊断"疼痛评估。患者术毕返回病房后 NRS 评分 4 分，需要进一步处理。

2. 组织灌注不足，与手术导致隐性失血引起有效循环血容量减少有关。

髋关节置换术创伤相对较大，术中出血较多，且大量血液进入组织间隙，滞留在关节腔，导致隐性失血，术中已输血 300 mL，代血浆 500 mL，术后患者存在一定程度的血压下降，心率加快，有效循环血容量下降。

3. 营养失调，营养低于机体需要量，与术后机体消耗增加有关。

由于手术创伤、组织修复等造成机体分解代谢增强，使机体消耗增加，患者术前及术后阶段性的卧床影响其消化吸收功能。患者 NRS 2002 评分 3 分。术后第 2 d，血红蛋白 87 g/L，白蛋白 29.5 g/L，患者有营养不良风险，需要进行营养支持。

4. 有潜在并发症：下肢深静脉血栓形成、假体脱位等。

使用 Caprini 血栓评估表评估患者下肢深静脉血栓形成风险，评估方法见本书第二章第一节"护理诊断"潜在并发症肺动脉血栓栓塞症血栓的评估。术后患者 Caprini 评分 13 分，风险评估为极高危，需要进行综合预防。

髋关节脱位是人工全髋关节置换术后最常见的并发症之一，好发于术后早期，危险因素主要包括患者全身情况、术前疾病、手术因素、假体设计等。

5. 知识缺乏，缺乏术后康复锻炼相关知识。

人工全髋关节置换术后患肢功能的恢复程度，不仅取决于关节置换术的技术水平及假体的选择，康复训练也有着至关重要的作用。患者是股骨颈骨折，第一次行全髋关节置换术，对于术后康复训练的知识不甚了解，需要护理人员做好术后的康复训练指导。

 三、护理措施

（一）有效止痛

术后早期疼痛与手术创伤有关，患者术毕返回病房后 NRS 评分为 4 分，立即给予静脉推注镇痛药物。1 h 后复评，NRS 评分为 1 分。每天定时对患者进行疼痛评估，根据 NRS 评分及疼痛原因进行相应处理。

（二）改善循环灌注

进行液体治疗，补充血容量，恢复有效循环血容量，严密观察患者生命体征变化，观察并记录引流液的颜色、性状、量，检查引流管是否通畅等，观察伤口渗血、渗液等情况。

（三）营养支持

手术创伤、组织修复使得患者机体的代谢、激素水平发生变化，机体内的蛋白质被大量分解消耗，破坏了负氮平衡，机体的免疫系统遭到破坏，患者出现感染及并发症的可能性大大增加，营养管理至关重要。患者术前 NRS 2002 评分 3 分，指导患者口服肠内营养粉、高蛋白饮食；术后 NRS 2002 评分 3 分。术后第 2 d，血红蛋白 87 g/L，白蛋白 29.5 g/L，患者有营养不良风险，补充人血清白蛋白，继续口服肠内营养粉，指导患者进食红枣、鸡蛋、鱼、虾、猪肝等食物。患者有糖尿病，目前血糖控制平稳，注意控制食物总热量。

（四）预防并发症

骨科大手术后静脉血栓栓塞症的发生率较高，是患者围手术期死亡的主要原因之一。根据患者血栓危险因素评估结果，给予相应的预防措施。术后患者 Caprini 评分 13 分，风险评估为极高危，预防措施为予常规剂量的低分子肝素、穿着梯度压力弹力袜和早期活动、饮食指导等。

髋关节脱位是人工全髋关节置换术后最常见的并发症之一，好发于术后早期，对患者的日常生活和活动有一定的限制。在搬运、卧床翻身、功能锻炼过程中，髋关节要维持外展中立位，避免髋关节过度屈曲、内收、内旋。平卧位时双腿之间应放置"T"形枕，健侧卧位时双腿之间应放置软枕。

（五）康复锻炼指导

术后 1~3 d，主要以恢复肌肉力量和促进下肢的血液循环防止血栓形成为目的，做踝关节主动屈伸、旋转活动、股四头肌等长收缩、腘伸肌、臀肌收缩等练习，10~20 次/组，3~5 组/d。

术后 4~7 d，主要以恢复肌肉力量、逐渐增加髋关节活动度为目的，增加直腿抬高、屈伸髋及膝关节、髋关节伸直等的练习。

术后 8~14 d，主要以恢复正常髋关节活动度、增强肌肉力量为目的，增加站立位、坐位、使用助行器等的练习。在患者行走锻炼期间须给予全程陪同，一般每次锻炼时间以 5~10 min 为宜，每日可锻炼 3~5 次，鼓励其坚持各项锻炼。

从卧床状态开始站立练习时，首先将助行器放在患肢旁，然后将患肢移到床下，健侧腿跟上，身体转正，扶助行器站立。当患者在进行站立练习时一定要有陪护在旁协助，直到患者能够自行稳当地站立。患者可以尝试站立抬腿练习和站立后伸、外展练习。坐位练习时，最重要的是双手扶稳再慢慢坐下，尤其要注意膝关节高度必须低于髋关节高度。行走训练时，应先使用助行器辅助，行走时，将助行器置于身体前方，患肢先走，健侧腿再跟上。

四、护理技术

（一）弹力袜使用法

1. 目的。

（1）促进下肢静脉回流。

（2）预防下肢深静脉血栓形成。

2. 操作前准备。

（1）评估患者并解释。

① 评估患者的年龄、病情、意识、治疗、下肢周长和长度、皮肤情况、心理状态及合作程度。

② 向患者及其家属解释穿弹力袜的目的、方法、注意事项及配合要点。

（2）患者准备。

① 了解穿弹力袜的目的、方法、注意事项及配合要点。

② 洗脚、修剪指甲及老皮。

③ 体位舒适，情绪稳定。

（3）护士准备。衣帽整洁，修剪指甲，洗手，戴口罩。

（4）用物准备。准备合适型号的弹力袜。

（5）环境准备。室温适宜，光线充足，环境安静。

3. 操作步骤。

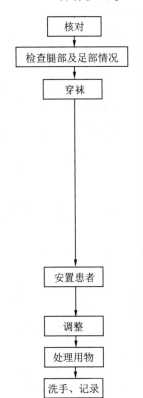

◆ 携用物至患者床旁，核对患者的床号、姓名。

◆ 患者平卧或坐于床上，脱掉或卷起裤腿，检查腿部及足部情况。

◆ （1）将手伸进袜子直到脚后跟处。

（2）抓住袜子后跟中间，将袜子由内向外翻出、展顺，以便脚能够轻松地伸进袜头。

（3）两手拇指撑在袜子内侧，四个手指抓住袜身，把脚伸入袜内，两手拇指向外撑开袜子，四指与拇指协调把袜子拉向踝部，并把袜跟置于正确的位置。

（4）把袜子腿部循序往回翻并向上拉，确保三角缓冲带位于大腿内侧，防滑带应位于臀沟，使之平滑，确保织法有变化的地方和三角缓冲绷带正确就位。

◆ （1）拉直患者脚尖部位使脚踝和脚背部位平整，确保患者脚尖舒适。

（2）协助患者取舒适体位，整理床单元。

4. 注意事项。

（1）禁忌证。

① 患者有下列腿部疾患：皮炎，静脉结扎（刚进行手术以后），坏疽，近期刚进行皮瓣移植，严重的动脉硬化所致的腿部血液循环不良。

② 充血性心衰。

③ 肺水肿。

④ 下肢严重变形。

⑤ 尺寸不合适者。

（2）测患者膝关节下 10 cm 处小腿周长、大腿根部周长、腿长，确保正确的尺寸选择。

（3）弹力袜不能下卷，三角缓冲带位于大腿内侧。

（4）不要让首饰或指甲刮伤弹力袜。

（5）每天早上脱去弹力袜检查患者的腿部皮肤情况，建议停止使用时间应不超过 30 min。

（6）日常维护。弹力袜可以使用 2~3 个月（洗 20 次左右），每 2~3 d 用 40~60 ℃ 水清洗 1 次，清洗时用温和的洗涤剂，在温水中用手轻轻搓洗，不要使用含氯洗衣液，尽量不用洗衣机清洗，不可以放在阳光下直接暴晒，室温晾干或中低温度烘干机烘干，不要使用羊毛脂软膏。

（二）助行器使用法

1. 目的。

适用于下肢手术、无力，能以手臂力量部分或完全支撑身体重量的患者，以最大限度地支持保护患肢，尽早恢复正常步态。

2. 操作前准备。

（1）评估患者并解释。

① 评估患者的年龄、病情、意识、治疗、双上肢肌力、心理状态及合作程度。

② 向患者及其家属解释使用助行器的目的、方法、注意事项及配合要点。

（2）患者准备。

① 了解使用助行器的目的、方法、注意事项及配合要点。

② 情绪稳定，愿意配合。

（3）护士准备。衣帽整洁，修剪指甲，洗手，戴口罩。

（4）用物准备。准备合适型号的助行器。

（5）环境准备。光线充足，环境安全。

3. 操作步骤。

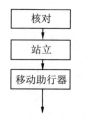

◆ 携用物至患者床旁，核对患者的床号、姓名。

◆ 患者双手紧握手把时，手肘关节屈成 30°。

◆ 提起助行器，放在身前的合适距离处，这个距离一般为一臂之长，助行器须四脚着地。

迈步

↓

重复上述步骤

◆ 患侧先迈向助行器，然后健侧跟上一步，落脚在患侧前方。

【使用助行器落座步骤】

1. 慢慢退向椅子、床或马桶，直至腿的背部碰到要落座的物品。

2. 一手放开助行器，向后摸索抓住床、椅子扶手或马桶座圈，同时患肢向前移动。

3. 慢慢放低身体落座，身体要前倾，患肢在身前伸直，动作要慢，确保安全。

4. 如果患者双腿均做了手术，则将双手放在床、椅子扶手或马桶座圈上，慢慢放低身体落座，同时双脚慢慢向前移出。

【使用助行器上楼梯步骤】

1. 迎面走向楼梯，双脚放在距离第一台阶约 20 cm 处。

2. 收起助行器，单手拿住，另一只手放在楼梯扶手上。

3. 将助行器提起靠在台阶的侧立面上，先将健肢迈上台阶，再将患肢挪上台阶。

4. 到达楼梯顶部时，展开助行器在楼梯平台上放稳，在听到助行器自锁时的响声后，双手放在助行器上。

5. 健肢先迈上平台，然后将患肢挪上平台。

【使用助行器下楼梯步骤】

1. 迎面走向楼梯，并将助行器放在距楼梯顶部平台边缘约 10 cm 处。

2. 收起助行器，单手拿住，另一只手放在楼梯扶手上。

3. 将助行器提起立在第一台阶上，靠近前边缘，先将患肢挪下台阶，然后健肢迈下台阶。

4. 到达楼梯底部时，展开助行器在楼梯平台上放稳，在听到助行器自锁时的响声后，双手放在助行器上。

5. 患肢先挪下台阶，然后健肢迈下台阶。

4. 注意事项。

（1）紧握助行器手把时，手肘关节屈成30°。

（2）每次使用前，检查橡皮头及螺丝有无变形或损坏，如有损坏应及时更换。

（3）避免在地面潮湿、光线不足及有障碍物时行走，以免滑倒或绊倒。

（4）使用助行器时不可只穿袜子不穿鞋，且应避免穿拖鞋或高跟鞋。

（5）第一次下床使用助行器时，须有医护人员在旁指导。

（6）行走前先站稳，步伐不宜过大，目视前方。

（7）往前迈步的步伐以到助行器的一半为宜，太过向前容易导致重心不稳而向前跌倒。

（8）渐进性增加行走的活动量。

五、案例总结

在临床中，虽然通过输血可及时、有效地补充患者术中的出血量与术后的显性失血量，但部分输血量远远多于显性失血量，患者还是会发生非预期贫血与低蛋白血症。因此，重点加强术后患者血液细胞检测，防止伤口局部出现渗血，有利于降低患者术后出血量。要加强对隐性失血的认识，围术期实时监测评估隐性失血量，科学防治由于隐性失血引发的贫血问题，从而加快患者的康复，减少术后并发症的发生，降低死亡率，最终促进患者早日康复。

老年股骨颈骨折患者手术风险增加的最主要影响因素是营养不良，老年患者如果出现营养不良，术后出现并发症的可能性就会大幅提升，不仅会延长伤口愈合的时间，还会影响患者在术后的肢体锻炼。对于骨科老年患者，入院后要进行营养风险评估，强化患者的营养管理。

人工髋关节置换术后，康复锻炼在患肢功能恢复中起着至关重要的作用，个体化康复训练应贯穿围手术期及出院后居家全过程，尤其要注意康复锻炼的安全问题，防止髋关节脱位和跌倒。骨科大手术后静脉血栓栓塞症的发生率较高，应动态评估静脉血栓栓塞症的危险因素，根据风险等级采取相应的预防措施，尤其是对于高出血风险的患者，药物预防会增加围手术期的出血量，导致并发症的发生，不推荐使用。

（李春会　张霞芬）

第十二节　人工全膝关节置换术后患者的护理

膝关节骨性关节炎及类风湿关节炎所导致的关节僵硬、屈伸障碍等疾病越来越深地影响着人们的生活及工作。全膝置换术（total knee arthroplasty，TKA）作为一种成熟的治疗方法现已在国内外广泛应用，它是外科治疗严重膝关节疾病的主要方法。膝关节置换术的目的在于解除疼痛、纠正畸形、改善关节的功能，提高患者的生存质量。

膝关节作为下肢重要的负重关节，其功能结构复杂。随着年龄的增长，膝关节退行性骨关节病症的发病率显著提升，其显著特征是患者膝关节畸形、疼痛难忍，因而严重影响患者的生活质量。临床采用的膝关节置换术是治疗膝关节病变的主要手段，可有效缓解患者的膝关节疼痛，显著改善患者的膝关节功能，促进膝关节畸形的有效矫正，从而促进患者的早日康复。研究认为，术后优质的围术期护理，可有效减少患者术后并发症，促进患者膝关节功能的快速恢复。本案例总结1例右膝骨性关节炎行右膝关节置换术后患者的护理实践。

 一、病例介绍

患者许某，男性，73岁，汉族，已婚，因反复右膝关节疼痛2年余、无法行走5 d来院就诊，拟诊为右膝骨性关节炎，于2022年5月12日轮椅入院。高血压病史10余年，平素规律服用硝苯地平缓释片5 mg qd，否认糖尿病、肾病病史，否认肝炎、结核等传染病病史，无外伤、手术史，无输血史，否认药物、食物过敏史。入院评估：T

36.6 ℃，P 76 次/min，R 86 次/min，BP 138/87 mmHg，Braden 评分 20 分，Barthel 评分 55 分，Morse 评分 15 分，NRS 评分 2 分，NRS 2002 评分 4 分，Caprini 评分 4 分。患者食欲不佳，术前白蛋白 29 g/L，遵医嘱予安素口服并给予饮食指导。指导患者穿着梯度压力袜。

完善相关检查，于 2022 年 5 月 18 日在全麻下行右全膝关节置换术，手术时长 120 min，术中出血约 50 mL。术毕返病房，神志清，经鼻导管 3 L/min 吸氧，T 36.3 ℃，P 88 次/min，R 18 次/min，BP 117/68 mmHg，带入伤口引流管 1 根，通畅。Braden 评分 17 分，Morse 评分 35 分，NRS 评分 2 分，NRS 2002 评分 4 分，Caprini 评分 11 分。予镇痛、补液抗感染、保护胃黏膜、补充水及电解质治疗。术毕返病房 1 h 后 NRS 评分 4 分。指导患者清淡、易消化饮食。术后第 1 d，予低分子肝素皮下注射抗凝治疗，床边功能锻炼指导。术后第 2 d，白蛋白 27 g/L，双下肢 I 度肿胀，予静脉滴注人血清白蛋白和口服安素等治疗。

 二、护理评估与诊断

（一）护理评估

1. 健康史和相关因素。

（1）一般情况，如患者年龄、运动爱好、有无酗酒抽烟、日常饮食等。

（2）既往史。了解患者既往健康状况，如患者有无骨质疏松、骨肿瘤病史、骨折手术史、深静脉血栓病史等。

（3）服药史。了解患者近期有无服用激素类药物、抗凝药物，有无药物过敏史等。

2. 身体状况。

评估患者的意识、体温、脉搏、呼吸、血压等情况，观察患者有无低蛋白血症的症状；评估患者的疼痛情况、营养状况、睡眠情况等；观察引流管是否通畅，引流液的颜色、性状、量等；观察伤口渗血、渗液等情况；评估末梢感觉和循环情况，如远端肢体的皮温、有无异常感觉、有无脉搏减弱或消失等。评估患者的影像学和实验室检查结果，以助判断病情及预后。

3. 心理和社会支持状况。

评估患者及其家属的心理状态、家庭经济情况及社会支持系统。

（二）护理诊断

全膝关节置换术作为骨关节科较大的一种手术，需要根据术中出血量、手术时间等，快速、准确、有效地对患者进行全面评估，根据评估结果积极采取相应的干预措施，根据病情变化进行动态评估。

本案例提出了以下护理诊断。

1. 疼痛，与手术创伤有关。

术后早期疼痛主要与手术创伤有关。本案例的疼痛评分采用数字评分法（NRS），评估方法见本书第一章第六节"护理诊断"疼痛评估。患者术毕返回病房后 NRS 评分 4 分，需要进一步处理。

2. 营养失调，营养低于机体需要量，与术后机体消耗增加有关。

由于高龄、手术创伤、组织修复等造成机体分解代谢增强，使机体消耗增加，患者术前及术后阶段性的卧床影响其食欲及消化吸收功能。评估方法见本书第一章第五节"护理诊断"营养风险评估。患者 NRS 2002 评分 4 分，术后第 2 d 白蛋白 27 g/L，患者有营养不良风险，需要进行营养支持。

3. 有潜在并发症：下肢深静脉血栓形成、假体感染等。

使用 Caprini 血栓评估表评估患者下肢深静脉血栓形成风险，评估方法见本书第二章第一节"护理诊断"潜在并发症肺动脉血栓栓塞症血栓的评估。患者术后 Caprini 评分 13 分，风险评估为极高危，需要进行综合预防。

感染是膝关节置换术后具有灾难性的并发症，据统计，关节置换术后早期感染率通常为 1%~3%。感染一旦发生，会对患者身心造成极大痛苦，并延长住院天数、增加医疗费用，严重影响临床治疗和预后。因此，预防和避免人工膝关节置换术后感染的发生尤为重要。

4. 知识缺乏，缺乏术后康复锻炼相关知识。

人工全膝关节置换术后患肢功能的恢复程度，不仅取决于关节置换术的技术水平及假体的选择，康复训练也起着至关重要的作用。患者是第一次行全膝关节置换术，对于术后康复训练的知识不甚了解，因此需要我们做好术后的康复训练指导。

 三、护理措施

（一）有效止痛

术后早期疼痛与手术创伤有关，患者术毕返回病房后 NRS 评分 4 分，立即给予静脉推注镇痛药物。30 min 后复评，NRS 评分 2 分。每天定时对患者进行疼痛评估，根据 NRS 评分及疼痛原因进行相应处理。

（二）营养支持

手术创伤、组织修复使得机体的代谢和激素水平发生变化，机体内的蛋白质被大量分解消耗，破坏了负氮平衡，机体的免疫系统遭到破坏，患者发生感染和并发症的可能性大大增加，要防止感染和并发症，患者的营养管理至关重要。术后患者 NRS 2002 评分 4 分，术后第 2 d 白蛋白 27 g/L，患者有营养不良风险，补充人血清白蛋白，继续口服肠内营养粉，指导患者进食红枣、鸡蛋、鱼、虾、猪肝等食物。

（三）预防并发症

术后患者 Caprini 评分 11 分，风险评估为极高危，预防措施为予常规剂量的低分子肝素、穿着梯度压力弹力袜和早期活动、饮食指导等。

预防术后感染要严格手术操作和手术室环境，围手术期正规使用抗生素，尽量避免和缩短插导尿管的时间，密切观察患肢有无红、肿、热、痛等局部感染症状，抬高患肢，指导其早期运动，以促进血液循环，利于消肿和伤口愈合。出院时要告知患者必须防止膝关节的远期感染，及时治疗全身性隐匿病灶，如牙周炎、扁桃体炎、呼吸道感染、泌尿生殖系和皮肤感染。

（四）康复锻炼指导

术后 1~3 d，主要以恢复肌肉力量和促进下肢的血液循环、防止血栓形成为目的，做踝关节主动屈伸、旋转活动、股四头肌等长收缩、腘伸肌、臀肌收缩等练习，10~20次/组，3~5组/d。

术后4~7 d，主要以恢复肌肉力量、逐渐增加膝关节活动度为目的，增加直腿抬高、屈伸膝及膝关节、膝关节伸直等练习。

术后8~14 d，主要以恢复正常膝关节活动度、增强肌肉力量为目的，增加站立位、坐位、使用助行器等的练习。在患者行走锻炼期间，护理人员应全程陪同，一般每次锻炼时长以5~10 min为宜，每日可锻炼3~5次，鼓励其坚持各项锻炼。

从卧床状态开始站立练习时，首先将助行器放在患肢旁，然后将患肢移到床下，健侧腿跟上，身体转正，扶助行器站立。患者进行站立练习时一定要有陪护在旁协助，直到能够自行稳当地站立。站立时可以尝试抬腿练习和后伸、外展练习。坐位练习时，最重要的是双手扶稳再慢慢坐下，尤其要注意膝关节高度应低于髋关节高度。行走训练时，应先使用助行器辅助。行走时，将助行器置于身体前方，患肢先走，健侧腿再跟上。

值得注意的是，在整个康复训练过程中要遵循循序渐进的原则，训练量应由小到大，以不引起患膝明显疼痛为宜。运动后要注意膝关节有无肿胀情况。在训练行走时要注意做好安全防护，不可急停或骤然旋转。为了减少对膝关节的磨损，建议患者使用手杖，防止跌倒，以最大限度延长膝关节的使用寿命。

四、护理技术

（一）持续被动运动仪（continuous passive motion device，CPM）使用法

1. 目的。

（1）防止关节粘连和周围肌肉、软组织挛缩，促进关节活动。

（2）促进患肢血液循环，防止静脉血栓形成。

（3）改善关节活动角度。

2. 操作前准备。

（1）评估患者并解释。

① 评估患者的年龄、病情、意识、治疗、伤口部位情况、患肢长度、膝关节屈曲功能和体位、心理状态及合作程度。

② 向患者及家属解释下肢运动仪的目的、方法、注意事项及配合要点。

（2）患者准备。

① 了解使用下肢运动仪的目的、方法、注意事项及配合要点。

② 体位舒适、情绪稳定。

（3）护士准备。衣帽整洁，修剪指甲，洗手，戴口罩。

（4）用物准备。准备下肢运动仪。

（5）环境准备。室温适宜，光线充足，环境安静。

3. 操作步骤。

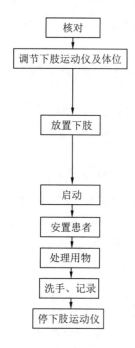

◆ 携用物至患者床旁，核对患者的床号、姓名。

◆ （1）患侧下肢置于 CPM 上外展位 10°～20°，足尖向上中位。
（2）根据患者患肢大腿及小腿的长度，调节好 CPM 杆的长度，拧紧旋钮。

◆ （1）患侧下肢置于 CPM 上外展位 10°～20°，足尖向上中位。
（2）穿固定鞋套，患肢以小单包裹。
（3）将小腿及大腿固定在 CPM 上，要求松紧适宜。

◆ 接通电源，开机，遵医嘱或根据病情调整各参数，启动。

◆ 协助患者取舒适体位，整理床单元。

4. 注意事项。

（1）患肢的脚和脚套要套实，与水平线呈 90°。

（2）起始角度取 30°，逐步增加角度，以 5°～10°/次或以患者耐受为宜。开始增加角度时，患肢关节处会有紧绷感及不适感，5 min 后症状会缓解。

（3）将速度调至最小位置按"启动"键，启动后再将速度逐渐调快。

（4）终止角度必须大于起始角度，否则机器拒绝工作。

（5）观察患者伤口有无渗血，如有活动性出血，应及时报告医生进行处理。

（二）间歇式气动压缩（intermittent pneumatic compression，IPC）**装置的使用法**

1. 目的。

（1）预防深静脉血栓形成。

（2）快速消除肢体水肿。

（3）促进血液循环。

2. 操作前准备。

（1）评估患者并解释。

① 评估患者的年龄、病情、意识、治疗、伤口情况、大腿部周径、皮肤情况、心理状态及合作程度。

② 向患者及其家属解释使用压力泵的目的、方法、注意事项及配合要点。

（2）患者准备。

① 了解使用压力泵的目的、方法、注意事项及配合要点。

② 体位舒适、情绪稳定。

（3）护士准备。衣帽整洁，修剪指甲，洗手，戴口罩。

（4）用物准备。准备合适型号的压力泵。

（5）环境准备。室温适宜，光线充足，环境安静。

3. 操作步骤。

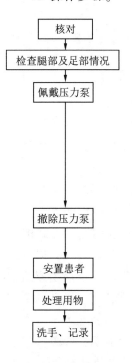

◆ 携用物至患者床旁，核对患者的床号、姓名。

◆ 患者平卧或坐于床上，脱掉或卷起裤腿，检查腿部及足部情况。

◆（1）将压力充气管与泵连接，并确保在连插扣住处听到一声"咔嚓"声。
（2）将选择好型号的压力护套扣置于患者合适的肢体位置，将充气囊置于患者肢体下方。
（3）接通电源，打开气泵开关，绿色指示灯亮起，此时气泵开始进行短暂的自检、运行。

◆（1）查对，告知患者原因，关闭机器开关。
（2）解开压力护套。

◆ 协助患者取舒适体位，整理床单元。

4. 注意事项。
（1）掌握使用适应证和禁忌证。
（2）根据手术部位，选择患者适用的腿套或足套。
（3）足套和腿套不可同时在同侧使用。
（4）穿上腿套，松紧以在腿与腿套之间刚好可以伸进两个手指为宜。
（5）使用正确的腿套或足套尺寸，以保证效果最大化。
（6）推荐全天不间断使用。

 五、案例总结

研究报道指出，对于术前就存在营养不良的患者，术后持续低蛋白血症会增加其他术后并发症的发生率，如免疫力低下，易继发伤口感染、组织水肿等。患者术前食欲欠佳，白蛋白低于正常水平，而手术创伤引起的失血（术中出血、术后伤口引流和组织间隙、关节腔内的积血）又进一步加重了血浆蛋白的丢失，引发低蛋白血症。结合人血清白蛋白水平进行适当的营养治疗对患者的康复极其有利，因此要重点加强对患者的饮食指导并积极采取预防感染的措施。

人工膝关节置换术后，康复锻炼在患肢功能恢复中起着至关重要的作用，个体化康复训练应贯穿围手术期及出院后居家全过程，尤其要注意康复锻炼的安全问题，预防跌倒。

人工膝关节置换术使患者的膝关节恢复功能，不仅缓解了患者的疼痛、纠正了畸形，还提高了患者的生活质量。但由于存在潜在的危险因素等，患者会出现一些常见并发症，如感染、深静脉血栓和肺栓塞等。护理人员要充分认识发生并发症的原因，积极预防，早期实施相应的护理对策，以减少并发症的发生。

（张霞芬　张敏）

第十三节　颈椎病术后患者的护理

随着经济的不断发展和生活节奏的不断加快，不良的坐姿、生活习惯及缺乏锻炼导致颈椎病的发病率越来越高。颈椎病是一种常见骨科疾病，指因颈椎间盘退变，刺激或压迫邻近脊髓、神经、血管等而引起的一系列临床症状和体征。在世界卫生组织（World Health Organization）公布的全球十大慢性顽固性疾病中，颈椎病排名第二，目前全球颈椎病患者已攀升至 9 亿人。2016 年，我国一项大样本全身慢性疼痛流行病学研究也显示，颈痛是排名第二的疼痛性疾病。伴随着人口老龄化和人们生活方式的改变，颈椎病的发病率逐年增高，且患病人群呈年轻化趋势。颈椎病会带来疼痛，以及运动、感觉、心理等多种功能障碍，严重影响患者的日常生活质量。根据颈椎病受累组织和结构的不同，国内通常将颈椎病分为颈型、神经根型、脊髓型、交感型、椎动脉型和混合型等。其中脊髓型颈椎病是颈椎病中症状最严重的类型，表现为四肢乏力，步态不稳，有踩棉花样感觉，手部发麻，活动不灵活，精细活动失调，握力减退，随着病情的加重，发生自上而下的运动神经元瘫痪，给患者的生活、心理、工作及社交等带来困扰。在临床上，该疾病的主要治疗方式为手术治疗和保守治疗：保守治疗包括理疗、按摩、局部制动、牵引、颈部活动，以及调整卧位和枕头的高度等，以增加颈部的舒适度；手术治疗虽然会对患者造成一定的创伤，但治疗效果较好。颈椎前路手术是治疗脊髓型颈椎病的"金标准"。但是由于颈椎前路手术位置特殊，对护理的要求较高。有研究指出，围手术期护理方式对颈椎前路手术有一定的应用价值。本案例总结 1 例脊髓型颈椎病术后患者的护理实践。

 一、病例介绍

患者李某，男性，72 岁，汉族，已婚，因双下肢麻木无力 1 月余来院就诊，拟诊为脊髓型颈椎病，于 2022 年 5 月 10 日步行入院，患者双下肢感觉麻木，肌力正常。否认高血压、肾病病史，否认肝炎、结核等传染病病史，无外伤、手术史，无输血史，否认药物、食物过敏史。入院评估：T 36.9 ℃，P 78 次/min，R 17 次/min，BP 122/78 mmHg，Braden 评分 22 分，Barthel 评分 95 分，Morse 评分 0 分，NRS 评分 1 分，Caprini 评分 2 分。

在完善相关检查后，于 2022 年 5 月 15 日在全麻下行颈椎前路椎间盘切除减压融合内固定术，手术时长 130 min。术毕返病房，患者神志清，经鼻导管 3 L/min 吸氧，T 36.2 ℃，P 85 次/min，R 18 次/min，BP 112/71 mmHg，带入尿管 1 根，在位通畅，患者双下肢感觉肌力正常。Braden 评分 17 分，Morse 评分 15 分，NRS 评分 2 分，Caprini 评分 4 分，NRS 2002 评分 3 分，予补液镇痛、抗感染、保护胃黏膜、补充水电解质对症治疗。术毕返回病房，指导患者 6 h 后进食温凉、清淡、易消化饮食。术后第 1 d 予低分子肝素皮下注射抗凝治疗，并予床边功能锻炼指导。术后第 2 d，血红蛋白 91 g/L，白蛋白 31.5 g/L，予补充人血清白蛋白，联系营养科医生制订营养餐。

 ## 二、护理评估与诊断

（一）护理评估

1. 健康史和相关因素。

（1）一般情况，如患者的睡眠、运动爱好，有无酗酒、抽烟、日常饮食等。

（2）既往史。了解患者既往健康状况，如有无骨质疏松、骨肿瘤病史、骨折手术史、深静脉血栓病史等。

（3）服药史。了解患者近期有无服用激素类药物、抗凝药物，以及药物过敏史等。

2. 身体状况。

评估患者的意识、体温、脉搏、呼吸、血压等情况，观察患者有无低血容量性休克的症状；评估患者的疼痛情况、营养状况、睡眠情况等；观察引流管是否通畅，观察引流液的颜色、性状、量等；观察伤口渗血、渗液等情况；评估患者的四肢感觉肌力和呼吸情况，如有无异常感觉、有无呼吸困难等。评估患者的影像学和实验室检查结果，以助判断病情及预后。

3. 心理和社会支持状况。

评估患者及其家属的心理状态、家庭经济情况及社会支持系统。

（二）护理诊断

颈椎前路手术创伤相对较小，但由于手术部位临近呼吸器官，给手术带来很大风险。护理人员应根据术中出血量、手术时长等，快速、准确、有效地对患者进行全面评估，根据评估结果积极采取相应的干预措施，根据病情变化进行动态评估。

本案例提出了以下护理诊断。

1. 疼痛，与手术创伤有关。

术后早期疼痛主要与手术创伤有关。本案例中疼痛评分采用数字评分法（NRS），评估方法见本书第一章第六节"护理诊断"疼痛评估。患者术毕返回病房后 NRS 评分 4 分，需要进一步处理。

2. 营养失调，营养低于机体需要量，与术后机体消耗增加有关。

由于手术创伤、组织修复等造成机体分解代谢增强，使机体消耗增加，患者术前及术后阶段性的卧床影响其消化吸收功能。评估方法见本书第一章第五节"护理诊断"营养风险评估。患者 NRS 2002 评分 3 分。术后第 2 d，血红蛋白 91 g/L，白蛋白 31.5 g/L，患者有营养不良风险，需要进行营养支持。

3. 有潜在并发症：吞咽困难、颈部血肿等。

对于行颈椎前路的高龄患者，气管和食管等退行性变严重、术中牵拉损伤后恢复差，导致术后吞咽困难发生率升高。

颈椎前路术后早期并发颈部血肿可使患者出现憋气或憋胀感，患者颈部有不同程度增粗，伴有或不伴有气道偏移，压迫气道时会引起呼吸困难，甚至危及生命。

4. 知识缺乏，缺乏术后疾病康复锻炼相关知识。

脊髓型颈椎病术后患者四肢功能的恢复程度，不仅取决于手术者的技术水平，康复训练也起着至关重要的作用。患者第一次行颈椎手术，对于术后康复训练的知识不甚了解，需要我们做好术后的康复训练指导。

 ### 三、护理措施

（一）有效止痛

术后早期疼痛与手术创伤有关，患者术毕返回病房后 NRS 评分 4 分，立即给予静脉推注镇痛药物。1 h 后复评，NRS 评分 1 分。每天定时对患者进行疼痛评估，根据 NRS 评分及疼痛原因进行相应处理。

（二）营养支持

手术创伤、组织修复使得患者机体的代谢、激素水平发生变化，机体内的蛋白质被大量分解消耗，破坏了负氮平衡，患者机体的免疫系统遭到破坏，使得患者出现感染及并发症的可能性大大增加，要减少感染和并发症，患者的营养管理至关重要。术前患者 NRS 2002 评分 3 分，指导患者口服肠内营养粉、高蛋白饮食；术后患者 NRS 2002 评分 3 分，术后第 2 d 血红蛋白 91g/L，白蛋白 31.5g/L，患者有营养不良风险，补充人血清白蛋白，口服安素，指导患者进食鸡蛋、鱼、虾、猪肝等食物。患者有糖尿病，目前血糖控制平稳，注意控制食物总热量。

（三）预防并发症

术前嘱患者进行推移气管及食管的训练，可提高食管的顺应性，减少术中长时间牵拉造成的损伤；必要时术中置入胃管可降低术后吞咽困难的发生率。术后 24 h 严密监测患者的生命体征，观察与评估患者有无胸闷、憋气、呼吸困难、口唇发绀等症状；观察患者颈部是否增粗；观察伤口引流液的颜色、性状及量，伤口引流管是否通畅，伤口敷料有无渗血等情况；观察患者四肢感觉运动的情况。血肿发生时应及时予以拆除伤口敷料，检查患者颈部是否增粗、伤口局部有无波动感，立即通知医生给予颈部切口拆除缝线，清除瘀血、血块。观察患者的呼吸困难症状有无改善，若呼吸困难加重则给予行床旁气管切开、气管插管，给予简易呼吸器辅助通气，联系手术室行颈部血肿清除手术。

（四）健康教育

术后第 1 d，患者开始进行上肢的肩、肘、腕、手指，下肢的髋、膝、踝和足趾等的主被动功能锻炼，以促进神经和肌肉的恢复，增加血液循环。术后 3~5 d，患者遵医嘱戴颈托下地活动，进行四肢肌力训练、坐位和站立位平稳训练、步行功能及日常生活活动能力训练。术后 8~12 周，行颈肩部轻手法按摩和颈部肌肉的等长收缩训练，逐步增强颈部的肌力。改变长期低头工作的情况；枕头的高度以头部压下后与自己的拳头高度相等或略低为准。出院后颈托固定 1~3 个月，要求松紧适宜，间断使用颈托，直至解除颈托。遵医嘱服用营养神经药，坚持四肢的功能锻炼。高钙、高营养饮食。定期 1、3、6、12 个月复查。

四、护理技术

(一) 轴线翻身

1. 目的。

(1) 协助颅骨牵引、脊椎损伤、脊柱手术的患者在床上翻身。

(2) 预防脊椎再损伤及关节脱位。

(3) 预防压疮,增加患者舒适感。

2. 操作前准备。

(1) 评估患者并解释。

① 评估患者的年龄、病情、意识、治疗、损伤部位、伤口情况、管路情况、心理状态及合作程度。

② 向患者及其家属解释轴线翻身的目的、方法、注意事项及配合要点。

(2) 患者准备。

① 了解轴线翻身的目的、方法、注意事项及配合要点。

② 体位舒适,生命体征平稳。

(3) 护士准备。衣帽整洁,修剪指甲,洗手,戴口罩。

(4) 用物准备。准备翻身枕和枕套,必要时备换药用物和床单元物品。

(5) 环境准备。室温适宜,光线充足,环境安静。

3. 操作步骤。

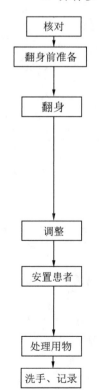

◆ 携用物至患者床旁,核对患者的床号、姓名。

◆ 放下操作侧的护栏,拉起对侧护栏;将枕头移向对侧,松开被尾。三位操作者站于患者同侧,将患者平移至操作者同侧床旁。

◆ 患者有颈椎损伤时翻身:
  (1) 第一操作者固定患者头部,一手沿纵轴向上略加牵引,一手托起患者头颈部,使患者的头、颈随躯干一起缓慢移动。
  (2) 第二操作者将双手分别置于患者肩部、腰部,第三操作者将双手分别置于患者腰部、臀部,使患者的头、颈、肩、腰、髋保持在同一水平线上,协助患者翻转至侧卧位。

◆ 患者无颈椎损伤时翻身:
  同法可由两位操作者完成轴线翻身。

◆ (1) 将一翻身枕放于患者背部支持身体,另一软枕放于患者两膝之间并使双膝呈功能位。
  (2) 协助患者取舒适体位,整理床单元。

4. 注意事项。

（1）翻转患者时，应注意使患者保持脊椎平直，以维持脊柱的正确生理弯度，避免由于躯干扭曲，加重脊柱骨折、脊髓损伤和关节脱位。翻身角度不可超过60°，避免由于脊柱负重增大而引起关节突骨折。

（2）患者有颈椎损伤时，勿扭曲或旋转患者的头部，以免加重神经损伤，引起呼吸肌麻痹而死亡。

（3）完成翻身后必须观察患者的生命体征，妥善安置各导管，防止扭曲。

（4）翻身时注意为患者保暖并防止其坠床，避免拖、拉、推等动作。

（5）准确记录翻身时间。

（二）颈托使用法

1. 目的。

（1）通过矫正颈椎内的病理变化所致的不良体位，使颈椎保持制动与稳定状态。

（2）固定、制动、保持，保持患者腰椎的稳定性。

（3）减少颈椎活动对血管、神经组织的摩擦刺激，控制急性期无菌性炎症的发展，促进炎症、水肿的消除和吸收。

2. 操作前准备。

（1）评估患者并解释。

① 评估患者的年龄、病情、意识、治疗、损伤部位、伤口情况、管路情况、心理状态及合作程度。

② 向患者及其家属解释使用颈托的目的、方法、注意事项及配合要点。

（2）患者准备。

① 了解使用颈托的目的、方法、注意事项及配合要点。

② 情绪稳定，愿意配合。

（3）护士准备。衣帽整洁，修剪指甲，洗手，戴口罩。

（4）用物准备。准备合适尺寸的颈托。

（5）环境准备。光线充足，环境安静。

3. 操作步骤。

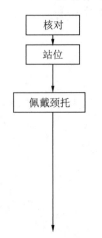

◆ 携用物至患者床旁，核对患者的床号、姓名。

◆ 两名护士站于患者病床两侧，一名护士站于患者床前方，扶住患者头颈部，将患者平移至一侧床旁。

◆ （1）协助患者轴线翻身，协助患者取侧卧位，为患者佩戴颈托后片，使颈托后片上缘靠近枕骨，下缘靠近双肩。

（2）协助患者轴向翻身至平卧位，为患者佩戴颈托前片，将患者下颌置于前片突起的槽内，颈托前片边缘压住后片，左右两侧下颌与前片弧度相差小于1 cm。

（3）系好尼龙搭扣，将颈托前后片结合紧密，保证颈托固定良好，检查颈托松紧度，以可伸入一指为宜。

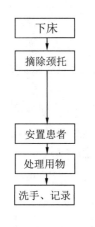

◆ 协助患者床旁静坐 15 min 后离床站立。

◆ （1）协助患者平卧于床上。
（2）解开颈托尼龙搭扣，取下颈托前片。
（3）协助患者轴向翻身至侧卧位，取下颈托后片。
（4）协助患者轴向翻身至平卧位。

4. 注意事项。
（1）佩戴及摘除颈托时患者应保持卧位，翻身时应轴向翻身。
（2）注意观察有无皮肤压迫，避免皮肤磨损，佩戴颈托处应保持清洁。
（3）如果患者喉结较大，可在颈托前片喉结处垫一块纱布，以防压伤。
（4）颈托佩戴的时间应严格遵照医生的指导。

 五、案例总结

研究表明，优质的护理干预对接受手术治疗的脊髓型颈椎病患者的康复具有非常重要的作用，手术前通过护理干预对患者进行术前检查，能够帮助医生对手术过程中可能出现的突发状况进行预判并准备好应对措施。手术后护理则能够大幅度减少并发症的发生。但由于颈前部解剖情况复杂，因此科学规范的围术期护理对提高疗效、减少手术并发症具有重要意义。同时，提供全方位的围手术期护理可以明显提高手术质量，改善患者的预后情况。脊髓型颈椎病是一种具有明显疼痛、活动受限症状的疾病，手术治疗在一定程度上可改善患者的病情，修复患者的颈椎功能，但是也会对患者身心造成一定影响。针对患者的疾病特点，实施针对性护理，可进一步缓解患者的临床症状和负面情绪，促进患者早日恢复健康和日常生活。

（张霞芬　张敏）

第十四节　动脉瘤性蛛网膜下腔出血的护理

颅内动脉瘤（intracranial aneurysm，IA）是指颅内动脉壁的局限性、病理性扩张，存在破裂风险，其破裂是自发性蛛网膜下腔出血（subarachnoid hemorrhage，SAH）的首位病因。动脉瘤破裂引发的动脉瘤性 SAH 患者人数多，范围广，预后结局差，是严重危害人类健康的脑血管疾病。动脉瘤早期再破裂的风险高，大多数发生破裂出血的动脉瘤应尽早进行病因治疗，以降低动脉瘤再次破裂出血的风险，且有助于对出血造成的一系列继发损害进行尽早干预。介入栓塞与外科夹闭是治疗动脉瘤的两种有效方式。精细的护理可以减少术后相关并发症，促进患者康复。本案例总结 1 例颅内动脉瘤破裂行动脉瘤夹闭手术患者的护理实践。

一、病例介绍

患者男性，68 岁，因头痛 6 h 余入院。急诊头颅 X-CT 示蛛网膜下腔出血，急诊 CTA 示左侧大脑中动脉瘤，于 2022 年 11 月 15 日收住入院。入院后查体，患者神志清，双瞳孔等大等圆，直径 2.5 mm，对光反射灵敏，四肢肌力 5 级，颈抵抗（+），肌张力正常。既往有高血压病史 2 年，予非洛地平缓释片 1 片口服降压，控制可。否认糖尿病、肾病病史，否认肝炎、结核等传染病病史，无外伤史，否认药物、食物过敏史。患者情绪紧张，主诉头痛，NRS 疼痛评分 4 分。T 37.8 ℃，P 92 次/min，R 17 次/min，BP 168/91 mmHg。2022 年 11 月 16 日行数字减影血管造影（digital substraction angiography，DSA）检查示左侧大脑中动脉瘤。完善常规检查，于 2022 年 11 月 17 日在全麻下行左侧翼点锁孔入路大脑中动脉瘤夹闭术。患者术后神志清，双瞳孔等大等圆，直径 2.5 mm，对光反射灵敏，颈抵抗（+），四肢肌力、肌张力正常，左眉弓处伤口敷料干燥，予加压包扎。术后留置导尿管，右颈内静脉深静脉置管，腰大池引流管，控制脑脊液引流 100 mL/d。术后第 1d 复查头颅 CT 示颅内水肿形成，予加强脱水治疗。术后予补液抗感染、神经营养支持、脱水、抗脑血管痉挛治疗，尼莫地平 50 mL+0.9%生理盐水 500 mL 以 70 mL/h 静脉泵入。患者术后主诉头痛，NRS 疼痛评分 5 分，遵医嘱予双氯芬酸钠双释放肠溶片 1 片口服 bid。

二、护理评估与诊断

（一）护理评估

1. 健康史和相关因素。

（1）一般情况，如患者的年龄、运动爱好、有无酗酒抽烟、日常饮食等。

（2）既往史。了解患者既往健康状况，如有无高血压、糖尿病、颅内疾病病史，有无家族遗传性疾病等。

（3）服药史。了解患者近期有无服用激素类药物、抗凝药物，有无药物过敏史等。

2. 身体状况。

观察患者的意识、瞳孔、生命体征、颅高压症状、肌力及肢体活动；测量患者的体温、脉搏、呼吸、血压，监测出入量。评估患者是否有恶心、呕吐、疼痛主诉，以及睡眠、营养等情况。观察患者伤口渗血、渗液等情况。观察患者腰大池引流管是否通畅，引流液的颜色、性状、量等是否符合引流要求。观察患者是否有动脉瘤术后并发症，如颅内出血、脑血管痉挛、颅内感染、切口感染等。

3. 心理和社会支持状况。

评估患者及其家属的心理状态、家庭经济情况及社会支持系统。

（二）护理诊断

本案例提出了以下护理诊断。

1. 颅内压改变，与术后颅内水肿、脑脊液引流异常有关。

颅脑手术后出现脑水肿的情况多数是由于手术过程中，在清除瘀血或占位性病变的同时，对周围脑组织的毛细血管造成了一定的损伤，引起局部组织血液循环障碍，进而诱发脑细胞水肿。颅内压增高会导致患者出现剧烈头痛、剧烈呕吐、视乳头水肿等症状。术后留置腰大池管，用于引流血性脑脊液，降低颅内压，引流一旦过度或不足，会造成颅内压的波动，从而产生一系列损害。

2. 生命体征不稳定，与颅内高压、抗血管痉挛治疗有关。

发生急性颅内压增高的患者会出现典型的生命体征变化，表现为血压增高、心率变慢、呼吸变慢等。尼莫地平为钙通道阻滞剂，可用于抑制血管痉挛，同时也有降压作用。使用时注意避光输注；遵医嘱设置合理的输注速度泵控；每小时监测输注速度、余量，记录血压值，动态调整；当患者的收缩压<100 mmHg 时，应汇报医生，必要时暂停输注。

3. 有引流效能降低的可能，与脑脊液引流不足或引流过度有关。

腰大池穿刺持续引流是应用腰椎穿刺的方法向 L3~L4 椎管蛛网膜下腔置入引流管（置入深度6~10 cm），目的是引流脑脊液。其具有创伤小、可控制引流速度、避免反复腰椎穿刺等优点。腰大池持续引流不仅能引流脑脊液，降低颅内压，还能鞘内注药，监测颅内压。腰大池引流的速度和高度均有严格要求，必须在严密的监测下进行。

4. 头痛，与血性脑脊液刺激、颅内压增高有关。

由于出血、脑水肿致颅内压增高，同时血性液体刺激脑膜，导致脑血管痉挛，患者常突发剧烈的电击样头痛，发生率高达 97%，严重影响其正常的休息，甚至诱发再出血。

5. 潜在并发症：颅内再出血、脑血管痉挛等。

患者意识逐渐加深，双瞳孔不等，头痛症状加重，肢体出现渐进性活动障碍，严重者出现偏瘫、失语、烦躁不安，伤口敷料有新鲜血液渗出，引流液颜色改变，逐渐加深，以上临床表现高度提示患者有颅内出血的迹象。动脉瘤患者脑血管痉挛发生率为41%~71%，发生的原因主要有手术、介入插管及弹簧圈刺激，血性脑脊液直接刺激，血细胞破坏分解产物刺激，等等。

三、护理措施

（一）及时发现并发症（颅高压、脑血管痉挛），配合处理与抢救。

严密观察患者神志、瞳孔、生命体征的变化，必要时给予颅内压监测；保持患者呼吸道通畅，给予氧气吸入；患者卧床休息，无禁忌者床头抬高≥30°，保持病室安静；避免颅内压增高的因素，尽早给予排便干预，预防便秘；高热时及时采取降温措施；遵医嘱应用脱水剂、激素类药物，注意观察药物疗效和不良反应。脑血管痉挛是动脉瘤引起动脉瘤性 SAH 后的一种严重并发症，常发生在动脉瘤破裂后的 3~4 d，高峰期在出血后 7~10 d，2~3 周可逐渐缓解。DSA 是诊断脑血管痉挛的"金标准"，可以使用经颅多普勒超声技术监测脑血管痉挛的发生。予患者口服尼莫地平预防脑血管痉挛。若患者无法口服药物，可考虑持续泵入尼莫地平作为替代治疗。

（二）维持患者生命体征平稳，改善脑循环。

动脉瘤围手术期血压的控制目标分为术前和术后两个阶段。术前：有高血压病者控制收缩压在 140~160 mmHg；血压正常者降低基础血压10%；平均动脉压应至少维持在

90 mmHg 以上。术后：有高血压病者控制收缩压在 150~160 mmHg，或遵医嘱；血压正常者升高基础血压 20%。"3H 疗法"即轻度升高血压、轻度扩张血管、轻度稀释血液，也称"高动力学疗法"，其目的在于提高脑灌注压，提高收缩压，增加心排血量，增加血管内容量并降低血黏度，以使血管痉挛引起的脑缺血损害减至最低。由于缺血脑组织已丧失自动调节功能，脑血流对收缩血压的变化呈被动反应，因此"3H 疗法"可达到增加脑血流量、改善脑微循环的目的。

（三）保持腰大池引流安全、有效。

落实腰大池引流管护理常规，保持引流通畅，严密监测引流液的量、颜色、性状，保证引流匀速。24 h 引流量<500 mL 或符合医嘱要求，当脑脊液引流量超过 500 mL/d 时，可能导致颅内出血甚至脑疝。腰大池引流常见并发症包括：① 张力性气颅，主要是由脑脊液引流速度过快、流量过多所致。② 颅内感染，置管时间过长或操作不正当引起的逆行性感染。③ 引流管不通畅，主要原因有引流管打折、引流管内口贴壁、位置不当、导管堵塞（含高蛋白的脑脊液容易堵塞引流管，出血所致的堵管）等。④ 穿刺处脑脊液漏或渗液，由带管时间长，引流管摩擦所致。

（四）有效缓解疼痛

1. 制订与落实疼痛评估的频率、方法，规范化疼痛问询方式。

NRS 评分≥4 分者，每 4 h 评估 1 次；NRS 评分<4 分者，每天评估 2 次。特殊处理后 30 min 评估 1 次并记录，根据疼痛评分进行镇痛处理。

2. 非药物处理。

NRS 评分为 1~3 分时，由护士遵医嘱采用非药物疼痛治疗方法缓解疼痛，包括心理护理干预、行为干预，如可通过改变体位、深呼吸、分散注意力、放松、音乐疗法等来缓解疼痛。加强病室环境管理，保持病室安静、光线柔和，避免噪声、强光等不良环境因素刺激。

3. 药物护理。

医生根据每个患者的疼痛情况，制订个体化镇痛方案。对于因颅内压改变引起的疼痛，可根据患者疼痛的程度及血压的变化，调节脱水药物的使用时间，在疼痛开始前使用脱水药物，以避免疼痛的发生，注意复查头颅 CT 随诊。

 四、护理技术

（一）腰大池引流护理

1. 目的。

引流脑脊液，降低颅内压，鞘内注药，监测颅内压。

2. 操作前准备。

（1）高危因素评估。

① 患者因素。患者年龄≥70 岁；意识障碍、意识波动、谵妄；认知障碍；睡眠障碍、疼痛；配合度缺乏；疾病状态，如发热、出汗等。

② 陪护因素，如重视度不足，陪护能力不足甚至缺失，频繁轮替等。

③ 引流管路因素，如舒适度、固定方法、引流系统要求等。

④ 时间因素，如夜间、外出检查、置管时间长等。

（2）引流系统器件评估。

① 微创颅脑引流系统（腰大池）。

② 脑室引流管。

③ 脑室外引流器。

（3）患者准备。固定床头高度，不可随意调节。

（4）护士准备。衣帽整洁，修剪指甲，洗手，戴口罩。

（5）用物准备。准备透明敷料、管路标签、输液架、白纱带。

（6）环境准备。室温适宜，光线充足，环境安静。

3. 操作步骤。

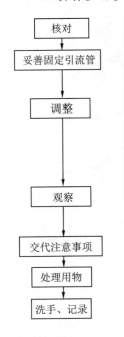

◆ 备齐用物（胶布、标尺、引流标识、输液架）至床边。

◆ 引流过程密闭无菌，引流管沿患者脊柱向头侧从肩部伸出固定，粘贴引流标识，保持引流通畅。

◆ 床头抬高 15°~30°，床尾抬高 15°，引流瓶固定高度适宜，出液口高于穿刺平面 5~10 cm 或遵医嘱。严格控制脑脊液引流的速度及引流量，确保引流速度及引流量符合要求。每天脑脊液引流一般不超过 500 mL，多数在 200 mL/d 左右。

◆ 严密观察引流液的量、颜色、性状和局部伤口敷料情况，及时汇报。若发现引流速度过快或过慢，须及时调节引流高度。

◆ 不随意改变床头高度和引流瓶高度，如果患者出现头痛、恶心、呕吐，及时报告医生。

4. 拔管指征及观察。

（1）拔管指征。一般置管 3~7 d，随着脑脊液颜色的澄清、各项指标的恢复（脑脊液中红细胞 $<100×10^6$/L，蛋白 <0.8 g/L）、脑脊液漏的消失，患者一般情况的好转，应及时拔管，以防止引流过久，诱发或加重感染。

（2）拔管后观察。

① 观察患者的意识、瞳孔、生命体征，GCS 变化。

② 观察主诉有无头痛、呕吐等表现，有无颅高压表现。

③ 观察穿刺点有无脑脊液漏。

5. 注意事项。

关于腰大池引流特殊情况的处理主要有以下几类。

（1）引流不畅的处理。

① 检查管道有无扭曲、受压、堵塞脱落，观察穿刺点有无渗液。

② 调整引流瓶高度，观察有无液面波动。若液面有波动，则为脑压偏低或引流过量引起，适当调整引流瓶高度和引流速度；若液面无波动，则为堵塞，报告医生处理。

（2）非计划性拔管（unplanned extubation，UEX）或接口脱落的处理。

① 先夹闭引流管，防止过度引流诱发脑疝，穿刺部位消毒无菌包扎。

② 报告医生，进行专科处理。

③ 密切观察患者意识、瞳孔、生命体征的变化。

（3）外出检查的处理。夹闭三通和引流瓶滚轮夹→放去引流瓶内和引流袋内引流液→妥善固定→回室后重新调整。放液方式（图2-1）：先夹闭引流通道①，再开放储液通道②，等引流液完全进入储液袋后，再夹闭储液袋通道②，开放引流通道①。放液结束后再次检查引流通畅情况。

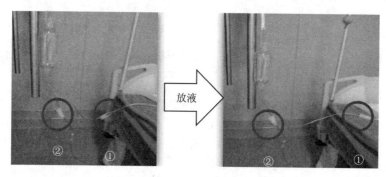

图 2-1 放液方式

（4）特殊状态的处理。

① 吸痰、用力排便、癫痫发作时暂时夹闭引流，防止引流速度过快，因虹吸作用引起低颅压或气颅。

② 侧卧位时，以正中矢状面为基线测量高度。

（二）密闭式吸痰技术

1. 目的。

清除呼吸道分泌物，保持呼吸道通畅。

2. 操作前准备。

（1）评估患者并解释。评估患者的病情、治疗、呼吸、脉氧情况，听诊有无痰鸣音；检查气管插管（气管套管）的位置，要求气囊压力 25～30 cmH$_2$O；评估患者的合作程度、心理反应；检查吸引装置的性能、电源电压、各管连接情况；检测患者胃残留量（鼻饲者）；观察患者呼吸道分泌物的量、黏稠度；对于机械通气患者，则要了解呼吸机的参数设置。

（2）患者准备。体位舒适、情绪稳定，使用呼吸机患者吸痰前后给予纯氧 30～60 s（未用呼吸机者调高吸氧流量至 6～8 L/min，2～3 min）。

（3）护士准备。衣帽整洁，洗手，戴口罩。

（4）用物准备。准备电动吸引装置或中心吸引装置，治疗盘内备灭菌注射用水、生理盐水或气道湿化液、密闭式吸痰管、一次性无菌吸痰管、无菌手套、灭菌注射器、安尔碘皮肤消毒剂、弯盘、听诊器、压舌板、电筒、纱布或纸巾，必要时备开口器、舌钳，检查用物。

（5）环境准备。室温适宜，光线充足，环境安静。

3. 操作步骤。

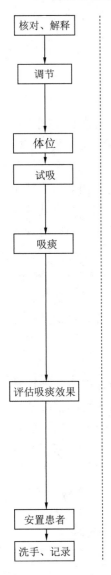

◆ 携用物至床边，核对患者床号、姓名，向患者解释操作目的及方法，鼻饲患者暂停鼻饲。

◆ 连接吸引装置、打开开关，调节负压，检查吸引装置的性能，关闭开关，调节成人负压为-80~-120 mmHg。痰液黏稠者可适当增加负压，应控制在≤150 mmHg。

◆ 患者头偏向一侧，面向操作者。

◆ 打开负压开关，将吸引管置于灭菌注射用水中试吸，检查是否通畅；将吸引管与密闭式吸痰管连接；抽生理盐水消毒接口，接远端注液口，冲洗并试吸，检查痰管是否通畅。

◆ 一手固定人工气道（气管套管或气管导管），将密闭式吸痰管轻轻插入气道深部，如感到有阻力，则将吸痰管后退1~2 cm；按下负压控制阀，将吸痰管由深部左右旋转向上提出吸痰，动作要轻柔，每次吸痰时间<15 s；同时观察患者的面色、呼吸、痰液性状、监护仪参数及有无气道黏膜损伤等；若痰液未吸尽，可用同法吸痰数次；吸痰结束，抽回吸痰管至可看见吸痰管上黑色指示线；用生理盐水针筒接远端注液口将密闭式吸痰管冲吸干净；接一次性吸痰管吸净患者口及鼻腔分泌物。

◆ 分离污染吸痰管、脱去手套一并丢在医用感染垃圾袋内；冲洗吸引管，关闭吸引开关，将吸引管末端妥善固定于收纳容器内；继续给予纯氧30~60 s（使用呼吸机者），或调高流量至6~8 L/min予吸氧2~3 min（未使用呼吸机者），然后根据患者病情调节氧流量；擦净口鼻及面部分泌物，检查有无黏膜损伤；评价吸痰效果（听诊患者痰鸣音或呼吸音），调整气囊压力，对清醒患者询问其吸痰后的感觉。

◆ 协助患者取舒适体位。

4. 注意事项。

（1）吸痰前检查吸引器性能是否良好，各管道连接是否正确。

（2）严格遵守无菌操作原则。

（3）每次吸痰时长10~15 s，以免造成缺氧。

（4）操作过程中注意观察患者的面色、呼吸情况，及时监测脉氧，如有异常应立即停止吸痰，并予相应处理。

（5）使用一次性吸引袋时，袋内吸出液体至容量的2/3时应及时更换。

（6）痰液黏稠者可配合叩击、雾化吸入等方法，以提高吸痰效果。

（7）操作中注意与清醒患者的交流，切忌忽视患者的感觉及社会人角色。

（8）电动吸引器连续使用不得超过 2 h；在中心吸引器插入负压表前，负压表模式开关应置于"OFF"挡，逆时针调节旋钮转至零位。

（9）密闭式吸引（吸痰）管的更换频率参照产品说明书，出现可见污染或套囊破损时应立即更换。

（10）应先进行口咽部和（或）鼻咽部吸引，再进行气道内吸引。

五、案例总结

术后脑水肿、再出血导致颅内压增高是颅脑手术后常见的并发症，患者会出现头痛或头痛加重，意识加深，严重者会出现瞳孔改变、昏迷、肢体活动障碍、失语、烦躁、胡言乱语、癫痫等。因此，必须严密观察患者的病情变化，遵医嘱应用脱水、激素类药物，注意观察药物疗效和不良反应，监测电解质变化并遵医嘱及时补充和调节，维持出入量平衡，必要时给予镇静治疗，应用冬眠低温疗法、亚低温疗法等，积极配合处理与抢救。脑血管痉挛是动脉瘤性 SAH 后的一种严重并发症，尼莫地平是常用的抗血管痉挛药物，该药物对中枢的降压作用高于外周，因此不可将尼莫地平作为降压药使用。

实施腰大池引流后，必须严格落实引流总量的控制，密切观察引流液的量、颜色、性状，一旦发现异常，应及时汇报处理。同时严密观察患者的意识水平、瞳孔变化，有无头痛等主诉及相关颅神经功能障碍。可定期进行头颅 CT 扫描或在患者有意识障碍加深、瞳孔出现异常等变化时立即行头颅 CT 扫描，以判断颅内病情变化、是否发生引流管移位或出血等。

头痛是 SAH 患者普遍存在的一种症状，虽然疼痛是机体产生防御保护的一种正常生理反应，但突然而剧烈的头痛容易使患者产生紧张、焦虑情绪，更有患者因情绪波动剧烈、血压骤升而加重出血，甚至死亡。因此，加强对 SAH 头痛患者的规范化疼痛管理，可减轻、缓解患者疼痛，减少不良事件的发生风险，降低并发症的发生，缩短患者住院时间。

（张娜　王稚）

第十五节　人工全髋关节置换术后患者的护理

一、适应证

1. 各种非感染性髋关节炎。

2. 各种原因导致的股骨头缺血性坏死。

3. 股骨颈骨折不愈合。

4. 股骨近端或髋臼肿瘤。

5. 先天性髋关节半脱位或完全脱位，有严重疼痛和失稳，且继续加重者。

6. 髋关节固定术后位置不佳或融合不良。

二、案例

患者男性，63 岁，因跌落致右髋痛伴活动受限 6 h 入院。患者 6 h 前从 2 m 高处跌落，右髋部着地，当时即感到右髋部疼痛，活动受限，皮肤无明显破溃出血，无昏迷史，无头晕、头痛、恶心、呕吐、腹痛、腹胀。来院就诊，摄片提示右股骨颈骨折。病程中，患者无畏寒、发热、头晕、头痛等其他不适，伤后未进食，小便自解，近期体重无明显变化。查体：右下肢外旋畸形，右髋部稍肿胀，右股骨近端压痛明显，右髋主动活动受限。右下肢远端主动活动良好，无明显痛觉减退，末梢血运良好。

(一) 麻醉方式

全身麻醉或连续硬脊膜外腔阻滞麻醉。

(二) 手术切口

后方入路切口。

(三) 手术体位

侧卧位。

(四) 手术步骤及配合

1. 手术野皮肤常规消毒铺单。

递擦皮钳夹碘伏小纱布消毒皮肤，递治疗巾及手术单协助铺单；递中单包裹患侧远端肢体；递绷带包扎固定；套袜套，铺单，贴手术膜。

2. 显露髋关节。

置 2 块纱布于切口两侧；递 20 号刀切开患者皮肤，递电刀、中弯血管钳切开患者皮肤、皮下组织和深筋膜，电凝止血；递甲状腺拉钩牵开切口，递中弯血管钳、骨膜剥离器钝性分离切口前后皮瓣；递剪刀切除大粗隆滑囊；递电刀切开部分臀大肌纤维；递拉钩牵开大转子后方的前后肌群；递电刀切断外旋肌，递 9×24 圆针、7 号丝线将两侧牵向后方，保护患者坐骨神经。

3. 处理关节囊。

显露后方关节囊，递科克钳、电刀切开后方关节囊。

4. 股骨头脱位及股骨颈截骨。

使髋关节脱位，递截骨板确定截骨平面，递电锯行股骨颈截骨，递股骨头起钻固定股骨头，递组织剪剪断圆韧带，取出股骨头。

5. 显露并处理髋臼。

递科克钳、电刀进一步切除髋关节前方、后方关节囊；递科克钳、剪刀剪除髋臼周缘及髋臼窝内的软组织；递长柄骨凿清除臼窝内软骨、瘢痕等组织；递髋臼磨钻加深髋臼，从小号开始逐一磨凿，当髋臼扩大加深至容纳人工髋臼时，用假体模型试模并确定大小规格；递电钻在患者髋臼的髂骨、坐骨与耻骨部分钻 3 个孔；递碘伏水冲洗髋臼；递盐水纱布擦干，准备安装假体。

6. 安装髋臼假体 (以骨水泥假体为例)。

递干燥碗及工艺板调制骨水泥，预涂骨水泥于髋臼假体表面，同时在髋臼内铺垫一层骨水泥，递髋臼定位器将髋臼假体送入臼窝内，持续并适当加压，直到骨水泥完全固化。

7. 准备股骨髓腔。

递骨撬将股骨近端撬起；递开口器在股骨颈截骨断面上开口，先递髓腔扩大器（从小到大）扩大髓腔，再依次从小到大递髓腔锉逐一扩大髓腔至合适时，将髓腔锉的手柄取下，髓腔锉的锉体部分留于髓腔内，取平台锉套入髓腔进侧端，将股骨颈截骨断面磨平；递股骨头试件安在髓腔锉的柄上；递股骨头复位器复位，确定假体长短大小；递髓腔锉柄取出髓腔锉；递碘伏水冲洗股骨髓腔，用干纱布填入髓腔内擦干髓腔内液体；递髓腔栓塞放入髓腔内。

8. 安装假体（以骨水泥假体为例）。

递干燥碗，用工艺板调制骨水泥，并将骨水泥装入骨水泥枪内递与术者注入股骨髓腔，递股骨假体柄、骨锤、打入器将假体柄打入髓腔并适当加压至骨水泥完全固化；递骨膜剥离器、中弯血管钳清除多余的骨水泥；清洁股骨假体颈部，递合适的股骨头假体，用骨锤、击头器安装股骨头假体。

9. 复位。

递击头器将髋关节复位，让患者做伸直外旋和屈曲内旋活动，以确认假体稳定且位置满意；递 9×24 圆针、7 号丝线缝合外旋肌群及阔筋膜。

10. 冲洗伤口，放置引流管，缝合、包扎伤口。

递生理盐水加压脉冲冲洗伤口，递 11 号刀、中弯血管钳置入引流管，递 9×24 角针、4 号丝线缝合固定；清点器械、纱布、缝针。递中弯血管钳、11×24 圆针、7 号丝线或 0 号可吸收线缝合关节囊及筋膜，递有齿镊、2-0 号可吸收线缝合皮下组织，递乙醇棉球消毒切口周围皮肤，递有齿镊、9×24 角针、1 号丝线缝合皮肤，覆盖敷料并加压包扎。

（五）术中、术后关注点

1. 注意并监督无菌操作：尽可能减少手术室人员的走动，减少参观人员。

2. 手术前、假体植入前后、关闭腔隙前后、缝皮后，洗手护士与巡回护士认真清点纱布、缝针、手术器械及外来器械的数量和完整性。

3. 密切配合手术医生，观察患者的生理动态变化（血压、心率、呼吸），尤其在放置骨水泥时注意观察患者的生命体征变化。

4. 术后转移患者至推车时，保持患肢外展中立位，可使用软枕固定，防止髋关节脱位。

5. 随时关注引流管的出血量，防止引流管负压过强。

（六）护理技术

1. 侧卧位摆放。

侧卧位是将患者向一侧自然侧卧，头部侧向健侧方向，双下肢自然弯屈，前后分开放置，双臂自然向前伸展，患者脊柱处于水平线上保持生理弯曲的一种手术体位。

（1）适用手术。颅部、肺、食管、侧胸壁、髋关节等部位的手术。

（2）用物准备。头枕、胸垫、固定挡板、下肢支撑垫、托手板及可调节托手架、上下肢约束带。

（3）摆放方法。患者取健侧卧，头下置头枕，高度平下侧肩高，使颈椎处于水平位置。在腋下距肩峰 10 cm 处垫胸垫。术侧上肢屈曲呈抱球状置于可调节托手架上，远端关节高于近端关节，共同维持胸廓的自然舒展。肩关节外展或上举不超过 90°；两肩连线与手术台成 90°。腹侧用固定挡板支持耻骨联合，背侧用挡板固定骶尾部或肩胛区（距离手术野至少 15 cm），共同维持患者 90° 侧卧位。双下肢约 45° 自然屈曲，前后分开放置，保持两腿呈跑步时姿势屈曲位。两腿间用支撑垫承托上侧下肢。小腿及双上肢用约束带固定。

（4）注意事项。

① 注意对患者心肺功能的保护。

② 注意保护患者的骨突部（肩部、健侧胸部、髋部、膝外侧及踝部等），根据患者病情及手术时长，建议使用抗压软垫及预防性敷料，预防压力性损伤。

③ 标准侧卧位安置患者后，评估患者脊椎是否在一条水平线上，脊椎生理弯曲是否变形，下侧肢体及腋窝处是否悬空。颅脑手术侧卧位时评估患者肩部肌肉牵拉是否过紧。肩带部位应用软垫保护，防止压力性损伤。

④ 防止患者健侧眼睛、耳廓及男性患者外生殖器受压。避免固定挡板压迫患者腹股沟，导致下肢缺血或深静脉血栓的形成。

⑤ 下肢固定带必须避开膝外侧，距膝关节上方或下方 5 cm 处，防止损伤腓总神经。

⑥ 术中调节手术床时必须密切观察，防止患者体位移位，导致重要器官受压。

⑦ 髋部手术侧卧位，评估患者胸部及下侧髋部固定的稳定性，避免手术中体位移动，影响术后两侧肢体的长度比较。

⑧ 体位安置完毕及拆除挡板时应妥善固定患者，防止坠床。

⑨ 安置肾脏、输尿管等腰部手术侧卧位时，手术部位对准手术床背板与腿板折叠处，在患者腰下置腰垫，调节手术床呈"∧"形，使患者凹陷的腰区逐渐变平，腰部肌肉拉伸，肾区暴露充分。将患者双下肢屈曲约 45° 错开放置，下侧在前、上侧在后，两腿间垫一大软枕，约束带固定患者肢体。缝合切口前及时将腰桥复位。

⑩ 安置 45° 侧卧位时，患者仰卧，手术部位下沿手术床纵轴平行垫胸垫，使术侧胸部垫高约 45°；健侧手臂外展置于托手板上，术侧手臂用棉垫保护后屈肘呈功能位固定于麻醉头架上；患侧下肢用大软枕支撑，健侧大腿上端用挡板固定。注意：患侧上肢必须包好，避免肢体直接接触麻醉头架，导致电烧伤；手指外露以观察血运；保持前臂稍微抬高，避免肘关节过度屈曲或上举，防止损伤桡神经、尺神经。

2. C 型臂的使用。

C 型臂由"C"形的机架、产生 X 射线的球管、采集图像的影像增强器、电荷耦合器件（charge coupled device，CCD）摄像机，以及图像处理的工作站组成，主要用于各种手术中的透视造影、点片等（图 2-2）。

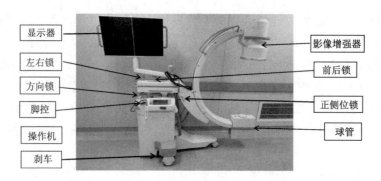

图 2-2 　C 型臂

（1）应用范围。C 型臂主要用于骨科，如术中复位、打钉、整骨，也适用于外科手术中取异物、植入起搏器等。

（2）操作流程。

① 操作准备。

A. 护士准备。衣帽整洁，着装规范，符合手术室要求，洗手，戴口罩。

B. 用物准备。C 型臂、防护用具。

② 操作方法。

A. 准备开机，首先松开机器刹车，将机器移动到合适位置后锁上刹车，并准备好防护设备，将显示器放在便于主要手术者观察的位置。

B. 插上电源插头，按下机器上的电源键开启机器。

C. 机器启动后自动加载系统和自检，约加载 60 s，自检完成后观察显示器，看有没有错误信息报警。

D. 打开 C 型臂上端的制动开关，将 C 型臂调节到合适的位置，对准需要拍摄的部位，锁定制动开关。

E. 操作者穿戴好防护用具，按动手柄上任一按钮即可成像。

F. 操作完毕后，将机器移开检查部位并锁定机器，注意无菌操作，将机器恢复到原始位置，将 C 型臂调到上、下、左、右角度为 0°的位置，并镇定开关。

G. 按电源关闭键关闭机器，拔出电源线，按一定方向盘好，观察并清洁机器上的血迹等污渍。

（3）注意事项。

① 推动机器时，动作要轻柔，避免产生剧烈的震动。

② 操作时要注意避免与其他设备、手术床等发生碰撞或划伤等。

③ 必须有可靠的防护设备，以避免原发射线的照射。

④ 手术间物品要摆放整齐，不应放置过多的物品，因为过多的物品会使射线折射产生二次辐射。

⑤ 使用完毕后应将其放置于恒温、干燥的贵重仪器室。

⑥ 保持清洁，防止灰尘引起 X 线管面放电致使球管破裂。

（4）维护与保养。

① 定点放置仪器，专人管理，定期维护保养，建立仪器使用登记本。定期清洁荧光屏、操作台面及运动装置。不要使用含有任何溶剂的蜡状物清洁操作台，应使用无腐蚀性的清洁剂清洁。

② 注意不要让水、乙醇、石膏、血液等进入电源开关、按钮的缝隙或溅到电源插头上，以防发生电路故障，影响使用。

③ 如果在使用过程中发现铝箱中有油迹，说明球管可能已经漏油，应立即停止使用。

④ 机器应定时进行清洁保养，带血患者使用后必须马上擦洗。可用擦拭布没入乙醇拧干后擦洗，擦洗时不形成水滴，以防止渗入机器内部。

⑤ 每半年对 C 型臂进行 1 次彻底的维护与保养。

（张敏　张霞芬）

第三章 妇产科、儿科护理实践

第一节 输卵管妊娠破裂出血患者的护理

异位妊娠（ectopic pregnancy，EP）是指孕卵在子宫腔外着床，异位妊娠在早期妊娠妇女中的发生率为 2%~3%。输卵管妊娠病例数占异位妊娠病例数的 90% 以上，输卵管妊娠是位居早孕期孕产妇死亡率第一位的疾病。输卵管妊娠的主要危险因素包括异位妊娠病史、输卵管损伤或手术史、盆腔炎性疾病、辅助生殖技术助孕等。有异位妊娠病史的女性复发风险增加，有过 1 次异位妊娠病史者，其重复异位妊娠的概率约为 10%；有过 2 次及以上异位妊娠病史者，再发异位妊娠的概率增加至 25% 以上。目前异位妊娠的治疗有多种方法，主要分为期待治疗、保守治疗、手术治疗。其中患者有以下临床表现时需要进行手术治疗：生命体征不稳定，有输卵管妊娠破裂的症状（盆腔疼痛、腹腔内出血）（推荐等级 A）。目前，有腹腔镜输卵管切除术已成为输卵管妊娠破裂出血的主要治疗手段，并且取得了满意的疗效，但其术后并发症影响患者预后，降低手术疗效。因此，在手术治疗后必须配合积极的护理干预，有效的术后护理干预可促进患者功能的恢复，提高治疗效果。本案例总结 1 例输卵管妊娠破裂出血行腹腔镜切除术后患者的护理实践。

 ## 一、病例介绍

患者王某，女性，32 岁，汉族，已婚，因停经 1 月余、阴道少量流血伴腹痛 1 周于 2022 年 12 月 28 日 17：00 平车入院。现病史：患者自诉外院测尿妊娠试验阳性，1 周前开始出现阴道少量流血，伴下腹痛，当天症状加重来我院急诊复查。B 超检查示：子宫直肠窝积液范围 73 mm×37 mm，盆腔偏左侧见 79 mm×39 mm×55 mm 不均质混合性回声，宫腔内未见明显胚囊样回声，提示盆腔偏左侧异常回声，门诊拟"异位妊娠？"收入院。既往史：既往体健，无外伤、手术史，无输血史，否认药物、食物过敏史。月经婚育史：15$\frac{5}{28}$天，适龄结婚，配偶体健，2020 年足月产 1 子，体健，既往药物流产 2 次，末次流产时间 2021 年。家族史：无特殊家族史。入院评估：T 37.1 ℃，P 104 次/min，R 20 次/min，BP 88/50 mmHg，Braden 评分 23 分，Barthel 评分 60 分，NRS 评分 5 分，Caprini 评分 2 分。血红蛋白 90 g/L，β-人绒毛膜促性腺激素（β-human chorionic gonado-tropin，β-HCG）（稀释）7 221 mIU/mL。

鉴于患者腹痛剧烈，腹膜刺激征较明显，B 超提示子宫直肠窝积液及盆腔左侧异常回声，为避免病情进一步进展，建议患者行急诊腹腔镜探查术。完善相关术前准备及充分沟通后，患者于 2022 年 12 月 28 日 19：00 在全麻下行腹腔镜下左侧输卵管切除术，术中诊断左侧输卵管妊娠（破裂型）血腹，手术时长 50 min，镜下见盆腹腔大量积血及积血块约 800 mL。术毕返病房，患者神志清，T 36.8 ℃，P 90 次/min，R 18 次/min，BP 100/60 mmHg，带入导尿管、盆腔引流管各 1 根，在位通畅。NRS 评分 4 分，Barthel 评分 10 分，Braden 评分 23 分，非计划拔管评分 12 分，Caprini 评分 4 分。予止血、止痛、补液治疗。术后第 1 d 予以拔除导尿管和盆腔引流管。术后第 2 d，血红蛋白 94 g/L，β-HCG（稀释）1 976.00 mIU/mL。术后第 3 d，遵医嘱予以出院。

 二、护理评估与诊断

（一）护理评估

1. 健康史及相关因素。

详细询问患者的婚育史、月经史、性生活史，准确推算妊娠日期。评估患者的既往史，注意有无不孕、助孕、放置宫内绝育器、盆腔炎等与发病相关的高危因素。

2. 身体状况。

了解患者的停经时间，评估患者有无腹痛、阴道出血症状。关注患者是否有晕厥及休克症状。腹部体征检查：关注患者下腹部是否有明显压痛、反跳痛，肌紧张；出血量较多时叩诊有无移动性浊音。盆腔体征检查：关注患者是否有穹隆饱满、触痛，宫颈举痛是否明显，评估子宫的大小及质地。

3. 相关检查。

完善 B 超检查、血清 β-HCG 测定、孕酮测定等。

4. 心理和社会支持状况。

评估患者的情绪状态、家庭经济情况及社会支持系统。

（二）护理诊断

输卵管妊娠破裂出血属于妇科急腹症，发病率较高，一直被视为具有高度危险的妊娠早期并发症。护理人员应根据患者腹痛、B 超检查、血清 β-HCG 测定等，快速、准确、有效地对患者进行全面评估，根据评估结果积极采取相应的干预措施，并根据病情变化进行动态评估。本案例提出了以下护理诊断。

1. 组织灌注不足，与输卵管妊娠破裂导致失血引起有效循环血容量减少有关。

本案例中患者术前血红蛋白 90 g/L，术中镜下见盆腹腔大量积血及积血块约 800 mL，右侧输卵管壶腹部增粗 7 cm×5 cm×3 cm，表面呈蓝紫色，覆盖大量血块组织，有活动性出血，患者术前存在一定程度的血压下降，心率增快，有效循环血容量下降。

2. 疼痛，与输卵管妊娠破裂、手术创伤有关。

本案例中患者术前腹痛主要与输卵管妊娠破裂有关，患者出血多时血液集聚于腹腔，引起全腹疼痛。患者术后疼痛主要与手术创伤有关。本案例中疼痛评分采用数字评分法（NRS）。患者术毕返回病房后 NRS 评分 4 分，需要进一步处理。

3. 有潜在感染的可能，与留置导尿管有关。

导尿管相关尿路感染是住院患者最常见的感染，一旦发生相关尿路感染，会增加患者治疗费用，延长患者住院时间，甚至增加患者死亡风险。因此，预防导尿管相关感染是医院感染预防控制的重要环节。

4. 引流有效能降低的可能，与引流管阻塞、扭曲、滑脱有关。

留置腹腔引流管的目的是引出腹腔内的引流液，通过观察引流液的颜色、性状、量等，来判断患者的病情变化。因此，引流管的观察与维护是术后护理的重要内容。

5. 知识缺乏，患者缺乏异位妊娠相关知识。

异位妊娠患者术后对性生活、血清 β-HCG 测定、避孕等有一定的特殊要求，而该患者为第一次确诊异位妊娠，对异位妊娠疾病及术后注意事项的知识不甚了解，需要我们做好该类患者的宣教和指导。

 ### 三、护理措施

（一）改善循环灌注

1. 平卧、给氧、保暖。

2. 立即开通两路静脉通路，快速备血，积极予以输液等治疗。

3. 心电监护，密切观察、动态记录患者的生命体征，以及尿量等循环状况。

4. 嘱患者做好禁食、禁饮的准备，关注患者及其家属的心理状态，做好沟通交流。

5. 遵医嘱完善术前准备，如留置导尿管、皮肤的准备，各种抢救器械及物品的准备等，保证路途转运安全与通畅，尽快手术。

6. 术后遵医嘱予以对症补液治疗，严密观察患者的生命体征变化，观察并记录引流液的颜色、性状、量，引流管是否通畅等，观察伤口渗血、渗液等情况。

（二）有效止痛

术前疼痛主要与输卵管妊娠破裂有关，急诊手术可有效缓解血液刺激腹腔引起的全腹疼痛。术后早期疼痛与手术创伤有关，患者术毕返回病房后 NRS 评分 5 分，遵医嘱予以多模式镇痛，根据患者需求指导实施个体化镇痛。30 min 后复评，NRS 评分 2 分。每天定时对患者进行疼痛评估，根据 NRS 评分及疼痛原因进行相应处理。

（三）导尿管护理

导尿管相关尿路感染应严格遵循基于循证护理的防控最佳实践干预措施，以进一步提高护理质量，使患者及其家庭、社会获益，具体措施包括以下方面。

1. 严格限制留置导尿管的指征，尽快拔除导尿管。

2. 根据患者的病情、年龄、性别、尿道情况等选择合适型号、材质的导尿管。

3. 严格遵循无菌原则。

4. 鼓励患者每日饮水 2 000 mL。

5. 每日评估导尿管的固定情况，导尿管及尿袋的完整性、密闭性及通畅性，尿液的颜色、性状、量、透明度、气味，尿道口及会阴部皮肤黏膜情况。

6. 定期更换导尿管及尿袋，会阴护理 2 次/d。

7. 拔管后鼓励患者多饮水，观察患者自主排尿及尿液情况。

（四）引流管护理

妥善固定引流管，避免受压、打折、弯曲，留置腹腔引流管的患者应采取患侧卧位，以利于引流液的排出，注意观察引流液的颜色、性状、量等，准确记录 24 h 引流量，每日与医生一起评估引流管保留的必要性。

（五）异位妊娠术后相关专科护理指导

1. 养成良好的卫生习惯，保持外阴清洁，术后禁止性生活及盆浴 1 个月。若发生盆腔炎，须及时彻底治疗，以免延误病情。

2. 指导患者进行高蛋白、高维生素、易消化饮食，适当休息，保持充足睡眠。

3. 随访指导，术后每周 1 次血清 β-HCG 测定，定期做 B 超检查，直至血清 β-HCG 测定连续三次阴性，超声检查包块缩小，症状缓解或消失，才表明治疗有效。如果血清 β-HCG 无下降或上升，应随时就诊。

4. 输卵管妊娠有复发可能及 50%~60% 的不孕率，告知患者发生妊娠应及时就医。

 四、护理技术

（一）女患者导尿术

1. 目的。

（1）为尿潴留患者引流出尿液。

（2）协助临床诊断和治疗。

（3）病情需要保留导尿。

2. 操作前准备。

（1）评估患者并解释。

① 评估患者的病情、治疗、膀胱充盈度、会阴部情况，以及自理能力、心理状态和合作程度。

② 向患者及其家属解释行导尿术的目的、方法、注意事项及配合要点。

（2）患者准备。

① 了解留置导尿的目的、方法、注意事项及配合要点。

② 清洗会阴，自理能力缺陷者需要有人协助清洗。

③ 体位舒适、情绪稳定。

（3）护士准备。衣帽整洁，修剪指甲，洗手，戴口罩。

（4）用物准备。准备一次性导尿包、别针、胶布、导管标签、一次性小单，按需另备特殊导尿管、集尿袋。

（5）环境准备。酌情关闭门窗，要求室内光线充足、温度适宜、有床帘遮挡。

3. 操作步骤。

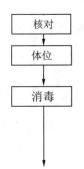

◆ 携用物至患者床旁，核对患者的床号、姓名，再次解释相关内容。

◆ 根据病情安置患者于仰卧位，松开被尾，脱对侧裤腿盖在近侧腿上，双腿注意保暖。

◆ 消毒外阴：
（1）垫一次性小单于患者臀下。
（2）协助患者屈膝，双腿略外展，充分暴露外阴。
（3）洗手，在治疗车上打开一次性导尿包，取出冲洗包，在患者双腿之间

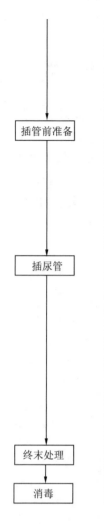

打开冲洗包，将一次性弯盘置于会阴处，撕开消毒棉球袋。

（4）左手戴上一次性手套。

（5）右手持镊子夹取消毒棉球依次擦洗阴阜、对侧大阴唇、近侧大阴唇，左手分开大阴唇，依次擦洗对侧小阴唇、近侧小阴唇、尿道口、尿道口至肛门（每只棉球限用 1 次）。

◆（1）在患者双腿之间打开导尿包。

（2）戴无菌手套，铺洞巾，将一次性弯盘置于患者会阴处。

（3）注水试充导尿管气囊，确保气囊无渗漏后将水全部抽出。

（4）检查并关闭集尿袋出口，连接导尿管与集尿袋；三腔导尿管需连接两个集尿袋。

（5）润滑导尿管前端，并妥善放置于一次性方盘内。

（6）撕开消毒棉球袋。

◆（1）嘱患者放松，右手持（圆头）镊子夹持导尿管轻轻插入尿道 4~6 cm。

（2）见尿液流出再插入 7~10 cm。

（3）左手松开小阴唇，临时固定导尿管，将尿液引流入集尿袋内或夹闭导尿管尾端开口。

如为保留导尿，则进行以下操作：

① 根据导尿管上注明的气囊容积向气囊内注水，向外轻拉导尿管至有阻力感，使之固定在尿道内口。

② 夹闭集尿袋上的引流管，撤去洞巾，擦净外阴。

③ 脱手套，固定导尿管，粘贴导管标签，撤去用物。

④ 将集尿袋妥善固定于床边，松开集尿袋引流管上的夹子，在集尿袋上记录使用日期、时间。

4. 注意事项。

（1）膀胱高度膨胀者第一次导尿量不应超过 1 000 mL，以防腹压突然下降引起虚脱、膀胱黏膜充血、血尿。

（2）留置导尿时须妥善固定导尿管，不能过度牵拉，确保导尿管不扭曲，保持通畅，引流管高度低于膀胱位，导尿管由大腿上方走行，保持会阴部清洁。采用间歇夹管方式训练患者的膀胱反射功能，观察尿液情况，鼓励患者多饮水，定期复查尿常规。

（3）掌握尿道解剖结构，避免导尿管误入阴道，如误入阴道须更换无菌导尿管重新插管。

（4）健康教育。向患者及其家属解释留置导尿的目的、护理要点，鼓励其主动参与。向患者说明置管期间充分饮水和适当活动对于预防泌尿系统感染的重要性，指导患者每天饮水量应在 2 000 mL 以上（排除饮水禁忌），以自然冲洗尿道，减少泌尿系统感染机会。指导患者保持引流通畅，避免因受压、扭曲、堵塞等增加泌尿系统感染机会。若患者需离床活动，应防脱管。集尿袋高度不能超过膀胱高度且应避免受压，防止尿液返流引起感染。

（二）会阴护理

1. 目的。

（1）保持会阴及肛门部清洁，以去除异味，增进患者舒适度，预防感染。

（2）为行导尿术、中段尿留取及会阴部手术做准备。

2. 操作前准备。

（1）评估患者并解释。

① 评估患者的病情、会阴部清洁程度、会阴皮肤黏膜情况，检查患者会阴部有无伤口，阴道流血、流液情况，有无尿失禁及留置导尿管。

② 向患者及其家属解释会阴护理的目的、方法、注意事项及配合要点。

（2）患者准备。

① 病情允许者排空膀胱，取仰卧位，屈膝，两腿略外展。

② 情绪稳定，愿意配合。

（3）护士准备。衣帽整洁，修剪指甲，洗手，戴口罩。

（4）用物准备。准备垫巾（一次性小单或橡胶单、治疗巾）、治疗碗、无菌镊子、无菌脱脂棉球、弯盘、消毒液、手套、毛毯。

（5）环境准备。关闭门窗，调节室温，遮挡患者。

3. 操作步骤。

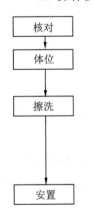

◆ 携用物至患者床旁，核对患者的姓名、年龄。

◆ 脱对侧裤腿，以毛毯或盖被遮盖保暖。暴露外阴，臀下垫巾，放置治疗碗及弯盘于合适位置。

◆ 会阴擦洗（每擦洗一处即更换棉球）。
（1）无留置导尿管者：自上而下、自外向内依次擦洗，擦洗肛周和肛门。
（2）留置导尿管者：轻轻提起导尿管，自上而下、自内向外依次擦洗，擦洗肛周和肛门。

◆ 安置患者，整理床单元。

4. 注意事项。

（1）按擦洗顺序擦洗，必要时可根据患者情况增加擦洗次数，直到擦净，最后可用纱布擦干。

（2）擦洗时注意观察患者会阴部有无红肿、破溃或分泌物异常等情况，如有异常及时记录并向医生汇报。

（3）避免牵拉引流管、导尿管。

（4）注意保暖及保护患者隐私。

 五、案例总结

输卵管妊娠处理方式的选择取决于患者的年龄，有无生育要求，异位妊娠的部位、大小、结局状况，包括出血程度及输卵管损害情况，手术治疗仍是目前主要的治疗手段。对输卵管妊娠破裂出血患者，应迅速建立静脉通道，予输液、输血、吸氧等抗休克治疗，完善术前准备，尽快进行手术。术后要对患者的生命体征加强监测，遵循基于循证基础上的导尿管及引流管护理，加强术后专科随访等措施。总之，要保证患者在舒适的环境中获得心理安全感，以熟练的专业技巧完成术前准备，并做好术后并发症的观察与护理，使患者以良好的心态顺利度过围手术期。

（马倩　朱乃芬）

第二节　重度子痫前期孕妇的护理

妊娠期高血压疾病（hypertensive disorder of pregnancy，HDP）是妇女妊娠期特有的，以孕20周后发生高血压及蛋白尿为主要症候的疾病，而重度子痫前期（severe pre-eclampsia，SPE）属HDP的严重阶段，是多系统、多脏器功能紊乱所致的一种疾病，可在一个渐进的、不易察觉的过程中突然发生心、脑、肺、肝、肾等多脏器功能损害。全世界范围内，子痫前期每年可造成大于50万名新生儿和胎儿及大于7万名孕妇死亡，全球发病率为2%~8%，是孕妇及围产儿死亡率升高的主要原因之一，严重威胁孕妇和围产儿的生命安全。掌握重度子痫前期的发病特点、运用评判性思维对病情变化进行分析，对临床产科护理人员来说具有重要意义。本案例总结1例重度子痫前期孕妇的护理实践。

 一、病例介绍

孕妇张某，27岁，因停经31^{+5}周、下肢浮肿1周、血压升高4 d入院。平素月经规律，5~7 d/28~32 d。末次月经（last menstrual period，LMP）是2022年4月24日，预产期（expected date of confinement，EDC）是2023年1月31日。早孕反应轻，否认孕早期有病毒感染史，停经18周自觉胎动。孕期外院建卡，规律产检，基础血压105/80 mmHg，10月10日外院B超提示胎儿偏小1周，口服葡萄糖耐量试验（oral glucose tolerance test，OGTT）正常。孕妇1周前无明显诱因出现下肢水肿，未作处理。12月6日外院产检发现血压升高到185/102 mmHg，复测到185/109 mmHg，尿蛋白++，予住院解痉降压、促胎肺成熟治疗，今晨血压160/101 mmHg，口服硝苯地平片后复测血压150/96 mmHg，SpO$_2$ 93%~94%（未吸氧状态下），吸氧后SpO$_2$ 96%，有头晕不适。建议孕妇适时终止妊娠，孕妇及其家属经商议后要求转至我院，急诊拟重度子痫前期收住入院。

入院查体：T 36.5 ℃，P 87次/min，BP 144/100 mmHg，R 18次/min，SpO$_2$ 100%。孕妇神志清，发育好，无病容，全身巩膜皮肤无黄染，浅表淋巴结未触及明显肿大，双侧瞳孔等大等圆，胸廓对称无畸形，心肺听诊未见明显异常，妊娠腹，肝脾肋下未触及，无压痛、反跳痛，脊柱四肢无畸形，活动度好，双下肢明显水肿。产科检查：宫高28 cm，腹围93 cm，先露头、左枕前位（left occiput anterior，LOA），胎心率（fetal heart rate，FHR）142次/min，腹壁未及明显宫缩，胎膜存，宫口未扩张，骨盆外测量 24-26-19-9 cm。

入院诊断：重度子痫前期，胎儿生长受限，G_1P_0 孕 31^{+5} 周，LOA，待产。

 二、护理评估与诊断

（一）护理评估

1. 健康史和相关因素。

（1）一般情况。评估患者本次怀孕一般情况，核对孕周、孕产次、产检次数、产前筛查情况、身高与孕前 BMI、孕期体重增加量、胎动情况。

（2）既往史。评估孕妇本次怀孕与病情相关的特殊情况，了解孕妇孕前及妊娠 20 周前有无高血压、蛋白尿和（或）水肿等现象；有无家族史；既往有无慢性肾炎及糖尿病等；此次妊娠后有无高血压、蛋白尿；目前伴随症状，有无头晕、头痛、视物模糊、胸闷、气急、恶心、呕吐、上腹部胀痛等。

（3）评估高危妊娠风险等级。

（4）评估本次入院的诊治经过，有无采取措施及其效果（用药史：拉贝洛尔 2 d）。

（5）评估孕妇的饮食、睡眠及大小便情况。

2. 专科评估。

（1）生命体征评估：评估孕妇的意识、体温、脉搏、呼吸、血压等情况（动态关注血压波动情况）。

（2）测量孕妇的宫高、腹围，视诊腹部形态。

（3）四部触诊，评估孕妇子宫大小、胎产式、胎方位、胎先露是否衔接。

（4）评估孕妇有无宫缩，听诊胎心音。

（5）评估孕妇阴道流血、流液情况。

（6）评估孕妇水肿程度。

（7）评估辅助检查结果，如 B 超（胎儿大小、羊水及脐血流）、输血四项及血液生化等。

（8）评估心理状态和社会支持状况，如孕妇对于疾病的认识、自身的性格特点、家庭经济情况、医疗费用支付方式及社会支持系统等情况。

3. 护理风险评估。

（1）日常护理评估。

① 坠床/跌倒危险因素评估。

② 压疮风险评估。

③ 疼痛评估。

④ 产科 VTE 评估。

⑤ 生活自理能力评估。

（2）专科护理风险评估，如子痫、肺水肿、心衰、急性肾功能衰竭、HELLP 综合征、胎盘早剥、胎儿宫内窘迫、DIC、脑出血等。

（二）护理诊断

对孕妇进行全面评估，根据病情变化进行动态评估，针对评估结果积极采取相应的干预措施。本案例提出了以下护理诊断。

1. 有孕妇受伤的危险，与病情控制不佳孕妇发生抽搐有关。

重度子痫前期如果病情控制不佳可进一步发展为妊娠期高血压疾病最严重的状态——子痫。它是在子痫前期的基础上发生的、不能用其他原因解释的强直性抽搐，可以发生在产前、产时或产后。一旦发生抽搐，可导致孕妇唇舌咬伤、舌后坠或呕吐物误吸，引起窒息、坠床等各种意外而使孕妇受伤。

2. 有胎儿受伤的危险，与病情控制不佳，发生胎儿宫内窘迫有关。

胎盘及胎儿受累是子痫前期的表现之一，也是重症表现之一。由于子宫螺旋动脉重铸不足导致胎盘灌注下降，螺旋动脉平均直径仅为正常孕妇螺旋动脉直径的1/2，加之伴有内皮损害及胎盘血管急性动脉粥样硬化，使胎盘功能下降，胎儿生长受限，胎儿宫内窘迫。若胎盘床血管破裂可致胎盘早剥，严重时可发生胎死宫内。

3. 体液过多，与水肿有关。

妊娠期高血压疾病基本的病理生理变化是全身小血管痉挛，造成管腔狭窄、周围阻力增大、内皮细胞损伤、通透性增加，体液和蛋白质渗漏。可导致肾小球扩张、内皮细胞肿胀、纤维素沉积于内皮细胞，血浆蛋白自肾小球漏出形成蛋白尿。肾血流量及肾小球滤过量下降，肾脏功能受损使水钠潴留，患者出现全身水肿。

4. 有硫酸镁中毒的危险，与使用硫酸镁有关。

硫酸镁是目前治疗子痫前期的一线药物，也是重度子痫前期预防子痫发作的关键药物。但由于硫酸镁的治疗浓度和中毒浓度相近，因此在进行硫酸镁治疗时必须严密观察其毒性作用。

5. 潜在并发症：胎盘早剥、肺水肿、心衰、急性肾衰竭、HELLP综合征、DIC、脑出血等。

妊娠期高血压疾病患者全身各脏器、各系统由于缺血、缺氧，均受到不同程度损害。严重时脑、心、肝、肾及胎盘等的病理生理变化可导致抽搐、昏迷、脑水肿、脑出血、心肾衰竭、肺水肿、肝细胞坏死及被膜下出血，胎盘绒毛退行性变、出血和梗死，胎盘早期剥离及凝血功能障碍而导致DIC等。

6. 焦虑，与担心疾病对于胎儿及自身的影响有关。

孕妇孕周为 31^{+5} 周，不仅担心疾病可能对自身及胎儿造成危害，还担心一旦提前终止妊娠，不仅胎儿早产存活率低，将来生存质量等也会受到影响。

三、护理措施

（一）密切观察病情变化，防范子痫和并发症的发生

1. 指导孕妇保证充足的睡眠，每日休息不少于10 h。休息和睡眠时，以左侧卧位为宜，左侧卧位可减轻子宫对腹主动脉、下腔静脉的压迫，使回心血量增加，改善子宫胎盘的血供。左侧卧位24 h可使舒张压降低10 mmHg。

2. 监测24 h动态血压，每班测量孕妇的生命体征包括脉氧等，尤其关注血压波动情况。

3. 随时观察孕妇有无头晕、头痛、视力改变、胸闷、心悸、恶心、呕吐、上腹部

疼痛不适等自觉症状。

4. 注意监测胎心、胎动变化和宫缩情况，以及有无阴道流血。

5. 定期检查孕妇眼底，了解小动脉痉挛程度。

6. 注意实验室检测指标的变化，如血生化、肝肾功能、凝血、脑利钠肽前体、尿常规及 24 h 尿蛋白定量，以及产科 B 超、心超等。综合评估是否存在病情加重的迹象。

（二）胎儿监护

指导孕妇做好对胎儿的自我监护——自测胎动，每日 3 次，每次 2 h。每日进行胎心监护，定期监测胎儿发育状况和胎盘功能，及时发现胎儿宫内窘迫的蛛丝马迹。

（三）水肿的护理

妊娠期高血压疾病孕妇水肿的特点是自踝部逐渐向上延伸的凹陷性水肿，经休息后不缓解。水肿局限于膝以下为"+"，延及大腿为"++"，延及外阴及腹壁为"+++"，全身水肿或伴有腹水为"++++"。首先应准确评估孕妇水肿程度，护理查体：孕妇双小腿凹陷性水肿，结合入院后 B 超检查发现有腹腔积液，判定水肿"++++"。给予饮食指导：指导孕妇减少脂肪的摄入、控制食盐的摄入，增加高蛋白及富含维生素、钙、铁、锌的食物。遵医嘱正确应用补充蛋白质、利尿、消肿的药物。测体重 qd，记录 24 h 尿量，观察水肿消退情况，及时发现隐性水肿。

（四）硫酸镁用药的护理

静脉滴注硫酸镁时，注意滴速以 15~30 滴/min、每小时 1 g 为宜，最多不超过 2 g/h。使用前、使用中、使用后应观察膝反射是否存在，呼吸速率不低于 16 次/min，尿量不少于 17 mL/h 或不少于 400 mL/24 h，有条件时监测血镁浓度。应备有钙剂，一旦出现中毒反应，立即停药并缓慢静脉注射 10% 葡萄糖酸钙 10 mL（5~10 min），予以解毒。

（五）心理护理

孕妇由于孕周仅 31^{+5} 周，不仅担心疾病可能对自身及胎儿造成不良影响，还担心胎儿早产存活率低、未来生存质量差等。床位护士告知孕妇疾病相关知识和目前主要的治疗方案，介绍医院的医护实力及以往类似的成功病例。对孕妇提出的问题和疑惑给予耐心解答，鼓励孕妇及其家属，帮助其树立信心。孕妇及其家属均表示理解，焦虑情绪有所缓解。护士在做各项护理操作前首先与孕妇沟通，取得理解与配合。监测其生命体征及听诊胎心后，及时告知结果，使孕妇安心和放心。

 ## 四、护理技术

（一）测量宫高、腹围

1. 目的。

（1）初步判断孕周，估计胎儿体重，间接了解胎儿生长发育状况。

（2）有助于动态观察胎儿发育状况，及时发现胎儿生长受限、巨大儿、羊水过多等异常。

2. 操作前准备。

（1）评估孕妇并解释。

① 评估孕妇年龄、病情、腹部皮肤情况、心理状态及合作程度，核实孕周。

② 向孕妇及其家属解释操作的目的、方法、注意事项及配合要点。

（2）孕妇准备。排空膀胱，取仰卧屈膝位。

（3）护士准备。着装规范，修剪指甲，洗手，冬天时检查前预热双手。

（4）用物准备。检查床，准备皮尺。

（5）环境准备。室温适宜，光线充足，环境安静。

3. 操作步骤。

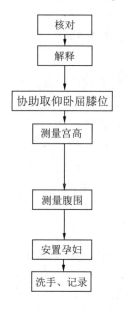

◆ 携用物至孕妇床旁，核对孕妇腕带信息，如床号、姓名等。

◆ 向孕妇解释操作的目的，取得其配合。注意保护孕妇隐私，必要时予屏风或隔帘遮挡。

◆ 协助孕妇将头部稍垫高，暴露腹部，双腿略屈、稍分开，腹肌放松。

◆ 操作者站立于孕妇右侧，摸清宫底高度，将皮尺一端放在耻骨联合上缘，另一端贴腹壁沿子宫弧度到子宫底最高点，读出的厘米数即为所测得的宫高数，以厘米（cm）为单位记录。

◆ 用皮尺以脐水平绕腹部1周，读出的厘米数即为所测得的腹围数，以厘米（cm）为单位记录。

◆ 协助孕妇起床，整理衣裤。

4. 注意事项。

（1）注意保护孕妇隐私和保暖，测量数字要准确。

（2）注意观察孕妇腹形大小。如果腹部过大、宫底高度大于应有的妊娠月份，考虑巨大儿、双胎妊娠、羊水过多的可能；如果腹部过小、宫底过低，考虑孕周推算错误、胎儿生长受限的可能。腹部两侧向外膨出且宫底位置较低者，子宫横轴直径较纵轴长，多为肩先露；尖腹或悬垂腹者，有骨盆狭窄的可能。

（3）正常情况下，宫底高度在孕周满36周时最高，至孕足月时略有下降。

（4）可能引起的并发症及处理：可能引起的并发症是仰卧位低血压。孕妇若较长时间取仰卧位，由于增大的妊娠子宫压迫下腔静脉，回心血量及心排出量突然减少，会发生低血压。此时指导孕妇立即左侧卧位，血压即恢复正常。

（二）四步触诊

1. 目的。

通过腹部四步触诊法检查孕妇的子宫大小、胎产式、胎方位、胎先露及胎先露是否衔接。

2. 操作前准备。

（1）评估孕妇并解释。

① 评估孕妇的年龄、病情、腹部皮肤情况、心理状态及合作程度，核实孕周。

② 向孕妇及其家属解释操作的目的、方法、注意事项及配合要点。

（2）孕妇准备。排空膀胱，取仰卧屈膝位。

（3）护士准备。着装规范，修剪指甲，洗手，冬天时检查前预热双手。

（4）用物准备。准备检查床、屏风或隔帘。

（5）环境准备。室温适宜，光线充足，环境安静。

3. 操作步骤。

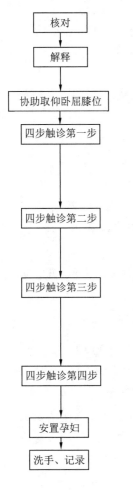

◆ 核对孕妇腕带信息，如床号、姓名等。

◆ 向孕妇解释检查的目的，取得其配合。注意保护孕妇隐私，必要时予屏风或隔帘遮挡。

◆ 协助孕妇将头部稍垫高，暴露腹部，双腿略屈、稍分开，腹肌放松。

◆ 检查者站在孕妇右侧，两手置于宫底部，手摸宫底高度，了解子宫外形，估计胎儿大小与妊娠周数是否相符。然后以两手指腹在宫底部相对交替轻推，判断宫底部的胎儿部分：若为胎头则硬且有浮球感；若为胎臀则柔软而宽且形状不规则。

◆ 检查者双手分别置于孕妇腹部左右两侧，一手固定，另一手轻轻深按检查，双手交替，分辨胎背位置：平坦饱满的部分为胎背，并确定胎背方向；凹凸不平的部分为胎儿肢体，有时可感到胎儿肢体活动。

◆ 检查者右手拇指与其余四指分开，置于孕妇耻骨联合上方握住胎先露部，进一步查清是胎头还是胎臀；然后左右推动以确定是否衔接。若胎先露部仍浮动，表示胎儿尚未衔接入盆；若已衔接，则胎先露部不能被推动。

◆ 检查者面向孕妇足端，两手分别置于胎先露部的两侧，向骨盆入口方向往下深按，进一步确诊胎先露及胎先露部入盆的程度。

◆ 协助孕妇起床，整理衣裤。

4. 注意事项。

（1）四步触诊前三步检查者面向孕妇头部，第四步检查者面向孕妇足部。

（2）触诊前应视诊孕妇腹部的腹形及大小，腹部有无妊娠纹、手术瘢痕及水肿。

（3）在触诊过程中，注意观察孕妇腹壁肌紧张度、有无腹直肌分离、羊水量及子宫肌敏感度。

（4）每一步触诊时间均不宜过长，避免刺激宫缩及引起仰卧位低血压。动作应轻柔，注意保护孕妇隐私，冬季要注意孕妇的保暖。

（5）触诊时应注意孕妇腹部过大、宫底高度大于应有的妊娠月份者，考虑巨大儿、双胎妊娠、羊水过多的可能；腹部过小、子宫底过低者，考虑孕周推算错误、胎儿生长受限的可能。腹部两侧向外膨出且宫底位置较低者，子宫横轴直径较纵轴长，多为肩先露；尖腹或悬垂腹者，有骨盆狭窄的可能。

（三）听诊胎心音

1. 目的。

准确测量胎心音，了解胎心的节律、频率，监测胎儿在子宫内的情况。

2. 操作前准备。

（1）评估孕妇并解释。

① 评估孕妇孕周大小、胎方位、胎动情况，腹部皮肤情况，合作程度及耐受力。

② 向孕妇及其家属解释操作的目的、方法、注意事项及配合要点。

（2）孕妇准备。排空膀胱，取仰卧屈膝位。

（3）护士准备。着装规范，修剪指甲，洗手，冬天时检查前预热双手。

（4）用物准备。准备多普勒胎心仪、耦合剂、秒表、纸巾。

（5）环境准备。室温适宜，光线充足，环境安静。

3. 操作步骤。

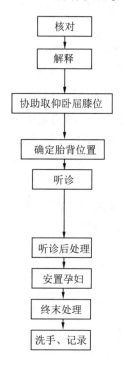

◆ 核对孕妇腕带信息，如床号、姓名等。

◆ 向孕妇解释检查的目的，取得其配合。注意保护孕妇隐私，必要时予屏风或隔帘遮挡。

◆ 协助孕妇将头部稍垫高，合理暴露腹部，双腿略屈、稍分开，腹肌放松。

◆ 运用四步触诊技术，判断胎背的位置。

◆ 均匀涂抹适量耦合剂，打开多普勒胎心仪开关，将探头放置在胎背上方，选择在宫缩后间歇期听诊。听到如钟表的"嘀嗒"双音后，计数 1 min。正常范围为 110~160 次/min，节律整齐。

◆ 告知孕妇本次听诊结果，用纸巾擦净孕妇腹部及探头上的耦合剂。

◆ 协助孕妇整理衣物，给予相关宣教。

◆ 多普勒胎心仪充电备用。

4. 注意事项。

（1）保持环境安静，保护孕妇隐私，操作手法应轻柔，冬季注意孕妇的保暖。

（2）注意胎心音的节律和速度，听胎心音时须与子宫杂音、腹主动脉音、胎动音及脐带杂音相鉴别。为有宫缩的孕妇听诊胎心音时，应选择在宫缩后间歇期听诊。

（3）若胎心音<110 次/min 或>160 次/min，须立即触诊孕妇脉搏作对比鉴别，并通知医生，必要时吸氧、改变孕妇体位、进行胎心监护。

（4）根据不同胎方位选择胎心音响亮部位进行听诊，通常在靠近胎背上方的孕妇腹壁上听胎心音最清楚。妊娠 24 周前，胎心音听诊部位多在孕妇脐下正中或稍偏左或稍偏右外。妊娠 24 周后，听诊部位分别为：

① 枕先露，听诊部位在脐左（右）下方。

② 臀先露，听诊部位在脐左（右）上方。

③ 肩先露，听诊部位在脐周围。

（5）多胎妊娠。如果在胎心音听诊时无法确认多胎胎心，应及时报告医生。

 五、案例总结

妊娠期高血压疾病的孕妇发病背景复杂，尤其是重度子痫前期存在多因素、多机制、多通路致病的综合征发病性质，病情复杂多变，可迅速进展为子痫，导致脑出血、视网膜脱落、肺水肿、急性心力衰竭、胎盘早剥、弥散性血管内凝血、肝包膜下血肿或破裂、HELLP 综合征、急性肾功能衰竭、胎死宫内、产后出血、失血性休克等并发症，严重威胁母婴安全。

随着"三孩"政策的全面放开，高龄、高危孕妇比例增加，妊娠高血压疾病的患病人数呈逐年增长趋势。多数孕妇及其家属对妊娠期高血压疾病并不十分了解。因此，临床护理此类孕妇，更应予以高度重视，必须进行全面、细致的风险评估，动态观察病情进展。同时做好产前健康教育，使孕妇及其家属对疾病有正确的认识，从而更好地配合治疗与护理工作。根据孕妇病情的不同程度给予不同的护理措施，加强孕妇的心理护理和用药安全护理，提高对并发症的预见能力，防范并发症的发生，对改善妊娠结局、切实保障母婴安全具有重要意义。

（朱乃芬 马倩）

第三节 腹泻患儿的护理

腹泻病（diarrheal disease，DD）是一组由多病原、多因素引起的消化道疾病，以大便次数增多和大便性状改变为特点，严重者可引起水电解质和酸碱平衡紊乱，发病年龄以 6 个月~2 岁多见，其中 1 岁以内患者约占半数，为世界性公共卫生问题。世界卫生组织把腹泻病的控制列为全球性战略。世界卫生组织资料显示，腹泻病是造成 5 岁以下儿童死亡的第二大原因，每年造成约 52.5 万名儿童死亡。腹泻病在我国儿童中是位列第二的常见多发病，仅次于呼吸道感染。我国 5 岁以下儿童腹泻病发病率为每人每年 1.9 次。腹泻病每年有两个发病季节高峰：一个高峰为 6 月至 8 月，主要病原体为致泻性大肠埃希菌和痢疾杆菌；另一个高峰为 10 月至 12 月，主要病原体为轮状病毒，约90% 的轮状病毒腹泻发生于 2 岁以下婴幼儿中。儿童腹泻病是造成儿童营养不良、生长发育障碍的主要原因之一，所以腹泻病曾被卫生部列为我国儿科重点防治和研究的"四病"之一。儿童腹泻病的主要治疗方法有液体疗法、营养治疗、药物疗法及微生态疗法。近年来我国制定了全国统一的《中国腹泻病诊断治疗方案》，国家卫生健康委员会及多数省（市）有了腹泻病控制规划（control of diarrheal disease，CDD）。在临床实践中应严格落实儿童腹泻病的诊断与管理，并通过及时的护理评估，敏锐的病情观察，精准的输液安排，合理的饮食指导，有效的健康教育，尽快促进患儿康复，预防并发症的发生。本案例总结 1 例儿童腹泻病的护理实践。

 一、病例介绍

患儿馨馨，女性，9 个月，因反复呕吐、腹泻 2 d，精神反应差 3 h 入院。患儿 2 d前开始解蛋花汤样便，每日 10 余次，每次 50~150 g 不等。发病后患儿食欲减退，伴有呕吐，为胃内容物，呈非喷射状。患儿有发热，体温波动于 38~39 ℃。入院查体：T 38.9 ℃，HR 136 次/min，R 38 次/min，BP 65/40 mmHg，SpO_2 90%，体重 8 kg，精神萎靡，哭时无泪，皮肤干燥，弹性差，前囟和眼窝凹陷，口腔黏膜干燥，咽红，腹部稍胀，肠鸣音 2 次/min，四肢稍凉，毛细血管再充盈时间（capillary refill time，CRT）4 s，膝腱反射减弱，6 h 无尿，肛周皮肤有红疹、部分皮肤破损。辅助检查：血钾 2.8 mmol/L，血钠 128 mmol/L，血 pH 7.30。诊断：婴儿腹泻病，低血容量性休克，代谢性酸中毒，低钾血症，低钠血症。

 二、护理评估与诊断

（一）护理评估

1. 健康史和相关因素。

（1）一般情况，如患儿的年龄、体重、身高、日常饮食、生活环境等。

（2）既往史。评估喂养史，如喂养方式、喂养乳品、冲调浓度、喂哺次数、辅食添加、断奶情况等。评估有无不洁饮食史、有无腹部受凉史。评估既往健康状况，如有无反复腹泻史、肠道外感染史、疫苗接种史、食物过敏史等。

（3）服药史。了解患儿有无长期服用抗生素、药物过敏史等。

2. 身体状况。

评估患儿的意识、面色、体温、心率、呼吸、血压等情况，评估患儿的体重、前囟、眼窝、皮肤黏膜、末梢循环、尿量等，评估患儿的脱水程度及性质，检查患儿的肛周皮肤有无发红、破溃，评估患儿的营养状况、活动能力、睡眠情况、跌倒风险、窒息风险等，了解患儿的粪常规、血常规、致病菌培养、腹部影像学和其他实验室检查结果。

3. 心理和社会支持状况。

评估患儿及其家属的心理状态、经济状况、居住环境、卫生习惯、禽畜放养情况、喂养知识、疾病认知、文化程度及社会支持系统等。

（二）护理诊断

重型腹泻与轻型腹泻最主要的区别在于，重型腹泻除了有较重的胃肠道症状外，还有明显的脱水、电解质紊乱及全身中毒症状。儿童体液平衡调节功能不成熟，对脱水及电解质紊乱的耐受性差。通过对此患儿病史和前囟、眼窝、皮肤弹性、循环情况、尿量及生命体征等方面进行全面评估，并对其病情变化进行动态评估，提出了以下护理诊断。

1. 腹泻，与感染、喂养不当、肠道功能紊乱等有关。

婴幼儿消化系统发育不成熟、机体防御功能差、易发生肠道菌群失调，当遭受肠道内外感染、饮食不当、环境气候变化时，均可发生腹泻。此患儿解蛋花汤样便，每日10余次，伴有呕吐且已引起脱水和电解质紊乱，是腹泻病的典型表现。

2. 体液不足，与腹泻、呕吐致体液丢失过多和摄入不足有关。

婴幼儿代谢旺盛，年龄越小，体液总量占体重的比例越大、需水量也相对越大，所以婴幼儿对缺水的耐受力比成人差，在呕吐、腹泻时，容易出现脱水和电解质紊乱。此患儿精神萎靡，哭时无泪，皮肤干燥，弹性差，前囟和眼窝凹陷，口腔黏膜干燥，是重度脱水的表现。另外，患儿四肢稍凉，CRT 为 4 s，心率增快，呼吸增快，血压下降，提示已出现低血容量休克。辅助检查示：血钾 2.8 mmol/L、血钠 128 mmol/L、血pH7.30。结合患儿腹部稍胀、肠鸣音 2 次/min、膝腱反射减弱，判断患儿已发生低钾血症、低钠血症、代谢性酸中毒。体液不足及电解质紊乱为此患儿目前需要紧急处理的护理问题。

3. 营养失调，营养低于机体需要量，与腹泻、呕吐、丢失过多和摄入不足有关。

儿童营养状况的评估就是衡量儿童每日平均所摄入的营养素与其生理所需之间是否相称。患儿平素母乳喂养，已添加粥、面条等辅食。根据儿童营养风险评估表，患儿因疾病影响及摄入不足，营养风险评估为高风险，会导致营养失调，需要进行营养支持。

4. 体温过高，与肠道感染有关。

重型腹泻患儿因感染、脱水等因素影响，易出现发热等全身症状，体温可高达40 ℃。此患儿年龄 9 个月，神经系统发育不成熟，皮层下中枢兴奋性较高，当体温骤升至 38.5~40 ℃时，易发生高热惊厥，因此对此患儿须防范其体温过高及由此引起的高热惊厥。

5. 有皮肤完整性受损的危险，与大便次数增多刺激臀部皮肤有关。

婴幼儿的皮肤比较脆弱，当其腹泻时，由于臀部皮肤被尿液、粪便浸渍，易发生皮肤潮红、破溃甚至糜烂及表皮剥脱，称为纸尿裤性皮炎。纸尿裤性皮炎根据其严重程度分为三级四度，依次为：0 级，正常皮肤。1 级，轻度纸尿裤性皮炎，皮肤红疹、无破损。2 级中度，皮肤红疹、部分皮肤破损；2 级重度，皮肤红疹，大面积皮肤破损或非压力性溃疡。此患儿臀部皮肤出现红疹、部分皮肤破损，属于 2 级中度纸尿裤性皮炎，必须采取相应的护理措施。

 三、护理措施

（一）液体疗法

重度脱水患儿补液时应确定补液的总量、性质和速度。同时应遵循"先浓后淡，先盐后糖，先块后慢、见尿补钾，抽搐补钙或镁"的补液原则。第一天补液总量＝累积损失量+继续损失量+生理维持液。

1. 扩容。

第一批为扩容液，一般选择 2:1 液，总量以 20 mL/kg 为标准，快速输注（30~60 min内完成），总量不超过 300 mL。

2. 纠酸。

对于此重度代谢性酸中毒患儿，第二批予以纠酸液，5% $NaHCO_3$ 加入葡萄糖溶液中，$NaHCO_3$ 总量以 5 mL/kg 为标准，开始予以半量纠酸，宁酸勿碱，速度为每小时 15 mL/kg。

3. 补充剩余累积损失量。

第三批补充剩余累积损失量，即在此重度脱水患儿 100~120 mL/kg 总量的基础上，减去扩容和纠酸的量，以每小时 8~10 mL/kg 的速度输注。

4. 补充继续损失量。

第四批补充继续损失量，以 30 mL/kg 的总量计算，可先选用 4∶3∶2 液，后使用 2∶3∶1 液，以每小时 5 mL/kg 的速度输注。

5. 补充生理需要量。

第五批补充生理需要量，选用生理维持液以每小时 5 mL/kg 的速度输注。病情好转后则以口服为主。

第 2 d 以后的补液，一般只补继续损失量和生理需要量，于 12~24 h 内均匀输入，能口服者应尽量口服。口服补液推荐使用口服补液盐（oral rehydration salt，ORS）。

（二）降低体温

患儿出现发热时，必须卧床休息，保持室内安静、温度适中、通风良好。衣被不可过厚，以免影响机体散热。保持皮肤清洁，及时更换被汗液浸湿的衣被。加强口腔护理。根据患儿的舒适感受选择物理降温或遵医嘱给予药物降温方式，有高热惊厥病史者应及早给予处置。退热处置 30 min 至 1 h 后复测体温，并随时注意有无新的症状或体征出现。

（三）病情观察

1. 观察消化道症状。

记录患儿大便的次数、颜色、性状、量，做好动态比较。大便标本及时送检，并注意采集有黏液脓血的部分。每班观察并记录腹痛、腹胀、恶心、呕吐等症状。

2. 观察有无水、电解质及酸碱平衡紊乱。

观察患儿的神志、精神、皮肤弹性、前囟、眼眶及尿量等的变化，估计患儿脱水的程度，观察经过补充液体后其脱水症状是否得到改善。注意观察患儿有无酸中毒、低钾血症、低钙或低镁的表现。

3. 规范用药并观察用药效果。

遵医嘱选用针对病原菌的抗生素以控制感染。病毒性肠炎以饮食疗法和支持疗法为主，不用抗生素。对抗生素诱发性肠炎患儿应及时停用抗生素。

（四）饮食调整

此次入院时患儿营养风险评估属于高风险，需要进行饮食干预。患儿疾病初期呕吐严重，可暂停禁食 4~6 h，不禁水。待好转后可继续哺乳，减少哺乳次数，缩短每次哺乳时间，暂停添加新的辅食。随着病情的稳定和好转，逐步过渡到正常饮食。在喂养过程中，做好奶瓶与餐具的高温消毒。

（五）防止交叉感染

多数肠炎都是粪口传播，或通过气溶胶形式经呼吸道传播。因此，肠道感染患儿在住院期间易发生院内交叉感染，必须采取严格的床边隔离措施。

1. 感染性腹泻患儿与非感染性腹泻患儿应分室居住；细菌性感染的患儿和病毒性感染的患儿也要分开安置。

2. 按照消毒隔离原则处置患儿的排泄物、用物及标本。感染性腹泻患儿的大便用双层黄色垃圾袋鹅颈式扎口保存后处理，或用加盖便盆，以含氯消毒液浸没半小时后倒入污物管道。每日对患儿床单元进行物体表面消毒。

3. 手卫生是防止交叉感染的重要措施。在护理患儿前后，护理人员应认真洗手。

4. 指导患儿家属执行隔离制度，控制陪护及探视，减少床边物品，病室多通风，尤其是处理大便后。

（六）皮肤护理

纸尿裤性皮炎的预防及护理是腹泻患儿护理工作的一项重要内容。根据评估，患儿臀部皮肤属于 2 级中度皮炎，给予患儿的护理措施为：若有液体渗出应先处理渗出液，再涂吸收性粉状药物，如羧甲基纤维素钠粉末或其他成分的造口护肤粉，最后涂抹不含乙醇的皮肤保护剂。若合并真菌感染，可在涂抹抗真菌粉剂后使用皮肤保护剂覆盖。另外，在日常护理中推荐使用高吸收、透气性好、质量可靠的一次性纸尿裤。如果患儿对某品牌的纸尿裤过敏，应更换其他品牌的纸尿裤或选用柔软的棉质纸尿裤。保持局部皮肤清洁、干燥，每天在固定时间解开纸尿裤，充分暴露臀部 30~60 min/次，每日 3 次，注意保暖。每次排便后及时更换纸尿裤，使用 37~40 ℃温水和软棉布清洁皮肤，动作应轻柔，采用非摩擦的方法清洁皮肤，轻轻拍干或蘸干未破损的皮肤。

 ### 四、护理技术

（一）头皮静脉输液法

1. 目的。

（1）输入药物，达到治疗疾病的目的。

（2）恢复和维持患儿体液的电解质平衡。

（3）补充营养，维持热量。

2. 操作前准备。

（1）评估患儿并解释。

① 评估患儿的年龄、病情、输液安排、静脉条件、穿刺部位的皮肤血管状况、心理状态及合作程度。

② 向患儿及其家属解释头皮静脉输液的目的、注意事项，询问药物过敏史，取得配合。

（2）患儿准备。穿刺部位皮肤清洁，排空大小便或更换纸尿裤。

（3）护士准备。衣帽整洁，修剪指甲，洗手，戴口罩。

（4）用物准备。准备治疗车、治疗盘、安尔碘皮肤消毒剂、无菌棉签、静脉留置针（型号为 18~26 G，婴幼儿常规选择 24~26 G）、头皮针（型号为 4.5 号、5.0 号或 5.5 号）、透明贴膜或输液贴、剃刀、5 mL 注射器、生理盐水 1 支、砂轮、输液瓶、输液器、胶布、弯盘、挂表、快速手消毒液、锐器盒、静脉输液记录单、笔。

（5）环境准备。室温适宜，光线充足，环境安静。

3. 操作步骤。

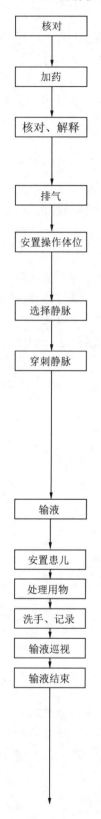

◆ 双人核对医嘱、患儿信息（床号、姓名、住院号）、药物信息（药名、浓度、剂量、用法、时间、有效期、药液质量等）。

◆ 开启输液瓶瓶盖、消毒瓶瓶塞，遵医嘱加入药物，加药后再次双人核对并签名后丢弃残余药液；关闭输液器调节器，插入输液瓶。

◆ 将备齐的用物置于注射盘内，推治疗车至患儿床旁或操作室，用至少两种方法（条码扫描器扫描、反问家属患儿姓名、查看床边卡）再次核对患儿信息及用药信息；做好相关解释工作。

◆ 挂输液瓶于输液架上，打开输液器调节器，排尽空气，关闭输液器调节器，检查输液器内有无气泡，悬挂于输液架上，备好胶布。

◆ 垫枕铺上一次性治疗巾，患儿横卧于操作台或病床上，头枕于垫枕上，必要时用大巾单约束法约束患儿双手臂；如两人操作，则一人固定患儿头部，另一人在患儿头端进行操作。

◆ 选择患儿额上静脉、颞浅静脉或耳后静脉等；根据需要剃去操作部位的毛发。

◆ 穿刺前再次核对患儿信息，消毒穿刺部位 2 遍，用注射器抽生理盐水并接头皮针刺入留置针肝素帽排气，操作者左手拇指、示指绷紧穿刺点前后皮肤，右手持针在静脉最清晰点后约 0.3 cm 处进针，针头与皮肤呈 15°～30° 刺入血管，见回血后再进少许，将套管内针芯撤出少许后连针带管送入血管内，撤出针芯，推入 1～2 mL 生理盐水判断输液是否通畅，用透明贴膜固定，注明置管时间，必要时用胶布缠绕头皮一圈固定好留置针。使用一次性头皮钢针静脉穿刺方法参照留置针穿刺法，将输液贴妥善固定。

◆ 再次核对患儿信息，连接输液器，调节滴速。记录输液开始的时间、滴速并签名。

◆ 安置患儿于舒适体位，整理床单元，向患儿家属交代注意事项。

◆ 输液时应加强巡视，及时更换补液，及时处理输液并发症。

◆ （1）头皮钢针。关闭调速器，将棉签轻放在穿刺点上方，拔出针头，向心方向按压穿刺点 5 min，对凝血功能差的患儿应当延长按压时间。

（2）留置针。核对患儿输液计划，需要保留用注射器抽 5 mL 生理盐水，脉冲式冲管 2 mL 后正压封管 1～2 mL，在持续正压封管结束前夹闭留置针小夹子（夹子靠近穿刺点），边正压封管边退出针尖。注意：注射器内应保留 0.5～1 mL 封管液以维持正压。若输液疗程已完成，轻柔撕除透明贴膜，拔出留置针，按压穿刺点 5 min，检查拔出的留置

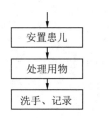

针软管是否完整。

4. 注意事项。

（1）头皮静脉不作为穿刺首选，只有在婴幼儿四肢静脉穿刺困难时方可选择头皮静脉。化疗药、甘露醇等刺激性药物不可使用头皮静脉穿刺输液，因其外渗可引起局部皮肤坏死，影响患儿生长和美观。

（2）根据输液计划、药物性质、静脉粗细及患儿的配合程度选择静脉留置针或头皮钢针进行静脉输液，原则上选择静脉留置针。只有静脉过细无法进行留置针穿刺的患儿，方可选择头皮钢针进行穿刺输液，因为头皮钢针在使用中稍有触碰即会造成穿刺针移动或脱出，从而影响治疗。

（3）在满足输液计划的前提下，宜选择最小型号的穿刺针，有利于保护静脉。

（4）严格执行患儿身份核对、用药核对、无菌操作及消毒隔离原则。

（5）加药时注意药物配伍禁忌和药液质量。

（6）输液时必须排尽空气，预防空气栓塞。

（7）选择静脉时注意和动脉相区别，防止误入动脉。头皮静脉触碰无搏动、外观呈浅蓝色、管壁薄易被压扁、不易滑动、血流呈向心方向。宜选择粗直、弹性好、易于固定的静脉，穿刺时应避开静脉瓣。

（8）使用剃刀时一定要提醒助手固定好患儿头部，防止剃破头皮，剃刀一用一消毒或使用一次性剃刀。

（9）指导患儿家属看护好患儿，安置好体位，保护好穿刺针，防止患儿自行拔出，或睡觉时蹭落穿刺针。提醒患儿家属不要擅自调整滴速。穿刺部位出现红肿热痛时，应立即告知护士。如果贴膜内有渗血、渗液，贴膜有卷边或污染，贴膜的完整性有受损，应告知护士及时更换。

（10）输液过程中经常巡视，严密观察有无输液不畅、导管堵塞、输液过快、液体渗出，以及静脉炎、过敏反应等不适。

（二）纸尿裤性皮炎（红臀）的护理

1. 目的。

（1）保持患儿臀部皮肤清洁、干燥，防止局部皮肤进一步受损。

（2）减轻患儿疼痛，促进舒适。

（3）促进受损皮肤愈合。

2. 操作前准备。

（1）评估患儿并解释。

① 评估患儿的年龄、病情、意识、治疗、疼痛程度，纸尿裤性皮炎分级。

② 向患儿及其家属解释护理的目的、方法、流程、注意事项及配合要点。

（2）患儿准备。保持安静状态，喂奶后不宜马上操作。

（3）护士准备。衣帽整洁，修剪指甲，洗手，戴口罩。

（4）用物准备。准备纸尿裤、面盆内盛温开水（37~40 ℃）、软棉布小毛巾（或婴幼儿专用湿巾）、吸水性强的纸巾、棉签、药物（根据纸尿裤性皮炎的分级分度选择鞣酸软膏、滋润隔离霜、皮肤保护剂、造口粉等）、清洁手套、弯盘。

（5）环境准备。环境安静、安全，温暖、舒适，光线明亮。

3. 操作步骤。

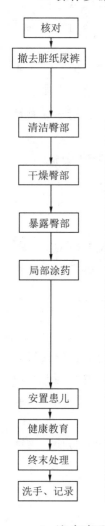

| 核对 |
| ◆ 携用物至患儿床旁，至少用两种方式核对患儿的床号、姓名、住院号。 |

| 撤去脏纸尿裤 |
| ◆ 掀开患儿下半身被褥，解开污湿的纸尿裤，评估尿量，观察大便性质（必要时留取标本送检），卷折纸尿裤放入指定的垃圾桶内（如需统计出量，先称重，再减去干净纸尿裤的重量即为出量）。 |

| 清洁臀部 |
| ◆ 指导家属坐抱患儿，暴露患儿臀部，操作者用软棉布小毛巾（或婴幼儿专用湿巾）蘸取温开水轻轻擦洗干净患儿臀部。 |

| 干燥臀部 |
| ◆ 用软棉布小毛巾或吸水性强的纸巾吸干臀部皮肤的水渍，使臀部皮肤彻底干燥。 |

| 暴露臀部 |
| ◆ 将清洁纸尿裤垫于患儿臀下，条件许可时使臀部皮肤暴露于空气或阳光下 10~60 min。 |

| 局部涂药 |
| ◆ 根据纸尿裤性皮炎的分级分度选择外用药（详见"护理措施"中的"皮肤护理"）。0 级（正常皮肤）~1 级（轻度）纸尿裤性皮炎可使用鞣酸软膏，用棉签蘸取后在皮肤上轻轻滚动抹匀；2 级中度~2 级重度纸尿裤性皮炎可使用造口粉，先薄薄涂一层粉，然后喷液体保护剂，自然待干 15~30 s，再按以上顺序先涂造口粉后喷皮肤保护剂，如此涂喷三遍，以加强对伤口皮肤的保护作用。 |

| 安置患儿 |
| ◆ 给患儿穿好纸尿裤，整理衣裤、被褥，安置患儿于舒适体位。 |

| 健康教育 |
| ◆ 告知并教会患儿家属纸尿裤性皮炎的预防及处理方法。 |

| 终末处理 |

| 洗手、记录 |

4. 注意事项。

（1）正确掌握药膏的涂抹方法和皮肤保护剂的喷涂方式，造口粉不宜涂抹过多过厚。

（2）操作要轻柔，不可用力擦拭患儿臀部皮肤，若清洁患儿皮肤破损处引起患儿剧烈哭闹和反抗，可暂停操作并安抚患儿，分散其注意力，等患儿情绪平稳后再动作轻柔地完成操作。

（3）清洗患儿会阴及臀部时应按从前到后的顺序，防止肛门部位的细菌污染尿道口引起尿路感染。

（4）在操作过程中注意患儿的保暖，观察患儿病情变化。

（5）擦洗时注意避免将患儿衣物、被褥浸湿。

（6）若患儿臀部皮肤护理 72 h 未见好转，请皮肤科医生、伤口造口失禁专科护士会诊指导。

（7）纸尿裤性皮炎的预防措施。

① 每次更换纸尿裤时，用温水或婴幼儿专用湿巾清洁患儿臀部皮肤，新生儿常规使用鞣酸软膏涂抹臀部；婴幼儿可予液体皮肤保护剂，每 8 h 喷涂 1 次。

② q2h 更换体位。

③ 使用高吸收性、透气性好、质量可靠的纸尿裤。

④ 每天固定时间解开纸尿裤，充分暴露臀部 3 次，每次 30~60 min，注意保暖。

⑤ 对发生轻度纸尿裤性皮炎的患儿，增加更换纸尿裤的频次。

五、案例总结

腹泻病是我国婴幼儿最常见的疾病之一，也是造成儿童营养不良、生长发育障碍甚至死亡的主要原因之一。多由饮食因素或感染因素引起，起病可急可缓，症状也可由轻型逐渐加重。不同病因引起的腹泻病常各具临床特点和临床过程，在护理评估中常包括病程、严重程度及可能的病原，故消化科专科护士的综合评估及照护能力至关重要。不同时期的腹泻病治疗和护理要点各有侧重：急性重型腹泻除了有较重的胃肠道症状外，还有明显的脱水、电解质紊乱及全身中毒症状，故临床救治中必须及时评估，注意维持水、电解质平衡，防止病情加重，预防和减少并发症的发生；若是迁延性及慢性腹泻，则应注意肠道菌群失调并施以饮食疗法。

该患儿病情危重，因液体快速丢失导致低血容量性休克，需要紧急抢救。入科后，科室迅速成立专科医护小组，投入抢救，纠正休克。在临床护理中，病情观察尤为重要，面对突发事件精准、快速识别可有效减少并发症的发生，避免病情恶化。液体疗法可及时、有效地补充患儿的脱水，但仍需要重点加强电解质及酸碱平衡紊乱的评估与监测，防止低钾、低钠、低钙、低镁、酸中毒或碱中毒等。遵医嘱合理安排补液的顺序，先快后慢，先浓后淡，先盐后糖，保证输液成分和输液量的合理输入。该病例通过个体化护理措施，如液体疗法、降低体温、病情观察、饮食调整、防止交叉感染、皮肤护理等，促进了患儿的早日康复。

（闻芳、李静）

第四节 哮喘患儿的护理

支气管哮喘（bronchial asthma，BA）是一种以慢性气道炎症和气道高反应性为特征的异质性疾病，以反复发作的喘息、咳嗽、气促、胸闷为主要临床表现，常在夜间和（或）凌晨发作或加剧。呼吸道症状的具体表现形式和严重程度具有随时间而变化的特点，并常伴有可逆性呼气气流受限和阻塞性通气功能障碍。哮喘的发病机制尚未完全明确，目前主要认为免疫机制、神经调节机制和遗传机制等多种机制共同参与了气道炎症的启动、慢性炎症的持续过程及气道重塑。家族过敏史、个人过敏性疾病史和早期变应原致敏是儿童哮喘发生的危险因素，环境污染物可加重哮喘儿童的症状，增加哮喘急性发作风险。环境因素中某些激发因素，如感染、各种特异性和非特异性吸入物、食物、药物、冷空气刺激、运动都可能导致哮喘的急性发作。哮喘患儿控制不良容易并发肺气肿、肺心病、呼吸衰竭、纵隔气肿、闭锁综合征、心律失常、胸廓畸形、生长发育迟缓等，约有 1/3 的哮喘患儿会因病情控制不良，持续发展变成成人哮喘。哮喘发作是儿童急诊、住院的重要原因，也是儿童上学缺勤的重要因素，影响患儿的学习和生活。哮喘也是慢性心身性疾病，哮喘患儿往往情绪不稳、焦虑、抑郁、恐惧、性格内向等，其心理及社交问题是普通儿童的 2~3 倍。

哮喘目前尚难根治，但是通过规范化诊治与管理及合理、科学、有效的儿童哮喘防治教育，可达到《全球哮喘防治倡议》（Global Initiative Asthma，GINA）和我国《儿童支气管哮喘诊断与防治指南》提出的有效控制哮喘症状，减少急性发作次数，维持患儿正常的学习和生活等目标。本案例总结了 1 例儿童哮喘急性发作患者的护理实践。

一、病例介绍

患儿张某，女性，5 岁，主诉反复咳喘 2 年，再发伴气促 1d。入院诊断为支气管哮喘急性发作。1 d 前患儿淋雨后出现咳嗽、喘息，以白色黏痰为主，夜间咳嗽、喘息进行性加重。急诊入院时患儿烦躁、大汗淋漓、气促、端坐呼吸，说话不成句，听诊双肺闻及广泛呼气相哮鸣音，可见明显"三凹征"。入院查体：T 37.4 ℃（腋下），Wt 15 kg；心电监测示：HR 150 次/min，R 50 次/min，BP 110/78 mmHg，SpO_2 90%。入院后予布地奈德+特布他林氧气雾化吸入 3 次（每次间隔 20 min），并予静脉注射激素、吸氧、输液等治疗，以及肺功能检查、血常规、血气分析等辅助检查。

二、护理评估与诊断

（一）护理评估

1. 健康史和相关因素。

（1）一般情况，如患儿的年龄、体重、身高、运动量、日常饮食、生活环境等。

（2）既往史。了解患儿既往健康状况，如有无反复呼吸道感染史、生长发育史、疫苗接种史、过敏史、家族史等。该患儿婴儿期有湿疹史；平素喜揉鼻子、挖鼻孔，一年前诊断变应性鼻炎；对桃毛过敏，过敏原点刺：尘螨（++）。

（3）服药史及过敏史。患儿有支气管哮喘用药史、药物过敏史等。该患儿 2 年前无明显诱因下出现咳嗽伴喘息，类似病情每年 2~3 次，未规范治疗。

2. 身体状况。

评估患儿的意识、面色、体温、心率、呼吸、血压、指脉氧等情况，评估患儿有无发热、咳嗽、咳痰、喘息的症状，观察患儿呼吸困难程度、有无"三凹征"、有无脱水等，评估患儿的营养状况、活动能力、睡眠情况、跌倒风险、窒息风险等，评估患儿的肺功能、影像学和实验室检查结果。该患儿入院后予儿童跌倒风险评估量表（Humpty Dumpty

Fall Scale，HDFS）评估，结果为跌倒、坠床评分12分，属于高风险。

3. 心理和社会支持状况。

评估患儿及其家属的心理状态、家庭经济情况、文化程度、疾病知识及社会支持系统。

（二）护理诊断

哮喘对患儿、家庭及社会有很大的影响，反复发作容易导致气道重塑，进而影响心肺功能。虽然哮喘目前尚难根治，但通过有效的哮喘防治教育与管理，建立医、护、患之间的伙伴关系，可以实现哮喘临床控制。哮喘的评估贯穿哮喘疾病的始终，通过评估、治疗和监测可帮助并维持哮喘的控制。

本案例提出了以下护理诊断。

1. 气体交换受损，与支气管痉挛、气道炎症、气道阻力增加有关。

哮喘的发病机制复杂，主要为慢性气道炎症、气流受限及气道高反应性。气道的慢性炎症是哮喘的本质。本案例中患儿烦躁、气促、端坐呼吸，说话不成句，两肺闻及哮鸣音，可见明显"三凹征"等，均提示其存在支气管痉挛、气道阻塞现象，进而影响气体交换。

2. 清理呼吸道无效，与支气管黏膜水肿、分泌物增多、痰液黏稠、无效咳嗽有关。

哮喘急性发作时，患儿呼吸增快，常伴脱水、痰液黏稠，形成痰栓阻塞小支气管。本案例中患儿5岁，年龄小，有白色黏痰，无力咳痰，均会导致清理呼吸道无效。

3. 活动无耐力，与缺氧、呼吸困难有关。

患儿精神萎靡、食纳差、烦躁、气促、端坐呼吸，有"三凹征"、SpO_2 90%，存在呼吸困难、疲乏，影响其活动耐力。

4. 有体液不足的危险，与患儿摄入减少、过度呼吸，体内水分消耗增加有关。

患儿精神萎靡，食纳差，气促，肺通气过度，体内水分消耗增加，存在体液不足的危险。

5. 有跌倒的危险，与患儿年幼、活动无力、组织灌注不足有关。

患儿跌倒风险评分12分，为高风险，SpO_2 90%，组织灌注不足，存在跌倒风险。

6. 潜在并发症：心力衰竭、呼吸衰竭、气道重塑等。

患儿心率、呼吸增快，哮喘发作时患儿支气管急剧收缩，呼吸道阻力急剧升高，呼吸肌负荷骤增，同时因交感神经兴奋也可以引发呼吸肌痉挛、紧张，导致呼吸肌损伤，引起心肌等细胞损伤等，增加心力衰竭、呼吸衰竭的风险。

7. 焦虑，与患儿年龄小、自我管理能力差、家属知识缺乏等导致哮喘症状控制差有关。

患儿年龄小，自我管理能力差，家属知识缺乏，在疾病的进展中未能及早就诊和规律服用二级预防药物等，导致患儿反复咳喘2年，哮喘控制不佳，患儿产生焦虑情绪。

三、护理措施

（一）改善呼吸困难

患儿5岁，烦躁、SpO_2<92%、说话不成句、HR 150次/min、双肺广泛哮鸣音，根据<6岁儿童哮喘急性发作严重程度分级判定为重度哮喘发作。给予患儿坐位或半卧位，

使其膈肌位置下降，增加胸膜腔容积，增加肺换气量，减轻心脏负担及肺瘀血，以利于呼吸。同时予心电监测，双侧鼻导管或面罩吸氧，定时血气分析检测，及时调整氧流量，保持 PaO_2 在 70~90 mmHg。遵医嘱给予支气管扩张剂及糖皮质激素，密切观察患儿生命体征及 SpO_2 的变化，注意呼吸困难的表现、呼吸频率的变化，检查氧气导管是否通畅等。

（二）保持呼吸道通畅

患儿痰液黏稠、年龄小，无力咳痰，可遵医嘱给予雾化吸入稀释痰液。指导患儿有效咳嗽，协助拍背，以促进痰液排出。无效者可给予吸痰护理。鼓励患儿多饮水，每天生理需要量至少 60 mL/kg，以稀释痰液，防止痰栓形成。重症者可建立静脉通道，遵医嘱及时、充分补液，纠正水、电解质和酸碱平衡紊乱。观察患儿咳嗽情况，如痰液的颜色、量、性状等。该患儿诊断支气管哮喘急性发作，病情严重度分级为重度，故遵医嘱及时予静脉输液治疗。

（三）提高患儿活动耐力

患儿精神萎靡、食纳差，活动后喘息加重，有呼吸困难、SpO_2 低等表现，导致活动无耐力。应保持病室空气新鲜，每天至少开窗通风 2 次，每次约 30 min，室内温度维持在 22~24 ℃，湿度维持在 50%~60%。予抬高床头，半卧位卧床休息，患儿保持安静，避免哭闹，以减少耗氧量。指导患儿循序渐进下床活动，逐步恢复活动量。

（四）维持正常体液量

患儿食纳差，摄入减少、过度呼吸，体内水分消耗增加，应密切观察患儿的神志、尿量、眼窝有无凹陷、皮肤弹性及有无口渴等，予患儿少量多次饮水，进食清淡、易消化饮食，注意观察有无低钾、低钠、酸中毒等表现。该患儿遵医嘱予电解质补液对症治疗。

（五）预防跌倒

患儿跌倒风险评分 12 分，为高风险。床头悬挂防跌倒坠床的警示牌，告知家属应有专人陪护，并对陪护家属进行安全指导。保持病室清洁干燥，拖地应有防滑标识。常用物品应放于触手可及处。教会家属正确使用床栏，加强看护。

（六）预防并发症

1. 备好急救物品及药品，控制输液速度，给予氧气吸入，保持安静，密切观察患儿的生命体征及病情变化，若出现意识障碍、呼吸衰竭等紧急情况，及时配合抢救。

2. 根据该患儿的护理评估结果，该患儿有湿疹史，对桃毛过敏，皮肤过敏原点刺：尘螨（++），是气道高反应性及慢性炎症的危险因素。结合患儿存在变应性鼻炎，指导合并鼻炎的哮喘患儿必须同时治疗鼻炎，预防哮喘反复发作导致气道重塑。

3. 定期监测患儿的肺功能并指导其呼吸运动，以加强呼吸肌的功能，方法如下。

（1）腹部呼吸运动方法。平躺，双手平放在身体两侧，膝弯曲，脚平放，用鼻连续吸气并放松上腹部，但胸部不扩张，缩紧双唇，慢慢吐气直到吐完；重复以上动作10 次。

（2）向前弯曲运动方法。坐在椅子上，背伸直，头向前、向下低至膝部，使腹肌收缩；慢慢上升躯干并由鼻吸气，扩张上腹部；胸部保持直立不动，由口将气慢慢吹出。

（3）胸部扩张运动。坐在椅子上，将手掌放在左右两侧的最下肋骨上；吸气，扩张下肋骨，然后由口吐气，收缩上胸部和下胸部；用手掌下压肋骨，可将肺底部的空气排出；重复以上动作10次。

（七）提高哮喘控制水平

向患儿及其家属介绍用药方法及预防知识，鼓励记录哮喘日记及运用峰流速仪进行日常监测，教会其辨认哮喘发作早期征象、发作表现及紧急处理的方法。指导患儿及其家属选用长期预防与快速缓解的药物，正确、安全用药（特别是吸入技术），掌握不良反应的预防和处理对策。及时就医及门诊随访，以控制哮喘发作。

1. 哮喘预防知识。

指导家属给患儿增加营养，多进行户外活动，多晒太阳，增强体质，预防呼吸道感染。指导患儿及其家属确认哮喘发作的诱因，避免接触可能的过敏原，去除各种诱发因素（如屋尘螨、烟草/烟雾、皮毛动物、蟑螂、花粉、霉菌、情绪变化、冷空气、致敏食物、呼吸道感染等）。每周用55 ℃以上热水洗涤床单和毯子，并在太阳下晒干或使用烘干器烘干；枕头和褥垫用不透气的外罩包起来（可以使用防螨尘罩）；取走地毯，尤其是卧室中的地毯；使用塑料、皮革或简单的木质家具以替代纤维填充的家具；使用带滤网的吸尘器、防螨尘罩、百叶窗。

2. 控制哮喘急性发作用药。

（1）如果家中具备雾化器和雾化吸入药物，应尽快予以雾化吸入。如果病情需要，第1 h可每20 min雾化1次，最多连用3次，后续依据症状改善情况可间隔1~4 h重复吸入给药，直至就诊后遵医嘱用药。

（2）如果无雾化器，可选用沙丁胺醇压力定量吸入器（pressurized metered dose inhaler，pMDI）（100 μg/喷）经储雾罐吸入（≤5岁儿童经连接面罩的储雾罐吸入，较大儿童可口含储雾罐口含器经口吸入），每次按压1喷药物，连用4~10喷（<6岁患儿3~6喷）。该方法的用药频次和间隔时间与雾化吸入方法相同。使用低剂量布地奈德/福莫特罗联合制剂作为维持治疗的年长患儿，可继续使用原维持治疗剂量并按需增加吸入剂量作为缓解治疗。但严重发作尤其是已经出现精神意识改变的患儿，通常难以有效吸入干粉剂，建议优选通过雾化器或pMDI（储雾罐辅助吸入）吸入缓解药物。

（3）口服糖皮质激素。既往有严重发作病史或已启动吸入应急缓解药物治疗但改善不明显的患儿，建议在吸入缓解药物的同时尽快口服1次糖皮质激素，如口服泼尼松或泼尼松龙12 mg/（kg·d）（每日最大剂量：2岁以下不超过20 mg，2~5岁不超过30 mg，5~11岁不超过40 mg，12岁及以上不超过50 mg），后续剂量和疗程待急诊就诊时遵医嘱执行。

3. 哮喘长期控制管理。

① 遵医嘱坚持治疗，不能自行减药、停药等。

② 根据哮喘行动计划的提示，每日进行峰流速值测试和哮喘控制测试，便于医生根据峰流速值变化和用药记录，了解和评估患儿哮喘的控制情况。

③ 遵医嘱定期复诊。

④ 在日常生活中，尽量减少暴露于危险因素下，如过敏原、烟草烟雾、空气污染、干冷空气刺激等。

⑤ 家长应鼓励患儿坚持体育锻炼，合理饮食，保持愉快的心情，增强体质。

 四、护理技术

（一）氧气雾化吸入

1. 目的。

（1）湿化气道。常用于呼吸道湿化不足、痰液黏稠、气道不畅者，也可作为气管切开术后的常规治疗手段。

（2）控制呼吸道感染。消除炎症，减轻呼吸道黏膜水肿，稀释痰液，帮助祛痰。常用于患有咽喉炎、支气管扩张、肺炎、肺脓肿、肺结核等的患儿。

（3）改善通气功能。解除支气管痉挛，保持呼吸道通畅。常用于患有支气管哮喘等的患儿。

（4）预防呼吸道感染。常用于胸部手术前后的患儿。

2. 操作前准备。

（1）评估患儿并解释。

① 评估患儿的年龄、病情、过敏史、用药史、面部及口腔黏膜有无感染、溃疡，30 min 内是否有进食，呼吸道有无分泌物，心理状态及合作程度。

② 向患儿及其家属解释氧气雾化吸入的目的、方法、注意事项及配合要点。

（2）患儿准备。

① 患儿了解氧气雾化吸入的目的、方法、注意事项及配合要点。

② 将一次性治疗巾铺于患儿颈前。

③ 患儿取半卧位或坐位接受雾化治疗。

（3）护士准备。衣帽整洁，修剪指甲，洗手，戴口罩。

（4）用物准备。备用氧气装置、氧气雾化吸入器 1 套、弯盘、生理盐水、药液。

（5）环境准备。环境清洁、安静，光线适宜，必要时用屏风遮挡患儿。

3. 操作步骤。

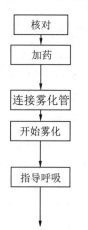

◆ 携用物至患儿床旁，核对患儿的床号、姓名、用药信息。

◆ 将双人核对后的药物原液或用 5 mL 生理盐水稀释后的药液倒入储药罐内，垂直向上放置，防止药液外漏。

◆ 将雾化管的一端连接氧气出口，另一端连接雾化罐。

◆ 协助患儿取坐位或半卧位，婴儿可抱坐于大人怀中。氧气驱动雾化调节氧流量至 6~8 L/min。

◆ 将口含嘴放入患儿口中（婴儿或不合作者可用面罩），指导患儿做深呼吸。若患儿烦躁不配合，可以等患儿安静时进行。雾化中观察患儿面色及呼吸。

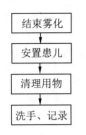

结束雾化 → 安置患儿 → 清理用物 → 洗手、记录

◆ 治疗毕，取下口含嘴或面罩，关闭氧气流量开关。

◆ 擦净患儿面部气雾，指导患儿漱口，协助其取舒适卧位，整理床单元。

◆ 将口含嘴/面罩、雾化罐用清水清洗，晾干备用，专人专用。

4. 注意事项。

（1）氧气驱动。建议氧流量 6~8 L/min，避免压力过大或过小，过大会导致雾化连接管脱落，过小则会导致气雾不能到达支气管及终末细支气管。

（2）雾化罐宜垂直，防止药液外漏。避免将雾化气体喷及眼部，若雾化药液不慎入眼，应立即用生理盐水冲洗眼睛。

（3）雾化前患儿应保持安静、避免进食，防止呛咳引起窒息。面部不宜涂擦油性护肤品。

（4）雾化过程中注意观察患儿面色，如有缺氧应立即停止。

（5）雾化结束应及时洗脸、漱口。对不会漱口的婴幼儿，可用棉签擦拭其口腔黏膜或喂温开水，以去除口咽部的雾化药液。

（6）观察患儿痰液排出是否困难，若因黏稠的分泌物经湿化后膨胀致痰液不易咳出，应予以拍背以协助痰排出，必要时吸痰。

（二）皮肤过敏原点刺技术

1. 目的。

通过对过敏原的测定，了解本地区过敏原的分布情况，为支气管哮喘患儿的早期预防和脱敏治疗提供依据。

2. 操作前准备。

（1）评估患儿并解释。

① 评估患儿的年龄、病情、有无晕针史、是否空腹、心理状态及合作程度。了解患儿既往有无因暴露所检测变应原出现严重过敏反应，皮肤是否存在皮疹或皮肤划痕症阳性，以免影响结果判读。询问患儿是否正在服用抗组胺剂及糖皮质激素类药物，如果是，一般需要停药 3~7 d；低剂量口服糖皮质激素者不必停止用药。

② 向患儿及其家属解释过敏原点刺的目的、方法、注意事项及配合要点。

（2）患儿准备。

① 了解过敏原点刺的目的、方法、注意事项及配合要点。

② 情绪稳定，愿意配合。

（3）护士准备。衣帽整洁，修剪指甲，洗手，戴口罩。

（4）用物准备。准备皮肤过敏原点刺液 1 套（含阳性对照液组胺）、点刺针、棉签、尺子、记号笔、弯盘、0.9%氯化钠溶液、安尔碘皮肤消毒剂、2 mL 注射器、0.1%盐酸肾上腺素、记录本。

（5）环境准备。光线充足，环境安静。

3. 操作步骤。

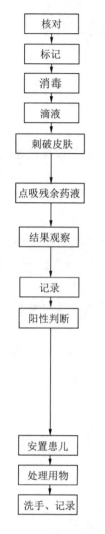

◆ 患儿安静坐下，护理人员核对患儿的姓名、病历号、过敏原检测项目。

◆ 暴露患儿受试部位，记号笔点上标记，每个标记之间相隔不小于 2 cm。

◆ 用安尔碘皮肤消毒剂消毒皮肤。

◆ 待皮肤干燥后在标记旁滴 1 滴针尖大小的变应原原液。

◆ 用右手拇指和示指持点刺针，将针尖垂直刺入患儿皮肤表层，轻柔地、压力均衡地维持 1 s 后垂直拔出点刺针。

◆ 点刺完毕，皮肤上的残留点刺液保持 2~3 min 后，用干棉签对每一变应原余液进行吸干，要求一点一签。

◆ 点刺后严密观察患儿反应 15~20 min，读取实验结果，风团平均直径>3 mm提示患儿对该变应原敏感。

◆ 每一变应原的反应用记号笔按反应圈大小勾画出来，再记录在记录单上。

◆ 皮肤指数（skin index，SI）= 风团平均直径÷组胺平均直径。
变应原结果与阴性对照相同（-）；
变应原结果为SI<0.5（+）；
变应原结果为 0.5≤SI<1.0（++）；
变应原结果为 1.0≤SI<2.0 +++）；
变应原结果为 SI≥2.0（++++）。

◆ 用棉签蘸生理盐水去除患儿皮肤上的变应原标记，整理患儿衣物。

4. 注意事项。

（1）有严重过敏反应者不得做皮肤试验。乙醇或碘剂过敏者不可用安尔碘皮肤消毒剂消毒点刺部位皮肤。

（2）点刺部位：选用前臂掌侧（也可背侧），尽量避开皮疹、皮肤破损或血管，以免影响结果的判定。

（3）点刺针使用1次后应更换另一点刺针进行另一变应原的点刺。每种变应原使用1 枚点刺针，以免影响结果的判定。

（4）为判断变应原皮肤试验结果，须同时做一个阳性对照（磷酸组织胺 10 mg/mL）和一个阴性对照（生理盐水/甘油），前者评估皮肤点刺试验的总体反应，后者评估非特殊性反应。

（5）在点刺过程中要注意手法，要求轻、快、稳，不能过深或过轻，以免影响结果。注意避开血管、皮疹和皮肤破损处。

（6）要注意对患儿肢体的固定，以免药液混淆。吸尽余液时必须一点一棉签。

（7）根据测试结果，做好预防宣教工作。如做好居住环境卫生，勤晒被褥，保持干燥和通风等。总而言之，应尽可能远离过敏原，增强体质，减少过敏性疾病的发生。

（8）皮试时配备常规的急救药品，以防意外。

（9）药物应避光保存，夏季可置于冰箱冷藏。

 五、案例总结

本案例以 1 例幼儿哮喘急性发作入院诊疗的经过为背景，在责任护士对该患儿已完成的护理评估和护理记录的基础上，引导学生分析以咳喘、气促为主诉，诊断为哮喘急性发作患儿的个案护理。

通过分析患儿病史、临床症状、体征，结合案例背景资料给出的辅助检查结果，掌握了以咳喘、气促为主诉的哮喘患儿护理评估的重点；提升了准确发现护理诊断/问题，并制订个性化且全面的护理措施的能力；并根据该案例编写了具有该疾病特色的护理操作技术，帮助学生全面掌握哮喘等喘息性疾病的护理。

（闻芳　秦月香）

第五节　超低出生体重儿的护理

随着辅助生殖技术的推广应用，我国早产儿的出生率为 7.8%，早产儿病死率占新生儿病死率的 36.5%。新生儿体重越低，死亡率越高，<1 000 g 的超低出生体重儿死亡率更高。该类患儿因各器官发育极不成熟，易发生呼吸窘迫综合征、坏死性小肠结肠炎（necrotizing enterocolitis，NEC）、颅内出血、支气管肺发育不良、早产儿视网膜病变等急性期损害和远期并发症，且预后差。关于发生早产的原因至今仍有许多不明之处，综合临床，大部分早产原因为：妊娠高血压综合征；早期破水、胎盘早剥或前置胎盘；母亲患急性传染病或慢性疾病，如心脏病、糖尿病、贫血；子宫疾患；母体急性或慢性中毒、情感波动或过劳、意外受伤；等等。近年来，随着我国围产期医学的发展，危重新生儿救治能力的大幅度提高，以及经济条件的改善，部分超低出生体重儿的家长救治意愿强烈，患儿得以进入新生儿重症监护室（neonatal intensive care unit，NICU）进行积极救治。尽管如此，目前国内关于超低出生体重儿护理措施的报告仍然较少，且缺少系统、全面的总结。我科于 2022 年 6 月收治了 1 例出生胎龄 29 周、出生体重为 980 g 的超低出生体重儿，经过针对性、个体化的精细护理，患儿顺利出院。

 一、病例介绍

患儿系 G_1P_1（母体怀孕 1 次，生育 1 次），胎龄 29 周，于 2022 年 6 月 21 日 10：19 于××医院顺产娩出，出生体重 980 g。出生后立即予呼吸道清理，保鲜膜保暖，复苏囊正压通气，气管插管固尔苏气管内滴入。在机械通气下转入儿童医院新生儿病房。入院后立即入 35 ℃ 高级暖箱保暖，湿度设置为 90%；予接呼吸机压力控制模式（pressure control mode，PCM）辅助呼吸，吸入氧浓度35%。入院时体格检查为 T 35.3 ℃，早产儿貌，气急、吐沫，皮下脂肪菲薄，四肢末梢凉，肌张力低。予拉氧头孢抗感染，血浆支持治疗。辅助检查心脏彩超示：动脉导管未闭，房间隔缺损，肺动脉高压。B 超检查示：早产儿脑改变，双肾皮质回声增强。入院时胸片示：双肺纹理增深、模糊；入院第 2 d 示：右上肺斑片影。入院诊断：超低出生体重儿、新生儿肺炎、新生儿呼吸窘迫综合征。7月19日，患儿呼吸较前好转，改为无创 CPAP 辅助呼吸；7月23日，患儿病情反复，又改为气管插管呼吸机辅助呼吸；8月7日后撤呼吸机，改为无创 CPAP 辅助呼吸；9月1日至9月13日，改为空氧头罩吸氧支持；9月13日至9月27日，改为箱式吸氧；9月28日，停氧气吸入。6月28日，管饲母乳 1 mL q2h 喂养；7月21日，患儿奶量 9 mL q2h 喂养，出现腹胀，予减量喂养，奶量改为 2 mL q2h；8月3日，患儿奶量 7 mL q2h 喂养后腹胀、肠型明显，予禁食；8月8日，母乳 7 mL q2h 喂养；8月11日添加母乳添加剂，至8月20日母乳 20 mL q2h 喂养。8月20日后患儿病情趋于平稳。患儿住院 120 d 后，达到出院标准，顺利出院。

二、护理评估与诊断

（一）护理评估

1. 健康史和相关因素。

（1）一般情况，如患儿的孕周、日龄、出生日期、出生方式、抢救史及入院方式等。

（2）喂养史。了解喂养的开始时间、方式、方法、数量和乳品种类等。

（3）生长发育史。评估患儿的体重、身长、头围、胸围，神经行为的发育情况。

（4）既往史。了解患儿的胎儿期情况及出生后患病史、传染病接触史等。

（5）预防接种史。了解患儿卡介苗及乙肝疫苗等的接种情况。

2. 身体状况。

评估患儿的体温，观察患儿有无体温调节异常；评估患儿呼吸情况，观察有无呼吸急促、呻吟、三凹征等；评估患儿的皮肤情况，观察有无破损、水肿、皮疹、发绀、红臀等情况。根据新生儿营养风险评估量表，评出低风险、中等风险或高风险，根据评分结果给予相应的措施。评估患儿的影像学和实验室检查结果，以助判断病情及预后。

3. 心理和社会支持状况。

评估患儿家长的宗教信仰、家庭状况，了解其对住院费用有无忧虑，以及对母婴分离的情感忧虑等。

（二）护理诊断

低出生体重儿病情危重，病程进展快，护理人员必须快速、准确、有效地对患儿进行全面评估，根据评估结果积极采取相应的干预措施，并根据病情变化进行动态评估。

本案例提出了以下护理诊断。

1. 体温过低，与体温调节功能差有关。

新生儿体温中枢发育不成熟，无论是产热功能还是散热功能都不完善，体表面积大，皮下脂肪薄，特别是棕色脂肪少，脂肪和碳水化合物储备少，造成产热不足，这些因素易使早产儿出现体温不升。同时因患儿汗腺发育不成熟，当外界环境温度过高时亦可发生体温过高。

2. 自主呼吸功能障碍，与呼吸中枢不成熟、肺发育不良、呼吸肌无力有关。

早产儿呼吸中枢发育不成熟，呼吸控制系统不稳定或受到抑制，同时低氧情况使早产儿对化学感受器的反应性低，以及咽部刺激或咽反射、颈部的屈曲等因素，使患儿易发生缺氧、呼吸暂停、呼吸窘迫综合征等并发症。根据新生儿窒息风险评估表，患儿<3 个月，为窒息高风险期，需要采取抬高床头、保持呼吸道通畅、喂奶时专人看护及喂奶后及时巡视等措施。

3. 营养失调，营养低于机体需要量，与吸吮、吞咽、消化功能差有关。

早产儿的吸吮、呼吸、吞咽功能不协调，有效的吸吮和吞咽要到 34～36 周才能成熟。早产儿摄入不足、消耗增加会导致营养失调，根据新生儿营养风险评估表，患儿入院时体重<1 kg，属于超低出生体重儿，患儿营养风险评估为高风险，需要进行营养支持。

4. 有感染的危险，与免疫功能不足及皮肤黏膜屏障功能差有关。

早产儿因其体液免疫和细胞免疫发育不成熟，来自母亲的抗体少，且皮肤的屏障功能不成熟，长期住院接受频繁的侵入性操作和广谱抗生素的应用，使其感染的风险进一步增高，易发生败血症、新生儿坏死性小肠结肠炎（necrotizing enterocolitis of newborn，NEC）、感染性肺炎等。

5. 有皮肤完整性受损的危险，与患儿皮肤娇嫩、营养不良、皮肤硬肿、水肿有关。

皮肤是人体重要的器官，具有屏障、吸收、感觉、分泌和排泄、调节体温、物质代谢、免疫等功能。对于早产儿而言，皮肤是非常大的器官，早产儿的皮肤未发育成熟，比较脆弱，经历了从母体子宫内羊水到出生后暴露于外界空气的剧烈环境变化，很难起到保护屏障的作用。使用《新生儿皮肤风险评估表（NSARS）》进行以下评估：患儿胎龄 29 周；意识状态严重受限，仅对疼痛刺激有反应（退缩、呻吟、血压升高或心率加快）；移动严重受限，身体或肢体位置偶有轻微的改变，但不能独自频繁地改变；活动轻度受限，在暖箱里；营养完全受限，禁食，需静脉输液；潮湿不受限，床单只需要 24 h 更换 1 次。评估结果：患儿入院时综合评分 16 分，总分≥13 分为压力性损伤风险度高，必须采取相应的防范措施。

三、护理措施

（一）维持有效的保暖、保湿

超低出生体重儿的体温容易随环境温度的变化而变化。保暖、保湿不到位可导致低体温、脱水、新生儿硬肿症甚至严重循环障碍，因此出生后早期特别强调保暖、保湿。患儿出生后即置于辐射台，头部、躯干及四肢包裹塑料薄膜。转运时将包裹好的患儿直接移入已经预热好的专用转运暖箱，箱温 35 ℃，湿度 90%。转运前监测患儿体温不升，保持气道通畅，持续正压通气下转运。进入 NICU 后立即将患儿放入预热好的暖箱，箱温 35 ℃，湿度 90%，达到模拟子宫的环境，检测患儿体温为 35.3 ℃。在患儿出生后的 10 d 内将箱温控制在 35 ℃，湿度控制在 90%。所有需要的操作应集中进行，减少打开暖箱门的次数和时间，以最大限度保持患儿体温恒定。

（二）气道集束化照护技术

由于患儿胎龄极小，体重极低，需要持续氧气支持治疗时间久，所以气道集束化照护技术尤为重要。患儿出生后立即予2.5号气管插管，插入深度为7 cm，妥善固定气管插管，转运中给予呼吸支持，机械通气转运。患儿入科后即成立气道照护专业小组，制订个性化护理方案。当患儿呼吸好转改为CPAP机辅助呼吸时，选择NS号的鼻塞，妥善固定鼻塞及帽子。对呼吸机、监护仪、输液泵等仪器的参数根据患儿的实际情况进行实时调节。严格掌握吸痰指征，遵循非必要不吸痰原则，浅层、按需吸痰。气管插管内吸痰严格掌握时间不超过10 s，实施负压不超过5 s，压力为80~100 mmHg。密切观察患儿痰液的颜色、性状、量和分度，必要时用生理盐水湿化气道；保持湿化器内水位在正常范围，动态调节湿化强度，保持气体湿度达100%，吸入气体温度维持在37 ℃；湿化水每日更换；及时倾倒冷凝水；患儿在上机期间采用俯卧位与仰卧位交替卧位，改善氧合功能，尽量降低吸氧浓度，缩短机械通气时间。极低出生体重儿易发生支气管肺发育不良和早产儿视网膜病变，对吸氧浓度有严格的限制，控制吸氧浓度为30%左右。撤离有创呼吸机后应加强患儿的体位管理，防止出现胃食管反流，减少口咽部吸引刺激，避免颈部过度屈曲或伸展等引发呼吸暂停。

（三）早期营养管理

根据早产儿生长曲线（Fenton）目标，维持早产儿营养和代谢平衡，达到宫外生长速率。

1. 肠内营养。

患儿入院时新生儿营养风险评估属于高风险，澳大利亚联合新闻社（Australian Associated Press，AAP）和世界卫生组织均推荐早产儿首选生母母乳喂养。一项前瞻性队列研究认为，生母母乳喂养发生早产儿喂养不耐受的概率较捐赠人乳喂养低，中断喂养的比例也明显降低；相比配方奶及混合喂养，纯母乳喂养可缩短达到全肠内营养的时间、降低早产儿喂养不耐受的发生率；相比配方奶喂养，纯母乳喂养可降低NEC发生率；纯母乳喂养可缩短住院时间，降低经济成本。该患儿早期即予微量喂养，并逐步过渡到重力喂养，直至可以自行完成奶量；并给予母乳涂抹口腔护理，每2~4 h 1次。推荐出生体重<1 800 g的早产儿使用母乳强化剂；对于有母乳强化剂使用指征的早产儿，建议母乳喂养量达50~80 mL/（kg·d）时开始使用。该患儿在住院第50 d时达到母乳强化剂使用指征，开始遵医嘱添加母乳强化剂。

2. 肠外营养。

根据患儿的实际情况，专科医护小组给患儿补液制定的原则是：以出生体重为基础，从小量开始，个体化补液。6月22日，患儿动脉导管未闭（patent ductus arteriosus，PDA），显示2.6 mm，经心内科医生会诊后，予制订初期限液的方案；营养师会诊后，予早期肠外营养支持治疗。专科医护小组经查阅文献验证，静脉注射脂质乳剂是儿科肠外营养不可或缺的一部分，建议在患儿出生后12 h内就给予营养支持。因此，专科医护小组应做到严格检测患儿的体质量、前一日的出入量数据，计算出患儿当日所需液体量、电解质和热量；按每日补液量，精确、合理地安排输液速度。

（四）感染预防及控制管理

超低出生体重儿在 NICU 住院期间易发生院内感染，且体质量越低，感染率越高。为此专科医护小组采取了严格的防护措施。患儿为超低出生体重儿，器官系统发育不成熟、机体免疫能力较弱且侵入性操作多，易出现医院感染等并发症。初乳中蕴含的丰富细胞因子、免疫活性物质等对促进早产儿免疫功能的改善具有非常重要的意义。从患儿入院第 6 d 开始予母乳口腔免疫治疗，并制订了详细的执行计划。对患儿实行保护性隔离，入住层流病房。减少对患儿的接触，仅允许管床医护人员在集中操作时接触（入室前洗手、穿隔离衣，戴口罩、帽子、手套）患儿，严格无菌操作。每日对患儿所使用的仪器设备进行物体表面消毒，暖箱每日清洁 1 次，每 7 d 进行更换；呼吸机和暖箱湿化水每日更换；保持呼吸机管路密闭性，及时倾倒冷凝水；呼吸机管路每 7 d 更换 1 次；暖箱内包被高压灭菌后使用。予注射用阿莫西林钠舒巴坦钠联合两性霉素 B、盐酸万古霉素、美罗培南、氟康唑全覆盖抗感染。予患儿俯卧位辅助呼吸，做好气道管理，做好床边隔离、专物专用、标识齐全，每班严格交接班，严格执行消毒隔离制度。后期完善相关检查项目监测，做好床边隔离，固定患儿暖箱放置区域。

（五）皮肤护理

患儿入院时皮肤风险评分 16 分，高危。使用自制水床，在 2 L 营养液袋中加入 500~750 mL 灭菌注射用水，密封，外面包裹一次性巾单，置于患儿头部及身体下方。临床中送气管固定不佳，鼻塞过长、过紧等均易造成患儿鼻部受压、损伤。由于新生儿皮肤娇嫩，在反复撕贴胶带的过程中易导致皮肤破损、潮红；如果鼻塞长时间压迫鼻中隔前部皮肤，也易导致皮肤破损、潮红。固定鼻塞前给新生儿面颊部、鼻部、鼻中隔前部皮肤使用水胶体敷料保护皮肤，避免鼻塞、胶带等直接接触皮肤，有效减轻皮肤组织出现破损的现象。护理人员依据患儿情况选择大小合适的鼻塞，或适当修剪鼻塞长度，定时检查鼻塞松紧度及局部皮肤受压情况，通过修剪水胶体敷料大小或涂抹新生儿专用润滑油进行减压防护，定时对受压皮肤进行放松、按摩。保持患儿皮肤干燥、清洁。固定经皮血氧饱和度探头前先用水胶体敷料保护皮肤，胶带使用的范围应小于水胶体敷料，每 4 h 更换 1 次部位。面部使用水胶体敷料局部保护，防止管道压力过大、留置时间长导致患儿皮肤破损。每 2 h 轻微翻身 1 次，每班交接皮肤状况。患儿住院 120 d 至出院，皮肤完整，未发生压力性损伤及破损。

（六）发育支持护理

患儿尽量保持头中位线卧位，床头抬高 15°（头保持屈曲中位线可以降低颅脑血管的压力）；更换纸尿裤时不要抬高患儿双腿；安置患儿于高级暖箱，适时调整温湿度，给予水床，以减少呼吸暂停的发生；包被予"鸟巢"模式，创造模仿子宫内环境。减少光线影响：减弱环境光线，暖箱使用遮光布。降低噪音影响：降低仪器报警声音，保持环境的声音在 50 分贝以下。对于患儿喂养的干预，采用早期滴喂，过渡到重力喂养，再到管饲喂养的方式。同时加强经口喂养的早期干预：做面部肌群运动训练、口腔感觉刺激、舌肌运动训练、吞咽能力训练。在患儿的喂养方面，我们请营养科、康复科医生会诊，做到多学科联合治疗。患儿为未成熟儿，皮下脂肪菲薄，呈胶冻状，所以要精心维护其皮肤的完整性，以防损伤皮肤。操作时戴手套，用无菌水及时擦去皮肤上的消毒液，以防止吸收。使用透气胶带代替普通胶带或绷带，避免外周静脉穿刺和足底采血。入院后即放置脐静脉置管，出生 72 h 后放置 PICC 置管，做好导管的护理，尽可能减少胶布或手部夹板的应用。在脉氧探头、电极片接触处覆盖水胶体敷料；在患儿面颊部、骶尾部、骨突出处覆盖水胶体敷料；皮肤严防摩擦。加强湿度的管理：入院第 1 d 暖箱湿度 90%，接下来随体重和胎龄逐减湿度。

四、护理技术

（一）暖箱使用

1. 目的。

（1）为新生儿创造温度与湿度均适宜的环境，以保持患儿体温的恒定。

（2）保护性隔离，便于观察病情。

2. 操作前准备。

（1）患儿评估。评估患儿的病情、孕周、日龄、体重、胎龄、生命体征。

（2）患儿准备。脱去衣物，更换纸尿裤。

（3）护士准备。衣帽整洁，修剪指甲，洗手，戴口罩。

（4）用物准备。准备已消毒暖箱，灭菌注射用水，温湿度仪，预热暖箱。根据患儿的孕周、日龄、体重调节暖箱温湿度。

（5）环境准备。环境安静、安全，室温在 24~26 ℃，湿度适宜。

3. 操作步骤。

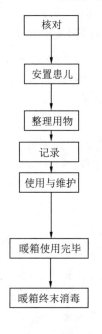

◆ 携用物至患儿床旁，核对患儿身份信息（床号、姓名、住院号、性别、年龄）。

◆ 打开暖箱门，抱患儿于暖箱，取合适卧位，再次核对患儿身份信息及暖箱温湿度。

◆ 洗手，医嘱签名。

◆ 每班观察并记录患儿情况及箱温于护理记录单上，做好交接班。

◆ （1）每天清洁暖箱，并更换水槽内灭菌注射用水。
　　（2）若患儿长期使用暖箱，必须每周更换暖箱并进行彻底消毒，定期进行细菌监测。

◆ 核对患儿身份信息及医嘱；注意患儿保暖，放入小床；关机，切断暖箱电源。

◆ 将暖箱所有可拆卸的部件予消毒液浸泡；暖箱箱壁予消毒液擦拭，床垫臭氧消毒 30 min，待所有部件彻底清洁消毒后，将暖箱组装完毕，检查性能备用。

4. 注意事项。

（1）监测患儿体温，必须维持腋温在 36.5~37.5 ℃。

（2）保持病室温度在 24~26 ℃，以减少辐射散热。避免将暖箱放置在阳光直射、有对流风的环境中，或取暖设备附近，以免影响箱内温度。

（3）操作应集中进行，并尽量减少暖箱开门次数和时间，以免箱内温度波动。

（4）接触患儿前必须洗手，防止交叉感染。

（5）观察患儿病情和箱温状态，如有报警应及时查明原因并及时处理。

（6）暖箱内早产儿需要蓝光照射时，蓝光灯与温箱上壁间的距离为 5~8 cm，以防出现温箱过热引起早产儿发热的现象。

（7）暖箱有湿化装置，但高湿度有利于一些细菌的繁殖，每日应用清水擦洗箱壁内外面，保持暖箱清洁，注意勿用有机溶剂擦洗，以免引起老化。

（8）使用肤温监测的患儿，肤温探头应贴在患儿腋下或肝区皮肤平整处，避开骨突处，紧贴皮肤，固定牢固，谨防脱落。应避免箱温无限制加热，一般设置探头肤温在 36~36.5 ℃，并每班更换探头位置。

5. 常见问题处理。

（1）当暖箱断电报警时，检查是否停电或电源线是否松动、脱落，及时连接电源线。

（2）当暖箱超温报警时，按复位键消声，排除暖箱功能异常后，检查暖箱是否靠近热源或被阳光直射，暖箱的放置位置应远离热源，避免阳光直射。

（3）当暖箱上偏差报警时，按复位键消声，排除暖箱功能异常后，检查暖箱出风口是否被堵、附近是否有热源，检查环境温度，以及暖箱温度设置是否过高。

（4）当暖箱下偏差报警时，按复位键消声，排除暖箱功能异常后，检查恒温罩门窗是否关闭，并检查环境温度。

（5）当暖箱风机报警时，按复位键消声，排除暖箱功能异常后，检查暖箱内的风道是否被堵塞。

（二）婴儿沐浴

1. 目的。

（1）保持患儿皮肤清洁、舒适，协助皮肤排泄和散热。

（2）促进患儿血液循环，预防感染。

（3）为患儿做全身评估，并促进患儿四肢活动。

2. 操作前准备。

（1）患儿评估。评估患儿的病情、生命体征、导管、皮肤情况。

（2）患儿准备。避免在喂奶后 1 h 内沐浴。

（3）护士准备。衣帽整洁，修剪指甲，洗手，戴口罩，必要时穿防水围裙。

（4）用物准备。准备平整安全的操作台、浴缸（浴盆）、大小巾单、浴巾、沐浴露、纸尿裤、单衣、包被、婴儿秤、水温计、石蜡油、75%乙醇或复合碘皮肤消毒剂、棉签、棉球、弯盘、护臀霜或鞣酸软膏、婴儿爽身粉、指甲剪、笔、记录本。

（5）环境准备。关闭门窗，减少对流，调节室温在 26~28 ℃，水温在 38~40 ℃。

3. 操作步骤。

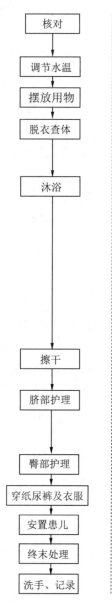

◆ 核对患儿身份信息（床号、姓名、住院号、年龄、性别），推小床或抱患儿至浴室。

◆ 用水温计测量水温，保持在 38~40 ℃。

◆ 按使用顺序放置用物在操作台，铺巾单、浴巾。

◆ 拉直患儿脚尖部位使患儿脚踝在操作台上，脱去患儿衣服，去除纸尿裤，检查患儿全身皮肤、四肢活动度，测量体重，必要时纸尿裤称重，用大巾单包裹患儿至浴缸。

◆ （1）操作者用前臂内侧皮肤试水温，以热而不烫为宜。
  （2）用小巾单由内眦到外眦给患儿擦眼，更换小巾单，以同法擦另一只眼；再依次清洗患儿的鼻、额、面颊、下颌、耳及耳后。
  （3）抱起患儿，一手上臂将患儿夹于腋下，前臂托住患儿后背，左手拇指和中指将患儿双耳廓折向前方，堵住外耳道口，右手用水打湿患儿头部后抹沐浴露，涂于患儿头部，轻揉后以清水洗净，擦干。
  （4）去除大浴巾，将患儿置于浴缸内，用一只手托住患儿颈肩部，依次为患儿涂抹沐浴露，并用清水洗净，顺序为颈下、腋下、胸、腹、臂、手、腿、脚、后颈、背腰、会阴及臀部。

◆ 迅速将患儿抱至操作台，用干净浴巾包裹患儿全身并将水分擦干。必要时用棉签蘸水擦净女婴大阴唇及男婴包皮处污垢。

◆ 用无菌棉签蘸 75% 乙醇或复合碘皮肤消毒剂消毒患儿脐窝和脐轮，从脐带根部顺时针方向慢慢向外擦拭，如此消毒 2 遍。如发现脐轮有红肿、脐部有分泌物或渗血等异常情况，应及时报告医生并遵医嘱处理。

◆ 擦干患儿臀部，涂护臀霜，有红臀或皮疹的患儿遵医嘱涂外用药。

◆ 给患儿穿好纸尿裤，穿好衣服。

◆ 再次核对患儿身份信息，将患儿安置在婴儿床上。

4. 注意事项。

（1）避免在患儿喂奶后 1 h 内或患儿饥饿时为其沐浴，防止溢奶导致误吸或增加不适感。

（2）观察患儿全身情况，注意其皮肤、肢体活动等，如有异常及时报告医生处理。沐浴过程中，注意观察患儿的面色、呼吸，如有异常，停止操作。

（3）保持水温适宜，淋浴时水流经操作者手流到患儿身上，盆浴时先放冷水后放热水，避免患儿受凉，防止烫伤。

（4）注意保护患儿未脱落的脐带残端，避免脐带被水浸泡或被污水污染。

（5）患儿头部如有皮脂结痂，不可用力去除，可涂油剂浸润，待痂软化后清洗；注意患儿皮肤皱褶处的清洁。

（6）如有静脉留置针、PICC 导管等，沐浴时注意局部用巾单包裹保护，防止淋水。

（7）沐浴露不要直接倒在患儿皮肤上，沐浴时避免患儿的眼、耳、口、鼻进水。

（8）不可将患儿单独放置在操作台上。

（9）患儿所用浴巾、毛巾，一人一用一消毒。为特殊感染患儿沐浴时，护士应穿隔离衣，护理不同患儿时必须更换隔离衣。

（三）新生儿管饲喂养

1. 目的。

对不能经口喂养的患儿，通过胃管给予所需的奶量、水分和药物，以维持患儿营养和治疗的需求。适用于吸吮力差、口腔疾患或不能张口者（如破伤风患儿）、早产儿和病情危重的新生儿。

2. 操作前准备。

（1）评估患儿并解释。

① 评估患儿的病情、腹部症状和体征、意识状态、合作程度及日龄。

② 检查患儿有无插管史，以及鼻腔、口腔黏膜情况。

③ 向家长解释并取得配合。

（2）患儿准备。安静，避免烦躁。

（3）护士准备。衣帽整洁，修剪指甲，洗手，戴口罩。

（4）用物准备。准备治疗车、治疗盘内放治疗碗、胃管（F6、F8）、无菌手套、弯盘、纱布数块、棉签、胶布/贴膜、水胶体敷料、治疗巾、0.9% 氯化钠溶液、注射器（20 mL）、夹子、听诊器、温开水、配方奶（温度在 38~40 ℃）、导管标识贴、pH 试纸（必要时）。

（5）环境准备。环境安静、安全，温湿度适宜。

3. 操作步骤。

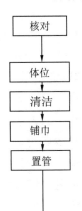

◆ 核对患儿身份信息（床号、姓名、住院号、年龄、性别），向患儿家长做好解释工作。

◆ 根据患儿病情，安置患儿于平卧位或半卧位。

◆ 用温水湿润棉签清洁患儿鼻腔或口腔。

◆ 在患儿颌下铺治疗巾，弯盘置于患儿口角旁，备好胶布。

◆ （1）戴无菌手套，取出胃管，检查胃管。
 （2）测量插入长度并做好标记。口插：鼻尖-耳垂-剑突；鼻插：发际-鼻尖-剑突，1 cm。
 （3）用 0.9%氯化钠溶液润滑胃管前端。
 （4）插胃管：由一侧口角或鼻腔缓慢插入，手法必须正确。
 （5）检查胃管是否在患儿胃内，有 3 种检查方法：用注射器抽吸，有胃液抽出，并用 pH 试纸测试为酸性胃液；注入 10 mL 空气，用听诊器在胃部能听到气过水声；将胃管末端放入盛水的碗中，无气体溢出。
 （6）固定胃管，将小块水胶体敷料贴于患儿面颊部，采用高举平台法将胃管贴于水胶体敷料上，在胃管末端贴上导管标识贴，标注置管日期、时间、置入深度并签名。

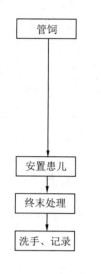

◆（1）核对患儿身份信息（床号、姓名、住院号、年龄、性别）。
（2）抽胃液，确认胃管是否在患儿胃内，判断有无胃潴留：潴留量<25%可忽略不计；潴留量<50%需要补足奶量；潴留量>50%停奶1顿，报告医生。
（3）核对患儿的姓名、奶量、种类，操作者用手腕内侧测试温度，空针筒撤去针栓，连接胃管接口，将奶液倒入，奶液借助自然引力缓慢流入患儿胃内。
（4）管饲结束后，用注射器注入适量空气，并封闭胃管。

◆ 将患儿置于斜坡卧位，头偏向一侧。

4. 注意事项。

（1）插管前勿使用石蜡油润滑患儿胃管，以免误入气管造成吸入性肺炎。

（2）插入不畅时检查患儿口腔，了解是否盘在口咽部，如患儿出现恶心、呕吐等反应应暂停插管，如患儿出现呛咳、呼吸困难、紫绀等误入气管的现象应立即拔出胃管，待患儿面色好转后重新插入。

（3）每次管饲前应检查胃管是否在患儿胃内，管饲后保持床头抬高20~30 min。

（4）长期管饲者每日口腔护理q4h，根据胃管说明书定期更换胃管。

（5）管饲期间观察患儿消化能力，并注意患儿有无腹胀等喂养不耐受表现。

（6）拔管后注意观察患儿进食情况。

 五、案例总结

随着产科技术、新生儿急危重症医学和重症监护技术的不断发展，超低出生体重儿的存活率明显上升。但由于该阶段患儿各器官功能发育不成熟，住院期间易发生各种并发症，如呼吸窘迫综合征、支气管肺发育不良、坏死性小肠结肠炎、晚发型败血症等，严重者将影响近期生存率及远期生活质量，故临床救治中需要尽可能减少各种刺激，预防和减少并发症的发生。在新生儿重症监护病房，护士承担着患儿的照护工作，其照护水平至关重要。应对早产儿使用精细化护理方法，尽可能维持各系统稳定，减少各种刺激。本例患儿是一名超低出生体重儿，给予了个体化护理措施，包括早期生命支持、发育支持护理、维持有效呼吸、早期营养管理、皮肤护理、预防和控制感染、母乳口腔护理与母乳喂养、锻炼离氧、训练经口喂养、家长参与式护理等。患儿入科室后，科室迅速成立由主任、护士长、PICC专科护士、危重症专科护士、监护病房专科医生组成的专科医护小组。该患儿住院时间长，病情危重复杂，经过专科医护小组的不懈努力，达到了治疗目标，患儿顺利出院。但是，目前我们对这种超低出生体重儿的护理经验还很缺乏，如何制订科学精准的治疗护理计划，有创操作时如何进行有效疼痛管理等，是每个新生儿重症监护病房医护人员需要思考的问题。

（闻芳、张花）

第四章　急危重症的护理实践

第一节　心搏骤停患者的护理

在全世界范围内，心搏骤停（cardiac arrest，CA）已经成为公众关注的重要健康问题，全球每 10 万人中有 20～140 人会发生心搏骤停，幸存者只有 2%～11%，每年有超过 1.35 亿人死于心血管疾病。心搏骤停是指各种原因引起的心脏突然停止跳动，有效泵血功能消失，引起全身严重缺氧、缺血，临床表现为扪不到大动脉搏动和心音消失，继而意识丧失，呼吸停止，瞳孔散大，若不及时抢救可引起死亡。一般认为，心脏停搏 5～10 s 可出现眩晕或晕厥，停搏超过 15 s 可出现晕厥和抽搐，停搏超过 20 s 可出现昏迷，停搏超过 5 min 常可造成大脑严重损伤或死亡，即使复跳也往往会有不同程度的后遗症。美国院外心搏骤停（out of hospital cardiac arrest，OHCA）和院内心搏骤停（in hospital cardia carrest，IHCA）患者的出院存活率仅分别为 10%～12% 和 25%，而我国 OHCA 和 IHCA 患者的出院存活率分别低于 1% 和 10%，良好神经功能预后比更低。因此，心搏骤停是临床上最危重的急症，必须争分夺秒地积极抢救。

一、病例介绍

患者李某，男性，67 岁，汉族，已婚，因游泳后胸闷、胸痛 30 min，于 2022 年 12 月 5 日 15：40 本院"120"送入。入院时胸痛剧烈伴全身湿冷，既往有高血压、冠心病病史。立即安排患者入抢救室。入院评估：T 36.0 ℃，P 130 次/min，R 22 次/min，BP 78/50 mmHg，SpO_2 89%，Braden 评分 16 分，Morse 评分 15 分。心电图示：Ⅱ、Ⅲ、AVF 导联 ST 段弓背向上抬高，T 波倒置。15：45 患者突发意识丧失，两眼上翻，颈动脉搏动未触及，立即予心肺复苏，肾上腺素 1 mg 每 3 min 静推 1 次，15：50 心内科医生会诊，16：00 患者颈动脉搏动恢复，自主呼吸恢复，联系导管室，16：05 护送心内科导管室。

二、护理评估与诊断

（一）护理评估

1. 健康史和相关因素。

（1）一般情况，如患者的年龄、运动爱好，有无酗酒抽烟、日常饮食等。

（2）既往史。了解患者既往健康状况，如有无冠心病、高血压等病史。

2. 身体状况。

（1）一般状态。观察患者的精神意识状态，尤其是有无面色苍白、大汗淋漓、疼痛甚至晕厥等表现。

（2）生命体征。检查患者的脉搏、心率、血压有无异常及程度。注意患者的心率及心律的变化。

3. 实验室检查及其他检查。

（1）心电图检查。检查患者心率有无特异性改变，有无心律失常。

（2）血液检查。检查患者心肌标记物及电解质、血脂、血糖有无异常。

4. 评估患者的心理和社会支持状况。

胸痛剧烈时，患者会有濒死感，会感到恐惧并担心疾病预后，易产生焦虑。同时评估患者及其家属的心理状态、家庭经济情况及社会支持系统。

（二）护理诊断

1. 有潜在并发症：猝死、心源性休克。

2. 组织灌注不足，与心肌缺血、缺氧有关。

3. 恐惧，与担心疾病预后有关。

 三、护理措施

1. 严密观察患者的生命体征，及时发现心率及心律的变化。

2. 实施高质量的心肺复苏，按压深度为 5~6 cm，频率为 100~120 次/min。建立静脉通路，遵医嘱予肾上腺素 1 mg 每 3~5 min 静脉推注 1 次。

3. 亚低温治疗，给予冰枕保护脑组织。2020 年美国心脏病学会（American Heart Association，AHA）发布的《心肺复苏和心血管急救指南》建议对心肺复苏后昏迷患者进行目标温度管理（targeted temperature management，TTM），应在患者自主循环恢复后 24 h 内选择并维持其核心目标温度在 32~36 ℃。

4. 床边备好除颤器、心电图机，与医生一起护送患者入心内科导管室。

 四、护理技术

（一）心肺复苏（cardiopulmonary resuscitation，CPR），**基础生命支持**（basic life support，BLS）

1. 目的。

促进患者恢复循环和自主呼吸。

2. 操作前准备。

（1）评估患者的意识，评估患者有无颈动脉波动及胸廓起伏，评估环境的安全性。

（2）患者准备。复苏体位，去枕垫硬板；撤掉床头床档；暴露胸部，松解腰带。

（3）用物准备。准备备用状态下的简易呼吸器、除颤仪。

3. 操作步骤。

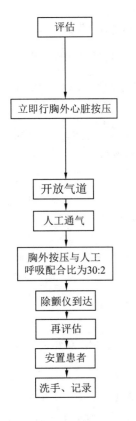

- ◆ 判断患者的颈动脉搏动和呼吸：右手示指和中指并拢，沿患者的气管纵向滑行至喉结处，在旁边 2~3 cm 处停顿触摸搏动，同时判断患者有没有呼吸或能不能正常呼吸（仅仅是喘息），计时 5~10 s，立即计时、呼救、准备除颤仪。

- ◆ 立即行连续胸外心脏按压 30 次。按压部位：胸骨下段，胸廓正中，两乳头连线的中点。按压方法：双手掌根重叠，一手掌根与胸廓接触，肘关节伸直，用身体重力垂直下压，胸骨下陷 5~6 cm，频率 100~120 次/min，按压与放松比为 1∶1。

- ◆ 清理并打开患者气道。手法：仰头抬颏法或双下颌上提法。

- ◆ 用简易呼吸器面罩通气（给氧流量 10 L/min）或口对口人工呼吸 2 次，同时观察患者胸廓有无起伏。

- ◆ 5 个循环后，监护仪上出现规则的心电图，立即判断患者颈动脉搏动（如无颈动脉搏动则继续心肺复苏）。

- ◆ 患者颈动脉搏动恢复，继续评估患者的血压、意识、呼吸情况、瞳孔，维持患者呼吸、循环稳定。

4. 注意事项。

（1）在安全的环境下，快速识别和判断心搏骤停。检查时间为 5~10 s，最长不能超过 10 s。

（2）按压的部位为成人胸骨中下段，一般是两乳头连线的中点。

（3）按压的频率为 100~120 次/min，深度为 5~6 cm，应避免按压不足或按压过度，保证胸廓充分回弹。

（4）尽量减少胸外按压的中断，若有中断，尽量将中断时间控制在 10 s 内。

（5）不要过度通气。

（6）对于未置入高级气道的患者（成人），胸外按压与人工呼吸之比均为 30∶2。

（7）早期除颤，除颤的能量为单相波 360 J，双相波 120~200 J。

（二）简易呼吸器的使用

1. 操作前准备。

（1）评估患者的意识，有无颈椎损伤、活动性义齿、呼吸道分泌物等。评估环境的安全性。

（2）患者准备。去枕仰卧，头后仰。

（3）用物准备。准备简易呼吸器，连接氧气（10 L/min），使储氧袋充盈。

2. 操作步骤。

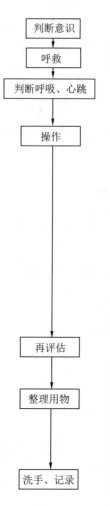

◆ 轻拍重唤："喂，你怎么了？喂，你怎么了？"确认患者意识丧失。

◆ 呼救："快来人！有人需要抢救！"推抢救车、除颤器，拿简易呼吸器。

◆ 评估患者颈动脉搏动和呼吸，患者没有呼吸或呼吸微弱，能触及颈动脉搏动。

◆ （1）协助患者取去枕仰卧位，撤掉床头床档，松解衣领和腰带，检查颈椎有无损伤，清除呼吸道分泌物，取下活动性义齿。

（2）连接氧气（10 L/min），使储氧袋充盈。

（3）操作者站在患者头侧，使患者头后仰，托起患者下颌。将面罩扣在患者口鼻处，用"C、E"手法固定，托起患者下颌。

（4）人工通气：频率为 10~12 次/min，潮气量为 8~12 mL/kg。

（5）同时观察患者胸廓有无起伏，面色、口唇、甲床是否转为红润，脉氧有无上升。

（6）每 2 min 再次评估呼吸、心跳等情况。

（7）如果患者颈动脉搏动消失，则立即予 CPR。

◆ 当患者自主呼吸恢复或及时根据呼吸情况改用呼吸机时，停用简易呼吸器。

◆ 将面罩用 500 ppm 爱尔施消毒液浸泡 30 min，清洗晾干备用；球囊用 75% 乙醇擦拭（如果被血液、体液污染，需要先用流动水冲洗，处理方法同上；接触传染性疾患后，必须将各部件均拆卸下来，置于 1 000 ppm 的爱尔施消毒液中浸泡 30 min，清洗晾干备用）。

3. 简易呼吸器终末处理流程。

接触患者后的简易呼吸器：在未被血迹、痰液等污染的情况下，所有部件拆开后先用清水清洗，再用 500 ppm 爱尔施消毒液浸泡 30 min，冲洗晾干装好备用；在被血液、痰液等污染的情况下，先用干纸巾擦拭血液、痰液，将所有部件拆开用清水清洗，再用 500 ppm 爱尔施消毒液浸泡 30 min，冲洗晾干装好备用。接触气性坏疽患者后的简易呼吸器：1 000~2 000 ppm 爱尔施消毒液浸泡 30 min，有明显污染物时用 5 000~10 000 ppm 爱尔施消毒液浸泡消毒 ≥60 min，建议一次性使用。接触朊病毒病患者后的简易呼吸器：建议一次性使用。

4. 注意事项。

（1）氧气连接管为一次性的，更换即可。

（2）清洁消毒原则。无特殊病原体感染患者使用的简易呼吸器应遵循先清洗后消毒原则；气性坏疽、朊病毒、不明原因传染病患者使用的简易呼吸器应遵循先消毒后清洗原则。

（3）禁忌证：颌面部严重骨折，大量活动性咯血，完全性气道异物梗阻未清除。

（4）选择适当的通气频率，如果患者有微弱呼吸，应在患者吸气时挤压气囊，呼气时放松。

（5）避免过度通气。通气量以看到胸廓起伏即可，为 400~600 mL。

（三）骨髓腔穿刺术

1. 操作前准备。

（1）评估患者穿刺侧肢体有无骨折；穿刺部位是否接受过重大整形外科手术，是否安装假肢或人工关节；在过去 48 h 内目标骨是否接受或尝试过建立骨内通路；穿刺部位是否感染；皮下组织是否过度（如严重肥胖）和（或）缺少足够的解剖学标志。

（2）患者准备。平卧于床上，充分暴露穿刺部位皮肤。

（3）用物准备。准备驱动电钻、穿刺针套装、有鲁尔锁的 2 mL 注射器、10 mL 导管冲洗器、加压输液袋、2% 利多卡因、固定敷贴、骨髓腔内输液（intraosseous infusion，IO）知情同意书，IO 临床病例，IO 临床使用记录单（必须注明穿刺部位、穿刺针型号、输注药物性质等）。

2. 操作步骤。

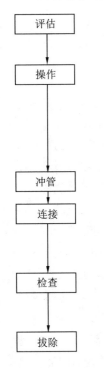

◆（1）选择合适的穿刺部位（胫骨近端、胫骨远端、肱骨近端）。
　（2）选择合适的穿刺针，按照外周静脉穿刺消毒的原则消毒。

◆（1）将穿刺针连接到电动穿刺器上，左手拇指与示指固定穿刺部位，右手持电钻，穿刺针与骨面垂直进针（肱骨近端与患者解剖学平面呈 45°），达到骨髓腔。
　（2）左手固定针座，拔出针芯，接注射器，回抽到骨髓，可确定位置。
　（3）固定穿刺针。

◆ 用 5~10 mL 生理盐水冲洗导管，以保持通畅。

◆（1）连接输液器进行输液，必要时使用加压输液，成人患者加压至 300 mmHg，儿童患者加压至 150 mmHg。
　（2）留置时间不超过 24 h，无菌敷料覆盖并按压穿刺点，用胶布固定。

◆ 定时检查穿刺部位及肢体情况（观察穿刺部位有无外渗或渗出、转运中是否有移位、穿刺针有无弯曲或断裂、穿刺部位有无感染，以及是否有骨髓炎、骨筋膜室综合征等）。

3. 注意事项。

（1）禁忌证：骨折；穿刺部位接受过重大整形外科手术，安装假肢或人工关节；穿刺部位感染；在过去 48 h 内目标骨接受或尝试过建立骨内通路；皮下组织过度（如严重肥胖）和（或）缺少足够的解剖学标志。

（2）延长管需要提前预冲备用。穿刺针抵达骨皮质后，应注意观察穿刺针的长度是否足够长（观察 Mark 标志线是否露在皮肤外面）。

（3）穿刺成功后连接延长管先进行回抽，见血液或骨髓后再正压冲管。

（4）冲管（必要时麻醉），用 5~10 mL 生理盐水冲洗骨髓腔输液导管，以便输液顺畅。如果患者疼痛明显，可使用利多卡因进行疼痛管理。对于意识清醒有疼痛感觉的患者，必要时给予利多卡因麻醉。通过骨髓腔内通路推注 2% 利多卡因 40 mg，时长 2 min，然后用 5~10 mL 生理盐水冲洗骨髓腔输液导管，使输液顺畅。必要时再推注 2% 利多卡因 20 mg，时长 1 min。利多卡因过敏者禁忌使用。

（5）在输液过程中必须加压输液，以保证输液速度。

（6）每次给药或输液前后均应用 10~20 mL 生理盐水冲洗骨内套管。

 五、案例总结

急性心肌梗死（acute myocardial infarction，AMI）病情危重，多由冠脉供血突然中断所致，可引起心肌组织严重损伤，诱发心前区压榨性疼痛、乏力等症状，若不及时治疗，可威胁患者生命。心搏骤停为 AMI 严重并发症，可增加患者病死率，临床必须及时开展救治措施，以挽救患者生命。本案例中患者心电图为典型的下壁心肌梗死的表现，在患者发生心跳和呼吸骤停时，快速给予高质量的心肺复苏，为患者开展 PCI 手术争取了机会。

（戴宁宁　崔飞飞）

第二节　气道梗阻患者的护理

据文献报道，在美国急救医学流行病学调查中，食物和异物卡喉窒息在死因中居第六位，每年大约有 4 000 人因此死亡，其中 1/4 为儿童，60 岁以上老年患者更为多见，而引起老年人气道梗阻的异物多为年糕、粽子、汤圆等黏性食品，不易去除，且老年人往往在日常生活中被疏于照顾，没有陪护，抢救不及时。中老年人神经末梢感受器反射功能差，咽喉反射差，气道灵敏度差，容易出现误吸。因此，老年人应注意避免或尽量少吃这类食品，进食宜慢，老年人或体弱多病者更容易将口中食物吸入气管造成气道梗阻。海姆立克急救法又称腹部冲击法，是美国医师亨利·海姆立克（Henry Heimlich）于 1974 年发明的一种利用肺部残留气体形成气流冲出异物的急救方法。海姆立克急救法是全世界抢救气管异物患者的标准方法。对于气道异物的患者，根据气道异物梗阻的情况，快速、正确地灵活运用海姆立克急救法能在关键时刻挽救患者生命。

气管插管是将一特制的气管内导管经声门置入气管并与机械呼吸机连接的一种呼吸辅助技术，能够为气道通畅、通气供氧、呼吸道吸引和防止误吸等提供有利条件，是心肺复苏及伴有呼吸功能障碍患者重要的抢救手段之一。但气管插管也会对机体造成伤害和生理负担，引发各种并发症，若不能给予高质量的护理干预，不利于后续治疗。本案例总结了 1 例气道异物梗阻患者行气管插管抢救的护理实践。

 一、病例介绍

患者薛某，男性，68 岁，汉族，已婚，因进食后胸闷伴憋喘半小时，拟诊为气道异物梗阻，于 2022 年 12 月 22 日 11：34 本院"120"送入。"120"院前急救人员到达现场后立即行海姆立克急救法，患者从口中吐出半粒汤圆。患者既往有脑梗死，高血压病史 16 年余，平素血压控制在 130/80 mmHg，否认肾病病史，否认肝炎、结核等传染病病史，无外伤，否认药物、食物过敏史。入院评估：患者面色紫绀，神志浅昏迷，双侧瞳孔 3.0mm，对光反射灵敏，T 37.0 ℃，P 86 次/min，R 24 次/min，BP 121/91 mmHg，SpO_2 69%，Braden 评分 8 分，Morse 评分 35 分，DVT 评分 4 分。入院查动脉血气分析示：pH 7.263，PCO_2 34.4 mmHg，PO_2 42 mmHg，K^+ 3.4 mmol/L，乳酸（lactic acid，Lac）11.1 mmol/L。汇报医生，立即予经口气管插管术，置入深度为 23 cm，接有创呼吸机辅助通气，同时予保留导尿，妥善固定导管，引流通畅。

查床边心电图示：S-T 段压低。查头胸部 CT 示：左侧颞叶脑出血术后改变，吸入性肺炎改变。D-二聚体 13.79 μg/mL，纤维蛋白降解产物（fibrin degradation product，FDP）25.95 μg/mL。

2022 年 12 月 22 日 12：10，复查动脉血气分析示：pH 7.32，PCO_2 35 mmHg，PO_2 72 mmHg，K^+ 3.4 mmol/L，Lac 3.6 mmol/L。

2022 年 12 月 22 日 13：30，转中心 ICU 进一步治疗。

二、护理评估与诊断

（一）护理评估

1. 健康史和相关因素。

（1）一般情况，如患者的年龄、性别、身材及气道情况，有无经口气管插管禁忌证。气道异物的种类、大小，以及发生呼吸道阻塞的时间等。

（2）既往史。了解患者既往健康状况，有无吞咽障碍。

（3）服药史。了解患者有无药物过敏史等。

2. 身体状况。

评估患者的意识、体温、脉搏、呼吸、血压等情况，观察患者有无面色紫绀症状；评估患者的末梢感觉和循环情况，如骨折远端肢体的皮温、有无异常感觉、有无脉搏减弱或消失等。评估患者的影像学和实验室检查结果，以助判断病情及预后。

3. 气道梗阻引起窒息的严重程度。

（1）Ⅰ度。安静时无呼吸困难，活动或哭闹时出现轻度的呼吸困难，可有轻度的吸气性喉喘鸣及胸廓周围软组织凹陷。

（2）Ⅱ度。安静时有轻度呼吸困难，吸气性喉喘鸣及胸廓周围软组织凹陷，活动或哭闹时加重，但不影响睡眠和进食，无烦躁不安等缺氧症状，脉搏尚正常。

（3）Ⅲ度。呼吸困难明显，喉喘鸣声较响亮，吸气性胸廓周围软组织凹陷显著，并出现缺氧症状，如烦躁不安、不易入睡、不愿进食、脉搏加快等。

（4）Ⅳ度。呼吸极度困难，患者坐立不安、手足乱动、出冷汗、面色苍白或发绀、心律不齐、脉搏细速、昏迷、大小便失禁等。若不及时抢救，可因窒息致呼吸心跳停止而死亡。

（二）护理诊断

随着年龄的增长，老年人咽喉部感知觉功能减退，协调功能不良，吞咽反射降低，减弱了防止异物进入气道的反射性动作，容易发生食物误吸。食物误吸症状因吸入物的大小而异，轻者引起呛咳，重者发生吸入性肺炎，吸入较大异物阻塞大气道者可突然窒息死亡。有文献报道，误吸酸性胃液所致的化学性吸入性肺炎是成人呼吸窘迫综合征的最常见原因。

本案例提出了以下护理诊断。

1. 患者生命体征改变，与气道异物梗阻引起急性呼吸窘迫综合征（acute respiratory distress syndrome，ARDS）有关。

ARDS 是急性肺损伤后期的一种典型症状，其表现主要为进行性呼吸窘迫和难治性低氧血症。现代医学认为，ARDS 的发病原因主要为血管弥漫性损伤和肺毛细血管通透性增强，病理表现以肺水肿、透明膜形成及肺不张等为主。由于 ARDS 起病急且治疗后预后不佳，因此采取及时有效的治疗手段尤为重要。

2. 清理呼吸道无效，与分泌物增多和无效咳嗽有关。

有意识障碍的患者，由于患者本身无法排出呼吸道分泌物，加上镇静剂的使用，人工气道的建立，正常的咳嗽反射受到抑制，患者清理呼吸道无效。

3. 有潜在并发症，如皮肤完整性受损，与强迫体位或机械压迫有关。急性呼吸衰竭指突然发生的肺通气和（或）换气功能障碍，如窒息、肺炎、急性肺损伤、哮喘等。压力性损伤（pressure injury，PI）来源于压力和剪切力的共同作用，受微环境、营养、灌注等因素影响。患者因发生急性呼吸困难需要强迫体位或意识丧失，容易引起骨隆突处等部位发生 PI。同时，肺通气及换气功能障碍，导致局部皮肤组织缺血、缺氧，增加了 PI 的发生风险。除此之外，呼吸衰竭患者需要给予鼻导管、面罩吸氧或气管插管呼吸机支持通气，易引起耳廓、口鼻、枕后等部位发生与器械相关的 PI。

 三、护理措施

（一）气管插管前准备

根据患者的年龄、文化背景及对病情的认知程度等，做好患者及其家属的健康教育和心理护理。给患者及其家属解释插管的目的、方法、重要性、必要性，以及插管流程和注意事项。尊重患者及其家属的知情同意权，取得患者及其家属的信任与同意，使患者能更好地配合。

床旁备好抢救仪器和药品，建立静脉通道，根据患者病情，遵医嘱准备相应的镇静药和肌松药，并遵医嘱给药，以减轻患者插管时的痛苦，防止躁动，减少物理损伤，使插管能顺利进行。

体位的准备：撤掉床头床档，移动床头距离墙 60~70 cm。确定患者无禁忌证，协助患者取去枕仰卧位，并将软枕垫于患者肩部，使肩部抬高，头部充分后仰，颈部处于过伸位，使口、咽、喉三点呈一条直线。

（二）保持患者呼吸道通畅

1. 气管插管患者通常需要长期卧床，因活动不足、张口呼吸等因素，痰黏稠，咳嗽困难。为了方便患者排出分泌物，护士需要定期为患者翻身，用空拳从下往上轻拍患者的背部，同时加强患者的口腔护理。

2. 人工气道患者行气道湿化、声门下吸引，气囊压力维持在 $25 \sim 30$ cmH$_2$O，每 4 h 监测 1 次。患者气道压力低、自主呼吸较弱及吸痰时，宜适当增加气囊压。当患者体位改变后，宜重新检测气囊压。

3. 加强病房的卫生管理，保证病房干净、安静、通风，病室内的适宜温度为 $20 \sim 22$ ℃、适宜湿度为 $60\% \sim 70\%$，定期进行通风。对各类物品进行消毒，并对陪同人员进行严格的消毒，防止发生交叉感染。

（三）保持患者皮肤的完整性

急性呼吸衰竭患者呼吸功增加使代谢增加，加之禁食或进食减少，活动受限，导致皮下脂肪减少，肌肉萎缩，骨隆突处缺少脂肪和肌肉的保护，从而使 PI 发生的风险增加。在临床护理工作中，护士应重视营养失调对 PI 发生的影响，做好急性呼吸衰竭患者的营养评估，制订切实可行的营养供给方案，适时评价营养干预的效果。

预防 PI 发生应给予患者呼吸支持，积极处理原发病，尽快恢复患者的呼吸功能，并定时为患者翻身。在护理腹泻或大便失禁患者的过程中，应查找腹泻的原因并采取有效的处理措施，使用大便失禁管理器、具有润肤成分的护理液等有效工具管理粪便，以减少粪便对患者皮肤的侵蚀。及时更换潮湿衣物和床上用物，护理操作应轻柔，减少机械性损伤，以达到有效预防 PI 的目的。

 四、护理技术

（一）气道异物清除术——海姆立克急救法

1. 目的。

（1）清除气道异物。

（2）维持气道的通畅。

2. 操作前准备。

（1）评估患者的年龄、病情、意识、心理状态及合作程度。

（2）向患者及其家属解释操作的目的、方法、注意事项及配合要点。

3. 操作步骤。

成人气道异物梗阻的处理。

◆ 评估患者是否神志清楚，是否发生气道异物梗阻。

◆（1）腹部冲击法（海姆立克急救法）。患者上半身稍前倾，施救者用双手环抱住患者腰部，一只手握空心拳置于患者脐上两横指处，另一只手握拳，快速有力并有节奏地向上、向内冲击 $4 \sim 6$ 次。反复操作直至异物排出。

（2）自行腹部冲击法。这是患者的自救方法，一只手握空心拳置于脐上两横指处，另一只手握拳，快速有力并有节奏地向上、向内冲击腹部。反复操作直至异物排出。也可以借助平滑的椅背、护栏等用力冲击腹部，直至异物排出。

（3）胸部冲击法。如果患者妊娠或肥胖，施救者站在患者身后，上肢放在患者腋下，环抱患者胸部。一只手握空心拳置于患者胸骨中线处，避开剑突和肋骨下缘，另一只手握拳向后冲击，反复操作直至异物排出。

（4）对于意识丧失的患者，立即开始 CPR，要打开气道观察是否发生异物梗阻。如果异物易于移除，小心清除异物；若异物清除困难，应考虑采取进一步的抢救措施。

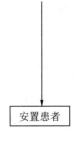

◆（1）协助患者取适当体位。

（2）向患者及其家属解释，配合医生做相应检查。

4. 注意事项。

（1）发生异物梗阻时，不要慌张。

（2）确认患者有无异物梗阻，异物梗阻的表现有"V"形手势、不能发声、颜面青紫、肢体抽搐等。

（3）确认异物梗阻后，迅速行动，保持冷静，立即拨打急救电话"120"。

（4）在已经掌握这项技能的前提下，开展急救。

（5）请勿用力挤压患者胸廓，以免导致肋骨骨折；如果患者是孕妇，则按压其胸骨，姿势不变。

（二）气管插管术

1. 目的。

（1）清除气道异物。

（2）维持气道的通畅。

2. 操作前准备。

（1）评估患者并解释。

① 评估患者的年龄、病情、意识、心理状态及合作程度。

② 向患者及其家属解释操作的目的、方法、注意事项并签署知情同意书。

（2）患者准备。

① 协助患者取仰卧位，头后仰，使头、咽、气管重叠于一条直线。

② 对呼吸困难或呼吸停止的患者，使用简易呼吸器充分给氧。

（3）用物准备。准备气管插管盘（喉镜、气管导丝、合适尺寸的气管导管、注射器、牙垫、固定胶布或固定器），简易呼吸器，吸引器，吸痰管。

（4）环境准备。室温适宜，光线充足，环境安静，拉床帘，家属回避。

3. 操作步骤。

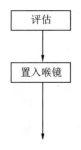

◆ 评估患者的病情、意识，检查有无活动性义齿，以及颈椎有无损伤。查看是否签署气管插管同意书。

◆（1）操作者站在患者头侧，用右手拨开患者嘴唇，使其嘴巴张开，清除分泌物。

（2）操作者左手持喉镜，从患者右侧口角斜行置入。左手用力朝前上方挑起，暴露患者声门。

（3）操作者右手持气管导管对准患者声门，轻轻地将导管送入气道，导管过声门 1cm 左右，迅速拔出导丝，再向前送入至合适的位置。

（4）迅速注入 5 mL 空气，连接简易呼吸器给予通气，听诊双侧呼吸音是否对称，判断气管插管是否在位。确认导管在气管内，置入牙垫，退出喉镜，用胶布或固定器固定气管插管。

（5）必要时连接呼吸机进行机械通气。

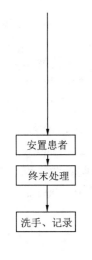

◆ 严密观察病情，协助患者抬高床头 15°~30°。

◆ 镜柄用乙醇擦拭，喉镜镜片送消供中心环氧乙烷灭菌，一次性镜片丢入黄色垃圾桶。

◆ 做好护理记录，记录气管插管的时间、深度等。

4. 注意事项。

（1）禁忌证。气管插管没有绝对的禁忌证，但是，遇到急性喉炎或喉头水肿、颈椎骨折或脱位、急性会厌炎、颌面部多发骨折等情况时必须谨慎。

（2）插管时动作应轻柔，以免造成损伤。

（3）插管动作要快，避免患者缺氧时间长导致心跳和呼吸骤停。

（4）评估患者非计划性拔管的意外因素，做好预防措施，避免拔管。

 五、案例总结

气道异物梗阻在任何情况、任何年龄段都有可能发生，如成年人在进食的时候谈话大笑，抛高接花生米等食物，进食过快，吞咽过猛，将食物中的碎块吸入气道等，均会引发气道异物梗阻。一旦发生气道导物梗阻，必须得到及时有效的抢救，才能挽救生命。所以，让更多的人掌握海姆立克急救法尤为重要。

（戴宁宁　杨小辉）

第三节　急性中毒患者的护理

急性中毒是指人体在短时间内接触毒物或超过中毒量的药物后，机体产生的一系列病理生理变化和临床表现。急性中毒病情复杂、变化急骤，严重者会出现多器官功能障碍或衰竭，甚至危及生命。研究显示，急性中毒主要发生在有劳动能力的成年人群中，且男性和女性的发病率相近，中毒物质主要是化学类及农药类毒物，中毒原因主要是自杀性中毒和意外性中毒。中毒的途径以消化道为主，对由消化道摄入的中毒采取的清除毒物方法是洗胃，防止毒物的吸收。洗胃是临床上救治急性中毒最常用的方法之一，及时并彻底地洗胃可提高临床救治的成功率。对于急性中毒患者来说，洗胃的时间就是生命，所以应尽早对中毒患者进行救治，否则再先进的设备、再高明的医术也无法挽救患者的生命。

一、病例介绍

患者何某，男性，40 岁，汉族，已婚，因 40 min 前自服敌敌畏约 10 mL 来院就诊，拟诊为有机磷农药中毒，于 2023 年 1 月 11 日 1：27 本院"120"送入。入院前四肢震颤，伴全身出汗，恶心、呕吐，呕吐物为胃内容物，无喷射状呕吐。既往有胃穿孔手术史。否认高血压、糖尿病、肾病病史，否认肝炎、结核等传染病病史，无外伤，否认药物、食物过敏史。入院评估：T 37.0 ℃，P 98 次/min，R 21 次/min，BP 116/83 mmHg，SpO_2 96%，Braden 评分 16 分，Morse 评分 15 分，双侧针尖样瞳孔，口中有刺鼻性气味。入院查胆碱酯酶为 1 623 U/L，遵医嘱予经口置入胃管 50 cm，温开水洗胃 10 000 mL，洗至洗出液澄清、无色、无味。

洗胃结束后，遵医嘱予特效解毒剂、胆碱酯酶复合剂及补液对症治疗，并定时复查患者的胆碱酯酶，观察患者的生命体征、意识及瞳孔变化。

 二、护理评估与诊断

（一）护理评估

1. 健康史和相关因素。

（1）一般情况，如患者的年龄、运动爱好、日常饮食，以及有无酗酒、抽烟等。

（2）既往史。了解患者既往健康状况，如患者有无精神病病史，有无消化系统疾病等。

（3）服药史。了解患者近期有无服用药物，以及药物过敏史等。

2. 身体状况。

评估患者的意识、体温、脉搏、呼吸、血压、血氧饱和度、皮肤色泽、瞳孔、心率、心律、尿量、尿性状等。患者生命体征的变化与病情严重程度基本吻合。

3. 了解患者所服用毒物的种类、剂量，患者的中毒时间、呕吐情况、院前处置情况等。

4. 心理和社会支持状况。

评估患者及其家属的心理状态、家庭经济情况及社会支持系统。

（二）护理诊断

急性中毒的特点是发病急骤、来势凶猛、进展迅速，且病情多变。因此，医务人员必须争分夺秒地进行有效救治。

本案例提出了以下护理诊断。

1. 有潜在并发症：窒息。

毒蕈碱样症状是急性有机磷农药中毒最早出现的一组症状，主要表现为副交感神经末梢引起平滑肌痉挛和腺体分泌增加，临床表现为瞳孔缩小、视力模糊、流泪、流涕、流涎、大汗、咳嗽、气短、胸闷、呼吸困难、紫绀、心跳减慢、恶心、呕吐、腹痛、腹泻、尿频、大小便失禁。严重有机磷农药中毒的患者可因毒物对咽喉部的刺激发生喉头水肿，易导致呼吸道梗阻。

2. 水、电解质与酸碱失衡，与患者呕吐、洗胃及利尿有关。

急性有机磷农药中毒及洗胃导致患者恶心、呕吐，体液大量丢失。而患者一次性大量清水洗胃易导致稀释性低钠、低钾血症等并发症。强化利尿是急性中毒清除已吸收毒物的重要措施，通过扩充血容量、增加尿量，达到促进毒物排泄的目的，主要用于以原形从肾脏排出的毒物中毒。

3. 恐惧、焦虑，与洗胃带来的不适及毒物的不良反应有关。

毒物进入人体后产生毒性作用，导致机体障碍和器质性损害，并出现不同程度的临床表现，以及洗胃时胃管置入及洗胃过程中出现的强烈的不适感。

 ### 三、护理措施

（一）预防并发症

置管洗胃可引起急性胃扩张，胃穿孔，水、电解质紊乱，酸碱失衡，窒息及反射性心搏骤停等。洗胃前给予心电监护，监测患者生命体征，同时开放静脉通路，遵医嘱给予特效解毒剂，并保持患者呼吸道通畅，及时清除患者口鼻部分泌物，防止发生窒息及吸入性肺炎。插管动作要尽量轻柔，患者发生鼻咽部痉挛时应遵医嘱用局麻药，以解除痉挛，并避免强行插管导致黏膜损伤。在洗胃过程中，应注意观察患者的面色、呼吸、生命体征，注意观察患者有无腹疼、腹胀，以及洗出液体的性状、颜色、气味及量，评估出入量是否平衡。如发生异常，应立即停止洗胃，同时报告医生，进行对症处理。

（二）保持患者内环境稳定

急性中毒患者常因毒物本身的作用，以及呕吐、腹泻、出汗、洗胃、利尿等，发生内环境的紊乱。因此，在救治过程中应密切监测并维持患者的水、电解质与酸碱平衡。遵医嘱对症治疗，动态监测患者动脉血气分析，及时干预。

（三）缓解患者的焦虑与恐惧

洗胃是抢救急性中毒患者的重要措施，选择合适的置管途径、合适的管道、合理的体位，选择相应的洗胃液，可有效缩短洗胃时间，降低患者的不适感。

护士要加强患者的心理护理，仔细观察患者的精神状态和心理状态，有针对性地做好其心理护理。

 ### 四、护理技术

常用的护理技术为电动洗胃机洗胃技术。

（一）目的

1. 通过实施洗胃，清除胃内容物，减少毒物吸收，利用不同的灌洗液中和解毒抢救中毒患者。

2. 减轻胃黏膜水肿，预防感染。

（二）操作前准备

1. 评估患者并解释。

（1）评估患者的年龄、病情、生命体征、意识状态、瞳孔状态、心理状态及合作程度。

（2）向患者及其家属解释洗胃的目的、方法、注意事项及配合要点。

2. 患者准备。

（1）了解洗胃的目的、方法、注意事项及配合要点。

（2）尽快脱去污染的衣物，用清水彻底清洗被污染的皮肤、毛发。

（3）体位舒适，情绪稳定。

3. 护士准备。

衣帽整洁，修剪指甲，洗手，戴口罩。

4. 用物准备。

准备一次性洗胃管、吸引器、无菌手套、压舌板、牙垫、口含嘴、纱布、弯盘、50 mL灌注器、听诊器、液状石蜡油、棉球、治疗巾，水温计、电筒、量杯、洗胃液（25～38 ℃，按需备量）、水桶、洗胃机，必要时备标本容器、开口器、舌钳等。

5. 环境准备。

室温适宜，光线充足，环境安静。

（三）操作步骤

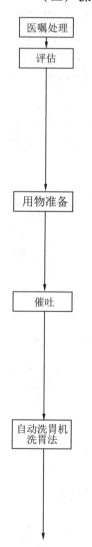

◆ 核对医嘱。

◆（1）洗手。

（2）核对用物。

（3）核对患者身份。

（4）了解患者的病情、生命体征、意识状态及瞳孔变化。

（5）向中毒患者了解所服用毒物的名称、剂量，服用毒物的时间，是否已采取措施，有无洗胃禁忌证等。

（6）检查中毒患者有无义齿，口鼻腔皮肤及黏膜有无损伤、炎症等。

（7）备有吸引装置。

◆（1）洗手，戴口罩。

（2）准备一次性洗胃管、无菌手套、压舌板、牙垫、口含嘴、纱布、弯盘、50 mL灌注器、听诊器、液状石蜡、棉球、一次性围裙、治疗巾、水温计、电筒、量杯、洗胃液（25～38 ℃，按需备量）、水桶、洗胃机，必要时备标本容器、开口器、舌钳等。

◆（1）携用物至患者床边，再次核对患者身份。

（2）协助患者取坐位，取下患者的活动性义齿，将一次性围裙围至患者胸前，将水桶放于患者面前。

（3）用压舌板刺激患者咽后壁或舌根诱发呕吐，遵医嘱留取毒物标本送检。

（4）协助患者每次饮洗胃液 300～500 mL，用压舌板刺激患者咽后壁或舌根诱发呕吐。

◆（1）携用物至患者床边，再次核对患者身份。

（2）将洗胃机连接电源并打开电源。

（3）协助患者取左侧卧位，昏迷者取去枕平卧位，头偏向一侧。

（4）取下患者的活动性义齿，将一次性围裙围于患者胸前，置弯盘及纱布于患者口角旁。

（5）协助患者张口，放入口含嘴。

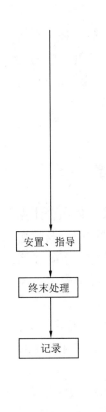

（6）润滑患者胃管，根据患者情况选择胃管插入的深度（55～70 cm）。

（7）插管。将洗胃管自口含嘴插入胃内。

（8）验证胃管在胃内。若灌注器抽吸到胃液，或注入 10 mL 空气，听诊器在胃部听到气过水声说明胃管在胃内。

（9）固定洗胃管。

（10）遵医嘱留取毒物标本送检。

（11）连接洗胃机管道，调节参数。

（12）先吸后冲，每次注入洗胃液 200～300 mL，同时观察患者的病情、生命体征、洗胃液出入量的平衡、洗出液的颜色和气味。

（13）重复进行，直至洗出液澄清、无味为止。

（14）拔管。遵医嘱停止洗胃，关机，分离胃管，反折胃管，快速拔出。

安置、指导

◆（1）安置患者，协助患者取适当体位。

（2）指导患者及其家属洗胃后的注意事项，并予以心理安慰。

终末处理

◆（1）按医疗废物处理规范分类处理垃圾。

（2）按消毒技术规范分类处理物品。

（3）洗手。

记录

◆（1）准确记录洗胃时间，灌注液的名称、液量，洗出液的量、颜色、气味等。

（2）准确记录患者的病情、生命体征等。

（四）注意事项

1. 禁忌证：吞食强腐蚀性毒物；正在抽搐、大量呕血者；原有食管胃底静脉曲张或上消化道大出血。

2. 严格执行查对制度及操作规程。

3. 监测患者的生命体征，评估患者的病情、意识状态、合作程度，毒物的名称、剂量及中毒时间，了解患者有无洗胃禁忌证等。

4. 插管时动作要轻快，切勿损伤患者食管或误入气管。

5. 患者中毒物质不明时，及时抽取胃内容物送检，应用温开水或生理盐水洗胃。

6. 若患者在洗胃过程中出现血性液体，应立即停止洗胃，并报告医生。

7. 对幽门梗阻患者，洗胃宜在饭后 4～6 h 空腹时进行，并记录胃内潴留量，以了解梗阻情况，供补液参考。

8. 及时准确地记录灌注液的名称、液量，洗出液的量、颜色、气味等，以及洗胃的过程。

9. 保证洗胃机性能处于备用状态。

 五、案例总结

根据我国中毒的现状及救治的临床经验，急性有机磷农药中毒诊治临床专家（2016）的意见是，对于急性有机磷农药中毒患者应常规、尽早、彻底进行洗胃。因此，对于没有经过院前急救直接入院的患者，以及院前急救条件有限没有彻底洗胃的急性有机磷农药口服中毒患者，入院后应立即洗胃，以尽早清除胃内毒物。

洗胃是抢救急性中毒患者的重要措施，应尽早洗胃，并选择合适的置管途径、合适的管道、合理的体位，选择相应的洗胃液，以有效缩短洗胃时间，减少中毒并发症的发生，提高抢救成功率，降低死亡率。同时还要做好有毒物质的宣传教育、毒物的管理，以及特殊人群的健康教育、心理护理，减少中毒的发生。

（戴宁宁　杨小辉）

第四节　急性呼吸窘迫综合征患者的护理

急性呼吸窘迫综合征（ARDS）是各种肺内或肺外原因，如严重感染、创伤、休克及烧伤等，导致肺毛细血管内皮细胞和肺泡上皮细胞炎症损伤引起弥漫性肺间质及肺泡水肿，从而导致的急性低氧性呼吸功能不全或衰竭，以肺容积减少、肺顺应性下降和严重的通气/血流比例失调为病理生理特征。临床表现为进行性低氧血症、呼吸窘迫，肺影像学表现为非均一性渗出性病变。

重症 ARDS 患者的 ICU 病死率为 40%～50%，机械通气是救治 ARDS 患者的关键，合理的机械通气治疗策略可以显著降低 ARDS 病死率，反之则会进一步加剧病情的恶化。

作为 ICU 护理人员，必须了解 ARDS 的最新定义和诊断标准、ARDS 治疗策略、ICU 监测和护理重点等知识。这样在临床工作中才能早期发现患者的病情变化，正确实施各项治疗策略，提高 ARDS 患者的救治成功率。

 一、病例介绍

患者男性，69 岁，因胸闷、发热 2 周伴加重 1 d 入院，诊断为重症肺炎、急性呼吸窘迫综合征。既往有房颤病史，具体治疗不详；无手术、外伤史，无过敏史，无传染病病史及家族史。入院查体：T 36.9 ℃，P 128 次/min，R 18 次/min，BP 107/63 mmHg，SpO_2 94%。患者神志清，经口气管插管接呼吸机辅助呼吸：吸入氧气分数（fraction of inspiration oxygen，FiO_2）100%；呼气末正压（positive end-expiratory pressure，PEEP）10 cmH_2O，压力支持（pressure support，PS）/压力控制（pressure control，PC）10 cmH_2O，呼出潮气量（volume of tidal expiratory，Vte）400 mL。双肺听诊呼吸音粗，双肺可闻及明显湿啰音。入院时护理评分：Braden 评分 12 分，Caprini 评分 6 分，NRS 2002 评分 2 分。

入院第 18 d 在全麻下行气管切开术，后经气管切开接呼吸机辅助通气，模式为容积控制同步间歇指令通气（volume-synchronized intermittent mandatory ventilation，V-SIMV）（FiO_2 65%，PEEP 10 cmH_2O，VTe 460～510 mL，SpO_2 94%～100%）。术后予间断行纤维支气管镜检查伴肺泡灌洗术及俯卧位通气。治疗上予镇痛镇静、抗感染、抑酸护胃、营养支持、维持水电解质平衡等治疗。Braden 评分 10 分，Caprini 评分 10 分，NRS 2002 评分 3 分，重症监护疼痛观察工具（critical-care pain observation tool，CPOT）评分为 0 分，RASS 评分为-4 分。白蛋白 28.0 g/L↓，前白蛋白 180.0 mg/L↓，白细胞

计数 $11.25×10^9/L↑$，中性粒细胞计数 $9.93×10^9/L↑$，红细胞计数 $3.95×10^{12}/L↓$，在 ICU 期间痰液培养未见明显细菌。

 二、护理评估与诊断

（一）护理评估

1. 健康史和相关因素。

（1）一般情况，如患者的年龄、运动爱好、有无酗酒抽烟、日常饮食等。

（2）既往史。了解患者既往健康状况，有无手术史等。

（3）服药史。了解患者近期有无服用激素类药物，以及药物过敏史等。

2. 身体状况。

评估患者的意识、体温、脉搏、呼吸、血压等情况，观察患者的呼吸频率、深度、呼吸机参数等；评估患者痰液的性状，评估患者的口唇面色、末梢循环情况。评估患者的影像学和实验室检查结果，以助判断病情及预后。

3. 心理和社会支持状况。

评估患者及其家属的心理状态、家庭经济情况及社会支持系统。

（二）护理诊断

本案例提出了以下护理诊断。

1. 气体交换受损，与患者肺泡萎陷有关。

ARDS 患者因肺泡表面活性物质减少、肺泡萎陷致肺泡与微血管间的氧和二氧化碳气体交换减少，患者通常会表现为呼吸困难、呼吸费力、低氧血症等。需要对患者的呼吸加强观察，通过高流量或机械通气协助患者通气，以减少肺泡萎陷，促进气体交换，提高患者的氧合指数。

2. 清理呼吸道无效，与气道分泌物黏稠和镇痛镇静有关。

重度 ARDS 患者常需要气管插管行机械通气治疗，人工气道的建立阻碍了患者的自主咳嗽功能。同时，由于肺部伴有感染，痰液增多，以及一些镇痛镇静药物的使用，患者的自我气道廓清能力进一步减弱，如果不及时行气道内吸引和充分的气道湿化，更易导致清理呼吸道无效。痰液根据其黏稠情况可分为三度：1 度是痰液为白色清痰或泡沫样痰，较易咳出；2 度是痰液呈白色或黄色，较黏稠，可咳出，痰液有拉丝现象，吸痰时玻璃接头内壁有痰液滞留，较易被水冲干净；3 度是痰液呈黄色黏稠状，不易咳出，吸痰时玻璃接头内壁常有痰液滞留，且不易被水冲干净。痰液的黏稠度一般与感染和气道湿化有关。清理呼吸道首选为有效排痰，如拍背咳痰、机械排痰、雾化吸入及体位引流。必要时必须机械排痰，以防止气道堵塞。

3. 组织灌注不足，与有效循环血流量减少有关。

ARDS 常与血流动力学不稳定有关。超过 60% 的患者出现血流动力学衰竭，约 65% 的患者需要使用儿茶酚胺类药物。循环衰竭一直被认为是与死亡率相关的主要因素，这种相关性远远高于与低氧血症程度的相关性。

在 ARDS 患者中，休克主要由以下三个因素引起：微血栓引起的肺动脉高压、缺氧、酸中毒和（或）炎性介质引起的动脉重构和血管收缩；机械通气对右心室功能的不利影响；脓毒症引起的组织需氧量增加与血流动力学功能障碍的相关。患者还可能因急性或慢性心脏病合并左心室损害而发生休克。与 ARDS 相关的肺动脉高压、脓毒症引起的血管功能障碍和机械通气都可能由于前负荷不足或后负荷过大而导致右心室衰竭。

4. 营养失调，营养低于机体需要量，与摄入不足，疾病消耗有关。

由于有创机械通气，患者无法经口进食，只能依靠肠内及肠外营养补充能量，血流动力学的不稳定、应激等增加了机体代谢消耗，长期卧床影响了患者的胃肠动力。案例中患者 NRS 2002 评分为 3 分，白蛋白 28.0 g/L，前白蛋白 180.0 mg/L，存在营养不良风险，需要进行营养支持。

5. 有潜在并发症：皮肤完整性受损、呼吸机相关性肺炎（ventilator-associated pneumonia，VAP）、呼吸机相关性肺损伤。

俯卧位通气可以降低 ARDS 患者的死亡率，推荐中度和重度 ARDS 患者尽早开始俯卧位通气治疗，且推荐治疗时长>12 h/d。长时间的压迫容易造成患者皮肤不定程度的压力性损伤，以头面部、两侧肩峰、四肢骨突处最为明显。本案例患者皮肤水肿较为明显，且需要频繁行俯卧位通气，对其皮肤完整性的保护提出了考验，需要定时抬高压迫部位，加强观察。

机械通气的目的主要有两个：其一是在使呼吸功最小的同时维持气体交换；其二是提供气体交换，在呼吸机诱导肺损伤最小的情况下维持患者生命。ARDS 患者常有相对未充气的、低垂的肺区域及充气相对正常的非低垂肺区域。使用小潮气量、高 PEEP 与复张手法发现对 ARDS 患者有效，但其影响及相关并发症仍存疑，需要密切关注患者的气道情况，尽可能减少肺部损伤。本案例中患者长期机械通气，必须加强气道管理，如抬高床头、无菌操作等，预防呼吸机相关性肺炎。

 三、护理措施

（一）保持患者呼吸道通畅，呼吸平稳

1. 按需吸痰，严格无菌操作。

2. 密切观察患者的呼吸频率、节律、脉氧及血气分析结果。

3. 根据血气分析结果动态调整呼吸机参数，加强观察。

4. 妥善固定管路，合理约束，做好非计划拔管及镇痛镇静评分，防止意外拔管。

5. 做好口腔护理，保持清洁。

6. 每 4~6 h 做好人工气道气囊压的监测，使之维持在 25~30 cmH$_2$O。

（二）保持呼吸道通畅，咳痰有效

1. 将床头抬高 30°，加强气道温湿化，遵医嘱药物雾化治疗和震动排痰。

2. 妥善固定呼吸管路，定时监测人工气道深度及气囊压力。

3. 吸痰轻柔有效，保护黏膜，减少出血。

4. 定期给患者翻身、拍背，促进痰液引流。

（三）维持中心静脉压（central venous pressure，CVP）及血压波动在正常范围

1. 配合医生予心排血量监测、有创动脉血压监测，根据血压目标值调整血管活性药物的速度。

2. 关注出入量，量入为出，发现尿量减少及时报告医生。

3. 遵医嘱合理补液，加强生命体征监测。

（四）加强营养支持

1. 遵医嘱输注静脉营养、白蛋白等物质，满足机体代谢需要。

2. 在患者血流动力学稳定的情况下，少量鼻饲肠内营养液，定期监测胃残留量。

3. 观察患者的皮脂厚度、皮肤水肿、生化检查结果等情况，有异常及时报告医生。

（五）保护易受压部位，避免压力性损伤

1. 保持床单元清洁干燥，如有潮湿及时更换。

2. 在患者的易受压部位垫软枕及泡沫敷料保护，使压力重新分布。

3. 定期检查约束带及各个管道是否正确放置，防止压迫皮肤。

4. 加强观察，定期抬高患者肢体减压，防止足跟压力性损伤的发生。

5. 增加营养，积极纠正低蛋白水肿。

（六）加强气道护理，预防呼吸机相关性并发症

1. 严格执行无菌操作，按需吸痰，每天 4～6 次监测人工气道气囊压，使其维持在 25～30 cmH$_2$O 水平。

2. 对呼吸机参数及波形变化加强观察，及时处理报警。

3. 观察患者的胸廓起伏、呼吸节律等情况，定期听诊患者两侧肺部呼吸音，有异常及时报告医生。

4. 做好气道湿化，防止痰液黏稠形成痰痂。

 四、护理技术

（一）有创机械通气技术

1. 目的。

（1）生理目标。

① 改善或维持动脉氧合。

② 支持肺泡通气。

③ 维持或增加肺容积。

④ 减少呼吸做功。

（2）临床目标。

① 纠正低氧血症。

② 纠正急性呼吸性酸中毒。

③ 缓解呼吸窘迫。

④ 防止或改善肺不张。

⑤ 防止或改善呼吸肌疲劳。

⑥ 保证镇静剂和肌松剂使用的安全性。

⑦ 减少全身和心肌的氧耗。

⑧ 通过控制性的过度通气，降低颅内压。

⑨ 促进胸壁的稳定。

2. 操作前准备。

（1）患者准备。患者已经建立人工气道（维持气囊内压力 25~30 cmH$_2$O）。

（2）护士准备。衣帽整洁，洗手，戴口罩。

（3）用物准备。准备呼吸机、消毒好的管路或一次性呼吸管路、湿化罐、湿化灌温度表、灭菌纯化水、一次性吸痰管、流量传感器、模拟肺、听诊器、简易呼吸器、护理记录单。

（4）环境准备。病室安静整洁，光线充足，适宜操作，有电源及插座。

3. 操作步骤。

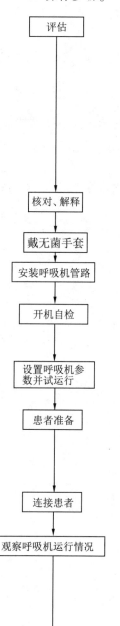

◆ （1）评估患者病情及一般情况，包括患者的年龄、身高、体重、治疗情况、心肺情况、生命体征、血气分析报告、神志及合作程度。

（2）检查人工气道类型、气道通畅程度、气囊压力（25~30 cmH$_2$O）、肺部情况、痰液的性状及量。

（3）检查呼吸机的性能。

（4）检查病室内有无中心供氧和中心压缩空气，氧气及空气管道的接头是否配套；电源及电源插座是否与呼吸机上的电源插头吻合；呼吸机管道接头是否与人工气道接头吻合。

◆ 采用两种方法进行患者身份确认（核对腕带、床头卡），对清醒患者进行核对和解释，以取得配合。

◆ 严格按照规范戴无菌手套进行操作。

◆ （1）正确安装呼吸机管路及湿化罐，并连接模拟肺。

（2）在湿化罐中加入灭菌纯化水至刻度线。

◆ （1）将呼吸机连接电源、气源，打开开关，启动呼吸机，自检完毕。

（2）测试与校准：包括测试与校准呼吸机管路的密闭性，以及流量传感器、氧电池、二氧化碳传感器（必要时）。

◆ （1）床位医生、呼吸机治疗师根据病情调节呼吸机的模式及参数。

（2）连接模拟肺试运行。

◆ （1）对清醒患者进行核对与解释，以取得配合。

（2）再次评估人工气道气囊压。

（3）再次检查患者的人工气道情况，如气囊压力、深度，是否固定、通畅等，必要时吸痰。

◆ 确认呼吸机正常工作，脱开模拟肺，将呼吸机管道与人工气道相连，并妥善固定管道。

◆ （1）听诊患者两肺的呼吸音，检查通气效果，监测呼吸机运行参数，病情允许下予患者半卧位。

（2）观察患者的神志，检查其血压、心率、呼吸频率、血氧饱和度、胸廓起伏、双肺呼吸音，观察有无人机对抗。

（3）调节呼吸机的报警范围。

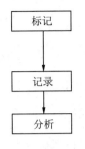

◆ 在呼吸机管路上注明管路使用的开始日期，建议呼吸机管路有可见污染时及时更换呼吸机管路；遵照医院感染管理科要求定期更换呼吸机管路。

◆ 记录呼吸机的模式、潮气量、呼吸频率、呼气末气道正压、吸氧浓度、气道支持/控制压力等。

◆ 上机后 30 min，遵医嘱做血气分析。

4. 注意事项。

（1）在使用呼吸机期间，床边简易呼吸器、吸引器、吸氧装置应始终处于完好备用状态。

（2）患者颈部舒展，头颈与躯干呈一直线，管道避免牵拉受压。

（3）保证患者有效半卧位，将床头抬高 30°～45°。

（4）注意患者有无义齿或牙齿松动。

（5）加强气道护理，定时给患者翻身、拍背、吸痰、湿化。

（6）在使用呼吸机期间，严密观察患者生命体征的变化，保持呼吸道通畅，遵医嘱定时做血气分析，防止机械通气并发症的发生。

（7）及时正确处理呼吸机报警。

（8）加强呼吸机管理。调节呼吸机悬臂（支架）或给患者翻身时，应妥善固定好人工气道，防止因管道牵拉造成人工气道脱出，导致患者窒息；长期使用呼吸机的患者，应每日更换湿化液，每日用消毒湿巾擦拭呼吸机外壳，有可见污染时应及时更换呼吸机管路（或遵照医院感染管理科要求定期更换呼吸机管路）；保持集水杯在管道的最低位，及时倾倒集水杯和管道内的冷凝水，按照呼吸机使用频率和呼吸机说明书要求清洗空气过滤网。

（二）密闭式吸痰技术

1. 目的。

（1）清除呼吸道分泌物，保持呼吸道通畅，保证有效的通气。

（2）吸痰时使患者气道处于相对密闭状态，保证气道内在吸引过程中持续机械通气或供氧。

（3）避免气道内产生的气溶胶排放到气道外污染环境，防止院内交叉感染。

（4）操作简便，减轻护理人员工作量。

2. 操作前准备。

（1）患者准备。患者处于安静状态，配合操作。取舒适体位（床头抬高 30°～45°），气管插管或气管切开导管固定呈中立位。

（2）护士准备。衣帽整洁，洗手，戴口罩。

（3）用物准备。准备条码扫描器、负压吸引装置、密闭式吸痰管 1 套、输液器 1 副、无菌生理盐水 1 袋、听诊器、快速手消毒液、消毒湿巾。

（4）环境准备。病室环境整洁，光线充足，温湿度适宜，安静，安全；检查负压大小，要求适宜操作。

3. 操作步骤。

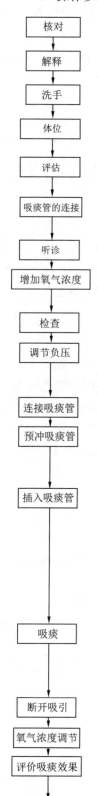

◆ 用条码扫描器扫描患者腕带进行身份识别。

◆ 评估患者的意识状态，解释操作的目的，以取得患者的配合。

◆ 按"七步洗手法"正确洗手。

◆ 抬高床头 30°~45°，患者取半卧位能预防和降低呼吸机相关性肺炎的发生。

◆ 评估患者的生命体征、血氧饱和度，气管插管或气管切开导管固定呈中立位。

◆ 将密闭式吸痰管与患者人工气道和呼吸机相连接，用针筒抽取无菌生理盐水 10 mL，与密闭式吸痰管的冲洗接头相连。

◆ 在患者的气管、支气管部位听诊，评估痰鸣音情况。

◆ 在呼吸机界面上按下吸痰键，给予患者 2 min 纯氧吸入，以防止吸痰造成的低氧血症。

◆ 查对冲管液有效期，检查密闭式吸痰管有无破损。

◆ 根据痰液的黏稠度选择负压值。
   (1) 成人：150 mmHg（19.95 kPa）。
   (2) 儿童：80~100 mmHg（10.64~13.3 kPa）。

◆ 打开吸痰管保护帽，连接负压吸引管。

◆ 左手拇指、示指先持续压住密闭式吸痰管负压控制阀打开负压，右手打开冲洗液冲洗吸痰管，以检查负压及吸痰管是否通畅。冲洗完毕后先关闭冲洗液，再松负压控制阀，避免冲洗液进入气道。

◆ 左手拇指放在负压控制阀上（送管时暂不按压开放负压阀），示指扶住密闭式吸痰管透明三通，环指和中指固定气管导管（防止吸痰时气管导管被牵拉移位）；右手拇指、示指通过透明薄膜将吸痰管缓慢插入气管插管或气管切开导管内。左手拇指持续按住负压管缓慢向外退出吸痰管，右手固定人工气道，注意在痰多的地方稍作停留，直到吸痰管尖端退到通气管上边缘为止。每次吸痰时间不超过 15 s，在吸痰过程中密切关注患者的生命体征和痰液性状。

◆ 左手拇指持续按住负压管缓慢向外退出吸痰管，右手固定人工气道，注意在痰多的地方稍作停留，直到吸痰管尖端退到通气管上边缘为止。每次吸痰时间不超过 15 s，在吸痰过程中密切关注患者的生命体征和痰液性状。

◆ 再次冲洗吸痰管。断开负压管道与吸痰管，将负压管道固定于床旁。

◆ 根据患者情况决定是否再次增加氧气浓度。

◆ 再次在患者的气管、支气管部位听诊，评估痰鸣音情况。观察患者吸痰后的口唇颜色、血氧饱和度等，并告知清醒患者。

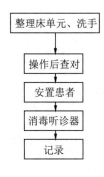

整理床单元、洗手

操作后查对

安置患者

消毒听诊器

记录

◆ 收拾用物，协助患者取半卧位，保持床单元整洁，按"七步洗手法"洗手。

◆ 用条码扫描器扫描患者腕带识别患者信息。

◆ 协助患者取舒适体位，并告知清醒患者相关注意事项；整理床单元。

◆ 用消毒湿巾对听诊器进行擦拭消毒（由耳塞向听筒方向擦拭）。

◆ 记录吸痰时间、痰液性状及量、有无不良反应等。

4. 注意事项。

（1）操作前检查气管导管固定情况及置入深度。

（2）吸引前检查密闭式吸痰管的密闭性，若有破损及时更换。

（3）在吸痰过程中妥善固定好人工气道导管，避免牵拉导致气管导管滑脱或移位。

（4）使用密闭式气管内吸引时，不需要左右旋转吸痰管，在痰多的位置稍作停留，吸引时间不超过 15 s。

（5）进行密闭式气管内吸引会导致患者产生恐惧、焦虑，发生刺激性呛咳，从而可能引起患者心率和氧饱和度的变化，因此应严密观察患者的生命体征变化，并根据患者的配合程度做好心理护理和解释工作。

（6）吸痰后应确保吸痰管尖端一直退到通气管上边缘为止，以免影响患者通气。

（三）高流量氧疗技术

1. 目的。

（1）增加肺泡通气量，纠正急性呼吸性酸中毒。

（2）治疗低氧血症，改善氧合指数。

（3）减少呼吸做功，缓解呼吸肌疲劳。

（4）利于痰液引流，预防肺不张。

（5）增加患者的舒适度。

2. 操作前准备。

（1）患者准备。患者处于安静状态，配合操作。

（2）护士准备。衣帽整洁，洗手，戴口罩。

（3）用物准备。准备高流量湿化氧疗仪（以费雪派克 $AIRVO_2$ 为例）、一次性内置加热管路的呼吸管、与患者连接的鼻塞导管、灭菌注射用水、医嘱单、血气分析报告单、洗手液；检查用物的有效期，物品处于备用状态。

（4）环境准备。病室安静整洁，光线充足，适宜操作，关闭门窗（或窗帘），请无关人员回避，保护患者隐私。

3. 操作步骤。

核对、评估、解释

◆ 护士携带医嘱单，核对患者身份信息；评估患者的意识状态、生命体征、血气分析、心理状况、鼻面部皮肤等情况；做好解释工作，以取得患者的配合。

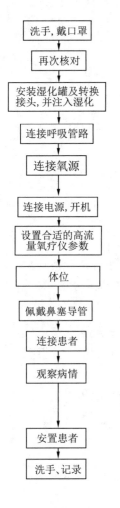

◆ 按"七步洗手法"正确洗手，戴口罩。

◆ 采用两种身份识别方法（语言法、视觉法）进行患者身份的确认。

◆ （1）湿化罐连接紧密、无漏气，湿化液为灭菌注射用水。
（2）呼吸管路连接紧密、无漏气。

◆ （1）高流量氧疗仪的氧源接头与中心供氧相连。
（2）高流量氧疗仪自检，预热。

◆ 遵医嘱选择合适的高流量氧疗仪参数。

◆ 协助患者取舒适体位，无禁忌患者采用半卧位，必要时协助排痰。

◆ 根据患者的鼻孔情况选择合适的鼻塞导管。

◆ 将呼吸管路与鼻塞相连。

◆ 观察患者的意识、生命体征、呼吸频率变化、皮肤黏膜发绀情况、患者的咳嗽咳痰能力、痰液性状、血气分析报告等，做好高流量氧疗仪使用的宣教工作。

◆ 协助患者取舒适体位，妥善安放呼叫铃；整理床单元。

◆ 洗手并准确记录开始使用高流量氧疗仪的时间、高流量氧疗仪各参数、患者的意识和生命体征等。

4. 注意事项。

（1）使用高流量氧疗仪前应和患者及其家属充分沟通，解释治疗的目的、方法和注意事项，同时取得患者及其家属的配合；建议床头抬高>30°。

（2）选择适合患者型号的鼻塞导管，建议选取的鼻塞外径<鼻孔内径的50%。

（3）严密监测患者主诉、生命体征、血气分析及呼吸形态的变化，及时调整高流量氧疗仪参数。

（4）对张口呼吸的患者，应嘱其闭口呼吸，若患者无法配合且无 CO_2 潴留，可将鼻塞更换为鼻/面罩进行氧疗。

（5）对于舌后坠患者，应先用口咽通气道开放上气道，然后将鼻塞与口咽通气道开口处连通。若效果不佳，可考虑其他呼吸支持方式。

（6）保证充分的湿化效果，密切关注患者气道分泌物性状的改变，按需吸痰，预防气道堵塞等紧急事件的发生。

（7）患者鼻塞位的置高度应高于机器和管路水平，应及时倾倒管路冷凝水，避免冷凝水逆流导致患者呛咳及感染。

（8）若出现气体温度异常升高，应立即停止使用，避免灼伤患者气道。

（9）为克服管路阻力，建议最低气体流速最好≥15 L/min。

（10）鼻塞固定带应松紧适宜，避免因固定带过紧引起皮肤损伤，必要时可以使用皮肤保护装置。

（11）在使用过程中应及时处理报警，若无法处理应记录报错代码，以便告知工程师并及时更换备用仪器。

（12）预防感染，一次性呼吸管路、鼻塞等专人专用，呼吸管路如有污染应及时更换，高流量氧疗仪在使用后必须消毒。

（13）床旁备有急救设备，经鼻高流量湿化氧疗（high-flow nasal cannula oxygen theropy，HFNC）效果不佳或治疗后病情加重者，应配合医生采用其他呼吸支持方式。

（14）每日评估撤机指征，逐渐降低气体流速和氧浓度，争取早日撤机。

 五、案例总结

ARDS 是一种死亡率非常高的综合征，极大程度地影响患者的生活质量及预后，机械通气是其有效的治疗手段。目前呼吸治疗师紧缺，ARDS 机械通气患者的呼吸机参数主要由医生负责，但是呼吸功能的临床观察和肺保护通气策略的落实主要依靠 ICU 护士，护士准确、及时的观察对患者安全有重要作用。认知和依从性是标准落实的重要影响因素，必须不断强化和培训护士的专业性，护士才能标准规范地进行操作，正确遵医嘱予患者氧疗、吸痰等。

（杨小辉　戴宁宁）

第五节　脓毒症休克患者的护理

脓毒症休克是感染引起的宿主反应失调所导致的致命性器官功能障碍，诊断标准为脓毒症患者经积极液体复苏后仍需血管活性药物来维持平均动脉压≥65 mmHg，以及血乳酸浓度>2 mmol/L。脓毒症休克的发病率超过心肌梗死的发病率，是危重症患者的首位死亡原因。指南推荐必须关注脓毒症患者的早期识别、治疗和目标化管理，为降低死亡率，集束化治疗一直是核心策略，ICU 护士应按照集束化治疗要求，实现 3~6 h 目标化治疗与监测，动态个体化评估。本案例总结 1 例脓毒症休克患者的护理实践。

 一、病例介绍

患者男性，84 岁，汉族，因反复胸闷 20 年、加重伴双下肢水肿半月余，诊断心功能不全、肺部感染入院。既往有冠心病病史、房颤史 20 年，平素不规律服用阿司匹林、倍他乐克控制，脑梗死病史 8 年余，胆囊切除史 20 年余，否认肝炎、结核等传染病病史，否认药物、食物过敏史。入院予经鼻导管高流量湿化氧疗，查体：T 37.7 ℃，P 100 次/min（房颤心律），R 22 次/min，BP 101/68 mmHg，神志清，精神萎靡，双侧瞳孔等大等圆，直径 2.0 mm，对光反射迟钝。血气分析：FiO_2 40%，pH 7.534，PCO_2

33.3 mmHg，PO_2 110 mmHg，K^+ 4.1 mmol/L，Na^+ 143 mmol/L，Ca^{2+} 1.14 mmol/L，Lac 1.2 mmol/L，HCO_3^- 为 28.1 mmol/L，实际碱剩余（actual base excess，ABE）5.2 mmol/L，氧合指数（oxygenation index，OI，PaO_2）275 mmHg。护理评分：Braden 评分 12 分，Caprini 评分 7 分，NRS 2002 评分 3 分。入院后予抗感染、输血、改善循环、护胃化痰、维持内环境稳定等对症支持治疗。

入院第 2 d，腹胀明显，腹内压增高，腹部 CT 检查考虑升结肠占位，伴有腹水较多，行腹腔穿刺术，引流出淡黄色液体；后有血压下降，转至 ICU 治疗，诊断为脓毒症休克，予禁食、胃肠减压、抗感染、补液升压、有创血压及心排血量监测，床旁连续性血液净化、抑酸及对症输血支持。查体：T 39.3 ℃，HR 101 次/min，动脉血压（arterial blood pressure，ABP）101/38 mmHg［去甲肾上腺素以 1.4 μg/（kg·min）静脉泵入］，SpO_2 100%。白细胞计数 $20.62×10^9$/L↑，中性粒细胞百分比 94.2%↑，血红蛋白 73 g/L↓，血小板计数 $40×10^9$/L↓，C 反应蛋白 186.56 mg/L↑；白蛋白 35.6 g/L↓，前白蛋白 60.0 mg/L↓。

二、护理评估与诊断

（一）护理评估

1. 健康史及相关因素。

（1）一般情况，如患者的年龄、有无酗酒抽烟、日常饮食等。

（2）既往史。了解患者既往健康状况、手术史等。

（3）服药史。了解患者近期有无服用药物，以及药物过敏史等。

2. 身体状况。

评估患者的意识、体温、脉搏、呼吸、血压、镇痛镇静情况、营养状况、末梢感觉和循环情况等；对机械通气患者要观察人工气道固定及呼吸机参数等；观察引流管是否通畅，以及引流液的颜色、性状、量等；观察患者伤口的渗血、渗液等情况；评估患者的影像学和实验室检查结果，以助判断病情及预后。

3. 心理和社会支持状况。

评估患者及其家属的心理状态、家庭经济情况及社会支持系统。

（二）护理诊断

本案例提出了以下护理诊断。

1. 生命体征改变，与休克致全身组织低灌注有关。

休克导致患者全身血液灌注不足，有低体温、低血压的表现，生命体征极不稳定，必须密切监测。其中感染性休克指重症脓毒症患者在给予足够液体复苏后低血压仍然存在，同时有灌注不足或器官功能障碍，一般被认为是全身性严重感染的类型。早期发现休克，必须观察患者的意识、肤色、温度和湿度、尿量、血压和脉压差、脉搏、呼吸等。

2. 组织灌注不足，与外周阻力下降和有效循环血量减少有关。

感染性休克是一种高排低阻型休克，严重的感染使患者的血管床瘫痪，失去正常的收缩功能，从而使外周阻力下降，血压下降，有效的循环血量下降，重要脏器的灌注受到严重影响。

3. 体温过高，与全身感染有关。

感染性休克一般具有全身炎症反应综合征，体温>38 ℃、心率>90 次/min、过度通气及白细胞计数$>12×10^9$/L。对体温升高者，必须迅速控制感染，通过物理降温如予冰袋、冰毯等，同时遵医嘱应用抗菌药物并处理原发感染灶。

4. 水、电解质失衡，与感染性休克导致患者内环境紊乱有关。

感染性休克患者因组织的缺血、缺氧，尿量减少，常伴有不同程度的酸中毒，而在休克早期因过度换气易发生呼吸性碱中毒，因此患者发生水、电解质失衡很常见。

5. 有潜在并发症：深静脉血栓形成。

血栓是由各种因素导致体内的凝血调控机制失衡所致，其形成条件包括血管内皮细胞损伤、血流状态异常及血液凝固性增加。下肢深静脉血栓形成主要表现为疼痛、肢体肿胀、浅静脉曲张。同时，患者长期卧床，血液流动缓慢，各种药物的大量使用，导致其体内的凝血机制发生改变，感染性休克的患者血管内皮遭到破坏，因此易形成深静脉血栓。

6. 营养失调，营养低于机体需要量，与疾病高代谢、高消耗有关。

ICU 患者病情复杂多变，高代谢、高消耗及病程长的特点常导致患者代谢紊乱，易存在肠道功能障碍，进而出现喂养不耐受的情况。感染性休克的患者早期常因血流动力学的不稳定而禁食或延迟肠内营养的支持，而急性期的休克患者因为疾病的消耗，需要能量的补充，因此这类患者容易发生营养失调。

三、护理措施

（一）维持生命体征平稳

1. 心电监护，密切观察患者生命体征、瞳孔神志的变化，有异常及时报告医生。

2. 遵医嘱使用缩血管活性药物和镇痛镇静药，根据目标血压和镇痛镇静目标水平调节药物的速度。

3. 观察各管路连接及固定，保证有效使用，防止意外滑脱。

（二）维持体液平衡

1. 密切监测出入量，量入为出。

2. 密切关注患者的神志、瞳孔、面色，以及肢端皮肤的颜色和温度。

3. 遵医嘱输注血制品等补液扩容。

4. 遵医嘱使用去甲肾上腺素等血管活性药物升压，根据血压动态调节。

5. 关注患者尿量及身体低垂部位的水肿情况。

（三）维持体温正常

1. 密切监测患者的体温变化和高热症状。

2. 遵医嘱进行物理及药物降温，注意保护患者皮肤，防止冻伤。

3. 保持病室内温湿度适宜，潮湿的衣被应及时更换，保持患者皮肤清洁。

4. 遵医嘱正确抽取血培养，及时关注血培养结果。

5. 遵医嘱合理使用抗生素。

（四）维持患者的水、电解质平衡

1. 关注患者呼吸频率、深度、节律的变化。

2. 准确记录出入量。

3. 监测血气分析变化，及时处理异常电解质结果。

（五）避免下肢深静脉血栓形成

1. 抬高患者下肢，每天协助患者活动肢体。

2. 每天观察患者下肢有无肿胀等情况，若出现变化，及时汇报医生。

3. 遵医嘱给患者穿弹力袜，予抗血栓压力泵治疗；正确使用抗凝药物，关注血凝指标和有无出血。

4. 警惕肺栓塞、脑栓塞等并发症的症状。

（六）加强营养支持

1. 遵医嘱输注静脉营养、白蛋白等，满足患者机体代谢的需要。

2. 在血流动力学稳定的情况下，匀速鼻饲肠内营养液，定期监测胃残留量。

3. 每班观察患者腹部情况，防止出现腹胀、腹泻等肠内营养不耐受的情况，一旦发生，及时报告医生处理。

4. 观察生化，检查白蛋白水平、皮脂厚度、皮肤水肿等情况，有异常情况及时报告医生。

 四、护理技术

（一）中心静脉压监测

1. 目的。

进行容量管理和心功能监测。

2. 操作前准备。

（1）护士准备。衣帽整洁，洗手，戴口罩。对清醒患者，操作前必须向其解释监测中心静脉压的必要性、体位及操作过程，以取得患者的配合，消除患者的恐惧心理，并协助患者取平卧位。

（2）用物准备。准备治疗车、无菌治疗巾、乙醇、安尔碘皮肤消毒剂、棉签、5 mL注射器、10 mL生理盐水、250 mL生理盐水、输液卡、加压装置、一次性压力传感器、压力监测模块及导线。

（3）环境准备。病室安静整洁，光线充足，适宜操作；关闭门窗（或窗帘），请无关人员回避，保护患者隐私。

3. 操作步骤。

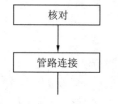

◆ 至少采用两种身份识别的方法（腕带、反问式、床头卡）进行患者身份确认。

◆ （1）在深静脉置管外露部分下垫无菌治疗巾，正确封管，防止管路回血及血栓形成。

（2）将测压管路系统与加压装置相连接并加压（压力为 300 mmHg）。

（3）将测压管道与深静脉主腔紧密连接，同时连接压力监测导线。

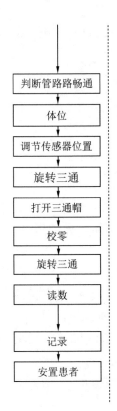

◆ 方波试验。

◆ 协助患者取仰卧位。

◆ 将压力传感器置于与患者心房同一水平。

◆ 三通上的"OFF"指向压力传感器相反方向。

◆ 拧开三通上的三通帽，使得三通与大气相通。

◆ 另一人协助校准压力零点。

◆ 旋转三通至起始位置。

◆ （1）在患者呼气末读数。
（2）正常中心静脉压波形。

◆ 记录数值。

◆ （1）协助患者取舒适体位，整理床单元。
（2）妥善放置呼叫铃。

4. 注意事项。

（1）保持管路系统连接正确、通畅，维持输液加压袋 300 mmHg 的压力，使压力传感器内的液体以 3~5 mL/h 的速度持续冲洗导管。

（2）间断测量 CVP（胸腔内的大血管内压力）时，必须在每次测量前后按照深静脉置管规范要求进行冲封管。

（3）测量管路的选择。管路系统应长度适宜，管腔内无气泡，避免不必要的三通开关，以最大限度减少管路对测量的影响。选择与中心静脉导管尖端开口相连接的腔进行测量。连接时注意不可选择血管活性药物所在管路，避免因测量影响给药。

（4）传感器位置。一般将患者平卧位时第四肋间与腋中线的交点定为零点，此定位要求在每次测量中心静脉压时均应使患者仰卧，床头摇平，并将压力传感器置于与零点同一水平处。也可定位于患者胸骨角垂直向下 5 cm 处，此定位在患者半卧位 60°时同样适用。

（5）判断管道通畅程度。每次测量前均应判断管道通畅程度。测量前进行方波试验，若监护仪上出现正确的衰减波形，则表示导管通畅。测量时，观察是否出现正确的 CVP 波形，若波形不满意，可先检查导管回血情况，并用生理盐水进行脉冲式冲洗后再次测量。

（6）数值的读取选择。应选择在患者平静时测量，躁动患者应待其平静 10~15 min 后再测量。在平静呼气末进行读数，因呼气末时患者的呼吸肌松弛且胸腔内压稳定于静息水平，CVP 等于跨膜压，测量结果更为准确。

（二）连续性肾脏替代治疗（continuous renal replacement therapy，CRRT）**上机、下机技术**

1. CRRT 上机技术。

（1）目的。

① 清除炎性介质。

② 通过清除多余水分来减轻容量负荷。

③ 纠正水、电解质和酸碱平衡紊乱。

④ 保障患者体液平衡，为全静脉营养提供有利条件，满足患者的营养要求。

（2）操作前准备。

① 患者准备。患者处于安静状态，配合操作。对于有意识障碍不能配合的患者，遵医嘱合理镇静并行保护性约束；保持患者血管通路通畅。

② 护士准备。衣帽整洁，洗手，戴口罩。

③ 用物准备。准备医嘱单、CRRT 机 1 台、3 000 mL 生理盐水、肝素钠（或枸橼酸）、500 mL 生理盐水、透析液、置换液、血泵前泵（pre-blood infusion pump，PBP）液、三通 2~4 个、输血器 2 个，10 mL、20 mL、50 mL 空针筒数个，肝素帽 2 个、灭菌纱布数块、碘伏、棉签、胶布。检查用物的有效期，确保物品处于备用状态。

④ 环境准备。病室安静整洁，光线充足，适宜操作。关闭门窗（或窗帘），请无关人员回避，保护患者隐私。

（3）操作步骤。

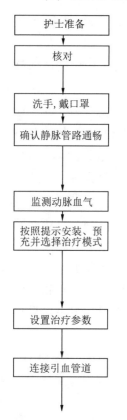

◆ 穿戴整齐。

◆ 采用至少两种身份识别的方法（腕带、反问式、床头卡）进行患者身份确认。

◆ 用"七步洗手法"正确洗手，戴口罩。

◆ 透析用中心静脉留置导管：在静脉导管下铺无菌治疗巾，打开导管前端纱布敷料，将导管置于治疗巾上。将导管前端的肝素帽取下，分别消毒导管接头。

◆ 根据血气监测结果配置预冲透析液及各项治疗参数。

◆ 连接电源，启动血滤机，机器自检。自检结束，提示正常后选择治疗模式并安装管路、滤器、注射器，连接预冲液及置换液管路。遵医嘱用生理盐水 3 000 mL 加普通肝素注射液预冲，排尽管道及透析器中的空气。

◆ 上机前测量并记录患者的血压、心率、呼吸、体温，再次确认并设置机器运行及治疗的各项参数。

◆ 当在体外循环管路回输端看到血液时，应暂停血泵，将管路回血端连接至深静脉穿刺管的静脉端（蓝端）。根据患者血压情况，适当调节血流速度及脱水速度。

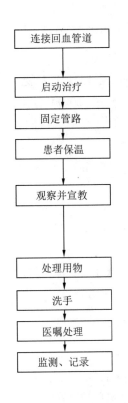

连接回血管道

◆ 将体外循环管路输入端连接至深静脉穿刺管的动脉端（红端），启动血泵引血。

启动治疗

◆ 启动血泵，开始治疗。

固定管路

◆ 妥善固定管路，确保无打折、无扭曲。

患者保温

◆ 启动管道加温装置，同时根据情况为患者采取其他保温措施，如使用加温毯或增加被褥等。

观察并宣教

◆ 启动治疗后，观察患者生命体征是否平稳，患者有无特殊不适。告知患者治疗情况及配合要点。对意识不清楚的患者，要注意预防管道滑脱。

处理用物

◆ 按照规范丢弃拆卸后的包装。

洗手

◆ 用"七步洗手法"正确洗手。

医嘱处理

◆ 检查电脑医嘱签名及执行时间。

监测、记录

◆ 在电子病历系统中记录治疗方式、治疗开始的时间及患者情况。同时监测机器运行情况。

（4）注意事项。

① 严格按照操作流程操作，严禁跨越流程。

② 执行无菌操作，严格遵守消毒隔离制度。

③ 密切观察患者体温，避免患者发生低体温及加温过度。

④ 遵医嘱调整 CRRT 及透析液参数，如有疑问，及时与床位医生沟通。

⑤ 操作时如戴橡胶手套，必须冲净滑石粉。

⑥ 预冲完成后，必须再次检查管路连接是否正确，然后再上机，特别是要检查枸橼酸抗凝模式中钙泵及枸橼酸泵的位置；检查各种夹闭处是否已打开。

⑦ 透析液预配制，配置及使用透析液前必须"三查七对"，保证质量完好且在有效期内。

⑧ 必须严密观察患者的置管状态，妥善固定导管，防止管道滑脱、打折、扭曲、贴壁和相关性感染。

⑨ 连接应适度，连接患者处宜紧密，以免发生断离；连接废液袋处宜松，以免无法更换。

2. CRRT 下机技术。

（1）目的。

① 将滤器及管路内的血液回输到患者体内，结束 CRRT 治疗。

② 妥善处理血管通路，及时止血。

（2）操作前准备。

① 患者准备。患者处于安静状态，配合操作。对于有意识障碍不能配合的患者，

遵医嘱合理镇静并行保护性约束。

②护士准备。衣帽整洁，洗手，戴口罩。

③用物准备。准备碘伏、棉签、胶布、纱布、清洁手套、500 mL 生理盐水 1 袋、10 mL 盐水 1 支、肝素钠注射液 1 支（2 ml，100 mg）、肝素帽 2 个、5 mL/20 mL 注射器各 2 个，治疗车（治疗盘、利器盒、黄色医疗垃圾袋）。检查用物的有效期，确保物品处于备用状态。

④环境准备。病室安静整洁，光线充足，适宜操作。关闭门窗（或窗帘），请无关人员回避，保护患者隐私。

（3）操作步骤。

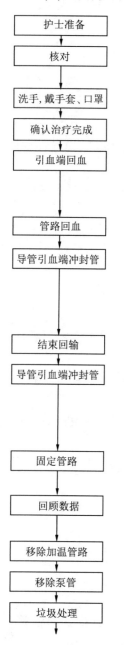

◆ 护士穿戴整齐。

◆ 采用至少两种身份识别的方法（腕带、反问式、床头卡）进行患者身份确认。

◆ 用"七步洗手法"正确洗手，戴手套、口罩。

◆ 遵医嘱结束治疗，调整血流量至 50~100 mL/min。

◆ 暂停血泵，打开引血端用生理盐水预冲侧管，关闭滤器侧管路，用生理盐水将引血端管路内的血液回输到患者体内。夹闭动脉管路侧夹子及穿刺针处夹子，断开引血端连接。

◆ 应用无菌技术，将动脉端连接至 500 mL 生理盐水回血。

◆ 在管路回血过程中，操作者先用碘伏消毒导管引血端接口，然后用 20 mL 生理盐水脉冲式冲洗导管，冲洗完毕后夹闭导管夹。使用肝素钠注射液 2 mL 封管（浓度 100 mg/10 mL，容量为导管腔的 1.2~1.3 倍），封管后连接肝素帽。

◆ 机器提示回输结束，屏幕显示结束确认程序。

◆ 夹闭静脉夹，断开静脉端连接。用碘伏消毒导管静脉端端接口，然后用 20 mL 生理盐水脉冲式冲洗导管管腔，冲洗完毕后夹闭静脉夹。使用肝素钠注射液 2 mL 封管（浓度 100 mg/10 mL，容量为导管腔的 1.2~1.3 倍），封管后连接肝素帽。

◆ 保证导管动脉和静脉管路上无血迹、无污渍。动脉夹和静脉夹呈夹闭状态，用无菌纱布包裹导管接口端并妥善固定。

◆ 点击血滤机上端相应键，回顾患者治疗开始、结束的时间，以及脱水量等，做好记录。

◆ 结束加温管工作，将加温管与透析管分离。

◆ 根据机器提示，卸载滤器及泵管，使整套管路脱离机器。

◆ 将使用后的整套管路、废弃袋及注射器等一并弃入黄色医疗垃圾桶内。

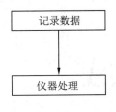

记录数据

↓

仪器处理

◆ 在电子病历系统中记录治疗时间、抗凝剂使用情况、血气参数、脱水量、总置换液量、血滤器是否堵塞，以及治疗过程中患者神志、生命体征和病情的变化。回收监测单并放至患者病历夹内。

◆ 关闭机器电源开关，拔掉电源线。遵照医院感染防控要求擦拭消毒机器。消毒核查后，挂上备用标识。

（4）注意事项。

① 分离体外循环管路及深静脉穿刺管时必须无菌。

② 封管前应保证管路无血液。

③ 封管时不能留有气泡。

④ 固定深静脉穿刺管时不能扭曲。

 五、案例总结

本例患者病情复杂，涉及全身多个脏器损害，最主要的是合并脓毒症休克、呼吸衰竭、肾功能不全、肠源性感染。主要处理措施为抗感染、CRRT、心排血量监测、容量管理及气道管理。有研究发现，入院时活化部分凝血活酶时间（activated partial thromboplastin time，APTT）和降钙素原（PCT）是腹腔感染引起的脓毒症休克患者发生急性肾损伤（acute kidney injury，AKI）的重要危险因素，白蛋白是其重要的保护因素，在护理期间必须加强对相关实验室指标的关注。对于危重症患者，护理人员应及时、准确地执行医嘱及护理措施，对患者的病情加强观察，高度警惕并发症，有异常情况及时汇报医生并配合处理，争取做到精细化的优质护理，以有效减少并发症的发生。

（杨小辉　戴宁宁）

第五章 其他专科护理实践

第一节 青光眼患者的护理

青光眼（glaucoma）是居全球首位的不可逆性致盲眼病，2020年全球原发性青光眼患病人数超过7 600万。随着人口老龄化的加剧，我国青光眼的患病率也在逐年增加。据不完全统计，我国青光眼患病人数高达2 100余万，其中致盲人数为567万，目前青光眼已经是我国主要致盲原因之一。青光眼是一组以视乳头萎缩及凹陷、视野缺损及视力下降为共同特征的疾病，病理性眼压增高、视神经供血不足是其发病的原发危险因素。临床上根据病因、房角、眼压等情况将青光眼分为原发性青光眼、继发性青光眼和先天性青光眼三大类。原发性青光眼（primary glaucoma）是指病因机制尚未充分阐明的一类青光眼。根据眼压升高时前房角的状态，原发性青光眼可分为原发性闭角型青光眼（primary angle closure glaucoma，PACG）和原发性开角型青光眼（primary open angle glaucoma，POAG）。我国以闭角型青光眼居多，但近年来开角型青光眼的发病率也有增高趋势。青光眼引起的视功能损伤是不可逆的，后果极为严重。因此，青光眼的防盲必须强调早发现、早诊断和早治疗。治疗目的主要是降低眼压，减少眼组织损害，保护视功能。全程规范化的护理干预，及时发现患者的病情及心理变化，有针对性地采取有效的护理措施，有利于提高治疗效果。本案例总结1例青光眼患者术前和术后的护理实践。

一、病例介绍

患者龚某，男性，54岁，汉族，已婚，因右眼酸胀、伴视物模糊1月余，门诊拟右眼慢性闭角型青光眼，于2022年7月11日步行入院。既往体健，否认高血压、糖尿病、肾病病史，否认肝炎、结核等传染病病史。无外伤、手术史，无输血史，否认药物、食物过敏史。3年前行左眼小梁切除术。入院评估：T 36.5 ℃，P 72次/min，R 19次/min，BP 126/84 mmHg。入院时右眼视力（visio oculus dexter，VOD）0.15（裸眼），眼压25mmHg；左眼视力（visio oculus sinister，VOS）0.6（裸眼），眼压14 mmHg。Braden评分23分，Barthel评分95分，Morse评分0分，外科VTE评分1分。

入院后予卡替洛尔、布林佐胺、硝酸毛果芸香碱滴眼控制眼压，并予20%甘露醇250 mL快速静脉滴注降眼压治疗。入院后完善相关检查及术前准备。血常规、血凝常规、尿常规、生化全套、输血全套、心电图、胸片检查均无明显异常。右眼周边前房浅，虹膜节段性萎缩，房水清。眼底：视盘边清、色可，黄斑中心反光未见。房角：静态，各象限均窄 Ⅳ；动态，下方可见部分巩膜突，颞侧见 Schwable 线，余房角关闭。

左眼周边前房浅，虹膜周切口通畅，房水清。眼底：视盘色苍白，黄斑中心反光未见。房角：静态，各象限均窄 Ⅳ；动态，颞侧及下方4~7点方位可见巩膜突，余房角关闭。于7月12日在局麻下行右眼小梁切除术。术后予止血敏、地塞米松肌注抗炎止血治疗，并予典必殊眼液、典必殊眼膏、阿托品眼膏点右眼消炎治疗。术后注意观察患者眼压，前房及眼内反应情况。患者术后病情稳定，于7月16日出院，眼部查体：右眼（oculus dexter，OD）眼压17.0 mmHg，左眼（oculus sinister，OS）眼压14.0 mmHg。

二、护理评估与诊断

（一）护理评估

1. 评估患者的年龄、职业、文化程度，视力、听力、四肢活动情况，对治疗及护理的要求。

2. 了解患者的现病史、既往史、过敏史，有无合并心血管疾病、呼吸系统疾病；糖尿病等病史；糖尿病和高血压患者血糖和血压控制情况，在家遵医嘱行为。

3. 评估患者的心理状态，社会和家庭支持情况。

4. 眼部评估，了解患者的视力、眼压、视野、前房、角膜、眼轴，行超声生物显微镜（ultrasound biomicroscope，UBM）检查。注意患者的眼压，观察其结膜有无红肿及充血，排除高眼压和急性结膜炎等手术禁忌证。

5. 评估患者的自理能力，制订合适的护理措施。

6. 了解患者及其家属是否得到有关青光眼疾病的健康指导。

7. 术后评估患者的视力、眼压、前房等情况。注意有无高眼压、浅前房、角膜水肿、感染等并发症的发生。

（二）护理诊断

本案例提出了以下护理诊断。

1. 舒适度的改变，与右眼酸胀有关（NRS评分2分）。

右眼酸胀主要与右眼眼压高有关。本案例中疼痛评分采用数字评分法（NRS），评估方法见本书第一章第六节"护理诊断"疼痛评估。患者入院后NRS评分为2分，视情况给予处理。

2. 知识缺乏，与缺乏疾病及手术相关知识有关。

选择适当的时机，用通俗易懂的语言对患者反复讲述青光眼的知识，如青光眼的定义、病因、临床表现、诱发因素、预防及护理等。这样会产生一系列的无形效果，如医疗、护理工作开展顺利，患者积极配合诊疗及护理，加快疾病康复；护患沟通得到改善，卫生宣教得到普及；患者满意度提高，护士自我价值感提升；得到医生的赞赏；等等。

3. 有潜在受伤的危险性，与术眼包扎，对侧眼视野缺损有关［《日常生活活动能力评定定量表（Activities of Daily Living Scale，ADL）》评分80分］。

良好的外部环境有利于患者身体的康复。护理人员应该随时对病房及室外环境进行监控，保持适宜的病房光线，以免对患者眼睛造成刺激。另外，眼科患者因为眼部疾病可能会视力模糊，视物不清，所以护理人员还要随时注意保持地面干燥，以免患者滑倒；禁止杂物乱放，以免患者碰撞擦伤。护理人员应说服患者家属参与护理工作，协助护理工作的有效完成，从而防止外部环境给患者带来的风险。

4. 有潜在并发症，如感染、前房积血、浅前房、恶性青光眼等。

浅前房、前房积血、滤过泡形成不良是该组患者发生率较高的并发症，其往往会导致胀痛、偏头痛、恶心、呕吐等症状，一旦手术发生该类并发症，要予以高度注意。

 三、护理措施

（一）术前护理

1. 心理护理。

评估患者的心理状态，加强沟通，尽量满足患者的需要，保持患者住院期间心情愉快，避免情绪激动、烦躁。

2. 饮食。

进食易消化的食物，多吃蔬菜，禁止吸烟、饮酒，忌浓茶、咖啡和辛辣刺激性食物。

3. 用药。

遵医嘱使用甘露醇，滴抗生素、降眼压眼药水，并监测降压效果，一般眼压要控制在 20 mmHg 以下。闭角型青光眼患者术前禁用阿托品等颠茄类药物，以免瞳孔散大引发眼压升高。

4. 病情观察。

注意高眼压征兆，如患者主诉眼痛或头痛时不能随意服用止痛片，以免掩盖病情。

（二）术后护理

1. 体位。

患者静卧休息，可采取自由体位，以不压迫术眼为宜。对于前房出血的患者给予半坐卧位。注意保暖，避免感冒、咳嗽。

2. 病情观察。

注意观察患者眼压、视力的变化，有无头痛、眼胀现象。观察术眼滤过泡的形成情况，注意非术眼有无青光眼发作，如有高眼压症状，及时汇报医生处理。

3. 用药。

遵医嘱滴抗生素、降眼压眼药水。闭角型青光眼患者术后常因浅前房和反应性虹膜炎而滴用散瞳剂，以加深前房和防止虹膜后粘连，滴药后头部患侧卧位。

（三）用药随访

教会患者正确的滴眼液及涂眼膏方法。告知患者特别要注意区别左右眼用药。术眼若有红痛不适，或另一眼发生红痛现象，应立即来院就诊。遵医嘱门诊定期复查。

（四）自我防护

1. 避免诱因，防止发作。

2. 保持开朗愉快的心情，避免情绪激动。

3. 着衣时衣领要宽松，睡眠时适当垫高枕头。

4. 注意眼部卫生，勿揉眼，洗头时避免污水流入眼内。

5. 少看电影、电视，勿用眼过度，不宜长时间低头、弯腰，不要在黑暗的环境中久留。

6. 控制饮水量,一次饮水量不宜超过 300 mL。避免饮用浓茶和浓咖啡。保持大便通畅,勿用力排便。

7. 做滤过手术的患者应遵医嘱,定时按摩眼球,保证房水的正常流通,维持正常眼压。

 四、护理技术

(一) 剪睫毛

1. 目的。

(1) 内眼手术前剪睫毛,可使术野清洁。

(2) 便于术中操作。

2. 操作前准备。

(1) 评估患者并解释。

① 评估患者的病情、眼睑皮肤有无松弛、睫毛位置和方向、心理状态及合作程度。

② 向患者及其家属解释剪睫毛的目的、方法、注意事项及配合要点。

(2) 患者准备。

① 了解剪睫毛的目的、方法、注意事项及配合要点。

② 情绪稳定,愿意配合。

(3) 护士准备。衣帽整洁,修剪指甲,洗手,戴口罩。

(4) 用物准备。准备治疗盘、眼科弯剪、消毒棉签、眼药膏、眼药水、弯盘、速干手消毒剂、治疗执行单。

(5) 环境准备。光线充足,环境安静。

3. 操作步骤。

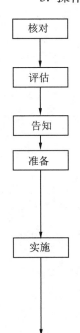

◆ (1) 核对医嘱、患者姓名、眼别,确认患者身份信息。
(2) 严格执行"三查七对"制度。

◆ 评估患者眼部和头面部皮肤情况。内眼显微手术前剪睫毛,外眼手术不需要剪睫毛,尤其是睑内翻及睑外翻患者严禁剪睫毛。

◆ 解释操作的目的、注意事项及配合方法。

◆ (1) 护士:着装整洁,洗手,戴口罩。
(2) 物品:眼科弯剪、消毒棉签、眼药膏。
(3) 环境:整洁、安静。
(4) 患者:取舒适体位 (仰卧位或坐位,头略后仰)。

◆ (1) 在剪刀两片刀刃上涂一层眼药膏,使剪断的睫毛能黏附其上。
(2) 嘱患者闭眼,右手持小弯剪剪去 2/3 睫毛长度,同时左手用棉签辅助操作。如果老年患者上睑松弛,睫毛位置暴露欠佳,可用棉签拉紧其上睑皮肤,以免剪破睑缘皮肤。
(3) 如果患者眼部出现红、肿、疼痛或皮肤破损等情况,应报告医生处理。

◆ 观察患者：睑缘皮肤完整、无破损，无不适主诉。

◆ 分类处理用物。

◆ 护士洗手并做好记录。

4. 注意事项。

（1）剪睫毛时，嘱患者安静，头部固定不动。

（2）动作要轻柔，防止伤及患者的角膜和睑缘皮肤。如有睫毛落入结膜囊内，应立即用湿棉签拭出或用生理盐水冲洗干净。

（3）剪睫毛的长度：应剪去 2/3 睫毛长度，不能剪至睫毛根部，因为术后眼睑水肿，眨眼时短而硬的睫毛残端会插到睑缘，使患者疼痛不适。

（二）滴眼液法

1. 目的。

（1）防治眼病。

（2）眼部检查前的散瞳，如眼底检查或散瞳验光。

（3）角膜、结膜表面麻醉。

（4）诊断性染色，如滴荧光素检查角膜上皮缺损情况。

2. 操作前准备。

（1）评估患者并解释。

① 评估患者眼部是否清洁、有无分泌物，眼睑及结膜有无充血、水肿，有无眼痛；患者眼部用药既往史，药物过敏史；患者的心理状态及合作程度。

② 向患者及其家属解释滴眼液的目的、方法、注意事项及配合要点。

（2）患者准备。

① 了解滴眼液的目的、方法、注意事项及配合要点。

② 情绪稳定，愿意配合。

（3）护士准备。衣帽整洁，修剪指甲，洗手，戴口罩。

（4）用物准备。准备滴眼液、消毒棉签、弯盘。

（5）环境准备。光线充足，环境安静。

3. 操作步骤。

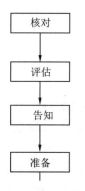

◆ （1）核对医嘱、患者姓名、眼别，确认患者身份信息。
（2）核对药名，检查滴眼液质量、有效期。

◆ 评估患者的眼部状况和合作程度，如果患者眼部有分泌物或眼膏，应先用棉签拭去。

◆ （1）告知患者点滴眼液的操作目的及配合方法。
（2）告知患者药物的作用及副作用。

◆ （1）护士：着装整洁，洗手、戴口罩。

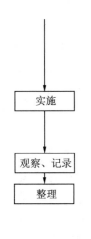

实施

观察、记录

整理

（2）物品：滴眼液、消毒棉签、弯盘。

（3）患者：取舒适体位（仰卧位或坐位，头略后仰）。

（4）环境：整洁、安静。

◆（1）用棉签拉开患者下眼睑，嘱患者眼睛向上看，以充分暴露下结膜囊，将药液点入下穹窿结膜囊内。

（2）嘱患者轻闭眼 1~2 min，并抹拭外流的泪液。

◆ 如果患者眼部出现红、肿、疼痛等情况，应报告医生处理。

◆（1）患者：取舒适体位，滴眼液无外溢。

（2）用物：分类处理。

（3）护士洗手并做好记录。

4. 注意事项。

（1）角膜感觉灵敏，眼液不可直接滴在角膜上，滴眼液后嘱患者不要用力闭眼，防止眼液外溢。

（2）滴眼液时，瓶口不可离患者的眼睑太近，一般距眼睑 1~2 cm，勿使瓶口碰到患者眼睑及睫毛，以防瓶内眼液被污染。混悬液用前要摇匀。

（3）正常结膜囊的容量为 0.02 mL，滴眼液时每次 1 滴，不宜太多，以免眼液外溢，造成浪费。

（4）毒性药物，如阿托品类，滴后用棉签按压泪囊区 3~5 min，以防药液流入鼻腔引起中毒。

（5）需要用两种以上滴眼液时，不可同时滴入，一般间隔时间为 3~5 min。

（6）角膜溃疡、眼球穿通伤、手术后患者滴眼液时动作要轻，勿加压眼球。

（7）双眼滴眼液时，先滴健眼，再滴患眼。

（8）所有滴眼液按说明书妥善保存，生物制品必须放冰箱，防止眼液变质。

 五、案例总结

青光眼几乎不能根治，需要终身治疗和护理。本案例通过对 1 例青光眼手术患者的护理和观察发现，积极的护理和长期的观察是手术成功的关键因素。有效的护理和观察，可以有效减少术后并发症的发生，并可根据眼压的变化及时采取措施，避免病情的进一步恶化，更好地保护患者残存的视觉功能。

（盛群芳　张龙芳）

第二节　慢性鼻窦炎患者的护理

慢性鼻窦炎是指病程>12 周的鼻及鼻窦黏膜慢性炎症，其患者人数约占全世界人口总数的 10%，已成为影响人们生活、工作质量的重要慢性疾病。焦虑、抑郁是临床常见共患疾病类型之一，在慢性疾病患者群体中更为常见（15%~35%），目前认为合并焦虑、抑郁的慢性疾病患者预后往往更差。慢性鼻窦炎患者因鼻塞、流涕或头痛等不适症状持续存在，生活质量严重下降，并进一步加重负面情绪状态，从而形成恶性循环。近年来，鼻内窥镜手术被广泛用于慢性鼻窦炎的外科治疗，但是手术治疗会引起患者一定程度的应激反应，发生相关并发症的风险较高，因此实施综合性护理非常必要。本案例总结了 1 例慢性鼻窦炎鼻内窥镜术后患者的护理实践。

一、病例介绍

患者男性，49 岁，汉族，已婚，因双侧鼻塞 2 年、伴嗅觉减退 1 年来院就诊，拟诊为慢性鼻窦炎，于 2022 年 9 月 7 日步行入院。患者既往有过敏性鼻炎 2 年余。入院评估：T 36.5 ℃，P 93 次/min，R 18 次/min，BP 102 / 68 mmHg，Braden 评分 23 分，Barthel 评分 100 分，Morse 评分 0 分，外科 VTE 评分 1 分，NRS 2002 评分 0 分。术前查总 IgE 测定组套：206.33 IU/mL↑。患者情绪较为紧张，担心手术不能成功，对手术方式及麻醉方式也不了解，通过对患者的个性化心理护理，患者情绪平稳。

完善相关检查后，患者于 2022 年 9 月 8 日在全麻下行鼻内窥镜下多个鼻窦开窗术+鼻窦病损切除术。术毕返回病房，患者神志清，经鼻导管 3 L/min 吸氧，T 37 ℃，P 90 次/min，R 19 次/min，BP 132/81 mmHg，患者双侧鼻腔填塞很好，伤口少量活动性渗血，口内无血性分泌物吐出。Braden 评分 22 分，Morse 评分 20 分，NRS 评分 3 分，NRS 2002 评分 0 分，外科 VTE 评分 3 分。予补液抗感染、止血及营养支持治疗。安置患者半卧位，高度由 15° 逐渐过渡到半卧。术后第 1 d，复查血常规示：白细胞计数 13.11×10^9/L，中性粒细胞计数 9.23×10^9/L，遵医嘱继续予以补液消炎治疗。

二、护理评估与诊断

（一）护理评估

1. 健康史和相关因素。

（1）一般情况，如患者的年龄、运动爱好，有无酗酒和抽烟，以及日常饮食等。

（2）既往史。评估患者有无急性鼻窦炎反复发作史，有无变应性鼻炎、鼻息肉和支气管哮喘等疾病史，有无影响鼻道引流和通气障碍的因素存在，有无上邻第二双尖牙及第一、第二磨牙根部的感染，有无拔牙时损伤上颌窦壁等病史。

（3）过敏史。了解患者有无药物、食物过敏史等。

2. 身体状况。

（1）全身症状。较常见者有精神不振、记忆力减退、注意力不集中、易倦、头昏等症状，多不明显。

（2）局部症状。

① 脓涕。脓涕是本病的主要症状，以患侧明显，呈黏液脓性或纯脓性。前组鼻窦炎，脓涕多流向鼻底且易从前鼻孔流出；后组鼻窦炎，脓涕多经后鼻孔流向鼻咽部，而患者自觉痰多。

② 鼻塞。由黏膜病变和鼻腔有脓涕滞留引起。以脓涕滞留为主者，表现为经常性鼻塞，脓涕流出后鼻塞可暂时缓解。若为鼻甲肿胀、肥厚、息肉或息肉样变等黏膜病变

引起者，多呈持续性鼻塞。

③ 头痛，常表现为沉重感、压迫感或钝痛。头痛有时间性或固定部位。一般表现为白天重、夜间轻。前组鼻窦炎可有前额部或鼻根部疼痛，后组鼻窦炎可有枕部或头顶部疼痛。咳嗽、低头位、用力时头痛加重，吸烟、饮酒、情绪激动时头痛亦加重。

④ 嗅觉减退或消失，多数为暂时性，少数为永久性。

（二）护理诊断

本案例提出了以下护理诊断。

1. 舒适度改变，与手术创伤有关。

鼻内窥镜术后造成患者鼻部创伤，导致炎症物质释放增加，刺激神经末梢引起疼痛；填塞物压迫患者鼻腔黏膜组织引起反应性水肿，局部缺血、缺氧，导致致痛物质释放增多，疼痛加剧。疼痛经常致患者睡眠不足，不利于伤口修复和体力恢复，严重者甚至引起疼痛性休克。

2. 知识缺乏，患者缺乏慢性鼻窦炎的治疗、预防和预后方面的知识。

如果患者能较好地掌握疾病及康复的知识，不仅有利于疾病的恢复，缓解患者的紧张情绪，使患者能更加主动地配合治疗，也有利于护理工作的开展。

3. 有潜在并发症：鼻出血、感染、眶内颅内并发症。

术后出血是鼻内窥镜术后常见的并发症之一，影响患者的康复。要减少鼻内窥镜术后患者反复鼻出血的发生率，重点在于加强预防和尽早处理。护理人员应加强对鼻窦炎鼻内窥镜手术患者的健康宣教，除对疾病知识、手术优势进行宣教外，还要重点向患者讲解术后可能出现的并发症，讲解术后反复出血的危险因素。对存在高危因素的患者，要有针对性地指导其进行预防。

 三、护理措施

（一）术前护理

1. 心理护理。

患者入院时情绪紧张，担心手术不能成功，对手术方式和麻醉方式也不了解，我们向患者介绍手术的目的和意义，术后的注意事项，使患者有充分的思想准备，减轻焦虑。向其介绍同种疾病的术后患者，让其了解术后的状态，并告知患者如何减轻不适。

2. 鼻部准备。

根据手术范围，剪去患侧或双侧鼻毛。如果息肉或肿块过大，已长至鼻前庭，则不宜再剪鼻毛。

（二）术后护理

1. 舒适护理。

（1）有效止痛。患者术后行双侧鼻腔填塞，自诉鼻部胀痛，NRS 评分 3 分。告知患者鼻腔填塞的目的及作用，一般填塞物在 24~48 h 后取出，抽除填塞物后疼痛会明显减轻甚至消失。指导患者可通过听音乐等转移注意力，并给予额部冷敷，以减轻患者的疼痛程度。予以消炎消肿治疗，1 h 后复评，NRS 评分为 2 分，患者表示能忍受。由于张口呼吸易致口干咽痛，可用湿纱布覆盖患者口唇。对不能耐受疼痛的患者，遵医嘱给予止痛剂。

（2）安置合适体位。患者回病室时予以安置低半卧位（15°），4 h后调节至45°，6 h后取半卧位。由于术后鼻腔渗血、渗液，加之手术区充血水肿，头面部肿胀导致患者术后极为不适，良好的体位和适当的活动有利于引流和减轻水肿。

（3）用药护理。遵医嘱合理使用抗生素。患者鼻腔填塞物取出后即可用药，可润滑鼻腔防止结痂，避免出血。每日可进行鼻腔冲洗，清理鼻腔分泌物。

2. 预防并发症。

（1）出血。患者回病房后将鼻腔填塞好，鼻腔内有少量活动性渗血，口内无血性分泌物吐出，告知患者伤口渗血的原因，提高患者对疾病的认知。告知患者伤口少量渗血为正常现象，嘱其保持情绪稳定。嘱患者轻轻吐出口内分泌物，勿咽下，以便观察出血情况。告知患者勿用力咳嗽、打喷嚏并予以冰袋冷敷额部，遵医嘱使用止血药。2 h后复评，患者无活动性出血。如果患者出血量较大，配合医生进行止血。

（2）感染。患者术后予以常规监测体温，均正常。术后第1 d予以查血常规：白细胞计数13.11×10^9/L，中性粒细胞计数9.23×10^9/L。嘱患者多饮水，遵医嘱合理使用抗生素，并继续监测体温。

（三）饮食护理

一般术后6 h可进食软食。该患者由于双侧鼻腔填塞及伤口疼痛，食欲低下，鼓励患者少量多次进食流质或半流质饮食，以减少咀嚼时引起的牵拉痛。忌辛辣等刺激性食物，多吃蔬菜、水果，保持大便通畅，避免因便秘而引起伤口裂开出血。

（四）康复指导

1. 告知患者不可自行将鼻腔中的填塞物取出，切忌用力咳嗽或打喷嚏，以防止填塞物脱出。

2. 教会患者正确擤鼻、鼻腔冲洗、鼻腔滴药的方法。

3. 注意食物温度，避免过烫、过硬及辛辣刺激性食物。保持大便通畅，避免用力。

4. 注意预防呼吸道感染，养成良好的生活及卫生习惯，切忌抠鼻行为。

5. 遵医嘱用药，定期复诊，按常规进行鼻腔清理，防止鼻腔粘连。

 四、护理技术

（一）剪鼻毛

1. 目的。

清洁术野，预防感染。

2. 操作前准备。

（1）评估患者并解释。

① 评估患者的病情、意识、手术部位、鼻腔情况、心理状态及合作程度。

② 向患者解释剪鼻毛的目的、方法、注意事项及配合要点。

（2）患者准备。嘱患者轻轻擤出鼻腔内分泌物。

（3）护士准备。衣帽整洁，修剪指甲，洗手，戴口罩。

（4）用物准备。准备弯头眼科剪、棉签、红霉素软膏、纱布、额镜、前鼻镜。

（5）环境准备。室温适宜，光线充足，环境安静。

3. 操作步骤。

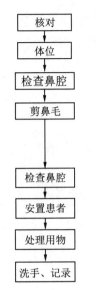

◆ 核对患者的床号、姓名、住院号、手术部位及方式。

◆ 将患者安置在治疗椅上，调节合适的椅背高度。

◆ 戴额镜后再次检查患者鼻腔，进一步清洁患者鼻腔。

◆ （1）将红霉素软膏用棉签均匀涂在剪刀两叶。右手持剪刀，左手持纱布固定鼻部。
　　（2）剪刀弯头朝向患者鼻腔，剪刀贴住鼻毛根部，将鼻前庭四周鼻毛剪下。

◆ 清洁患者鼻腔，再次检查鼻毛有无残留，鼻腔黏膜有无破损。

◆ 调节椅背高度，协助患者坐起，关注患者有无不适。

4. 注意事项。

（1）评估患者的病情、鼻腔情况及配合程度。

（2）剪鼻毛动作要轻，勿伤及鼻黏膜，以免引起出血。

（3）年龄小的患者、不能配合者及剪鼻毛时可能会伤及鼻内肿物者，可不剪鼻毛。

（二）鼻腔滴药法

1. 目的。

治疗鼻炎、鼻窦炎，或鼻腔、鼻窦手术后用药；保持鼻腔润滑，防止干燥结痂。

2. 操作前准备。

（1）评估患者并解释。

① 评估患者的病情、手术方式及鼻腔填塞情况。

② 向患者及其家属解释鼻腔滴药的目的、方法、注意事项及配合要点。

（2）患者准备。

① 了解鼻腔滴药时的配合要点。

② 情绪稳定，愿意配合。

（3）护士准备。衣帽整洁，修剪指甲，洗手，戴口罩。

（4）用物准备。准备滴鼻药、清洁棉球或纸巾少许。

（5）环境准备。环境安静、舒适。

3. 操作步骤。

◆ 携用物至患者床旁，核对患者床号、姓名。

◆ 嘱患者轻轻擤出鼻涕，如鼻腔有填塞物则不擤鼻涕。

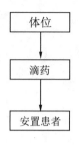

| 体位 |
| 滴药 |
| 安置患者 |

◆ 协助患者取仰卧位，肩下垫枕头或头悬于床沿，头尽量后仰，使头部与身体成直角，头低肩高。

◆ （1）每侧鼻腔滴 3～4 滴药水，轻轻按压鼻翼，使药液均匀分布在鼻黏膜上。
（2）患者保持原位 2～3 min 左右后坐起，用消毒干棉球擦去外流的药液。

◆ 协助患者取舒适体位，整理床单元。

4. 注意事项。

（1）根据医嘱及病情选择合适的滴鼻液。用药时患者体位要正确，用药后保持数分钟，以免药液流出。

（2）对于鼻侧切开患者，为防止鼻腔或术腔干燥，滴鼻后，嘱患者向患侧卧，使药液进入术腔。

（3）滴药时瓶口勿触及鼻孔，以免污染药液。

 五、案例总结

慢性鼻窦炎是耳鼻喉科非常常见的一种疾病，临床治疗该病的方法还是以鼻内镜手术治疗为主。该方法具有恢复快、创伤较小的优点，但是患者在接受治疗的同时会产生多种不良症状，生理上也会出现不适，从而影响患者的心理。因此，采用何种护理方法对该病患者进行护理，减少其并发症的发病率，对于患者的治疗效率而言至关重要。

面对手术，每位患者或多或少都会有不同程度的担心，因此必须在患者手术前实施心理护理，以提高患者对手术的适应力，缓解其紧张不安及担忧害怕的负面情绪。鼻内窥镜术后，尤其在鼻腔填塞期间，患者的不适较为明显，定期评估患者的心理状态，有针对性地进行心理疏导可减轻患者的心理压力。而在行为模式上积极采取有效措施减轻患者术后疼痛症状，减少术后出血症状的发生，对避免患者陷入焦虑、紧张的负面情绪，加速术后的康复，提高生活质量也有积极作用。

（张龙芳　盛群芳）

第三节　1例4期压力性损伤患者的护理

压力性损伤（pressure injury，PI），又称褥疮、压疮、压力性溃疡等，是慢性疾病患者的一种常见且可能危及生命的继发性并发症。它是由压力或压力联合剪切力引起的皮肤和（或）软组织的局部损伤。压力性损伤常常发生在骨隆突处，但也可能与医疗或其他器械有关。近年来，随着社会老龄化的加剧、疾病谱的改变，压力性损伤的发生率居高不下，是一个全球性的护理问题。而脑血管意外、偏瘫是发生压力性损伤的重要危险因素。国际上通常根据皮肤和组织的缺失程度将压力性损伤分为 1 期压力性损伤、2 期压力性损伤、3 期压力性损伤、4 期压力性损伤、不可分期压力性损伤、深部组织损伤。4 期压力性损伤为坏死溃疡期：全层组织缺失，伴有骨、肌腱或肌肉外露，伤口床的某些部位有腐肉或焦痂，常常有潜行或窦道，该期压力性损伤较难处理，却是长期卧床、偏瘫等患者常见并发症的分期。对 4 期压力性损伤的综合治疗是体现护理质量和护理专科水平的重要综合技能。本案例基于湿性理论下创面愈合的机理，依靠新技术（负压创面治疗技术），联合多学科的合作，完成皮瓣移植前的伤口床准备。

一、病例介绍

患者刘某，女性，92 岁，因骶尾部压力性损伤 2 月余入院（2019 年 4 月 27 日）。入院时，骶尾部创面大小为 5.5 cm×8 cm，100%黑色组织，周围皮肤发红，渗液为黄褐色、脓性、量多、有恶臭，可见蝇虫飞出。患者病史：既往有脑梗、低蛋白血症史。患者长期卧床，生活完全不能自理，大便 2~3 d 1 次，尿液由纸尿裤集尿。照顾者为 3 个女儿，对压力性损伤知识缺乏，未及时翻身，2 个月前患者出现骶尾部压力性损伤（当时为深部组织性损伤），曾自行使用呋喃西林、康复新液、贝复济等喷涂，但伤口无任何好转，创面扩大、变深，遂至医院就诊。目前使用抗生素（依替米星、替硝唑）全身抗菌，同时进行局部伤口换药。

入院实验室检查示：血钾 2.45 mmol/L，血糖 8.08 mmol/L，血红蛋白 80 g/L，白蛋白 27.3 g/L，白细胞计数 10.88×10^9/L，BMI 21.0 kg/m^2。伤口分泌物培养示：铜绿假单胞菌感染。

体格检查结果示：患者四肢僵硬、消瘦。

入院诊断：4 期压力性损伤（图 5-1）。

二、护理评估与诊断

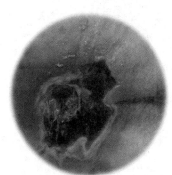

图 5-1 4 期压力性损伤

（一）护理评估

1. 全身评估。

该病例影响伤口愈合的全身性因素有以下几个方面。

（1）患者年龄：高龄。

（2）伴随疾病：脑梗、高血糖。

（3）身体状况：进食依靠鼻饲、消瘦。

（4）营养：低蛋白血症。

（5）移动能力：因脑梗存在移动能力下降。

（6）伤口对患者日常生活的影响：伤口渗液量多、有恶臭，疼痛。

（7）心理和社会支持状况：患者及其家属焦虑，家庭经济处于中等水平，社会支持系统良好。

2. 伤口局部评估。

采用"伤口评估三角"评估方法进行评估，包括伤口床评估、伤口边缘评估、伤口周围皮肤评估。

（1）伤口床评估。

① 伤口部位：骶尾部。

② 伤口尺寸：长 5.5 cm、宽 8 cm、深 3 cm。

③ 组织类型：黑色坏死组织 100 %。

④ 感染征象：局部感染征象有疼痛、红斑、水肿、局部发热、渗出液量增多、有恶臭、潜行。全身系统性感染征象有红斑、发热、脓肿/脓液、全身不适、白细胞计数增加。

⑤ 渗出液。

A. 程度：高度渗出。

B. 类型：脓性（黄色/棕色）。

C. 气味：恶臭。

⑥ NRS 评分：6~8 分。

（2）伤口边缘评估。评估是否有浸渍、脱水、潜行、边缘卷起等情况。

① 有浸渍。

② 伤口边缘可见一些浸渍、发红，可能是敷料下渗出液聚集所致。

③ 无脱水。

④ 有潜行。

⑤ 伤口周围 1 周，最深处 11 点方向为 5 cm。

⑥ 有边缘卷起。

⑦ 存在边缘增厚。

（3）伤口周围皮肤评估。评估是否有浸渍、表皮脱落、皮肤干燥、过度角化、胖胀、湿疹等情况。伤口周围皮肤是指伤口边缘 4 cm 范围内的皮肤，以及敷料覆盖的所有皮肤。

① 有浸渍。

② 伤口周围皮肤呈红色，表示存在因渗出液导致的局部压力性损伤和刺激。

③ 无表皮脱落。

④ 无皮肤干燥。

⑤ 无过度角化。

⑥ 无胖胀。

⑦ 无湿疹。

（二）护理诊断

本案例提出了以下护理诊断。

1. 皮肤完整性受损，与局部持续受压有关。

该患者长期受压后局部组织的缺血、缺氧导致组织灌注不足，造成了皮肤组织的炎性反应，引起皮肤完整性受损。

2. 舒适度改变，与疼痛，骶尾部伤口缺血、缺氧有关。

患者骶尾部创面缺血、缺氧，刺激皮肤表面的感觉神经，引起疼痛，因此患者发生了舒适度的改变。

3. 知识缺乏，缺乏压力性损伤预防与治疗的相关知识。

患者长期卧床，生活不能自理，出现压力性损伤长达 2 个月，家属并没有及时就医，说明患者及其家属缺乏预防与治疗压力性损伤的相关知识。

4. 营养失调，营养低于机体需要量，与咀嚼困难或吞咽困难有关。

患者脑梗，有一定程度的吞咽困难，依靠鼻饲补充营养；患者存在低蛋白血症，是营养不良的表现之一，但由于患者存在伤口，机体需要消耗蛋白质等能源物质，因此患者存在营养失调，营养低于机体需要量。

5. 有潜在并发症：败血症。

患者骶尾部创面如不进行清创和抗菌处理，很可能存在细菌感染的播散，最终引起败血症。

（三）护理目标

1. 清除坏死组织，减少伤口细菌负荷。

2. 管理伤口的湿性平衡。

3. 保护伤口周围皮肤及身体其他部位皮肤。

4. 改善患者舒适度。

5. 全身护理目标：辅助翻身、排泄物管理、营养支持、康复锻炼。

三、护理措施

（一）清创

发生 4 期压力性损伤，创面通常有焦痂、腐肉，损伤至骨、肌腱、筋膜等，首先需要清除坏死组织。临床上常见的清创方式有外科清创、保守性锐器清创、机械性清创、化学性清创、自溶性清创、酶清创等。考虑到本案例患者高龄，其创面存在较多的坏死组织，于是对创面及创缘进行保守性锐器清创（也称蚕食清创），联合使用敷料进行自溶性清创，维持 1 周，直至创面床无坏死组织（图 5-2，图 5-3）。

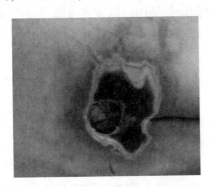 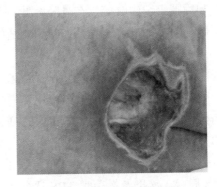

图 5-2　清创第 2 天　　　　　图 5-3　清创 1 周后的创面

（二）局部抗菌治疗

患者伤口分泌物培养结果显示，患者存在铜绿假单胞菌感染，根据创面处理原则，使用局部抗菌治疗，并遵医嘱使用全身抗生素。根据创面进展情况、渗液量、当地医院敷料的可获得性、患者的经济情况，一级敷料可选择亲水纤维银离子敷料、溶菌酶敷料、藻酸钙银离子敷料抗感染，或使用磺胺嘧隆溶液每日湿敷。该病例前期使用磺胺嘧隆每日湿敷、溶菌酶敷料抗菌，二级敷料使用棉垫吸收渗液。后期渗液量减少后，采用亲水纤维银敷料及泡沫敷料吸收渗液和减压。该病例在使用抗生素（依替米星、替硝唑）全身抗菌的基础上，联合局部创面的抗菌治疗，效果显著，治疗 4 周后，白细胞计

数由 $10.88×10^9/L$ 降至 $5.78×10^9/L$。

（三）采用多种技术减少渗液量，管理创面的湿性平衡

治疗第 1 周，患者坏死组织较多，每日的渗出液为大量（外敷料全部浸湿），选用了高功率光子治疗以尽可能减少渗液，参数为：红光，剂量 101 J/cm^2，连续模式，时长 20 min（图 5-4）。治疗第 2 周，患者坏死组织清除干净，选择负压创面治疗（negative pressure wound therapy，NPWT）技术（图 5-5）。负压为 $-80 \sim -125$ mmHg，连续使用 2 周，患者创面 75% 为红色肉芽组织，25% 为黄色组织，渗液量为小量（图 5-6）。

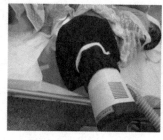

图 5-4 光子治疗
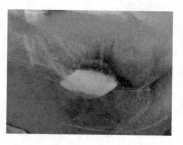

图 5-5 负压吸引技术
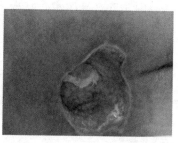

图 5-6 负压吸引治疗 2 周后

（四）保护伤口周围皮肤及身体其他部位皮肤

在使用粘胶类敷贴前，可使用皮肤保护膜保护伤口周围皮肤。患者身体其他部位皮肤也做到每班评估与检查，防止新发的压力性损伤。评估内容：从头到脚评估，特别关注皮肤覆盖的骨隆突处，包括骶骨、脚跟、臀部、耻骨、大腿和躯干；将医疗器械下面的皮肤和软组织作为常规皮肤评估的一部分。评估皮肤和软组织的温度；评估受检组织水肿情况和周围组织的改变。在骨隆突处，可预防性使用泡沫敷料减压，而一旦发现皮肤改变，则必须早期进行干预，如使用合适的敷料、加强局部皮肤的减压等。

（五）改善患者的舒适度

减轻疼痛、尽可能减少伤口异味。该患者入院时 NRS 评分 $6 \sim 8$ 分，存在中高强度的疼痛。因此，在揭开敷料前应先使用生理盐水湿润，然后再揭下原敷料。在操作过程中，换药操作应柔和。在清创过程中应时刻关注患者主诉，控制好清创程度。本案例主要采取的是蚕食清创和自溶性清创的方法。换药结束后，应对患者进行适当的安抚与鼓励。减少伤口异味主要通过局部抗菌治疗的方式，在"护理措施"中已有阐述，此处不赘述。4 周后，该患者换药时 NRS 评分 $1 \sim 2$ 分，与入院时比较已有较大好转。患者伤口已无异味。

（六）辅助翻身

持续暴露于机械性压力中是压力性损伤发生及愈合延迟的重要原因，其危害性与压力强度和持续暴露的时间密切相关。而翻身被认为是最简单有效的减压方式，因为翻身能够在很大程度上减少骨隆突处的受压时间，促进压力再分布。在本案例中，护理人员为该患者设计了翻身计划，使用了防褥疮床垫，配备了多个翻身枕，每 $2 \sim 3$ h 翻身 1 次，每次采用 30° 侧卧位（图 5-7）。患者家属也进行了轮流值班照护，均能够配合医嘱

图 5-7 翻身体位

执行。

（七）排泄物管理

患者存在尿失禁的情况。在与患者家属沟通后，建议患者家属给患者选用透气性好、高强度吸收性能的纸尿裤，采用棉质床单，避免使用不透气的一次性床垫，床垫一旦潮湿，及时更换。该患者在处理伤口期间未发生尿路感染，也未发生失禁性皮炎。

（八）营养支持

2019 年版国际《压力性损伤的预防与治疗：临床实践指南》指出，需要为营养不良或有营养不良风险的成年 PI 人群提供 30～35 kcal/（kg·d），为营养不良或有营养不良风险的成年 PI 人群提供 1.25～1.5 g 蛋白质/（kg·d），为营养不良或有营养不良风险的 2 期及以上成年 PI 人群提供高热量、高蛋白、精氨酸、锌和抗氧化剂口服营养补充剂或肠内配方。而本案例中的患者为高龄老人，伴有 4 期压力性损伤，存在营养不良，且无法自主进食，因此根据指南的建议，本病例护理人员联合营养科医生制订了营养摄入方案，予补充肠内营养制剂，并每周测定白蛋白指标。经过 4 周的治疗，患者的白蛋白指标由入院时的 27.3 g/L 升至 35.8 g/L。

（九）康复锻炼

长期卧床的老年患者必须预防坠积性肺炎、深静脉血栓、足下垂、废用综合征等。在处理创面的同时，还要关注其全身的其他方面。因此，在检查无危险因素后，鼓励家属对该患者进行床上的康复锻炼，如足背运动、握力训练等。

 ## 四、护理技术

（一）伤口换药技术

1. 目的。

（1）观察患者伤口情况，明确是否有红肿，伤口是否有积液、积脓、出血、异物，伤口愈合的情况。

（2）对伤口进行处理，去除伤口上的脓性、血性分泌物，并进行消毒处理。如果伤口有积液、积脓、血肿，必须充分引流、冲洗，除去伤口内异物。

（3）对有引流条的伤口观察引流液的量、性状，及时拔出引流条。

（4）对已愈合的伤口进行消毒、拆线。

2. 操作前准备。

（1）评估患者并解释。

① 评估患者的身体状况、基础疾病、心理状态、合作程度等。

② 了解伤口形成的原因及持续时间。

③ 评估伤口床（伤口大小、组织类型、渗液量等）、伤口边缘、伤口周围皮肤。

（2）患者准备。

① 了解换药的目的、方法、注意事项及配合要点。

② 体位舒适、情绪稳定。

③ 嘱患者按需排尿、排便；勿空腹，避免换药时引起低血糖。

（3）护士准备。衣帽整洁，修剪指甲，洗手，戴口罩。

（4）用物准备。准备无菌换药盒（或换药碗）、棉球、消毒液、清洗液、内敷料（根据伤口情况选择）、外敷料、伤口尺、胶布、无菌长棉棒、无菌手套、一次性弯盘、垫单。

（5）环境准备。室温湿度适宜，光线充足，环境安静。

3. 操作步骤。

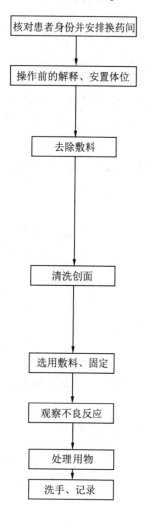

◆ 核对患者身份，根据伤口的类型（清洁伤口、污染伤口、无菌伤口），安排合适的换药间。

◆（1）再次核对相关信息，解释换药操作的目的及注意事项。
（2）注意保护患者隐私，可拉隔帘遮挡，注意保暖。
（3）协助患者取合适体位，充分暴露伤口区域。

◆（1）铺治疗巾，戴手套，观察外层敷料情况并以无痛为原则揭下外层敷料。
（2）脱手套，快速洗手。
（3）将内层敷料用镊子或血管钳揭开。若内层敷料粘紧伤口，用生理盐水浸湿后再揭开。评估伤口的类型、部位、大小、基底颜色、渗液量、周围皮肤状况等。

◆（1）清洁伤口由内向外清洗，污染伤口由外向内清洗，感染伤口由外向内清洗。
（2）观察伤口渗液的量、颜色，观察周围皮肤有无浸渍及伤口进展情况。

◆ 根据伤口评估情况，选择是否清创并选用敷料。根据需要，使用保守性利器清创清除坏死组织，正确选择敷料并妥善固定。

◆ 在换药过程中直至换药结束，询问患者有无不适，协助患者整理衣服，整理床单元。

◆ 垃圾分类处理。

◆ 洗手并记录伤口组织的类型、部位、大小、深度、渗液量、周围皮肤状况，以及所用敷料及换药频率等。

4. 注意事项。

（1）发现伤口异常应及时与医生沟通处理。

（2）揭除伤口敷料时注意：应沿与身体长轴平行方向揭除敷料。若敷料与伤口粘连，应先用生理盐水棉球浸湿敷料，然后轻轻顺伤口长轴揭去敷料。

（3）指导患者正确保护伤口，保持伤口敷料清洁干燥。

（4）告知患者影响伤口愈合的相关因素。

（5）告知患者换药频率。

（6）告知患者居家生活注意事项及饮食等。

（二）高功率光子治疗技术

1. 目的。

抗炎、促进肉芽组织生长及创面愈合。

2. 操作前准备。

（1）评估患者并解释。

① 评估患者的年龄，病情，意识，伤口大小、深度，渗液量，伤口周围皮肤，病情，心理状态及合作程度。

② 向患者及其家属解释应用高功率光子治疗技术的目的、方法、所需时间和需要配合的内容。

（2）患者准备。

① 了解应用高功率光子治疗技术的目的、方法、注意事项及配合要点。

② 体位舒适，情绪稳定。

（3）护士准备。衣帽整洁，修剪指甲，洗手，戴口罩。

（4）用物准备。准备高功率光子治疗仪、电源线，检查治疗仪性能。

（5）环境准备。室温适宜，光线充足，环境安静。

3. 操作步骤。

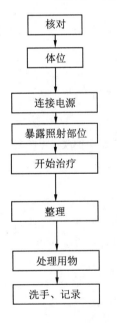

◆ 携用物至患者床旁，核对患者的床号/门诊号、姓名。

◆ 患者选择舒适的治疗体位，根据照射部位，选择仰卧位、侧卧位、俯卧位或坐位。

◆ 连接电源，打开仪器背侧电源开关，检查指示灯是否亮。

◆ 充分暴露患者的照射部位。

◆ 按开机键，调节照射距离，按升高或降低光源键；将光杯口对准治疗部位，光源高度为 20~25 cm，设定治疗时间，启动治疗。

◆ 治疗结束后仪器自动停止，关闭背侧电源开关，移至指定放置点，整理床单元。

◆ 洗手并记录本次治疗的参数、时间，以及治疗期间患者出现的不良反应。

4. 注意事项。

（1）指导患者治疗时不要直视光源；不要擅自移动体位，以免影响治疗效果；治疗期间如有不适，及时反映给责任护士。

（2）责任护士必须时常巡视，观察患者有无不良反应。

（三）负压创面治疗技术

1. 目的。

（1）降低伤口的感染风险。

（2）改善伤口组织血供。

（3）加速伤口愈合过程。

2. 操作前准备。

（1）评估患者并解释。

① 评估患者的年龄，病情，意识，伤口大小、深度，渗液量，心理状态及合作程度。

② 向患者及其家属解释应用负压创面治疗技术的目的、方法、所需时间和需要配合的内容。

③ 指导患者或其家属在治疗同意书上签字。

（2）患者准备。

① 了解应用负压创面治疗技术的目的、方法、注意事项及配合要点。

② 体位舒适，情绪稳定。

（3）护士准备。衣帽整洁，修剪指甲，洗手，戴口罩。

（4）用物准备。准备伤口敷料，治疗仪及辅助材料（连接管道、吸引管、储液瓶和半透膜）准备齐全。

（5）环境准备。室温适宜，光线充足，环境安静。

3. 操作步骤。

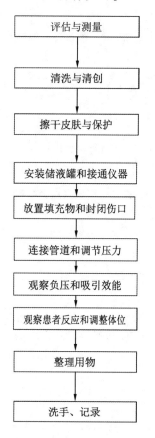

◆（1）使用伤口评估流程与测量技术评估规范。
（2）伤口评估内容应全面无遗漏。

◆ 使用生理盐水反复清洗患者伤口 3~4 次。采用合适的清创方法，去除腐肉和组织碎片。

◆ 用干纱布擦干患者伤口周围皮肤，涂抹皮肤保护膜，保护皮肤免受渗液刺激。

◆ 安装储液罐于治疗仪上，接通治疗仪电源。

◆ 根据伤口形状剪裁填充物放置于伤口床内。外用半透膜应封闭、美观、牢固、不漏气。剪裁吸引盘衔接孔，固定吸引盘。

◆ 仪器管道连接吸引管应紧密无漏气。调整吸引负压值。

◆ 观察治疗仪负压值状态。熟知有效吸引的指标。

◆ 每 30 min 观察和询问 1 次患者的反应并记录。每 1~2 h 协助患者调整 1 次体位。

◆ 按照规范处理垃圾。治疗时间结束后，及时处理医疗垃圾、擦拭负压治疗仪。

◆ 洗手并做好相关记录。

4. 注意事项。

（1）裁剪敷料，使之契合伤口大小。

（2）修剪密封膜，使之完全覆盖敷料及超过伤口边缘 3~5cm 区域。

（3）把裁剪好的敷料放置于伤口腔内，避免过分填塞。

（4）责任护士必须经常观察负压压力值，避免负压压力无效。

五、案例总结

该病例为 1 例 4 期压力性损伤患者，对其护理主要使用了 3 种护理技术：伤口换药技术、高功率光子治疗技术、负压创面治疗技术。由于患者的伤口是处于动态变化中的，因此基于湿性愈合理论，本案例在处理伤口的过程中使用了多种敷料，这是根据伤口渗液量、组织类型的变化做出的选择。高功率光子治疗技术与负压创面治疗技术能够较好地促进肉芽组织的生长，是处理 4 期压力性损伤创面的常见方法。需要注意的是，临床环境中，可根据当地医院的特点、资源可获得性、患者的经济能力，选择合适的治疗方法与敷料来促使创面愈合。"条条大路通罗马"，并非必须由某一种敷料或技术起作用，总原则是选用合适的方法与敷料来维持创面处于低氧微酸密闭的湿润环境（湿性愈合理论），促进创面肉芽组织的生长。

选择压力性损伤患者预防性敷料时，我们应考虑以下几方面因素：使用敷料的潜在益处；合适的敷料尺寸和设计；管理微环境的能力；易于使用和揭除；能够保持在位的能力；方便定期评估敷料下皮肤的能力；个人的喜好，如舒适度和致敏性；与皮肤接触面的摩擦系数；成本效益和可获得性。

（陈奕 王卫珍）

第四节 重型新型冠状病毒感染患者的护理

新型冠状病毒感染是由新型冠状病毒引起的以肺部炎性病变为主的疾病，临床表现以发热、干咳、乏力为主要症状，还可引起肠道、肝脏和神经系统的损害和相应症状。临床新型冠状病毒感染的分型为普通型（具有发展为重症的高危因素）、重型、危重型。重型必须符合下列条件中的任何 1 条：呼吸窘迫，呼吸频率（RR）≥30 次/min；静息状态下，指脉氧饱和度 ≤93%；动脉血氧分压（PaO_2）/吸氧浓度（FiO_2）< 300 mmHg。危重型必须符合下列条件中的任何 1 条：出现呼吸衰竭，且需要机械通气；出现休克；合并其他器官功能衰竭，需要 ICU 监护治疗。重症患者多在发病 1 周后出现呼吸困难和（或）低氧血症，严重者可快速进展为急性呼吸窘迫综合征（ARDS）、脓毒症休克、难以纠正的代谢性酸中毒和出凝血功能障碍及多器官功能衰竭等。对于危重型患者，国家《新型冠状病毒感染诊疗方案》各版本均明确指出：对于严重 ARDS 患者，建议进行俯卧位通气治疗。俯卧位通气具有改善氧合指数、改善高碳酸血症、利于保护性通气策略的实施及改善右心功能等作用，并能降低病死率。因此，早期识别和积极治疗重型及危重型患者对新冠肺炎的治疗至关重要。

护理人员在为此类患者提供照护的过程中，应严格落实个人防护措施。在隔离病房工作时，应采用二级防护。在进行可能产生气溶胶的操作（如吸痰、气管插管、无创通气、气管切开、心肺复苏等）时，应采用三级防护。本案例总结 2020 年 3 月收治的 1 例重型新型冠状病毒感染患者的护理实践。

 一、病例介绍

患者郝某，男性，49 岁，已婚，小学学历，无宗教信仰，家庭支持系统良好。有吸毒史 20 年，已戒 5 年，无过敏史。患者因检查发现新型冠状病毒核酸阳性 1 d，于 2020 年 3 月 27 日 23：20 经急诊拟新型冠状病毒感染收住入院。入院查体：T 38.5 ℃，P 96 次/min，R 25 次/min，BP 120/81 mmHg，SpO_2 95%，患者神志清，精神萎，胸闷气促明显，咳少量白色黏痰，口唇指甲有紫绀，咽无充血，扁桃体无肿大，颈软，无抵抗感，两肺呼吸音粗，两肺未及明显干湿啰音，心律齐，腹软，无压痛及反跳痛，双下肢不肿。辅助检查：咽拭子核酸阳性。胸部 CT 提示两肺见多发磨玻璃影、网格状影及少许条索状影，以胸膜下为显，边缘欠清，密度不均，部分较致密。入院后予特殊疾病护理，一级护理，普食，予告病重，记录 24 h 出入量，予完善相关检查，予无创呼吸机辅助通气（吸氧浓度 80%，EPAP/IP AP6/13，频率 18 次/min），予抗感染、抗病毒、护胃、止咳化痰、营养支持治疗。自理能力评分 65 分，Morse 评分 30 分，予防跌倒、防坠床床边警示标识。

3 月 28 日 6：00 体温 38.5 ℃，14：00 体温 36.5 ℃，咳少量白色黏痰。查血气分析：PCO_2 41.7 mmHg，PO_2 98.2 mmHg，Na^+ 130.5 mmol，K^+ 3.99 mmol/L，Ca^{2+} 0.955 mmol/L，葡萄糖（glucose，Glu）8.2 mmol/L，SpO_2 98.0%，氧合指数 122.75 mmHg，高敏感 C-反应蛋白 47.9mg/L，总蛋白 59.0g/L。请市级专家组会诊后，患者目前诊断：新型冠状病毒感染（重型）。予加强抗感染治疗。

3 月 29 日血气分析：PO_2 75.6 mmHg，Lac 2.1 mmol/L，Glu 12.1 mmol/L，白蛋白 29.4 g/L，高敏感 C 反应蛋白 23.8 mg/L，予加用蛋白支持治疗。

3 月 30 日血气分析：PO_2 127.0 mmHg，Lac 2.8 mmol/L，SO_2 99.1%，P/F 254.09 mmHg，高敏感 C 反应蛋白 9 mg/L，白细胞 $10.77×10^9$/L，白蛋白 34.1 g/L，今予加用静脉丙种球蛋白、胸腺法新提高免疫治疗。

3 月 31 日复查血气分析：pH 7.465，PCO_2 44.2 mmHG，PO_2 127.0 mmHg，Lac 2.8 mmol/L，SO_2 99.1%，P/F 158.75 mmHg，白细胞 $10.45×10^9$/L。

4 月 2 日电解质（干化）：K^+ 5.36 mmol/L，Na^+ 146.9 mmol/L，Cl^- 100.2 mmol/L，停用氯化钾缓释片。

4 月 4 日和 4 月 5 日连续 2 d 核酸检测阴性。

 二、护理评估与诊断

（一）护理评估

1. 病史评估。

评估患者疫区生活史、既往史、治疗史、流行病学史、并发症等。

2. 健康史和相关因素。

（1）一般情况，如患者的年龄、运动爱好、有无酗酒抽烟、日常饮食等。

（2）既往史。了解患者既往健康状况，如患者有无肺部疾病（如慢性阻塞性肺疾病、肺癌）病史，有无高血压、糖尿病病史等。

（3）服药史。了解患者近期有无服用激素类药物，有无药物过敏史等。

3. 身体状况。

（1）生命体征。评估患者的意识、体温、血压、脉搏、血氧饱和度及呼吸等。

（2）症状与体征。评估患者的意识状态、肌肉疼痛、乏力、咳嗽、咳痰、胸闷、气促、腹泻等症状。

（3）皮肤黏膜。评估患者皮肤的色泽和弹性，肢端末梢循环，有无出血等。

（4）营养状况。评估患者的进食情况，有无脱水等。

4. 心理和社会支持状况。

评估患者对疾病的情绪反应、认知改变、防护依从性，以及其家属的心理状态、家庭经济情况等。

5. 环境评估。

评估是否存在交叉感染的环境因素，如床间距、病房是否达到负压要求、高风险操作是否达到防护要求、是否需要安全保护措施等。

（二）护理诊断

患者入院时，稍用力便感到呼吸困难，坐位时手放在膝上，向前屈身，表现出三点体位的倾向，胸闷气促明显，口唇指甲紫绀。血气分析示：pH 7.46，PCO_2 41.7 mmHg，PO_2 98.2 mmHg，SpO_2 95%。必须快速、准确、有效地对新型冠状病毒感染患者进行全面评估，积极采取相应的干预措施，并根据病情变化进行动态评估。

本案例提出了如下护理诊断。

1. 气体交换受损，与肺部呼吸面积减少、肺顺应性降低有关。

患者入院时体温 38.5 ℃，SpO_2 95%；血气分析示：pH 7.46，PCO_2 41.7 mmHg，PO_2 98.2 mmHg，Na^+ 127.8 mmol/L，Ca^{2+} 0.851 mmol/L，肺部感染，呼吸困难，氧含量降低，氧饱和度降低，血清游离钙降低引起感觉异常，患者处于一种现存的或潜在的肺泡与血管系统之间气体通过量降低的状态，必须密切关注病情变化，遵医嘱持续无创呼吸机辅助通气，指导患者进行俯卧位通气，做好呼吸机及呼吸功能锻炼的相关宣教。

2. 体温过高，与病毒性感染有关。

新型冠状病毒感染以发热和呼吸道症状为主，发热或咳嗽的比例最高，占 91.7%，且男性发热和乏力的比例更高，因此尽管发热和咳嗽不是新冠感染的特异性症状，但是扩大监测指标可能无法明显提高监测效率，反而大大增加工作量，主动监测发热或咳嗽症状，积极进行核酸检测，有助于早发现新冠疫情，在新的疫情防控形势下，具有一定的指导价值。该患者入院时体温为 38.5 ℃，咳嗽、咳痰明显，入院后遵医嘱予抗感染、止咳化痰对症治疗。

3. 活动无耐力，与肺功能减退、氧供和氧耗失衡有关。

新型冠状病毒感染患者呼吸系统受损，炎症致代谢需求增加，而患者因发热、食欲不振等原因饮食常摄入不足，影响供氧导致身体状况下降，机体能量消耗大于能力摄入，患者会有虚弱、疲乏，甚至精疲力竭等表现。该患者入院时胸闷、气促明显，口唇指甲有紫绀，呼吸困难，耐受日常需要或希望进行的活动的生理能力降低，需要患者增加休息，增强其对活动的耐受力。

4. 营养失调，营养低于机体需要量，与发热、腹泻、摄入减少等有关。

在疾病的不同阶段，患者机体代谢的改变不尽相同，能量及营养物质需求亦处于动态变化中。该患者由于发热、感染等疾病原因，营养摄入不足以满足机体代谢需要，消化吸收功能也较前下降，入院时患者白蛋白值为 35.2g/L，NRS 2002 评分 0 分，入院第 2 d 白蛋白值降为 29.4 g/L，NRS 2002 评分 3 分，有营养不良风险，需要进行营养支持。因此，在肠内营养支持中，应观察患者的症状和体征，评估营养治疗的效果，动态监测实验室参数的变化，调整营养治疗方案。

5. 焦虑/恐惧，与隔离、担心疾病预后等有关。

由于疫情突发，传播速度快，个人症状重，且有的家庭多人染病住院或隔离，因此不少患者存在一定的焦虑、抑郁心理，影响其治疗与康复。患者因等待检测结果、担心病情恶化、治疗效果不佳、与亲属失去联系等原因，最易产生焦虑情绪。部分患者对新冠感染及其传染性等缺乏了解，感到生命受到威胁，选择性关注疾病负面信息，易产生死亡恐惧感。因此，新冠感染患者心理护理强调紧密结合新冠感染临床实践，关注患者在救治过程中的生理、心理、社会行为变化等应激反应，运用心理学理论和简便实用的干预方法，致力解决患者在住院过程中的心理问题，为促进患者身心健康发挥作用。

三、护理措施

（一）保持呼吸道通畅，给予氧疗与呼吸支持

1. 咳嗽、咳痰。

根据患者病情，指导患者掌握深呼吸和有效咳嗽的正确方法。咳痰时应用密闭的塑料袋遮挡，避免造成病毒传播。

2. 雾化吸入。

由于雾化吸入途径给药可能产生气溶胶，污染室内空气，所以应尽量避免使用雾化吸入。如果确实必要，首选定量吸入装置结合储雾罐方式。

3. 吸痰护理。

应采用密闭式吸痰管进行气道分泌物吸引，且应按需吸引。

4. 持续低流量吸氧。

观察患者动脉血氧的变化，评估其呼吸频率、节律、深度，口唇指甲有无紫绀，监测异常呼吸形态，及时遵医嘱调节氧流量、给氧方式和呼吸机参数，并及时记录。

5. 保持室内空气新鲜。

定时通风，并注意保暖。

6. 治疗原发病灶。

定期复查，如通过 B 超查看胸腔积液吸收情况，积极治疗原发病灶。

7. 无创呼吸机使用管理。

指导患者使用无创呼吸机的注意事项，如不张口呼吸等，观察患者有无胃胀气等并发症，做好呼吸机及其管路的管理。

8. 俯卧位通气护理。

在患者可以耐受的情况下，每天至少 12 h 俯卧位通气，可以在一日内分段进行，每次 2 h 左右。建议俯卧位时间段如下：09：00—11：30，14：00—16：30，20：00—22：00，23：00—06：00。

（二）高热的护理

1. 密切观察患者的病情与热型，发热患者遵医嘱给予退热处理。

2. 退热处理后密切监测患者的体温、出汗情况及电解质变化，出汗较多者应及时更换衣被。

3. 观察患者的末梢循环与尿液情况。若患者高热而四肢末梢发冷、发绀等，提示病情加重。

4. 在护士的指导下，患者适量饮水，清淡饮食，必要时及时补液。

（三）病情观察

1. 严密监测患者的生命体征及意识变化，重点监测患者的呼吸频率、节律、形态、深度等。

2. 观察氧疗的效果，根据患者的呼吸困难程度、血氧饱和度、血气分析结果等，动态调整氧疗方式和氧流量。

3. 进行血流动力学监测，预防患者的心律失常、心力衰竭等。

4. 观察患者的伴随症状，如全身肌肉疼痛、乏力、咳嗽、胸闷等。

5. 记录 24 h 出入量，维持患者的水、电解质及酸碱平衡。

6. 加强感染指标监测，正确及时留取患者的血液、痰液、尿液、大便等标本。

7. 加强患者基础疾病的观察与护理，如高血压、糖尿病、冠心病等。

8. 预防并及时发现并发症，若患者出现持续高热、呼吸衰竭、休克、合并其他器官衰竭等症状，应警惕病情恶化。

（四）用药观察与护理

1. 遵医嘱给药，严格执行查对制度。

2. 推荐集中配制药物，确保用药剂量准确，减少不必要的暴露。

3. 注意药物配伍禁忌。

4. 密切观察药物不良反应。若使用抗病毒药物、抗菌药物，必须观察患者的胃肠道反应，并定期监测肝肾功能。若使用糖皮质激素，必须注意补充钙剂和维生素 D，并定期监测血钙浓度。

5. 观察患者的药物治疗效果，密切监测患者体温、血氧饱和度及其他不适症状有无改善。

（五）生活护理

1. 向患者解释疾病的相关知识，预防疾病加重的注意事项。

2. 教育患者改变活动方式，以调节能量消耗、减少心脏负荷。

3. 分次宣教，一次宣教 1~2 个知识点，确保患者完全掌握。

4. 协助患者进行生活护理，如进食、大小便等；物品放于易取得处。

（六）营养支持

1. 准确进行营养评估，监测并记录患者的进食量。

2. 指导患者少食多餐，进食易消化的优质蛋白、新鲜的蔬菜水果，以补充维生素。

3. 加强口腔护理，保持口腔湿润、清洁，以增进食欲。

4. 鼓励患者适当活动，以增加营养物质的代谢和作用，从而增进食欲。

5. 给患者提供愉快的就餐环境，当患者正在进食、饮水时不宜中断给氧。

6. 如果患者经过评估未能达到营养需求，遵医嘱予营养支持治疗。

（七）心理护理

1. 入院时向患者介绍病房环境和隔离相关规定。

2. 及时评估患者的心理状况，必要时请精神科医生会诊。

3. 在床边操作过程中，通过眼神交流、触摸、点头、握手和点赞等，给患者提供恰当的情感支持，鼓励患者树立战胜疾病的信心。

4. 协助患者与外界亲属的信息转达，给患者提供连续的信息支持，鼓励患者积极配合治疗。

（八）呼吸康复

1. 原则。

与临床医疗团队共同评估呼吸康复方案的可行性；呼吸康复治疗以不引起患者血氧饱和度和血压下降为原则。

2. 指导方式。

播放相关视频、引导患者阅读宣传手册等。

3. 内容。

协助患者适时变换体位，如半卧位、侧卧位、俯卧位等，以减少呼吸肌做功，节省能量；教会患者呼吸控制技术，如腹式呼吸、缩唇呼吸等，以扩张下胸部，缓解呼吸困难；教会患者有效排痰技术，如体位引流和有效咳嗽，以促进排痰，保持呼吸道通畅。

（九）休息与活动

1. 卧床休息，保证充足睡眠，睡眠障碍者遵医嘱给予药物治疗。

2. 能离床者，按照"起床三部曲"（躺 30 s 再起床，双腿下垂 30 s 再站立，站立 30 s 后再行走）指导患者在床边行坐、站、原地踏步等活动。

3. 卧床者，预防跌倒坠床。可根据患者的耐受程度，指导患者在床上进行握拳、举臂、踝泵、足跟后滑、抬腿、股四头肌及臀肌长收缩等活动。可使用弹力袜，以预防下肢深静脉血栓形成。

4. 所有活动以不引起患者血氧饱和度和血压下降为原则

四、护理技术

（一）俯卧位通气

1. 目的。

（1）改善氧合指数。

（2）改善高碳酸血症。

（3）利于保护性通气策略的实施。

（4）改善右心功能。

2.操作前准备。

（1）评估患者并解释。

1）评估内容包括以下方面。

①血流动力学。生命体征相对平稳，可耐受俯卧位通气。

②镇静状态。机械通气患者俯卧位通气时建议深镇静，RASS 评分-4~-5 分。

③人工气道。确认气管插管或气管切开管位置，清理气道及口鼻腔分泌物。

④胃肠道。俯卧位通气前 2 h 暂停肠内营养的供给，操作前回抽胃内容物，避免过多胃残余量致反流误吸；危重型重度 ARDS 患者早期置入鼻空肠管。

⑤其他。检查各导管是否在位通畅，并确认可否暂时夹闭；检查局部敷料是否需要更换；检查易受压部位皮肤情况。

2）向患者及其家属解释俯卧位的目的、方法、注意事项及配合要点。

（2）患者准备。

①了解取俯卧位的目的、方法、注意事项及配合要点。

②确定俯卧位通气翻转方向。根据仪器设备连接及患者体位反转的方便性，决定俯卧位的操作是患者由左向右还是由右向左进行翻转。

③合理安放电极片。将患者胸前电极片移至肩臂部，整理监护仪各连接导线，并留出足够长度以便于翻转。

④加强各管路的管理。夹闭非紧急管路（如尿管、胃管等），妥善固定各导管，防止滑脱，整理各管路方向与身体纵轴方向一致，并留出足够长度以便于翻转。

⑤保护局部受压处皮肤。在患者面部颧骨处、双肩部、胸前区、髂骨、膝部、小腿部及其他骨隆突俯卧位易受压处垫上泡沫型减压敷料或硅胶软枕。

（3）护士准备。衣帽整洁，修剪指甲，洗手，二级防护。

（4）用物准备。准备硅胶软枕数个，圆柱形头枕 2~3 个，头枕（软枕或马蹄形枕头），泡沫敷料，翻身单（可承担患者重量且大小合适的单子）。

（5）环境准备。室温适宜，光线充足，环境安静。

3.操作步骤。

（1）俯卧位通气信封法翻转方式（医护站位）。第一人：医生或呼吸治疗师站于患者头顶，负责发号施令、气管插管固定、头部的安置。第二人、第三人：两名护士分别站于患者颈肩左右侧，负责中心静脉导管、胸部各引流管、体外膜肺氧合管路等。第四人、第五人：两名护士分别站于患者左右臀部及大腿根部，负责股静脉/动脉管、尿管、腹部引流管等。

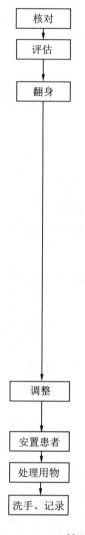

◆ 携用物至患者床旁，核对患者床号、姓名。

◆ 让患者平卧于床上，评估血流动力学、镇静状态、人工气道、胃肠道及其他情况。

◆ （1）将 60 cm×90 cm 护理垫分别置于患者胸前及会阴部，吸水面朝向患者皮肤。

（2）将 2 个圆柱形枕分别置于患者胸部及髂嵴处护理垫上，男性患者注意避开生殖器部位。

（3）将翻身单覆盖在圆柱形枕头上，患者双手置于身体两侧并紧贴身体。

（4）由位于头侧的第一人固定住患者的人工气道和呼吸机管路，其余 4 人将患者身上、身下两层翻身单边缘对齐，同时向上卷翻身单至最紧，固定住患者的其他导管。

（5）由第一人发出口令，并与其他 4 人同时将患者托起，先移向病床一侧。

（6）确认患者及管道安全后，听第一人口令同时将患者翻转为 90° 侧卧位，然后 5 人同时将患者（由左向右或右向左）行 180° 翻转至俯卧位。

（7）将患者头偏向一侧，头下垫护理垫与减压枕，留出足够高度，确保人工气道通畅，以便于吸痰操作。

（8）特殊情况：颈部强直的患者应给予一定的镇静镇痛，气管切开的患者必须保证颈部悬空，留有操作空间。

◆ 确认圆柱形枕位置恰当，整理确认各导管是否在位通畅、导线固定，摆放肢体于功能位。

◆ 协助患者取舒适体位，整理床单元。

（2）俯卧位通气结束操作流程。

① 俯卧位通气结束后，清理患者呼吸道及口鼻分泌物。

② 移除电极片。

③ 先由第一人明确人员分工及职责，各自妥善固定好所负责的管路，由第一人发出口令，其余 4 人同时将患者托起，先移向病床一侧，然后将患者转为侧卧位，撤除患者身上的敷料及软枕，整理好病床，将患者摆放至需要的体位。

④ 连接心电导联线至患者胸前。

⑤ 整理各管路，重新妥当固定。

⑥ 清洁患者颜面部，更换气管插管，固定胶布，进行口腔护理。

4. 注意事项。

（1）实施指征：中/重度 ARDS 顽固性低氧血症，呼气末正压（PEEP）≥5 cmH$_2$O，氧合指数≤150 mmHg 时应积极行俯卧位通气。相对禁忌证：严重血流动力学不稳定；颅内压增高；急性出血性疾病；颈椎、脊柱损伤需要固定；骨科术后限制体位；近期腹部手术需要限制体位或腹侧部严重烧伤；妊娠；颜面部创伤术后；不能耐受俯卧位姿势。

（2）俯卧位通气治疗可能导致一些并发症，如非计划性拔管、血流动力学紊乱、压力性损伤，以及视神经和周围神经损伤、面部水肿、胃肠不耐受性等其他并发症，规范谨慎的操作及娴熟的团队合作对避免致命性并发症（如各种血管通路意外拔管和撕脱、气管移位和阻塞）的发生至关重要。

（二）防护用品穿、脱流程

1. 目的。

防止医护人员被感染。

2. 操作前准备。

（1）护士准备。

① 修剪指甲，去除首饰、手表等个人用品。

② 穿好衣裤及工作鞋，长发者应盘好头发。

③ 在清洁区穿戴好全部防护用品。

（2）用物准备。准备防护服，一次性圆帽，外科手套，N95 口罩，一次性面屏或护目镜。

（3）环境准备。室温适宜，光线充足，环境安静。

3. 操作步骤。

穿戴防护用品流程

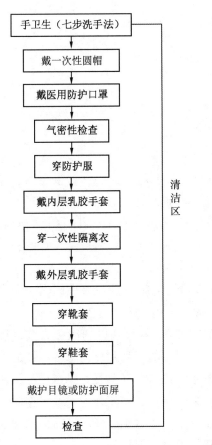

◆ 双手盖住口罩，快速呼气和吸气 2 次。若鼻夹附近有漏气，重新调整鼻夹；若口罩四周有漏气，调整头带位置。

◆ 确保防护服衣边对合严密。

◆ 检查穿戴的严密性和伸展性。

脱防护用品流程

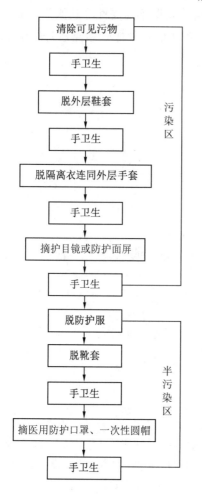

清除可见污物 → 手卫生 → 脱外层鞋套 → 手卫生 → 脱隔离衣连同外层手套 → 手卫生 → 摘护目镜或防护面屏 → 手卫生

污染区

◆ 确保动作轻柔。

脱防护服 → 脱靴套 → 手卫生 → 摘医用防护口罩、一次性圆帽 → 手卫生

半污染区

◆ 连同内层手套、靴套一起脱去，皮肤不触及防护服外层表面。

4. 注意事项。

（1）标准预防。严格执行手卫生，正确使用个人防护用品，注意呼吸卫生、咳嗽礼仪，安全注射，处理污染的医疗用品与环境，正确安置及运送患者等。

（2）一般防护。适用于预检分诊、急诊、呼吸科门诊和病房、儿科门诊和病房、感染性疾病科门诊和病房、检验科、影像科等科室医务人员。工作时应穿工作服，戴医用外科口罩、一次性圆帽，必要时穿隔离衣。

（3）一级防护。适用于发热门（急）诊医务人员，包括穿戴一次性圆帽、一次性医用外科口罩、工作服、隔离衣，戴一次性乳胶手套，严格执行手卫生。

（4）二级防护。适用于进入隔离留观室、隔离病房、隔离病区的医务人员；接触从患者身上采集的标本，处理其分泌物、排泄物、使用过的物品和死亡患者尸体的工作人员；转运患者的医务人员和司机。防护包括戴医用防护口罩（潜在污染区可戴医用外科口罩）、一次性面罩/眼罩、一次性乳胶手套、一次性圆帽，穿工作衣裤或工作服，外套一次性防渗透隔离衣或一次性防护服（视情况而定）、一次性鞋套。正确穿戴和脱摘防护用品，并注意呼吸道、口腔、鼻腔黏膜和眼睛的卫生与保护。

（5）三级防护。适用于实施可引发气溶胶操作的医务人员，可引发气溶胶的操作包括气管内插管、雾化治疗、诱发痰液的检查、支气管镜、呼吸道痰液抽吸、气管切口的护理、胸腔物理治疗、鼻咽部抽吸、面罩正压通气［如双相气道正压（bi‑level positive airway pressure，BiPAP）和持续气道正压通气（continuous positive airway pressure，CPAP）］、高频振荡通气、心肺复苏操作等。除二级防护外，应当加戴面罩或全面型呼吸防护器。

（6）医务人员个人防护注意事项。

① 医用防护口罩一般可持续使用 4 h，如遇污染或潮湿，应及时更换。

② 离开隔离区前应对佩戴的眼镜进行消毒。

③ 医务人员接触多个同类传染病患者时，隔离衣或防护服可连续使用。

④ 接触疑似患者，隔离衣或防护服应在接触不同疑似患者之前进行更换。

⑤ 隔离衣或防护服被患者的血液、体液、污物污染时，应及时更换。

⑥ 戴医用防护口罩或全面型呼吸防护器应进行面部密合性试验。

⑦ 在隔离区或病房工作的医务人员应每日监测体温两次，若体温超过 37.3 ℃，应及时就诊。

⑧ 工作结束，沐浴、更衣后再离开病区。

（7）整体要求。

① 防护用品的脱卸应在两个不同的缓冲区域分步完成。

② 缓冲区域 1 用于脱卸护目镜或防护面屏、手套、防护服或隔离衣。

③ 缓冲区域 2 用于脱卸一次性圆帽、医用防护口罩，并佩戴一次性医用外科口罩。

④ 严禁同一缓冲区域内两人同时脱卸防护用品。

（三）手卫生

1. 目的。

用流动水和洗手液（肥皂）揉搓冲洗双手，去除手部皮肤污垢、碎屑和部分微生物，保护手部皮肤免受血液、体液等的污染。

2. 操作前准备。

（1）备齐用物，如洗手池、水龙头、流动水、清洁剂、干手用品、手消毒剂等。

（2）洗手前取下手表及饰物，卷袖过肘。

3. 操作步骤。

（1）打开水龙头，湿润双手。

（2）取洁净肥皂或洗手液，均匀涂抹至整个手掌、手指、手背和指缝。

（3）使用正确的揉搓步骤。

① 掌心相对、手指并拢，相互揉搓。

② 手指交叉，手心对手背相互揉搓，交换进行。

③ 手指交叉，掌心相对相互揉搓。

④ 弯屈手指使关节在另一手掌心旋转揉搓，交换进行。

⑤ 右手握住左手大拇指在掌中旋转揉搓，交换进行。

⑥ 将 5 个手指尖并拢放在另一手掌心旋转揉搓，交换进行。

⑦ 手掌揉搓腕部，交换进行。

（4）在流动水下彻底冲洗双手。

（5）取洁净毛巾或一次性纸巾擦干双手。

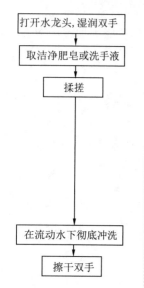

◆ 将洁净肥皂或洗手液均匀涂抹至整个手掌、手指、手背和指缝。

◆ （1）掌心相对、手指并拢，相互揉搓。

（2）手指交叉，手心对手背相互揉搓，交换进行。

（3）手指交叉，掌心相对相互揉搓。

（4）弯屈手指使关节在另一手掌心旋转揉搓，交换进行。

（5）右手握住左手大拇指在掌中旋转揉搓，交换进行。

（6）将5个手指尖并拢放在另一手掌心旋转揉搓，交换进行。

（7）手掌揉搓腕部，交换进行。

◆ 取洁净毛巾或一次性纸巾擦干双手。

4. 注意事项。

（1）洗手时注意清洗指尖、指缝、指关节、指背、拇指等处，范围为双手、手腕及腕上10 cm。

（2）七步总揉搓时间不少于15 s。

（3）洗手后应防止手的再污染。

（四）佩戴外科口罩

1. 目的。

保护口和鼻的黏膜，防止病原体微生物、体液、颗粒物等直接通过；阻隔佩戴者鼻、口腔呼出或污物喷出。

2. 操作前准备。

（1）备齐用物。

（2）洗手。

3. 操作步骤。

（1）双手戴口罩，将口罩罩住鼻、口及下巴，金属条向上。

（2）将口罩上方带系于头顶中部，将口罩下方带系于颈后。

（3）将双手指尖放在鼻夹上，从中间位置开始，用手指向内按压并逐步向两侧移动，根据鼻梁形状塑造鼻夹。

（4）完成时，口罩必须覆盖至鼻及下巴，紧贴面部摘口罩。

（5）先解开下面的系带，再解开上面的系带。

（6）用手仅捏住口罩系带将口罩投入医疗废物收集桶内。

（7）摘脱口罩后洗手，必要时手消毒。

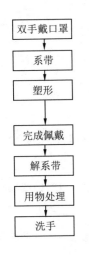

◆ 双手戴口罩，将口罩罩住鼻、口及下巴，金属条向上。

◆ 将口罩上方带系于头顶中部，将口罩下方带系于颈后。

◆ 将双手指尖放在鼻夹上，从中间位置开始，用手指向内按压并逐步向两侧移动，根据鼻梁形状塑造鼻夹。

◆ 完成时，口罩必须覆盖至鼻及下巴，紧贴面部摘口罩。

◆ 先解开下面的系带，再解开上面的系带。

◆ 用手仅捏住口罩系带将口罩投入医疗废物收集桶内。

◆ 摘脱口罩后洗手，必要时手消毒。

4. 注意事项。

（1）口罩佩戴正反面必须正确。

（2）口罩佩戴松紧应适中。

（3）不应一只手按压鼻夹。

（4）不要接触口罩污染面。

（5）戴过的口罩按医疗废物处理。

（五）佩戴医用防护口罩

1. 目的。

阻止血液、体液和飞溅物传播，降低传播风险。

2. 操作前准备。

（1）备齐用物。

（2）洗手。

（3）确认防护口罩完整、无破损、无污染。

3. 操作步骤。

（1）左手穿过两根系带托住口罩，使鼻夹位于指尖，系带自然垂下。

（2）用右手牵拉两根系带，检查系带是否牢靠。

（3）右手将系带拉过头顶，放在颈后双耳下。

（4）将上方系带拉至头顶中部，戴好后调整系带。

（5）双手指尖放在金属鼻夹上，一边向内按压，一边向两侧移动，根据鼻梁的形状塑造鼻夹。

（6）进行气密性检测，双手盖住口罩，快速呼气和吸气2次：若鼻夹附近有漏气，重新调整鼻夹；若四周有漏气，调整头带位置。摘口罩：双手示指勾住颈后下方系带拉过头顶后，一手拉住下方系带、另一手提拉上方系带，将医用防护口罩摘下。

（7）捏住系带，将医用防护口罩投入医疗废物桶内。

（8）执行卫生手消毒。

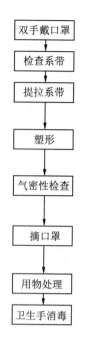

◆ 左手穿过两根系带托住口罩，使鼻夹位于指尖，系带自然垂下。

◆ 用右手牵拉两根系带，检查系带是否牢靠。

◆ （1）右手将系带拉过头顶，放在颈后双耳下。
（2）将上方系带拉至头顶中部，戴好后调整系带。

◆ 双手指尖放在金属鼻夹上，一边向内按压，一边向两侧移动，根据鼻梁的形状塑造鼻夹。

◆ 双手盖住口罩，快速呼气和吸气2次，若鼻夹附近有漏气，重新调整鼻夹；若口罩四周有漏气，调整头带位置。

◆ 双手示指勾住颈后下方系带拉过头顶后，一手拉住下方系带、另一手提拉上方系带，将医用防护口罩摘下。

◆ 捏住系带，将医用防护口罩投入医疗废物桶内。

◆ 执行卫生手消毒。

4. 注意事项。

（1）口罩佩戴正反面应正确。

（2）口罩佩戴松紧适中。

（3）不应一只手按压鼻夹。

（4）不要接触口罩污染面。

（5）用过的口罩按医疗废物处理。

（六）穿脱一次性隔离衣

1. 目的。

避免医护人员受到血液、体液或其他感染性物质污染，或用于保护患者避免感染，有效阻隔液体和细菌的渗透，避免直接接触。

2. 操作前准备。

（1）备齐用物。

（2）洗手。

（3）确认隔离衣的完整、无破损、无污染。

3. 操作步骤。

（1）穿隔离衣。

① 两手持隔离衣领子中央，沿着领边向后将领扣扣好并将系带系好。

② 双手在背后系好腰带。

③ 选择尺码合适的手套。

④ 取出手套，一手捏住手套口，一手向前挤压，检查手套是否漏气；双手依次对准5指戴上手套。

⑤ 提拉手套以包裹防护服袖口；双手对合，交叉调整手套位置，使手套贴合手掌。

（2）脱隔离衣。

① 手卫生。

② 解开领扣和系带。

③ 解开腰部系带。

④ 从肩部脱下隔离衣，同步脱去手套。

⑤ 将隔离衣污染面向内卷成包裹状，丢至医疗废物容器内。

⑥ 执行卫生手消毒。

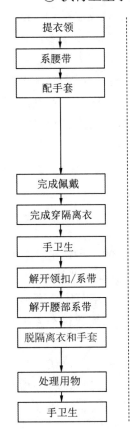

◆ 两手持隔离衣领子中央，沿着领边向后将领扣扣好并将系带系好。

◆ 双手在背后系好腰带。

◆ （1）选择尺码合适的手套。
（2）取出手套，一手捏住手套口，一手向前挤压，检查手套是否漏气。
（3）双手依次对准5指戴上手套。
（4）提拉手套以包裹防护服袖口。
（5）双手对合，交叉调整手套位置，使手套贴合手掌。

◆ （1）从肩部脱下隔离衣，同步脱去手套。
（2）将隔离衣污染面向内卷成包裹状。

◆ 将用物丢至医疗废物桶内。

◆ 执行卫生手消毒。

4. 注意事项。

（1）套手套前进行漏气检查。

（2）穿隔离衣后应在规定区域内进行工作，不允许进入清洁区。

（3）手不能接触隔离衣的污染面。

（4）用过的隔离衣和手套按医疗废物处理。

🍀 五、案例总结

重型新型冠状病毒感染致 ARDS 发生的重要机制主要在于大量肺泡塌陷致肺容积减少、肺顺应性下降及肺通气血流比失调引起低氧血症，因此对于重型和危重型患者，积极呼吸支持治疗可以有效缓解低氧血症，如果能联合俯卧位，则可以进一步改善体位原因导致的肺部不均一性改变，从而促进肺复张，改善低氧血症和高碳酸血症。

积极的俯卧位通气对改善中度或重度 ARDS 患者的预后至关重要，但当患者病情好转时应及时撤离俯卧位通气。在俯卧位通气无效或患者出现危及生命的并发症时，可紧急终止俯卧位通气，采用俯卧位与仰卧位通气交替的治疗策略。俯卧位通气撤离指征主要有：原发病未控制、俯卧位通气治疗指征选择不恰当等导致俯卧位通气后患者氧合及病情未改善或恶化；评估俯卧位通气弊大于利，如出现明显的并发症（如腹部术后伤口裂开）；患者病情改善，恢复仰卧位后氧合指数>150 mmHg 且持续 6 h 以上，无须继续进行俯卧位通气。

本案例患者病情重，基础护理至关重要。每班做好呼吸机面罩压痕处皮肤护理，准确记录患者出入量，控制患者的入量，量出为入。在患者可以耐受的情况下尽量多给予俯卧位，记录通气间隔与持续时间，并密切观察患者的病情变化。对于此患者，尽量无创与高流量交替使用，不仅能够缓解呼吸肌疲劳，还有利于肺泡的打开；同时做好患者病室、床单元及相关仪器设备的每日消毒清洁工作，预防感染的发生。指导患者勤洗手，不随地吐痰和咳嗽，打喷嚏时用纸巾或袖肘遮掩口鼻，医护进入病房时患者尽可能佩戴口罩。护理人员做好个人防护措施。

（吴荣珍　赵茜）

第五节　咳嗽患者的中医辨证施护

咳嗽是指由外感或内伤而导致肺失宣降，肺气上逆作声或咳吐痰液的一种病证。有声无痰为咳，有痰无声为嗽，有痰有声为咳嗽，一般多为痰、声并见，难以截然分开，故统称"咳嗽"。咳嗽既是肺系多种疾病的一个症状，又是独立的病证。本节主要有运用四诊评估病情、脏腑虚实辨证、护理问题分析、咳嗽的辨证施护、中医护理技术运用等内容。

《黄帝内经》对咳嗽的病位、病因、病机、症状、治疗等作了较为系统的论述，并设专篇论述。《黄帝内经·素问·宣明五气篇》曰："五气所病，心为噫，肺为咳。"指出咳嗽病位在肺。《黄帝内经·素问·咳论篇》曰："五脏六腑皆令人咳，非独肺也。"强调脏腑功能失调，病及于肺，可引起咳嗽；并以"咳"名之，根据脏腑的不同，有肺咳、心咳、肝咳、脾咳、肾咳等。隋朝巢元方《诸病源候论·咳嗽病诸候·咳嗽候》有"十咳"之说，认为除五脏咳外，尚有风咳、寒咳、支咳、胆咳、厥阴咳等。明代《景岳全书·杂证谟·咳嗽篇》曰："咳嗽之要，止惟二证，何为二证？一曰外感，一曰内伤而尽之矣。"张介宾将咳嗽分为外感和内伤两类。

一、病因病机

咳嗽的病因有外感六淫和内邪干肺两大类。

（一）外感六淫

气候突变，人体卫外功能减退或调摄失宜，六淫外邪及烟尘秽浊之气由口鼻或皮毛乘虚而入，侵袭肺卫，致肺失宣降，气道不利，肺气上逆而作咳。六淫皆能令人咳，但风为六淫之首，他邪多与风邪相合侵袭人体，故临床多有风寒、风热、风燥等不同证型的咳嗽。

（二）内邪干肺

内伤咳嗽总由脏腑功能失调，内邪干肺所致，包括肺脏自病和他脏及肺。

1. 肺脏自病。

肺系多种疾病迁延不愈，肺脏虚弱，阴伤气耗，肺主气功能失调，肃降无权，肺气上逆发为咳嗽；或肺气亏虚，气不化津，津聚成痰，肺失宣降，气逆而咳嗽；或肺阴不足，肺失濡润，甚则阴虚火旺，虚火灼津成痰，痰阻气道，肺气失于肃降而上逆作咳。

2. 他脏及肺。

情志、饮食、禀赋等因素均可导致脏腑功能失调，内邪干肺，肺失宣降，肺气上逆发为咳嗽。如《医学三字经·咳嗽》曰："然肺为气之市，诸气上逆于肺，则呛而咳，是咳嗽不止于肺，而亦不离于肺也。"

（1）情志失调。肝气郁结，气郁化火，气火循经，上逆犯肺，肺失宣降而致咳嗽，又称为"木火刑金"。

（2）饮食不节。如过食生冷、辛辣刺激、肥甘厚味、嗜好烟酒等，伤及脾胃，脾失健运，无以输布水谷精微，酿湿生痰，痰湿阻气，肺气上逆，发为痰湿咳嗽，痰湿郁久化热，痰热壅肺，则发为痰热咳嗽。

（3）体弱久病。先天禀赋不足，年老体弱，或久病消耗，肾精亏虚，气失摄纳，上逆于肺，发为咳嗽。

本病位主要在肺，与肝、脾、肾关系密切。基本病机为邪气犯肺，肺失宣降，肺气上逆。病理因素主要为痰与火，但痰有寒热之别，火有虚实之分，痰、火可互为因果。痰可郁而化热化火，火亦能灼津成痰。外感咳嗽多属邪实，若不能及时祛邪外达，可演变转化，表现为风寒化热、风热化燥或痰热壅肺等。内伤咳嗽多为正虚与邪实并见（表5-1）。

表 5-1　咳嗽证治分类表

类别	证型	治法	代表方剂
外感	风寒袭肺	疏风散寒，宣肺止咳	三拗汤合止嗽散加减
	风热犯肺	疏风清肺，宣肺止咳	桑菊饮加减
	风燥伤肺	疏风清肺，润燥止咳	桑杏汤加减
内伤	痰湿蕴肺	健脾燥湿，化痰止咳	二陈汤合三子养亲汤加减
	痰热郁肺	清热化痰，肃肺止咳	清金化痰汤加减
	肝火犯肺	清肺泻肝，顺气降火	黄芩泻白散合黛蛤散加减
	肺阴亏耗	养阴清热，润肺止咳	沙参麦冬汤加减

 二、病例介绍

患者陈某，女性，39岁，公司职员，已婚，有医保。家庭住址：××市××路××号，手机号：188×××××××。

患者3 d前劳累受凉后，当晚开始恶寒，流鼻涕，自测体温37.8 ℃，第2 d起开始鼻塞，咳嗽，咳吐稀薄白色痰液，自测体温 38.1 ℃，自服抗病毒药物，3 d 后鼻塞、流鼻涕未见明显好转，咳嗽加重，伴头痛，遂来我院就诊。刻下：咳嗽声重，气急，咳痰稀薄色白，低热恶寒，鼻塞流鼻涕，头痛，NRS 评分 2 分，纳差，大小便可。

既往体健，否认新冠感染病史。父母均有高血压。否认药物、食物过敏史。无吸烟史，偶尔应酬时会饮酒。作息较规律，家庭关系和谐，社交基本正常。

月经及婚育史：经血量正常，色红，周期规律，孕 1 产 1。

身体评估：T 37.8 ℃，P 89 次/min，R 18 次/min，BP 120/80 mmHg。患者神志清楚，面色无华，咽部轻度充血，扁桃体轻度肿大。两肺呼吸音粗。心界不大，心率 89 次/min，律齐，各瓣膜听诊区未闻及病理性杂音。腹部检查无异常。舌淡红、苔薄白、脉浮紧。

行相关检查。血常规：白细胞 $11.2×10^9$/L，中性粒细胞 79%，淋巴细胞 25%。胸部 CT 无异常。

三、辨证施护

（一）辨证要点

1. 辨证依据。

咳嗽声重，气急，咳痰稀薄色白，低热恶寒，鼻塞流鼻涕，头痛，纳差，大小便可，舌淡红、苔薄白、脉浮紧。

2. 辨证。

风寒袭肺。

（二）护理诊断

1. 咳嗽，与风寒袭肺有关。

2. 鼻塞、流涕，与邪犯肺卫、肺气失宜有关。

3. 头痛，与外感风寒、络脉失和有关。

（三）施护措施

1. 病情观察。

（1）评估咳嗽状况，如咳嗽时间、节律、性质、声音及加重因数。

（2）观察并记录痰液的颜色、性状、量、味，正确留取痰标本。

（3）观察患者有无发热及恶寒或恶风情况。

（4）观察呼吸等生命体征变化，若出现高热不退、呼吸困难、咳痰腥臭、咳血或脓血相间，或胸闷喘憋、胸胁引痛、头晕头痛、尿量减少，或体温骤降、四肢不温、心慌、悸动不安、汗出、嗜睡等情况，应立即汇报医生，配合抢救。

（5）评估大小便情况，舌象、脉象变化。

2. 生活起居。

（1）保持病室洁净，空气新鲜，调节室内温度（18～22 ℃）、湿度（50%～60%），定时通风（忌直接吹风）。

（2）根据气候变化，随时增减衣物。

（3）注意休息，减少外出，避免劳累，在病情许可的情况下，适当进行散步、呼吸操、太极拳等锻炼。

（4）鼓励患者有效咳嗽。

（5）可用金银花、淡盐水等漱口。

（6）擤鼻涕方法指导。按住一侧鼻孔，轻轻擤出鼻涕，不可同时按住两侧鼻孔及用力过猛。鼻涕难以擤出时，可将鼻腔分泌物倒吸至咽喉部由口吐出。鼻塞时可用拇指、示指末端按揉迎香穴 20~30 次，以通鼻窍。

（7）患者咳嗽剧烈时，可协助其采取坐位或半坐位，以减轻肺气上逆所导致的咳嗽，必要时协助翻身拍背。

（8）戒烟限酒，防止烟尘及特殊气味的刺激。

3. 饮食护理。

（1）饮食原则。清淡、易消化、富营养、疏散风热、多饮水，忌肥甘厚味、辛辣刺激、粗糙之品。

（2）风寒咳嗽，饮食宜温热，以宣肺散寒之品为宜，可用生姜、葱白、红糖适量煎汤代茶热服。

4. 用药护理。

（1）中药服法指导。祛痰止咳口服药宜空腹服，服药后不要立即饮水，并观察咳嗽、咳痰情况。

（2）咳嗽剧烈时可即刻给药，如杏苏止咳露、止咳合剂等。

（3）风寒袭肺者，汤药不宜久煎、宜温服，服药后略加衣被，使微微汗出，热退后更衣。

（4）服药后观察症状变化并记录。

5. 情志护理。

病程较长者，应予以安慰和鼓励，消除其思想顾虑。可采用五行音乐疗法，选择《喜洋洋》《花好月圆》《紫竹调》等乐曲。

6. 对症处理：咳嗽咳痰。

（1）拔罐：取肺腧、天突、膻中、中府等穴；风寒袭肺者，加风门、大杼穴。

（2）艾灸：自大椎至腰腧穴。

（3）刮痧：自大椎至腧穴刮拭督脉，自大杼至肺俞穴刮拭两侧膀胱经，自天突至膻中穴刮拭任脉，点刮中府、尺泽、列缺、合谷穴，以出痧为度。

 四、中医护理技术

（一）拔罐技术

拔罐技术是以罐为工具，利用燃烧、抽吸、蒸汽等方法形成罐内负压，使罐吸附于腧穴或相应体表部位，使局部皮肤充血或瘀血，从而达到温通经络、祛风散寒、消肿止痛、吸毒排脓等防治疾病效果的中医外治技术。

1. 适应证。

（1）适用于伤风感冒、头痛、面瘫、咳嗽、哮喘、消化不良、泄泻、月经不调、痛经等症。

（2）适用于颈肩腰腿痛、关节痛、软组织挫伤、目赤肿痛、丹毒、疮疡初期未溃等外科病，以及毒蛇咬伤的急救排毒等。

2. 禁忌证。

（1）重度水肿，病情严重，心衰、呼衰、肾衰、肺结核活动期等病情严重者不宜拔罐。

（2）凝血机制障碍、有自发性出血倾向或损伤后出血不止者，如血友病、过敏性紫癜、白血病等，不宜拔罐。

（3）重度神经质、全身抽搐痉挛、狂躁不安、不合作者，不宜拔罐。

（4）经期妇女，妊娠期妇女的腹部、腰骶部、乳部及合谷、三阴交、昆仑等穴不宜拔罐。

（5）皮肤肿瘤（肿块）部、皮肤破溃处、外伤骨折、静脉曲张、体表大血管处、皮肤丧失弹性处、皮肤严重过敏或皮肤患有疥疮等传染性疾病者，相应部位不宜拔罐。

（6）五官及前后二阴不宜拔罐。

（7）醉酒、过饥、过饱、过渴、过劳者，慎用拔罐。

3. 评估。

（1）评估病室环境及温度。

（2）评估患者的主要症状、既往史、凝血机制、是否妊娠或月经期。

（3）评估患者体质及对疼痛的耐受程度。

（4）评估拔罐部位的皮肤情况。

（5）评估患者对拔罐操作的接受程度。

（6）对罐具进行评估。

4. 告知。

（1）告知患者拔罐的作用、操作方法，留罐时间一般为 10~15 min。应考虑患者的个体差异，儿童酌情递减。

（2）由于罐内空气负压吸引的作用，局部皮肤会出现与罐口大小相当的紫红色瘀斑，此为正常表现，数日后可自行消除，勿挠抓。治疗中若有不适，应及时告知。

（3）如出现小水泡不必处理，可自行吸收；如水泡较大，则做相应处理。

（4）拔罐后可饮一杯温开水。夏季拔罐部位忌风扇或空调直吹。

5. 物品准备。

准备治疗盘、罐数个（包括玻璃罐、陶罐、竹罐、抽气罐等）、润滑剂、止血钳、95%乙醇棉球、打火机、广口瓶、清洁纱布或自备毛巾，必要时备屏风、毛毯。

6. 方法。

（1）定穴。辨证取穴。

（2）患者体位。患者的体位正确与否，关系着拔罐的效果。正确的体位应使患者感到舒适，肌肉能够放松，施术部位可以充分暴露。一般采用的体位有以下几种。

① 仰卧位。适用于面部，胸部，腹部，下肢内、外前侧拔罐。

② 俯卧位。适用于头部两侧及后脑、颈项部、背部、腰部、下肢后侧拔罐。

③ 侧卧位。适用于侧头部、面部、侧胸、髋部及膝部拔罐。

④ 反骑坐位。适用于颈部、背部拔罐。

⑤ 坐位。适用于头部、上肢部拔罐。

（3）拔罐动作。95%乙醇棉球干湿适度，用血管钳夹紧棉球后点燃，在罐内中下段环绕1~3周后迅速抽出，同时立即将火罐扣在患者身体选定的部位，使其吸附于皮肤表面。

（4）根据不同病症选择拔罐手法。

① 闪罐。以闪火法或抽气法使罐吸附于皮肤后立即拔起，反复吸拔多次，直至患者皮肤潮红发热的拔罐方法，以皮肤潮红、充血或瘀血为度。要求操作方法纯熟，动作轻、快、准；要求至少选择3个口径相同的火罐轮换使用，以免罐口烧热烫伤皮肤。适用于感冒、皮肤麻木、疼痛、病位游走不定或功能减退的虚弱病症、中风后遗症等。

② 走罐。又称推罐，先在罐口或吸拔部位上涂一层润滑剂，将罐吸附于吸拔部位的皮肤上，再以手握住罐底，稍倾斜罐体，前后推拉，或做环形旋转运动，如此反复数次，至皮肤潮红、深红或起痧点为止。要求选用口径较大、罐壁较厚且光滑的玻璃罐；施术部位应面积宽大、肌肉丰厚，如胸背、腰部、腹部、大腿等。适用于急性热病或深部组织气血瘀滞之疼痛、外感风寒、神经痛、风湿痹痛及较大范围疼痛等。

③ 留罐。又称坐罐，将火罐吸拔在应拔部位后留置10~15 min，以皮肤紫红为度。对于儿童患者，拔罐力量不宜过大，拔罐时间不宜过长；在肌肉薄弱处或当吸拔力较强时，留罐时间不宜过长。适用于临床大部分病症。

（5）罐印的意义。

① 局部皮肤色淡为虚证。

② 局部皮肤紫黑而暗，表示供血不足、行经不畅，多为气滞血瘀。

③ 局部皮肤发紫伴有斑块，表示寒凝血瘀；罐口吸住的部分呈紫黑色，多为火毒。

④ 局部皮肤散在紫点状，且深浅不一，表示气滞血瘀。

⑤ 局部皮肤紫黑色或紫红色，伴有水汽或水珠，提示体内多有湿热。

⑥ 局部出现水泡、潮湿者为湿气盛，水泡色清为寒湿盛，水泡色黄为湿热盛。

⑦ 罐中气暖为湿热重，罐中无温热感但有水珠为寒湿重。

⑧ 局部皮肤鲜红而艳，一般表示阴虚、气阴两虚或阴虚火旺。

⑨ 局部微痒或出现皮纹为受风邪。

⑩ 局部皮肤没有罐印或起罐后罐印立即消失，提示无病或病邪尚轻。

7. 注意事项。

（1）病室应冷暖适宜，避免直接吹风，防止患者受凉。

（2）拔罐应选择肌肉丰满的部位，应避免骨骼凹凸不平处、毛发较多处、瘢痕处等，应充分暴露应拔部位。

（3）拔罐时应选好体位，嘱患者取舒适体位，局部宜舒展、松弛，勿移动体位，以防罐具脱落。

（4）拔罐时要根据不同部位选择大小适宜的罐，检查罐口周围是否光滑，罐体有无裂痕。

（5）老人、儿童、体质虚弱及初次接受拔罐者，拔罐数量宜少，留罐时间宜短，手法宜轻。拔罐手法要熟练，动作要轻、快、稳、准。

（6）操作中要防止点燃后乙醇下滴烫伤皮肤；点燃乙醇棉球后，切勿较长时间停留于罐口及罐内，以免将火罐烧热烫伤皮肤。在拔罐过程中要注意防火。

（7）在拔罐和留罐过程中要注意观察患者的反应，如果患者有不适感，应立即起罐；严重不适者可让患者平卧，保暖并饮热水或糖水，并配合穴位按压。

（8）起罐后，皮肤会出现与罐口大小相当的紫红色瘀斑，为正常表现，数日后可消除。如果出现小水泡不必处理，可自行吸收。如果水泡较大，可在消毒皮肤后，用注射器吸出液体，并覆盖消毒敷料。

（9）面部拔罐及儿童、年老体弱者拔罐的吸附力不宜过大。

8. 常见意外情况的预防及护理。

（1）晕罐。

① 临床表现为头晕目眩、面色苍白、心慌、恶心、呕吐、周身冷汗、呼吸急促、血压下降、脉微细无力甚至晕厥。

② 预防措施。

A. 饥饿、过饱、疲劳、精神紧张、酒后患者忌拔罐。

B. 尽量不要在反应强烈的穴位拔罐，如合谷、太冲等穴。

C. 拔罐时，环境温度不要太低，尽量不要让患者产生寒冷感。

③ 应急处理。

A. 立即起罐，解开衣扣，喝温糖水，予保暖措施。

B. 如果症状仍未缓解，让患者去枕平卧。如果症状进一步加重，将枕头垫于患者脚下，使成头低足高位，同时以指甲缘切按患者人中穴或十宣穴，掐水沟穴，或指尖揉按合谷、内关、足三里等穴。

（2）水泡。

① 临床表现。起罐后，拔罐部位出现高出皮肤的泡疹，内含有水液。

② 预防措施。

A. 把握好留罐时间，不超过 15 min。

B. 闪罐时间不可过长，以免罐内温度太高。

C. 拔罐力度不可过重。

D. 不要在同一部位连续拔罐。

③ 应急处理。一般不需要进行处理。如果留罐时间较长，皮肤起较大水泡，可在常规碘伏或 75% 乙醇消毒后，用灭菌注射器在水泡的边缘刺入将水抽出来，外涂碘伏、红霉素软膏等防治感染。

9. 操作步骤。

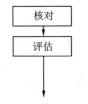

◆ 核对患者基本信息、诊断、穴位。

◆ 评估患者主要症状、病史；对疼痛的耐受程度；患者体质及实施拔罐部位的皮肤情况；病室环境；对拔罐操作的接受程度；凝血机制；是否妊娠或月经期。

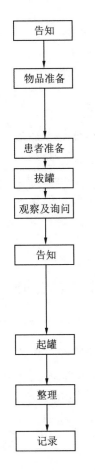

流程	说明
告知	◆ 告知患者拔罐的作用、简单的操作方法、局部感觉、可能出现的意外及处理措施，以取得患者合作。
物品准备	◆ 治疗盘、罐数个（包括玻璃罐、陶罐、竹罐、真空罐）、润滑剂、止血钳、95%乙醇棉球、打火机、广口瓶、清洁纱布或自备毛巾，必要时备屏风、毛毯。
患者准备	◆ 患者取合理、舒适体位，暴露拔罐部位；询问患者是否需要如厕。
拔罐	◆ 按拔罐操作方法、手法要求进行操作。
观察及询问	◆ 观察火罐吸附情况和患者皮肤颜色，询问患者有无不适，如果发现异常，应立即停止操作，通知医生。
告知	◆ 告知患者拔罐部位皮肤会出现与罐口大小相当的紫红色瘀斑，为正常表现，数日后可消除。在拔火罐的过程中如果出现小水泡不必处理，可自行吸收；如果水泡较大，护士会做相应处理。拔罐后，患者可饮一杯温开水。拔罐部位忌吹风。
起罐	◆ 左手轻按罐具，使之向左倾斜，右手示指或拇指按住罐口右侧皮肤，使罐口与皮肤之间形成空隙，空气进入罐内，顺势将罐取下。
整理	◆ 协助患者整理衣着，取舒适卧位，整理床单元。处理用物：将火罐用含氯消毒液浸泡消毒。
记录	◆ 记录拔罐的部位、方法、留置时间及患者皮肤情况。

（二）艾灸技术

悬灸是将点燃的艾条悬于选定的穴位或病痛部位之上，通过艾条的温热和药力作用刺激穴位或病痛部位，以温经散寒、扶阳固脱、消瘀散结、防治疾病的一种操作方法。悬灸属于艾灸技术范畴。

1. 适应证。

既适用于各种慢性虚寒型疾病及寒湿所致的疼痛，如胃脘痛、腰背酸痛、四肢冷痛、月经寒痛等，又适用于中气不足所致的急性腹痛、腹泻、四肢不温等症状。

2. 禁忌证。

（1）凡实热证或阴虚发热、邪热内炽等证，均不宜使用艾灸疗法。

（2）器质性心脏病伴心功能不全患者，精神分裂症患者，孕妇的腹部、腰骶部，均不宜施灸。

（3）患者的颜面部、心前区、五官、大血管走行的体表区域、黏膜附近、皮肤感染、溃疡和瘢痕处，均不得施灸。

（4）空腹、过饱、过饥、醉酒、大渴、大惊、大恐、大怒、极度疲劳、对艾灸法恐惧者应谨慎施灸。

3. 评估。

（1）评估病室环境及温度。

（2）了解患者主要症状、既往史及是否妊娠。

（3）了解患者有无出血病史或出血倾向、哮喘病史或艾绒过敏史。

（4）评估患者对热及气味的耐受程度。

（5）评估患者施灸部位皮肤情况。

4. 告知。

（1）在施灸过程中患者若出现头昏、眼花、恶心、颜面苍白、心慌出汗等不适症状，应及时告知护士。

（2）施灸后如果患者出现轻微咽喉干燥、大便秘结、失眠等症状，无需特殊处理。

（3）个别患者艾灸后局部皮肤可能出现小水泡，无需处理，可自行吸收。如果水泡较大，遵医嘱处理。

（4）灸后注意保暖，饮食宜清淡。

5. 用物准备。

准备艾条、治疗盘、打火机、弯盘、广口瓶、纱布，必要时备浴巾、屏风、计时器。

6. 方法。

（1）施灸顺序。先阳后阴，先上后下，先少后多。即先灸阳经，后灸阴经；先灸背部，后灸腹部；先灸上部，后灸下部；先灸头部，后灸四肢；施灸壮数先少后多。

（2）施灸剂量。灸量是指施灸治疗对患者机体刺激的程度，取决于灸炷的大小、壮数的多少及施灸疗程等因素。施灸的剂量与疗程应根据患者的体质、年龄、性别、施灸部位、病情等决定。

① 一般每次施灸时间在 10~40 min，5~15 次为 1 个疗程。

② 凡体质强壮者，肌肉丰满处，灸量可大；久病、体弱、年老和小儿患者，皮薄或多筋骨处，灸量宜小。

③ 急性病疗程较短，有时只需灸治 1~2 次；慢性病疗程长，可灸数月至 1 年以上。

（3）施灸方法。

① 温和灸。将点燃的艾条对准施灸部位，距离皮肤约 2~3 cm，以患者局部有温热感为宜，每处灸 10~15 min，以皮肤出现红晕为度。

② 雀啄灸。将点燃的艾条对准施灸部位，在距离皮肤 2~3 cm 处一上一下进行施灸，如此反复，一般每穴灸 10~15 min，以皮肤出现红晕为度。

③ 回旋灸。将点燃的艾条悬于施灸部位上方，在距离皮肤约 2 cm 处反复旋转，移动范围约为 3 cm，每处灸 10~15 min，以皮肤出现红晕为度。

7. 注意事项。

（1）一般情况下，施灸顺序自上而下，先头身，后四肢。

（2）施灸时，必须防止艾灰脱落烧伤皮肤或烧坏衣物。

（3）注意观察施灸处的皮肤情况，对糖尿病、肢体麻木及感觉迟钝的患者，尤应注意防止烧伤。

（4）施灸后患者应注意避风寒，饮用温开水，饮食宜清淡。

8. 常见意外情况的预防及护理。

（1）烫伤。

① 临床表现。局部出现大小水泡，皮肤产生烧灼、热烫的感觉。

② 预防措施。

A. 对于局部知觉减退的患者或小儿等，操作者可将示指、中两指置于施灸部位两侧，通过操作者手指的感觉来测知患者局部的受热程度。

B. 在施灸过程中随时询问患者有无热痛感，及时调整距离，及时掸去艾灰，防止烫伤。如果患者局部皮肤有烧灼、热烫的感觉，应立即停止治疗。

③ 应急处理。

A. 局部出现小水泡无需处理，可自行吸收。

B. 如果局部水泡较大，消毒局部皮肤后，用无菌注射器吸出水泡中的液体，并覆盖无菌敷料，保持干燥，防止感染。

（2）过敏反应。

① 临床表现。如灸处瘙痒、潮红、水肿、起水泡等。

② 预防措施。询问有无过敏史，呼吸道敏感者慎用。

③ 应急处理。

A. 终止艾灸治疗，患者的过敏症状即会消失。

B. 若患者过敏症状未消失，应密切观察局部皮肤情况，遵医嘱予抗过敏治疗。

（3）晕灸。

① 临床表现。在艾灸过程中，患者突然出现头晕眼花、恶心、心慌出汗、面色苍白、脉细肢冷、血压降低甚至晕厥等症状。

② 预防措施。对初次艾灸者或体弱者，施灸时间宜短，不可刺激量过大。

③ 应急处理。

A. 发现患者晕灸应立即停止艾灸，将患者扶到空气流通处。

B. 让患者去枕平卧或取头低足高位，轻者给予温水或糖水，静卧片刻即可恢复；重者在上述处理的基础上指掐或针刺患者的人中、合谷、内关、足三里，或灸患者的百会、气海、关元等穴位。

C. 若仍无缓解，应配合其他治疗及时抢救。

9. 悬灸技术操作步骤。

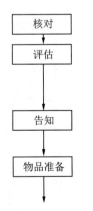

◆ 核对患者基本信息、诊断、施灸方法及穴位。

◆ 评估环境温度，了解患者的主要症状、既往史、有无出血病史或出血倾向、艾绒过敏史或哮喘病史，以及是否妊娠。评估患者体质及施灸处皮肤情况。评估患者对热和气味的耐受度。

◆ 告知患者悬灸的作用、简单的操作方法及局部感觉，以取得患者的配合；嘱患者排空大小便。

◆ 准备艾条、治疗盘、打火机、酒精灯、弯盘、广口瓶、纱布、计时器，必要时备浴巾及屏风。

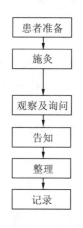

患者准备	◆ 患者取合理体位，充分暴露施灸部位，注意保暖。
施灸	◆ 再次核对患者基本信息，进行施灸。手持艾条，将点燃的一端对准施灸穴位，随时弹去艾灰，灸至局部皮肤出现红晕。
观察及询问	◆ 观察患者局部皮肤及病情变化，询问患者有无不适。
告知	◆ 告知患者注意保暖，避免复感风寒，饮食宜清淡。
整理	◆ 协助患者取舒适卧位，整理床单元，处理用物。
记录	◆ 记录治疗时间、治疗部位、患者皮肤情况。

（三）刮痧技术

刮痧技术是在中医经络腧穴理论指导下，应用边缘钝滑的器具，如牛角类、砭石类刮板或匙，蘸上刮痧油、水或润滑剂等介质，在人体体表一定部位反复刮动，使局部皮肤出现瘀斑或痧痕，通过其疏通腠理，驱邪外出，疏通经络，通调营卫，和谐脏腑功能，以防治疾病的一种中医外治技术。

1. 适应证。

适用于内科、外科、妇科、五官科等临床各科常见病和部分疑难病证，如内科疾患感冒、外感热病、头痛、咳嗽、便秘等，骨科疾患颈椎病、肩周炎、腰扭伤等，妇科疾患月经不调、乳腺增生等。

2. 禁忌证。

（1）有严重的心脑血管疾病、肝肾功能不全、全身浮肿者禁刮。

（2）孕妇的腹部、腰骶部禁刮。

（3）人体之眼睛、口唇、舌体、耳孔、鼻孔、乳头、肚脐、前后二阴等部位禁刮。

（4）体表存在疖肿、破溃、疮痈、痣、斑疹和不明原因包块者禁刮。

（5）急性扭伤、创伤的疼痛部位或骨折部位禁刮。

（6）有接触性皮肤传染病者，严格消毒后方可使用。

（7）有出血倾向者，如严重贫血、白血病、再生障碍性贫血和血小板减少者慎用。

（8）过饥或过饱者、过度疲劳者、醉酒者、精神疾病患者不宜刮痧。

3. 评估。

（1）评估病室环境，要求室温必须适宜。

（2）了解患者主要症状、既往史，了解是否有出血性疾病，是否妊娠或在月经期。

（3）评估患者的体质及对疼痛的耐受程度。

（4）评估刮痧部位局部皮肤情况。

4. 告知。

（1）告知患者刮痧的作用、简单的操作方法及局部感觉。

（2）刮痧部位的皮肤会有轻微疼痛、灼热感，患者在刮痧过程中如有不适应及时告知护士。

（3）告知患者刮痧部位出现红紫色痧点或瘀斑为正常表现，数日后可消除。

（4）告知患者刮痧结束后最好饮用 1 杯温水，不宜即刻食用生冷食物，出痧后 30 min 内不宜洗冷水澡。

（5）告知患者冬季应避免感受风寒；夏季应避免风扇、空调直吹刮痧部位。

5. 用物准备。

准备治疗盘、刮痧板（牛角类、砭石类等刮板或匙），介质（刮痧油、清水、润肤乳等），毛巾、卷纸，必要时备浴巾、屏风等物。

6. 方法。

（1）刮痧的角度。刮板与刮拭方向保持 45°～90° 进行刮痧。

（2）刮痧的顺序。先头面后手足，先腰背后胸腹，先上肢后下肢。

（3）刮痧的方向。从上至下，由内向外，必须单一方向刮擦皮肤，不要来回刮动。

7. 刮痧的补泻手法。

① 补法。操作力度（力量）小，刮拭速度慢，刮拭时间比较长或刮痧后加温灸法。适用于虚证、年老、体弱、久病者。

② 泻法。操作力度（力量）大，刮拭速度快，刮拭时间比较短或刮痧后加拔罐。适用于寒证、热证、实证、体壮、新病、急病者。

③ 平补平泻法。介于补法和泻法之间，刮痧力度和速度适中，时间因人而异。适用于亚健康人群、健康人群保健刮痧，或虚实夹杂证患者。

8. 刮痧的时间。

每个部位一般刮拭 20～30 次，选 3～5 个部位；刮拭时应尽量拉长刮痧部位，如背部每条用时 6～15 cm；局部刮痧一般 10～20 min。两次刮痧之间的间隔在 3～6 d，以痧退或无疼痛为宜。急性病刮到痊愈为止，慢性病 7～10 次为 1 个疗程。

9. 刮痧的强度。

用力宜均匀，由轻到重，以患者耐受为度；一般以刮至皮肤出现红紫为度，或以出现粟粒状、丘疹样斑点或条索状斑块等形态变化，并伴有局部热感或轻微疼痛为度。对一些不易出痧或出痧较小的患者，不可强求出痧。

10. 刮痧的手法。

（1）轻刮法。刮痧板接触皮肤下压刮拭的力量小，被刮者无疼痛及其他不适感。轻刮后皮肤仅出现微红，无瘀斑。本法宜用于年老体弱者、敏感部位疼痛者及虚证者。

（2）重刮法。刮痧板接触皮肤下压刮拭的力量较大，以患者耐受力度为准。本法宜用于腰背部脊柱两侧、下肢软组织较丰富处，适用于青壮年体质较强者及实证、热证、痛证者。

（3）快刮法。刮拭的频率 >30 次/min。此法主要用于刮拭背部、四肢，宜用于体质强壮者，以及辨证属于急性、外感病证的患者。

（4）慢刮法。刮拭的频率 ≤30 次/min。本法主要用于刮拭头面部、胸部、下肢内侧等部位，以及辨证属于内科、体虚的慢性病患者。

（5）直线刮法。又称直板刮法，即用刮痧板在人体体表进行一定长度的直线刮拭。本法宜用于患者身体上比较平坦的部位，如背部、胸腹部、四肢等。

（6）弧线刮法。刮拭方向呈弧线形，刮拭后体表出现弧线形的痧痕，操作时刮痧方向多循肌肉走行或根据骨骼结构特点而定。本法宜用于胸背部肋间隙、肩关节和膝关节周围等部位。

（7）摩擦法。将刮痧板与皮肤直接紧贴，或隔衣布进行有规律的旋转移动，或直线式往返移动，使皮肤产生热感。此法适宜用于麻木、发亮或绵绵隐痛的部位，如肩胛内侧、腰部和腹部；也可用于刮痧前，以使患者放松。

（8）梳刮法。使用刮痧板或刮痧梳从患者前额发际处，即双侧太阳穴处，如梳头状向后发际处做有规律的单向刮拭。此法宜用于头痛、头晕、疲劳、失眠和精神紧张等病症。

（9）点压法（点穴法）。用刮痧板的边角直接点压穴位，力量逐渐加重，以患者能承受为度，保持数秒后快速抬起，重复操作 5~10 次。此法宜用于肌肉丰满处的穴位，或刮痧力量不能深达，或不宜直接刮拭的骨关节凹陷部位，如环跳、委中、犊鼻、水沟等穴位和背部脊柱棘突之间。

（10）按揉法。刮痧板在穴位处做点压按揉，点压后做往返或顺逆旋转。操作时刮痧板应紧贴皮肤不滑动，每分钟按揉 50~100 次。此法宜用于太阳、曲池、足三里、内关、太冲、涌泉、三阴交等穴位。

（11）角刮法。使用角形刮痧板或让刮痧板的棱角接触皮肤，与体表成 45°，自上而下或由里向外刮拭。此法宜用于四肢关节、脊柱两侧骨骼之间和肩关节周围，如风池、内关、合谷、中府等穴位。

（12）边刮法。用刮痧板的长条棱边进行刮拭。此法宜用于面积较大部位，如腹部、背部和下肢等。

（13）揉刮法。以刮痧板整个长边接触皮肤，刮痧板与皮肤的夹角小于 15°，均匀、缓慢、柔和地做弧形旋转刮拭，可减轻疼痛。此法多用于面部刮痧，腹部、腋窝保健刮痧，有助于消除结节、疼痛等阳性反应。

（14）推刮法。以刮痧方向倾斜，角板整个长边接触皮肤，刮痧板刮拭的角度要小于 45°（面部刮痧时要小于 15°），自上而下或从内向外均匀地向同一方向缓慢直线刮拭。推刮法比平刮法压力要大、刮拭速度要慢，每次刮拭距离要短，常用于面部、脏腑器官体表投影区、腰背肌部位和疼痛区域的刮拭，有利于发现和消除刮痧板下的不平顺、结节等阳性反应物。

11. 注意事项。

（1）室内空气流通，注意保暖，避免直接吹风，以防复感风寒而加重病情。

（2）根据患者的体质选择合适的刮痧部位，尽量将其暴露；若刮拭部位不清洁，用清洁消毒用品如热毛巾、卫生纸巾或乙醇棉球等擦洗干净，预防感染。

（3）刮痧后，患者可休息一会儿，并喝适量温开水，不宜即刻食用生冷食物，尤其是生冷水果。

（4）刮痧时用力要均匀，手法应由轻到重，以患者能承受为度，刮到局部潮红或出现痧斑、痧点即止，随时询问患者感觉。

（5）一般刮拭 3~5 个部位，对不出痧或出痧少的部位不可强求出痧。一部分患者经过刮拭后不易出痧，不可大力重刮或长时间刮拭。一般实证、热证、血瘀证出痧多；虚证、寒证出痧少；同时服用多种药物或长期服用激素患者不容易出痧；肥胖或肌肉丰满者不容易出痧；骨骼关节、肌肉丰满及需要点穴的部位应使用刮痧板棱角处点按刮拭。如遇患者晕痧等情况，即刻停止刮痧并妥善处理。

（6）年迈体弱、儿童、疼痛敏感的患者，使用轻手法刮拭，并注意观察患者面色表情及全身情况，随时调整刮痧治疗方案。

（7）刮痧后痧斑未退，不宜在原处进行再次刮拭出痧。一般应间隔3~5 d，待痧退后方可在原部位再刮拭。

（8）下肢静脉曲张或下肢易肿胀者，宜由下向上刮，采用逆刮法，注意不要从上向下刮。

（9）使用后的刮具应消毒后备用。

12. 常见意外情况的预防及护理。

（1）晕刮。

① 临床表现。头晕、面色苍白、心慌、出冷汗、四肢发冷、恶心欲吐或神昏仆倒等。

② 预防措施。

A. 空腹、过度疲劳的患者忌刮拭。

B. 低血压、低血糖、过度虚弱和神经紧张特别怕痛的患者轻刮。

C. 在操作过程中，手法要准确、适中，随时询问患者有无疼痛等感觉，切忌手法过重。

③ 应急处理。

A. 迅速让患者平卧。

B. 让患者饮用温开水（或糖水）。

C. 迅速用刮板刮拭患者百会穴（重刮）、人中穴（棱角轻刮）、内关穴（棱角重刮）、足三里穴（重刮）、涌泉穴（重刮）。

（2）皮肤损伤。

① 临床表现。表现为局部皮肤红肿，疼痛，破损。

② 预防措施。

A. 熟练掌握刮痧手法，避免刮痧板受力于皮肤表面。

B. 刮痧时间不宜过长，以皮肤紫红为度，不宜强求出痧。

③ 应急处理。

A. 停止刮痧，嘱其休息。

B. 破损皮肤做好对症处理。

④ 操作步骤。

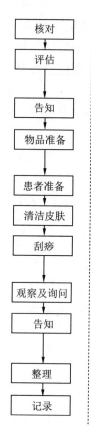

◆ 核对患者基本信息、诊断、刮痧方法、部位。

◆ 评估环境，了解患者的主要症状、既往史，了解是否有出血性疾病，是否妊娠或在月经期，患者体质及对疼痛的耐受程度，以及刮痧部位皮肤情况。

◆ 告知患者刮痧的作用、简单的操作方法及局部感觉，以取得患者的配合。

◆ 准备治疗盘、刮痧板（牛角类、砭石类等刮板或匙），介质（刮痧油、清水、润肤乳等），卷纸，必要时备浴巾、屏风等；检查刮具边缘有无缺损。

◆ 患者取合适体位，暴露刮痧部位。

◆ 用毛巾进行皮肤清洁。

◆ 用刮痧板蘸取适量介质涂抹于刮痧部位，按刮痧操作手法、刮痧顺序、刮痧力度及出痧要求进行操作。

◆ 观察患者局部皮肤的颜色变化，询问患者有无不适，及时调节手法和力度。

◆ 告知患者刮痧结束后饮用一杯温水，不宜即刻食用生冷食物；出痧后 30 min 内不宜洗冷水澡；冬季应避免感受风寒；夏季避免风扇、空调直吹刮痧部位。

◆ 清洁患者局部皮肤，协助穿衣，取舒适卧位，整理床单元，处理用物。

◆ 记录刮痧时间、刮痧部位、出痧效果及患者反应。

（俞琴　李春会）

第六节　不寐患者的中医辨证施护

不寐又称失眠，是以经常不能获得正常睡眠为特征的一类病证，主要表现为睡眠时间、睡眠深度不足，不能消除疲劳、恢复体力与精力。轻者入睡困难或寐而不酣，时寐时醒或醒后不能再寐，重则彻夜不寐。凡神经官能症、贫血、慢性消化不良、抑郁症、更年期综合征等以失眠为主要临床表现者，均属本病的讨论范畴。本节主要有运用四诊评估病情、脏腑虚实辨证、护理问题分析、失眠的辨证施护、中医护理技术运用等内容。

《难经》最早提出"不寐"这一病名，不寐在《黄帝内经》中被称为"目不瞑""不得眠""不得卧"。《黄帝内经·素问·逆调论篇》记载的"胃不和则卧不安"是指"阳明逆不得从其道"，后世医家延伸为凡脾胃不和，痰湿、食滞内扰，以致寐寝不安均属于此。汉代张仲景在《伤寒论》及《金匮要略》中记载了用黄连阿胶汤和酸枣仁汤治疗失眠，至今临床仍有应用价值。

 一、病因病机

不寐的发生多与情志失调、饮食不节、劳逸失调、病后体虚等因素有关（表2）。

（一）情志失调

五志过极均可导致人的脏腑功能失调从而影响睡眠。情志所伤或由于情志不遂，肝气郁结，肝郁化火，邪火扰动心神，心神不安而不寐；或由于五志过极，心火内积，心神扰动而不寐；或由于思虑太过，损伤心脾，心血暗耗，神不守舍，脾虚生化乏源，营血亏虚，不能奉养心神而不寐。

（二）饮食不节

过食肥甘厚味，酿生痰热，影响胃之和顺而卧失安宁。或暴饮暴食，宿食停滞，脾胃受伤，酿生痰热，痰热上扰，胃气失和而不寐；或饮食不当，脾胃受损，脾失健运，气血化生不足，心血不足，心失所养而不寐。此外，饮浓茶、咖啡、酒之类亦是造成不寐的原因。

（三）劳逸失调

或劳逸太过伤及脾，脾伤食少，纳呆，气血生化乏源，不能上奉于心，心失所养而致不寐；或过逸少动至脾虚气短，运化不健，化生气血不足，不能上奉于心，心神失养而致不寐。

（四）病后体虚

或因久病血虚，心血不足，心失所养，心神不安而不寐；或因年迈血虚，阴阳亏虚而不寐；或因先天禀赋不足，素体阴虚，兼房劳太过，肾阴耗伤，阴衰于下，不能上奉于心，水火不济，心火独亢，心盛神动，心肾失交而神志不宁。

不寐证治分类见表 5-2

表 5-2 不寐证治分类

证型	治法	代表方剂
肝火扰心	清肝泻火，镇心安神	龙胆泄肝汤加减
痰热内扰	清化痰热，和中安神	黄连温胆汤加减
阴虚火旺	滋阴降火，清心安神	黄连阿胶汤加减
心脾两虚	补益心脾，养心安神	归脾汤加减
心胆气虚	益气镇惊，安神定志	安神定志丸合酸枣仁汤加减

二、病例介绍

患者王某，38 岁，教师，已婚，有医保。家庭住址：××市××路××号，手机：133×××××××。

患者自述近期睡眠欠佳 1 周，失眠多梦，夜寐 2~3 h，甚至彻夜不眠，伴心烦易怒、头晕头胀、耳鸣耳聋时作、记忆力减退、胸胁胀满不适，口中常有苦味，每日饮水 2 000 mL 左右仍感口干不适，每日晚间常会备课到 23：00，对自身睡眠质量非常关注，对于睡眠问题感到非常烦躁，已严重影响社交、家庭生活和工作。无烟酒嗜好，平日不喝浓茶，常喝果汁饮料。未曾前往医院就诊，偶尔自服舒乐安定可入睡，但近一周服药已不见效，恐药物副作用，遂来本院治疗。刻下：精神疲惫，面红目赤，食欲正常，小便黄赤，大便溲赤。

患者既往体健，无其他疾病史。否认家族病病史。否认药物、食物过敏史。家庭关系时有紧张，社交基本正常。

月经及婚育史：经血量正常，色红，周期规律，孕1产1，顺产，刻下不在生理期。

身体评估：T 36.5 ℃，P 80 次/min，R 18 次/min，BP 120/80 mmHg。患者神志清楚，双侧瞳孔等大等圆，对光反射存在。双肺无异常。心界不大，律齐，各瓣膜听诊区未闻及病理性杂音。腹部检查无异常。舌红、苔黄、脉弦而数。

多导睡眠图：脑电图示睡眠潜伏 135 min，实际睡眠时间 150 min，觉醒时间 90 min。

四、辨证施护

（一）辨证要点

1. 辨证依据。

急躁易怒，心烦，不寐多梦，甚至彻夜不眠，伴有头晕头胀，面红目赤，耳鸣耳聋，口干而苦，便秘溲赤，舌红苔黄，脉弦而数。

2. 辨证。

肝火扰心。

（二）护理诊断

1. 夜寐不安，与肝火上扰心神有关。

2. 焦虑、烦躁，与不寐日久有关。

3. 头晕、头痛，与睡眠时间不足有关。

（三）施护措施

1. 病情观察。

观察患者的睡眠情况（了解病因、频次、时长），情绪变化，精神、面色；观察患者的头晕头胀情况；观察患者的大小便情况；观察患者的舌象、脉象变化。

2. 生活起居。

（1）睡眠环境：清洁、安静、光线柔和、避免强光刺激和噪声。

（2）养成良好的睡眠习惯，劳逸结合，多参加体力劳动和体育锻炼。

（3）缓解失眠的方法。采取诱导法有助于缓解失眠，如静听单调的音乐，可选择相关的五行音乐（角调）；睡前热水泡足或搓揉劳宫穴、涌泉穴各 100 次。

3. 饮食护理。

（1）饮食原则。晚餐不宜过饥、过饱，宜进食清淡、易消化食物。

（2）饮食宜忌。忌烟酒、辛辣和肥甘厚味之品；宜多食平肝潜阳之品。

（3）推荐食疗方，如当归鸡汤、苦瓜瘦肉粥、黄芩粥、酸枣仁茶、菊花茶等。

4. 用药护理。

（1）中药服法指导：睡前半小时温服。

（2）服药后观察患者的症状变化并记录。注意：当安神药中有酸枣仁、五味子等酸味药时，要避免同时服用碱性药。

5. 情志护理。

关注患者情绪，进行情绪疏导。

6. 对症处理：夜寐不安。

（1）耳穴埋籽（取穴：主穴为神门、心、神经系统皮质下、交感、睡眠深沉穴、神经衰弱点；配穴为肝）。

（2）穴位按摩（取穴：涌泉、肝腧、胆腧、太冲、章门等穴位）。

 四、中医护理技术

（一）耳穴埋籽

耳穴埋籽法又称耳穴贴压法，是将代替耳针的王不留行籽、药丸、药籽或其他物品置于胶布上，贴于耳廓上的穴位或反应点，用手指按压刺激，通过经络传导，达到防治疾病目的的一种操作方法。

1. 适应证。

（1）疼痛性疾病，如各种外伤性疼痛、手术后疼痛、炎症性疼痛、神经性疼痛、肿瘤性疼痛等。

（2）炎症性疾病和传染病，如急慢性结肠炎、牙周炎、胸膜炎、阑尾炎、胆囊炎、咽喉炎等。

（3）功能紊乱性疾病，如不寐、胃肠神经官能症、心律不齐、高血压、神经衰弱、眩晕等。

（4）过敏及变态反应性疾病，如哮喘、过敏性鼻炎、荨麻疹等。

（5）内分泌代谢紊乱性疾病，如糖尿病、围绝经期综合征等。

（6）其他如内科、外科、妇科、儿科、五官科等科疾病，亦可用于催产、催乳、戒烟、戒酒、保健美容、抗衰老、减肥等。

2. 禁忌证。

（1）严重心脏病患者不宜使用。

（2）患严重器质性疾病者，如高度贫血患者、血友病患者慎用。

（3）外耳患有溃疡、湿疹、冻疮破溃等病症者，不宜用此法。

（4）年老体弱不能耐受者、有习惯性流产史的孕妇不宜采用此法。妊娠期妇女也应慎用，尤其不宜用于子宫、卵巢、肾等部位。

3. 评估。

（1）评估患者的主要症状、既往史，了解患者是否妊娠。

（2）了解患者对疼痛的耐受程度。

（3）了解患者有无对胶布、药物、乙醇等过敏情况。

（4）评估患者耳部皮肤情况。

4. 告知。

（1）告知患者耳穴贴压的局部感觉有热、麻、胀、痛等，如有不适应及时通知护士。

（2）指导患者每日自行按压耳穴 3~5 次，每次每穴 1~2 min。

（3）耳穴贴压脱落后，应及时通知护士。

5. 物品准备。

准备治疗盘、王不留行籽或莱菔籽等丸状物、胶布、75%乙醇、棉签、探棒、止血钳或镊子、弯盘、污物碗，必要时可备耳穴模型。

6. 方法。

（1）耳穴埋籽的选穴。

① 按相应部位取穴。如肝病取肝穴、妇女经带病取内分泌穴。

② 按循经辨证取穴。如偏头痛，其部位属足少阳胆经的循行部位，故取胰胆穴。

③ 按脏腑辨证取穴。如脱发取肾穴、皮肤病取肺或大肠穴。

④ 按现代医学理论取穴。如炎性疾病取肾上腺穴、糖尿病取内分泌穴。

⑤ 按临床经验取穴。如按压神门穴可镇静止痛，外生殖器穴可治疗腰痛。

（2）耳穴埋籽的按压方向。

① 垂直按压。选择位于耳甲腔、耳甲艇、三角窝中心及耳垂平面的穴位，贴压后给予垂直按压，如心、肺、三焦、神经衰弱点、睡眠深沉穴、快活穴等。

② 45°斜行方向按压。对耳轮内侧面穴位（如肝、胆、胰），耳屏及对耳屏内侧穴位（如咽喉，内鼻，心血管皮质下，神经系统皮质下，三角窝的子宫、输卵管穴），对耳屏外侧面的穴位（如枕、颞、额、顶），均向对耳屏内侧面的脑穴方向压，对耳屏侧面的肾上腺穴向耳颞经方向按压。

③ 平行面按压。即多穴贴压法，可达到耳针、针灸透刺、横刺穴位的目的。在耳廓上的机体相对应穴位，以及病变范围比较大的部位常用、多用平行面多穴贴压法（如过敏区、面颊区、腹胀区、神经衰弱区）。选择4个以上王不留行籽贴压，以对穴位加强刺激，提高治疗效果。

（3）耳穴埋籽的疗程。每贴压1次，可在耳穴上放置3~7 d。初诊患者、痛症患者可放置3~4 d后再更换穴位；病情已好转或巩固疗效者，可在耳穴上放置5~7 d更换1次。贴压期间嘱患者每日自行按摩2~3次，每5次为1个疗程；各疗程之间休息1~2 d，然后再进行下一疗程。

（4）按压的补泻手法（表5-3）。

表5-3 补泻手法表

	泻法		补法	
	对压法	直压法	点压法	按摩法
手法	拇指与示指分别置于耳廓的正面和背面，两指相对按迫贴于耳穴上的药籽2~3 s，一压一松，直至出现沉、重、胀、痛感。本法属于强刺激手法	以指尖垂直按压穴丸，直至出现胀痛感。每次持续按压5~10 s，间隔少时，反复按压	用指尖一压一松，间断性按压耳穴，每次间隔0.5 s，手法不宜过重，以感到胀而略微疼痛为宜	用指腹轻按穴丸，顺时针方向轻轻旋转，以感到胀酸痛为宜
适应证	对实证、年轻力壮者、内脏痉挛性疼痛、躯体疼痛及急性炎症有较好的镇痛消炎作用	刺激强度弱于对压法，适用于实证、年轻力壮者、内脏痉挛性疼痛、躯体疼痛及急性炎症等	适于各种虚证慢性病，如神经衰弱、失眠、心悸、头昏等	具有补虚的作用，适用于久病体虚者
频次	20~30 次/穴，每2 h按压1次	20 次/穴，每2 h按压1次	15 次/穴，每2 h按压1次	以每穴按压20次左右为宜，每日3~5次

7. 注意事项。

（1）严格执行无菌操作，预防感染。若局部红肿，可用皮肤消毒药液消毒，每日2~3次，外用消炎药，防止引起软骨膜炎。

（2）埋籽的材料应选用外表光滑、大小和硬度适宜的种籽，不宜选用外表有尖角或不光滑的种籽，以免按压时损伤皮肤。若选用质软的种籽，按压作用不大；若种籽发霉，亦不能使用。

（3）在埋籽过程中，按压的压力不可过大，切勿揉搓，以免搓破皮肤，造成感染，并防止胶布潮湿或污染。对胶布过敏者，可缩短贴压时间并加压肾上腺、风溪穴，或改用黏合纸代之。

（4）留籽时间视季节而定。夏天天气炎热，患者易出汗，贴压放置时间不宜过长，以1~3 d为宜；春秋季以3~5 d为宜；冬季以5~7 d为宜。在留置期间应密切观察患者有无不适等情况。

（5）刺激强度视患者情况而定，一般儿童、孕妇及年迈体弱、神经衰弱者用轻刺激法，急性疼痛性病症患者宜用强刺激法。

（6）有运动障碍的患者，按压埋籽后若耳廓充血发热，宜适当活动患部，并在患部按摩、艾灸等，以提高疗效。

（7）患者应根据不同病症采用相应的体位，如胆石症取右侧卧位，冠心病取正坐位，泌尿系结石取病侧在上方的侧卧位等。

8. 常见意外情况的预防及护理。

（1）皮肤过敏、损伤。

① 临床表现。表现为局部皮肤红肿、疼痛、破损、渗液；过敏时可出现粟粒样丘疹伴瘙痒感。

② 预防措施。操作前询问患者过敏史，指导患者正确的按压手法，及时反馈操作效果。

③ 应急处理。立即取下胶布和贴压物，消毒局部皮肤，密切观察，对症处理。

9. 操作步骤。

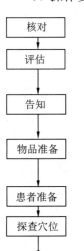

核对	◆ 核对患者基本信息、诊断、穴位。
评估	◆ 评估患者的主要症状，了解患者的既往史、是否妊娠、对疼痛的耐受程度、有无胶布过敏，评估患者的耳部皮肤情况等。
告知	◆ 告知患者耳穴埋籽的作用、简单的操作方法及局部感觉，以取得患者的配合。
物品准备	◆ 准备治疗盘、王不留行籽或莱菔籽等丸状物、胶布、75%酒精、棉签、探棒、止血钳或镊子、弯盘、污物碗，必要时可备耳穴模型。
患者准备	◆ 患者取合理、舒适体位，充分暴露耳部皮肤。
探查穴位	◆ 遵医嘱核对穴位。观察患者有无阳性反应点，手持探棒自上而下在选区内寻找耳穴的敏感点，同时询问患者有无热、麻、胀、痛的"得气"感觉。

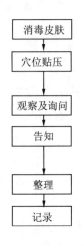

◆ 用 75% 乙醇自上而下、由内到外、从前到后消毒患者耳部皮肤。

◆ 将药丸黏附在 0.7 cm×0.7 cm 大小的胶布中央，用止血钳或镊子夹住贴敷于选好耳穴的部位，给予适当按压，并询问患者有无"得气"的感觉。

◆ 观察患者局部皮肤，询问患者有无不适。

◆ 告知患者在耳穴埋籽期间每日自行按压耳穴 3~5 次，每次每穴 1~2 min；耳穴埋籽脱落后应及时通知护士。

◆ 协助患者取舒适卧位，整理床单元，处理用物。

（二）穴位按摩

穴位按摩技术是中医学的重要组成部分，它是以中医基本理论为指导，运用术者的手或肢体的其他部位，抑或借助器具实施一定的手法，作用于人体体表的特定部位，通过局部或穴位刺激，疏通经络，调动机体抗病能力，从而达到防病治病、保健强身目的的一种操作技术。

1. 适应证。

适用于内、外、妇、儿、骨伤、五官、康复等各科的多种病症，还可用于健康、亚健康状态，亦有减肥、美容及保健作用。

2. 禁忌证。

（1）急性脊柱损伤、各种骨折、骨质疏松、骨结核。

（2）严重的心、脑、肝、肾疾病。

（3）有出血倾向者，出血性疾病。

（4）手法部位有皮损、瘢痕等。

（5）急性传染病、化脓性疾病、皮肤疾病、恶性肿瘤。

（6）妇女月经期、孕妇腰腹等部位、精神疾病患者。

（7）年老体衰、过饥过饱者，剧烈运动后。

3. 评估。

（1）评估病室环境，要求空气流通，保护患者隐私安全。

（2）评估患者的主要症状，了解患者的既往史、是否妊娠或月经期。

（3）评估患者的局部皮肤情况。

（4）评估患者对按摩时局部可能出现酸胀感的耐受性。

4. 告知。

告知患者按摩时及按摩后局部可能出现酸痛的感觉，如有不适应及时告知护士。

5. 物品准备。

准备治疗巾、大毛巾、按摩床、高低不等的凳子、靠背椅，必要时备纱布、介质、屏风等。

6. 方法。

（1）根据患者的病情，在病变局部和腧穴上采用不同手法进行按摩，手法要求持久、有力、均匀、柔和、深透，频率、压力、摆动幅度均匀，动作灵活。

（2）常用手法可参考经穴推拿相关内容。常规操作疗程要求一般每日 1 次，每次 10~30 min，7~10 次为 1 个疗程，各疗程之间间隔 3~5 d。

7. 注意事项。

（1）病室内空气流通，温度适宜。在治疗过程中要注意随时遮盖不需暴露的部位，以免受凉。

（2）根据具体情况（如病情、体质等）选用不同的按摩介质。

（3）根据按摩部位和使用手法的不同，选择不同体位，以使患者舒适，术者省力。操作时用力要均匀、柔和、持久，禁用暴力。对初次接受治疗的患者，手法可适当轻些。按揉腰、腹部时，应嘱患者先排尿。

（4）在按摩过程中应密切观察患者的病情，如果患者出现头晕、目眩、恶心等不适，应立即停止操作，做好相应处理。

（5）孕妇禁用拍法、击法、按法等。小儿要有家属或护士陪伴，并安置好体位，3 岁以下小儿可由家属抱起放在双大腿上进行按摩。

（6）术者在操作前应修剪指甲，以防损伤患者皮肤。用力应均匀，禁用暴力，推拿时间应合理。同时，术者也应根据按摩手法采用灵活的步态，如并步、虚步、马步、弓步等，以利于手法的实施，并保护自身不易劳损。

8. 常见意外情况的预防及护理。

（1）神经损伤。

① 临床表现：神经支配区域麻木疼痛，肢体乏力。

② 预防措施：护士技术要熟练，手法持久、有力、均匀、柔和，严格把握力度。

③ 应急处理：停止按摩操作，患肢勿负重。

（2）肌肉韧带损伤。

① 临床表现：患者疼痛加重，皮下瘀斑，甚至血肿。

② 预防措施：护士技术要熟练，手法持久、有力、均匀、柔和；护士熟练掌握解剖知识。

③ 应急处理：停止按摩操作，患肢勿负重。

9. 操作步骤。

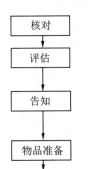

◆ 核对患者基本信息、诊断、穴位。

◆ 评估患者的主要症状、临床表现、既往史、施术部位皮肤情况、以及对疼痛的耐受程度。

◆ 告知患者按摩的作用，简单的操作方法及局部感觉，以取得患者的配合；嘱患者排空大小便。

◆ 准备浴疗巾、按摩床、高低不等的凳子、大毛巾、必要介质、纱布、屏风。

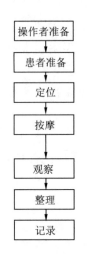

◆ 操作者修剪指甲，以防损伤患者皮肤。

◆ 患者取合理体位，充分暴露施术部位，注意保暖并遮挡隐私部位。

◆ 遵医嘱确定腧穴部位。

◆ 操作者根据患者的症状、发病部位、年龄和耐受程度进行按摩，手法灵活运用。

◆ 操作者随时询问患者对手法治疗的反应，及时调整手法。

◆ 协助患者着衣、取舒适卧位，整理床单元，清理用物。

◆ 记录治疗时间、手法、部位及患者的反应。

（俞琴　李春会）

第七节　医护合作——急性心衰伴恶性心律失常

 一、背景资料

（一）一般资料

姓名，王某；性别，男；年龄，56 岁；职业，销售人员；婚姻状况，已婚；民族，汉族；籍贯，苏州；文化程度，本科；宗教信仰，无。

（二）病史资料

1. 主诉。

反复胸闷胸痛 3 年，加重伴下肢水肿 2 d。既往有高血压病史 4 年，平日不规则服药，血压控制不详。有 2 型糖尿病病史 6 年，平素服用二甲双胍 500 mg bid，空腹血糖 7.5 mmol/L，未监测餐后 2 h 血糖。患者 3 年前因胸闷、气短，在当地医院被诊断为急性前壁心肌梗死，未做特殊处理，出院后未正规服药。3 年中患者间断有胸闷、胸痛，多与活动（如爬 3 楼或快走 500 m）及情绪激动有关，休息 3~5 min 后缓解。近 1 年患者活动后出现气急，间断有下肢水肿，当地医院给予利尿剂后略缓解。2 d 前患者感冒后夜间不能平卧，伴有憋醒，每晚需要坐起 2~3 次，当地医院给予治疗后稍好转。半天前患者感气短加重，夜间不能平卧，急来院就诊。诊断：① 冠心病、陈旧性心肌梗死、心功能不全（纽约心脏病学会心功能分级 Ⅳ 级）。② 高血压。③ 2 型糖尿病。

2. 日常生活及自理程度。

（1）饮食。平日食欲佳，一日三餐，4~5 两/d，喜食腌制品，如咸肉、咸鸭蛋等。起病后纳差，3 两/d。

（2）休息与睡眠。平日睡眠 6 h/d，睡眠质量尚可。发病后睡眠欠佳，间断入睡，需要高枕卧位，3~4 h/d。

（3）排泄。大便正常，尿量近 5 d 较前明显减少，500~600 mL/d。

（4）自理情况。因胸闷、气急，自理能力下降，轻微活动即可发作。

（5）嗜好。平日吸烟 20 根/d，饮高度白酒约 7 两/d。

3. 心理状况。

平日应酬多，无体育活动，A 型性格，情绪急躁，脾气固执，心理状态较好。

（三）客观资料

1. 常规检查。

T 36.5 ℃，P 103 次/min，R 22 次/min，BP 148/96 mmHg，BMI 26.22 kg/m²。患者神志清，精神欠佳。颈静脉怒张。两肺呼吸音粗，双侧下肺可闻及细湿啰音。心界向左下扩大，心律齐，心音低钝，心尖部可闻及舒张期 S_3 奔马律，未及病理性杂音。双下肢中度凹陷性水肿。补液多巴胺 60 mg，硝酸甘油 3 mg 加入 5%氯化钠溶液 100 mL 中泵入，泵速 17 mL/h。

2. 实验室检查。

血常规：白细胞 $5.5×10^9$/L，中性粒细胞 83%，血红蛋白 140g/L。电解质：血钾 3.6mmol/L，血钠、氯正常。肾功能：正常。氨基末端前体脑钠肽 15 480 pg/mL。血气分析：pH 7.32，PaO_2 75 mmHg，$PaCO_2$ 30 mmHg，碱剩余（base excess，BE）−3.2 mmol/L。胸片：肺门影增宽，肺纹理增粗，心影增大。床旁超声心动图：左房 43 mm，左室舒张内径 72 mm，左室收缩内径 60 mm，室间隔 11 mm，肺动脉压 39 mmHg，射血分数（ejection fraction，EF）36%，左室节段性活动异常。

 二、护生知识及技能的储备

1. 掌握心力衰竭、高血压、心律失常疾病护理相关知识及用药注意事项。
2. 掌握给药查对制度及毒麻药品管理制度。
3. 掌握心力衰竭和心律失常患者护理常规及分级护理要求。
4. 熟练掌握吸氧、心肺复苏、电除颤等。
5. 熟练运用护理程序对患者实施心身整体护理。

 三、临床观察要点

1. 观察患者心衰的临床表现及程度。
2. 监测患者的体重、尿量及水肿情况变化。
3. 监测患者的心率、血压、呼吸等生命体征，以及患者的意识状态、皮肤黏膜情况。
4. 危重患者应连续监测，关注心电监护上的生命体征变化，关注患者有无恶性心律失常发生。
5. 监测患者的酸碱平衡及电解质，尤其是血钾情况。

 四、护理评估

（一）病史

1. 了解患者的患病与诊治经过，如有无冠心病、高血压、心肌病等基础心脏疾病病史，有无呼吸道感染、心律失常、过度劳累等诱发因素。询问病程经过，如首次发病的时间，呼吸困难的特点和严重程度，有无咳嗽、咳痰或痰中带血等。以上症状常是左心衰竭患者的主诉。还应了解患者是否有纳差、恶心、呕吐、腹胀、体重增加及身体低垂部位水肿等右心衰竭表现。了解相关检查结果、用药情况及效果。

2. 了解患者目前病情与一般情况。询问患者此次发病的情况，病情是否有加重趋势。询问患者的食欲、饮水量、摄盐量，睡眠状况，尿量是否减少，有无便秘，日常生活是否能自理，以及活动受限的程度。

（二）心理和社会支持状况

心力衰竭往往是心血管病发展至晚期的表现。长期的疾病折磨和心衰反复出现，体力活动受到限制，甚至不能从事任何体力活动，生活上需要他人照顾，常使患者陷于焦虑、抑郁、孤独、绝望甚至对死亡的恐惧之中。家属和其他亲人有可能因长期照顾患者而产生沉重的身心负担或忽视患者的心理感受。

（三）身体评估

1. 一般状态。

（1）生命体征，如患者的呼吸状况，脉搏的快慢、节律，有无血压降低等。

（2）意识与精神，如评估患者有无意识丧失，是否存在呼之不应等情况。

（3）体位。评估患者是否采用半卧位或端坐位。

2. 心肺。

（1）两肺呼吸音的高低，有无胸腔积液。

（2）两肺有无湿啰音或哮鸣音，湿啰音的部位和范围。

（3）心脏是否扩大，心尖搏动的位置和范围，心率是否加快，有无心尖部舒张期奔马律、病理性杂音等。

3. 其他。

患者有无皮肤黏膜发绀，有无颈静脉怒张、肝颈静脉反流征阳性；肝脏的大小、质地；水肿的部位及程度，有无压疮，有无胸腔积液征、腹水征。

（四）实验室及其他检查

重点了解患者胸部 X 线、超声心动图、脑利钠肽或氨基末端前体脑钠肽等的检查结果，以判断患者有无心力衰竭及其严重程度。查看患者血常规、电解质、肝肾功能、血气分析结果。

五、常用护理诊断/问题

1. 气体交换障碍，与左心衰竭致肺循环瘀血有关。

2. 体液过多，与右心衰竭致体循环瘀血、水钠潴留、低蛋白血症有关。

3. 活动耐量下降，与心输出量下降及外周脏器灌注不足有关。

4. 有潜在并发症，如洋地黄中毒，电解质紊乱，心律失常等。

六、情境设置及教学要点

（一）情境一：白班——晨间护理

整理患者床单元，与患者亲切交谈，评估患者神志，了解患者症状、夜间的睡眠质量及 24 h 尿量的情况。

1. 设置场景。

患者半卧位休息，表情淡漠，身体半露，上衣未扣，床旁桌上放着打开的酱菜、咸鸭蛋。桌上有一杯 500 mL 浓茶。抽屉里散乱放着各种药物。床尾挂着的记 24 h 尿量本上没有记录尿量。床头桌前地上有点水渍。

2. 学习要点：需要关注的护理问题。

（1）安全警示。如环境安全、患者安全等。拉起床栏，清理床前地面水渍，避免患者跌倒。

（2）饮食护理。纠正场景中设置的不当饮食（如酱菜、咸鸭蛋），并对患者及其家属进行饮食宣教。心衰患者注意低盐饮食，冠心病患者注意低脂饮食，糖尿病患者注意低糖饮食，低白蛋白血症应该优质蛋白饮食。建议进食易消化食物，限制钠盐的摄入，少量多餐，可补充含钾丰富的食物，如香蕉、橙汁、马铃薯等。

（3）自护指导。预防上呼吸道感染等常见心衰诱因（如感冒），控制饮水量（禁短时间内饮用大量浓茶）。每天在同一时间检测体重变化，以晨起排便后、早餐前最为适宜。准确记录 24 h 尿量，危重症者记录 24 h 出入量。告知患者及其家属烟酒的危害，尤其是对冠状动脉的损害。

（4）用药护理。简要告知患者服用的抗心衰药物的机制和使用方法，了解有无出现相关药物的副作用，如服用血管紧张素转化酶抑制剂（angiotensin converting enzyme inhibitor，ACEI）类药物后有无干咳等。同时再次确认患者有无服用自备的门诊药物，避免住院期间重复使用同类药物。

（5）心理护理。听取患者主诉，了解患者的感受及心理状况，为患者做一定的心理安慰及疏导，必要时可请心理科医生会诊，酌情应用抗焦虑或抗抑郁药物。

（二）情境二：连班——药物宣教

巡视病房，评估患者胸闷、气急症状的改善情况，并了解接班后患者的尿量、补液滴速等。

1. 设置场景。

患者胸闷、气急较前略加重，双下肢中度凹陷性水肿，高枕卧位。5 h 尿量 320 mL。目前补液多巴胺 60 mg、硝酸甘油 3 mg 加入 5% 氯化钠溶液 100 mL 中泵入，泵速 17 mL/h。遵医嘱调整泵速为 33 mL/h。速尿为 20 mg、西地兰 0.2 mg 稀释后缓慢静脉推注。

2. 学习要点：病情变化的护理问题。

（1）密切观察病情，发现患者症状加重应及时报告医生，告知病情变化，同时安抚患者家属。

（2）遵医嘱准确及时用药，注意静脉药物滴速。根据患者体重，调整多巴胺补液滴速。多巴胺是剂量依赖性药物，小剂量［1~4 μg/（kg·min）］时主要兴奋多巴胺受体，有轻度正性肌力和肾血管扩张作用。5~10 μg/（kg·min）时主要兴奋 β-受体，可增加心肌收缩力和心排血量。10~20 μg/（kg·min）时 α-受体激动效应占主导地位，使外周血管阻力增加。

（3）预防洋地黄中毒。洋地黄中毒最重要的反应是各类心律失常，最常见为室性期前收缩，多呈二联律或三联律。由于洋地黄类药物用量个体差异很大，老年人、心肌缺血缺氧、低钾低镁血症、肾功能受损等情况对洋地黄敏感，使用前必须注意患者的血钾水平。使用时应严密观察患者用药后的反应，监测患者心率、心律及心电图的变化。必要时监测地高辛浓度。静脉推注时必须稀释，临床当中多用5%或10%的葡萄糖液进行稀释。每次静推的时候一定要注意缓慢注射，时长不要低于5 min。

（三）情境三：吸氧操作

1. 设置场景。

患者仍有胸闷、气急，遵医嘱予吸氧。

2. 学习要点：严格按照护理操作常规，正确进行吸氧的完整操作流程。

（1）讲解操作的目的、配合方法及用氧安全注意事项。

（2）根据病情调节氧流量，检查氧气流出是否通畅。放松氧气管固定圈，将鼻塞塞入鼻孔内，调节氧气管松紧度固定器。需要调节氧流量时，应当先将患者鼻导管取下，调节好氧流量后，再与患者连接。

（3）指导患者进行有效呼吸，告知患者不要自行摘除鼻导管或调节氧流量；告知患者如果感到鼻咽部干燥不适或胸闷憋气，应当及时通知医护人员。

（4）注意血气分析中有无 CO_2 潴留，关注氧流量的设置。初始氧流量从 1~2 L/min 起始。

（四）情境四：白班——疾病知识宣教

巡视病房，与患者亲切交谈，评估患者对自身疾病的认知程度。

1. 设置场景。

患者半卧位休息，不了解高血压的诊断标准，对冠心病病情不关心，对心力衰竭相关知识不了解。平日不规则服药，平日吸烟 20 根/d，饮高度白酒约 350 g/d。A 型性格，情绪急躁，脾气固执，心理状态较好。

2. 学习要点：需要关注的护理问题。

（1）疾病预防指导。对于心衰高危阶段的 A 期应强调积极干预各种危险因素，包括控制血压、血糖，积极治疗原发病。避免各种诱发因素，如感染、过度劳累、输液过多过快、停用利尿剂导致尿量过少等。

（2）疾病知识指导。适当的运动锻炼可以减少神经激素系统的激活、延缓心室重塑的进程，对减缓心力衰竭患者的自然病程有利。在患者运动的过程中必须做好监测，根据患者的症状调整运动量。

（3）用药指导与病情监测。患者应坚持遵医嘱服药。掌握利尿剂的使用方法，每天监测体重，若 3 d 内体重增加 2 kg 以上，应考虑水钠潴留，需要使用或增加利尿剂剂量。

（4）需要做到的家庭护理。对患者及其家属进行疾病知识的宣教，强调坚持长期规范服药的重要性及建立健康生活方式的必要性，教育家属给予患者积极的支持，帮助患者树立战胜疾病的信心，使患者保持情绪稳定，积极配合治疗。

（五）情境五：夜班——急性心衰的抢救配合

巡视病房，观察患者的生命体征、补液、睡眠的情况。

1. 设置场景。

患者自行下床排便后突发胸闷、气急，伴呼吸困难，嘴唇发绀。9 h 尿量 840 mL。家属极度着急，手足无措，反复说着"怎么又发病了呀""怎么办呀"，等等。遵医嘱让患者取端坐位，调整氧流量，予心电监护，速尿 20 mg，予吗啡 3 mg 静脉注射。

2. 学习要点：急性心衰发作的处理与护理。

（1）急性心衰发作的病因和诱因。新发急性左心衰竭最常见的病因包括急性心肌缺血、机体严重感染和急性中毒等所导致的急性心肌细胞损伤或坏死，以及急性心瓣膜功能不全和急性心包压塞。急性失代偿心力衰竭大多是由一个或多个诱因所致，如感染、严重心律失常、未控制的高血压、心衰患者不恰当地调整或停用药物，以及静脉输入液体（尤其是含钠液体）过多过快等。对于排便时诱发心衰的患者，可行保留导尿术，以减轻心脏负荷。

（2）改变体位。协助患者取半坐卧位或端坐位，双下肢下垂，以减少静脉回流，减轻心脏负荷。通常患者会烦躁不安，必须注意安全，谨防跌倒受伤。

（3）氧疗。调整氧流量，可增加至 4~6 L/min，必要时使用面罩吸氧或辅助呼吸装置。根据血气分析结果，决定是否采用持续气道正压通气或双水平气道正压给氧。

（4）连接无创性多功能心电监测。判断患者有无急性心肌缺血，及时发现潜在的恶性心律失常（R on T、短阵室速等）。持续监测患者的生命体征变化，定时监测血压，并根据血压水平调整血管活性药物，如硝酸酯类、硝普钠等血管扩张剂的剂量。

（5）使用阿片类药物。可使患者镇静，减少躁动，同时扩张小血管而减轻心脏负荷，不推荐常规使用。但对烦躁不安又无持续低血压、意识障碍、严重慢性阻塞性肺疾病的患者，可小剂量（3~5 mg）吗啡缓慢静脉注射，同时注意个体化。使用后必须观察患者有无呼吸抑制或心动过缓、血压下降等不良反应。呼吸衰竭、昏迷、严重休克者禁用。

（6）病情监护。观察患者的意识、精神，皮肤颜色、出汗情况，肺部啰音或者哮鸣音变化，关注出入量。完善患者电解质、血气、心肌酶谱、肌钙蛋白、氨基末端前体脑钠肽等的检查，并根据结果调整所使用药物的种类和剂量。严格交接班。

（7）心理护理。及时向患者及其家属解释病情、反馈积极的信息，强调保持良好的情绪对疾病恢复的重要性。恐惧或焦虑可增加交感神经系统兴奋性，增加患者耗氧量，加重呼吸困难。医护人员必须保持镇静、操作熟练、配合有度，使患者产生信任与安全感。避免在患者面前讨论病情，以免加重患者精神负担。必要时可留一亲属陪伴安抚患者。护士应与患者及其家属保持密切接触，提供情感支持。

（六）情境六：夜班——恶性心律失常的抢救配合

1. 设置场景。

患者突发意识丧失，两眼上翻，四肢抽搐，大便失禁。心电监护提示宽 QRS 心动过速，心率 210 bpm，脉氧 88%，血压 61/43 mmHg。遵医嘱予心肺复苏，开放气道辅助通气，电除颤，给予肾上腺素 1 mg，可达龙 150 mg 稀释后静脉推注，5% 碳酸氢钠

125 mL 静脉滴注。

2. 学习要点：恶性心律失常的识别、抢救配合与护理。

（1）识别心跳、呼吸骤停。首先观察患者对刺激的反应，如轻拍重唤，双手拍患者肩并呼叫："你怎么样？"然后迅速判断患者的呼吸运动，检查患者的大动脉有无搏动（10 s 内完成），置患者于复苏体位并启动心肺复苏。

（2）呼救。高声呼救（"快来人，患者需要抢救"），请求他人帮助，可让病房里其他患者、家属或护工呼唤其他医护人员，要求他人携带抢救车、除颤器、简易呼吸器等抢救设备至现场。在不延缓实施心肺复苏的同时，启动急救系统。无其他抢救人员到达现场时，应避免自行脱离抢救现场呼唤他人或寻找抢救设备，以免延误心肺复苏开始的时间。

（3）心肺复苏。首先保持正确的体位，让患者仰卧在坚固的平面上。主要措施包括胸外按压、开放气道、人工呼吸三部曲。提倡同步分工合作进行心肺复苏，每 2 min 轮换一次按压员。

① 胸外按压。胸外按压是建立人工循环的主要方法。按压部位位于患者胸骨的中下 1/3 段，即两侧乳头连线的中点位置。按压时肘关节伸直。进行心脏按压时必须注意按压的频率和深度，按压深度为至少 5 cm，但应避免过度，按压深度不超过 6 cm。随后放松，使胸廓完全回弹。按压和放松的时长大致相同，通常按压的频率为 100~120 次/min。在心肺复苏过程中尽量减少中断，直至患者的自主循环恢复或复苏终止，中断时长尽量不超过 10 s。

② 开放气道。采用仰头抬颌法开放患者气道。迅速清理患者口鼻腔分泌物，必要时使用吸引器，有义齿者取出义齿，解开衣领。

③ 人工呼吸。在确保气道通畅的同时，立即开始人工通气，可口对口呼吸，应争取尽快器官内插管，以人工气囊或人工呼吸机进行辅助呼吸。每 30 次胸外按压连续给予 2 次通气，频率为 10~12 次/min。

（4）除颤。迅速恢复有效的心脏节律是复苏成功至关重要的一步。当确定患者存在心跳骤停或心电监护提示患者存在恶性心律失常而又不能获得除颤器时，应首先进行心肺复苏，并让他人尽快获取除颤器进行除颤。当除颤器就位后，若患者仍有血流动力学不稳定，无论患者是否存在意识，对于快速性心律失常均需要考虑行除颤治疗。对于单形性室速使用同步电复律，对于多形性室速或室颤使用非同步电复律。根据除颤器单相波或双相波选择不同的能量。除颤后，立即继续 5 个周期的心肺复苏，然后分析患者心律，如有指征则再一次除颤。

（5）药物治疗。建立有效的静脉通路，遵医嘱准确快速应用复苏药物是高级生命支持的一部分。肾上腺素作为拟交感药物，是心肺复苏的首选药物，可用于电击无效的室颤、无脉性室速、心室停搏。常规给予肾上腺素 1 mg 静注，每 3~5 min 可重复 1 次。胺碘酮可用于电复律无效的无脉性室速或室颤，静推后可给予静滴。对于心跳骤停或复苏时间长，或已存在代谢性酸中毒、高钾血症的患者可给予碳酸氢钠静滴，以纠正代谢性酸中毒。

（6）复苏成功的标志。

① 停止按压后患者颈动脉的搏动能触及。

② 患者自主呼吸恢复。

③ 患者的面色、口唇、甲床及皮肤颜色为红润。

④ 患者瞳孔由大变小，对光反射出现。

⑤ 患者的意识逐渐恢复，昏迷变浅，可见患者有眼球活动，甚至手脚开始活动，肌张力增加。

（7）严密观察病情。在患者复苏过程中必须持续监测心电图、血压、血氧饱和度，必要时进行有创血流动力学监测。持续心电监护，及时发现严重心律失常征兆（频发多源性室早、R-on-T 型室早、室速、不同程度房室传导阻滞），发现异常应立即汇报医生配合抢救。

（8）用药护理。在用药过程中及用药后观察患者心率、心律、血压、呼吸、意识状况的变化和药物效果及不良反应。在抢救过程中有专人负责记录抢救时间、患者生命体征、药物种类及剂量，并且口头核对医嘱。抢救结束后应详细记录复苏过程、治疗结果及终止复苏的原因。

（9）心理护理。复苏后提供安静舒适的环境，加强护患交流，关注患者及其家属的情绪，增强其战胜疾病的信心。

七、案例总结

在临床的医疗护理工作中，患者的病情可能出现迅速变化，护士必须保持对病情的敏感度，能够及时识别出高危患者，能够针对患者的具体病情及时发现问题，预测将要发生的病情变化，并且能够为了避免病情进展或恶化及时采取相应的治疗措施，能够以更快更好的方式解决问题，同时能够预防病情反复，以防止同样的问题再次出现。

心力衰竭是心脏结构和（或）功能异常导致心室充盈和（或）摄血能力受损的一组临床综合征，是大部分心血管疾病发展的最终阶段，不论是院前阶段患者还是直接入急诊的疑似急性心衰患者，首次医疗接触时的首要措施都是紧急评估患者的循环、呼吸（包括气道）和意识状态，并给予必要的支持治疗。早评估、早诊断、早治疗可以明显改善预后。早期识别病因或诱因，并积极处理一些急性可逆性因素，可以避免心功能的进一步恶化。

心跳骤停发生后，大部分患者将在 4~6 min 内发生不可逆的损害，随后经过数分钟过渡到生物学死亡。不管发生在院外（无医护人员在身旁）还是发生在院内（有医护人员在身旁），开始抢救的时间是重中之重，应该避免各种原因导致的抢救延迟。因此，抢救成功的关键是快速识别和启动急救系统，尽早进行心肺复苏和复律治疗。对于发生在院内的心跳、呼吸骤停，我们更强调团队施救，特别是各成员间的默契配合，信息的封闭环沟通。只有做到各成员的合理分工，抢救时才能有条不紊，统一指挥，忙而不乱，才能大大提高院内心跳、呼吸骤停患者的抢救成功率。

（林佳　孟红燕）

第八节 护理综合能力测评——大赛回顾

随着护理专业高等教育的改革与发展，护理技能竞赛已成为展示护理专业高等教育成果的重要平台，同时也是检验各高校教育水平的一种方法。各种护理技能竞赛，不但能培养护生的临床决策思维能力，对目前各护理院校开展护理技能培训也提出了更高的要求。本节着重介绍如何借鉴护理技能大赛的先进理念和模式，以大赛标准为标杆，在综合技能训练课程中有效整合护理技能大赛资源，以提高护理专业学生的应急应变能力、护患沟通能力、临床决策能力、团队协作能力等综合能力。

 一、护理技能竞赛类型

（一）单项操作类护理技能竞赛

单项操作类护理技能竞赛是目前开展得比较多的护理竞赛，这类竞赛重视操作技能，尤其在细节上要求比较严格，常将心肺复苏、静脉输液、吸氧、吸痰等护理学基础中常见常用的操作作为单技能考核项目列入竞赛内容，考查学生操作的熟练程度和掌握程度。

（二）赛道式技能竞赛

1. 首届护理本科生技能大赛。

2015 年全国首届护理本科生技能大赛采用赛道式技能竞赛模式，目的是贴近实际案例，围绕临床常见的护理措施和技能进行角逐，有利于各护理院校的相互交流，充分展现各护理院校的护理教育水平和能力。在此次比赛中，根据赛道式环节设计不同的比赛内容和评判标准。初赛和复赛由赛务组准备统一的临床护理病例，要求参赛学员在 20 min 内完成病例判断，写出主要护理诊断、病情评估及护理措施，并依据护理措施准备用物，完成对模拟病例的现场护理操作，如果未能在规定时间内完成项目则不得分。每一赛道设 3~4 名评委，现场评分，每轮比赛结束现场公布参赛队得分情况。复赛在初赛的基础上增加病例难度，内容涉及临床常见的护患沟通、应急处突、护理不良事件处置、安全隐患排查等，通过复赛选拔 10 支代表队进入决赛。决赛以理论抢答的方式考核队员的综合能力、现场应变能力。经过初赛、复赛和决赛，综合评价参赛队的综合能力。

在本次大赛中，操作项目选择临床上常见的病例和常用的护理技能，如静脉输液、吸氧、心电监护、心肺脑复苏、皮试、肌肉注射、生命体征监测、鼻饲、输血等 9 项操作项目，病例涵盖了临床上较常见的一些应急突发事件，包括救治场景的改变。如设置一患者在卫生间时突发心搏骤停，患者家属发现后立即报告护士，在急救过程中突然发生停电或心电除颤设备突然发生故障，当停电或设备故障解除后，家属因不满现场急救措施，围殴医护人员等，通过复杂的场景转换考查学生的应变能力。

2. 中国大学生医学技术技能大赛护理赛道。

2010 年起，在教育部的倡导与支持下，教育部临床实践教学指导分委员会和教育部医学教育临床教学研究中心联合举办了全国高等医学院校大学生临床技能竞赛。在临床技能竞赛的带动下，大学生的中医技能竞赛、护理技能竞赛、公卫技能竞赛亦逐步开始发展。

2021年，教育部牵头主办了第十届中国大学生医学技术技能大赛。本次大赛首次设立了护理学专业赛道，全国共有200多所医学院校组成的护理学专业代表队报名参加了比赛。本次护理技术技能大赛采用多站式、单站式、情境式、递进式考核方式，以考查参赛选手的基础理论、基础知识、基本技能水平及临床思维、人文关怀、团队协作等综合能力为主。

第十届中国大学生医学技术技能大赛体现了"五新"。一是新高度：全面总结10年经验，展示我国医学实践教育改革成果，打造更全面、更中国、更创新、更富感召力和影响力的赛事。二是新维度：应对疫情提出的新挑战，大赛在原有基础上增加了中医学、预防医学和护理学专业赛道，呈现了新时期医学教育中中西医并举、医疗护理协同、临床公卫融通的丰富内涵。三是新标准：围绕大健康、大卫生，体现最新理念和评价体系，注重职业素养、临床思维和技术技能的全面考查，以高水准办一流大赛，形成了健康中国背景下大民生、大国计、大学科、大专业的医学技术技能大赛。四是新贡献：大赛作为深化医学教育改革的重要抓手，引导各高校积极推进课程体系、教学方法、师资队伍和实践教学基地建设等全方位改革，全面加强医学生的"五术"培养，加快培养医德高尚、医术精湛的卓越医学人才。五是新发展：大赛贯彻落实《国务院办公厅关于加快医学教育创新发展的指导意见》提出的医学教育改革新要求，以新医科建设为统领，以大赛为抓手，以赛促学、以赛促教、以赛促改。

大赛采用校级初赛、分区赛、全国总决赛三级赛制。根据地域分区将全国分为东北华北、华东、华中华南、西南西北分赛区，每个分赛区有15~39所院校，每个分赛区首先举行分区赛，约前36%的院校（36~42所）进入决赛。

第十届中国大学生医学技术技能大赛护理赛道的竞赛内容包括基础护理技术，健康评估技术，内外妇儿、急危重症护理技术，老年护理、社区护理及综合能力等40项护理技术技能及相关知识，重点考查参赛者的基本理论、基本知识、基本技能，强调思维能力、医学人文关怀与团队合作等综合素质，重视健康教育。总决赛设置了5个赛道——临床医学专业五年制赛道、临床医学专业八年制赛道、中医学专业赛道、预防医学专业赛道、护理学专业赛道，5个赛道同期进行。

竞赛形式有客观结构化临床考核（objective structured clinical examination，OSCE）和赛道式考核。OSCE多用于分区赛；赛道式考核设置平行赛道，每条赛道设定4~6个考站，每个考站通过应用任务训练器、模拟人、虚拟训练器、标准化病人（standardized patients，SP）等模拟临床情境，考核参赛者的一项或多项技能。根据考核内容及要求的不同，每站考核的时长在6~30 min。每条赛道1个队，各队同时从赛道的第一站出发，依次通过所有考站，按照要求，各队的3名选手相互配合或独立完成考核内容。竞赛在评价护生技能完成质量的同时也考查护生的熟练程度。

第十届中国大学生医学技术技能大赛护理赛道采用站点式、赛道式、单站式相结合的模式。

6站8 min的个人单站点式考核，每个站点内3名选手的得分相加为本站点得分，各参赛队初赛成绩按 6 站得分相加的总分进行排序。独立案例融入简单的临床思维，主要考核选手技能操作的规范性和熟练程度。

30 min 三幕情境相关联的团队赛道式考核，赛道内 3 名选手 3 个考核单元的得分相加为该队成绩。以临床案例为主轴，考核选手理论与实践相结合的临床思维能力、团队协作和护患沟通能力。

20 min 的团队单站情景式考核，3 名选手同进同出，其得分相加即为参赛队成绩。以临床案例为主轴，结合情境变换及病情变化，考核选手的临床思维能力、人文关怀和护患沟通能力，以及团队的任务分工配合能力、组织协调能力、组织应变能力。

二、参赛选手要求

参赛选手由实习阶段的大学生（五年制第 5 年或与之水平相当的长学制学生）经过校赛选拔产生，每校选出 4 名选手（3 名正式、1 名候补），以团队形式代表学校参赛。每年共计有 112~118 所院校（448~472 名学生）经学校遴选后参加分区赛，42 所院校（168 名学生）参加全国总决赛。每年参与校赛的学生有 20 000 名左右。

三、综合能力要求

（一）应急处变能力

大赛已连续举办了 10 届，有很明确的导向，命题回归临床，考核学生综合运用所学知识解决临床实际问题的能力。在院校教育中，临床思维必须通过日常教学、临床情景和案例进行训练，因此，必须进一步深入开展案例情景导入式教学，在实训教学中模拟临床病例，在病例中设置一些临床思维的考核点，并制定相应的操作规范和评分标准，在完成技能操作练习之后进行病例考核，以实现灵活运用层次的教学目标。

（二）临床决策能力

竞赛题目特别强调结合临床思维的考核，利用临床思维来加深题目的宽度和深度，临床思维往往是竞赛中的难点和失分点所在。如某题目场景设置为正在输注青霉素的患者出现喘憋等症状，选手看题目后只进行吸氧等操作，却忽视了该例患者正在输注青霉素，可能存在过敏反应。正确的做法是，首先立即停止输注青霉素，更换输注的液体和输液管道。

（三）团队协作能力

竞赛的案例往往依托病例情景中患者的病情变化，需要团队成员协作，综合运用所学知识和技能做出判断并进行处理，突出团队合作的重要性。选手不仅要有深厚的医学知识储备和较强的临床思维能力，还必须分工明确，相互配合，分清轻、重、缓、急，才能很好地完成考核。团队配合往往需要根据个人优势进行角色分配，由组长传递明确的信息进行闭环式沟通，在合作过程中团队成员互相尊重，及时进行知识的共享，并建立评估体系，抢救结束后进行再评估和总结。所以团队协作和应变能力需要在一次次的配合中训练。可通过一些经典的案例进行训练，如室颤患者需要进行团队复苏，3 人配合完成心肺复苏、简易呼吸气囊正压通气和除颤操作。对随时可能发生病情变化的患者，必须严密监测患者的生命体征，进行病情观察，遵循"先救命后治病"的原则，迅速提出护理诊断和首要的护理问题，通过院前急救、呼吸衰竭、循环大出血等综合病例的演练，训练护生的团队配合和应变能力。在大赛中，以下表现反映了选手的团队协作能力欠缺：外伤患者下肢动脉破裂大出血，选手不是先压迫止血，而是先忙着问病史、测量血压；每个选手都在忙，却无人观察重要的心电监测，无人意识到患者的生命体征出现了大的异常；不知如何主动协助他人，有的选手在忙于急救，有的选手却袖手旁观；等等。

（四）人文关怀意识

在完成护理操作的同时，护生还必须具备人文关怀和沟通交流能力，在面对生命时懂责任、讲人文、守真心，使医疗服务更有温度。人文关怀是医学生培养的重点，但在竞赛中易出现人文关怀缺失现象。有的学生操作时动作粗暴，如在结扎止血时过于粗暴，将橡胶管扯断，导致无法止血；在进行小儿生长发育测量时，给婴儿脱去衣服后，不铺垫布直接将其置于冰冷的测量秤上，结束测量后，仍为孩子穿上全湿的纸尿裤；等等。有的学生人文关怀停留在口头上，在进行妇科检查时，没有为患者遮挡，缺乏隐私保护意识；在急救过程中，患者都没有意识了选手还在做交流安慰工作。有的题目是将伤口模型佩戴在 SP 身上，请选手来进行清创缝合，SP 伴有很强的焦虑情绪，部分选手仅按部就班地进行换药，丝毫不顾及 SP 所表现出的担心、害怕和疑问，操作后也不向 SP 告知后续的注意点和即将进行的处理等。

（五）护患沟通能力

护患沟通能力包括沟通知识、技能、态度和护理职业情感的能力，是构建治疗性护患关系必须具备的岗位职业能力。尽管在校期间护生进行过护理礼仪和人际沟通课程的学习，但是护生在对模型人进行操作时缺乏护患沟通实践，表现出护患沟通能力不足。

（孟红燕　赵雪萍）

第九节　护理综合实训 OSCE 考核病例及站点设计
（以急性心肌梗死病例为例）

 一、考核目标

（一）知识目标
1. 急性心肌梗死患者的护理诊断。
2. 急性心肌梗死患者的护理计划与护理措施。
3. 急性心肌梗死患者的健康宣教内容。

（二）技能目标
1. 能正确采集急性心肌梗死患者病史。
2. 能独立熟练完成单人徒手心肺复苏术。
3. 能正确完成以下操作：输液、吸氧、心肺复苏、使用简易呼吸器，用除颤仪完成非同步除颤。

（三）情感目标
1. 严谨、慎独，有耐心、责任心。

2. 关心爱护患者，保护患者隐私。

3. 尊重患者权利，以患者权益为重。

二、病例简况

患者王某，男性，55 岁，劳累后胸骨后疼痛 3 年，加重伴大汗 2 h。患者 3 年前开始无明显诱因出现劳累后胸骨后疼痛，被迫停止活动后可缓解。患者于 2 h 前搬重物时突然感到胸骨后疼痛，疼痛为压榨性，有濒死感。休息与口含硝酸甘油均不能缓解，伴大汗、恶心，呕吐过 2 次，为胃内容物。小便正常，便秘。既往无高血压和心绞痛病史，无药物过敏史。吸烟 20 余年，每天 1 包。

（一）第一站

查体：T 36.8 ℃，P 101 次/min，R 20 次/min，BP 100/60 mmHg，急性痛苦病容，表情痛苦，平卧位，无紫绀，颈软，颈静脉无怒张，心界不大，心率 100 次/min，有期前收缩 5~6 次/min，心尖部可闻及第四心音，肺清无啰音，腹平软，肝脾未触及，下肢不肿。心电图示：V_1-V_6、I、aVL 导联 ST 段呈单向曲线样抬高。遵医嘱给予吸氧，建立静脉通路，尿激酶溶栓治疗。

（二）第二站

该患者存在哪些护理诊断/问题。

（三）第三站

患者病情出现变化。在给予尿激酶溶栓治疗过程中，患者突然出现意识丧失，全身抽搐，重度紫绀，随即呼吸停止，心电监护示室颤，立即电除颤，同时胸外心脏按压，心电监护显示转为室速，自主呼吸有所恢复，后再次室颤，再次给予电除颤，心电监护显示转为室速，给予胺碘酮多次静脉推注，并持续静脉滴注，后转复为窦性心律，患者意识逐渐转清，紫绀减轻，呼吸平稳，溶栓后 ST 段明显回落。

三、各考站病例资料

备考室

考站背景与任务签如下：

病例简介：患者王某，男性，55 岁，急诊以急性心梗收住院，现转入心内科重症监护室 2 床。

时间：患者刚刚入院。

地点：冠心病监护治疗病房（coronary care unit，CCU）（又称心内科重症监护室）护士站。

任务：作为患者的责任护士，护理该患者需要做哪些准备？

第一考站：护理评估与入院宣教（占分值 20 分）

——本考站的考试时间为 10 min

一、SP 培训资料

1. 时间：患者刚刚入院。

2. 地点：ICU 病房。

3. 场景：患者平卧于病床上，盖着被，护士为患者进行护理评估。

二、考站背景与任务签

1. 时间：患者刚刚入院。

2. 地点：CCU 病房。

3. 护生需要做以下工作。

（1）对患者进行入院评估，并适当对患者进行入院宣教。该患者的生命体征：T 36.8 ℃，P 101 次/min，R 20 次/min，BP 100/60 mmHg。

（2）该患者的辅助检查结果：刚入院时心电图示 V_1–V_6、I、aVL 导联 ST 段呈单向曲线样抬高。

附：入院护理评估评分表（考官用）（表5-4）

表 5-4 入院护理评估评分表（考官用）

考号：　　　　　　　　　　　　　　　　　　　　　　　　姓名：

序号	问诊内容评分项目	分值	得分
	一般项目		
1	检查者作自我介绍	0.5	
2	检查者询问患者姓名、年龄、职业	0.5	
	主要症状		
3	疼痛	2	
4	（1）性质：压榨样，有濒死感	1	
5	（2）部位：胸骨后	1	
6	（3）持续时间：不定	1	
7	恶心、呕吐	1	
	突发呼吸、心搏骤停	1	
	伴随症状		
8	大汗	1	
9	心悸、心慌	1	
	治疗护理经过		
10	服用硝酸甘油后疼痛未缓解	0.5	
	过敏史		
11	无食物、药物过敏史	0.5	
	日常生活状况		
12	高脂饮食、大小便均正常	0.5	
13	生活自理	0.5	
14	睡眠好	0.5	

续表

序号	问诊内容评分项目	分值	得分
	既往史		
15	无高血压和心绞痛病史	0.5	
16	无药物过敏史	0.5	
17	吸烟 20 余年，每天 1 包	0.5	
	家族史		
18	无家族史，父母、兄弟姐妹、儿女均体健	0.5	
	婚育史		
19	适龄结婚，育有 1 儿 1 女	0.5	
	心理社会情况		
20	情绪焦虑，担心再次发生心搏骤停	0.5	
21	家庭经济状况可	0.5	
	问诊技巧评分项目		
22	从一般到特殊的提问	0.2	
23	无诱导性提问，连续性提问	0.4	
24	按项目的问诊评分顺序系统地提问	0.2	
25	引证核实患者提供的信息	0.4	
26	在问诊过程中有重点内容复述	0.4	
27	询问者注意聆听，不轻易打断患者讲话	0.4	
28	不出现难堪的停顿	0.2	
29	友好的眼神、大方的体语和鼓励性的短语	0.2	
30	给予赞扬性肯定或鼓励	0.4	
31	不用医学名词或术语提问，如果使用术语，必须立即向患者解释	0.4	
32	衣帽整洁、举止端庄，发展与患者的和谐关系	0.2	
33	谦虚礼貌、尊重患者，获得患者的信任	0.2	
34	有同情心，使患者感到温暖	0.2	
35	问诊应有过渡语言和结束语	0.2	
合计		20	

考官签字： 日期：

三、用物准备

1. 考站背景用物：SP、病床、被褥、枕头、病员服。

2. 考生操作用物：听诊器、瞳孔笔、血压计、简易呼吸器、记录单、治疗盘、治疗车、笔、快速手消毒剂等。

第二考站：提出护理诊断/问题（占分值10分）

——本考站的考试时间为5 min

一、考站背景与任务签

1. 时间：患者入院当日。

2. 地点：CCU护士站。

二、根据问诊查体结果写出至少3个护理诊断/问题（含相关因素）

附：护理诊断评分表（考官用）（表5-5）

表5-5 护理诊断评分表（考官用）

考号：　　　　　　　　　　　　　　　　　　　　　　　　　　　姓名：

序号	评分项目（诊断名称与相关因素各一半分值）	分值	实得分
1	疼痛，与心肌缺血、缺氧有关	2	
2	部分自理能力缺陷，与疼痛不适、心律失常及需要卧床休息有关	2	
3	恐惧，与剧烈疼痛导致濒死感有关	2	
4	便秘，与活动少、不习惯床上排便等有关	2	
5	焦虑，与胸痛反复发作、害怕再次发生心脏骤停有关	2	
	扩展护理诊断（答对任何一条均得分）		
6	知识缺乏，与缺乏疾病有关知识有关	2	
7	活动无耐力，与胸痛有关	2	
8	舒适的改变，与胸痛有关	2	
	合计	10	

考官签字：　　　　　　　　　　　　　　　　　　　　　　　　　　日期：

第三考站：护理实施 心肺复苏+简易呼吸器+除颤术（占分值60分）

——本考站的考试时间为10 min

一、SP培训资料

1. 时间：患者入院后10 min。

2. 地点：CCU。

3. 场景：患者意识丧失，全身抽搐，重度紫绀，随即呼吸停止，心电监护示室颤。（护士A为患者行心肺复苏，护士B准备除颤仪进行除颤）

4. 注意事项：本考站主要考核考生有关心肺复苏和除颤术护理方面的知识与技能。（考生在模型上做技术操作）

二、考站背景与任务签

1. 时间：患者入院后10 min。

2. 地点：CCU病房。

3. 护生需要做的是：心肺复苏+简易呼吸器+除颤术。

三、用物准备

1. 考站背景用物：病床用物 1 套等。

2. 考生操作用物：除颤仪、简易呼吸器、治疗车、治疗盘、纱布、血压计、弯盘、快速手消毒剂、瞳孔笔、垃圾桶等。

附：除颤仪操作考核标准评分表（考官用）（表 5-6）

表 5-6　除颤仪操作考核标准评分表（考官用）

考号：　　　　　　　　　　　　　　　　　　　　　　　　　　　姓名：

	评分项目	分值	实得分
操作前	护士着装规范	2	
	评估患者的病情、意识、心电图波形、身体佩戴物品性质、合作程度，检测电极连接情况	5	
	用物准备：除颤器（带电极板）、导电糊、心电监测导联线、接线板（必要时）、急救药品	4	
	患者准备：平卧，松解衣领，暴露胸部，取下义齿，去除金属饰物及导电物	2	
操作过程	核对患者信息		
	患者处于安全、舒适体位	4	
	确认患者发生心律失常（心室颤动、心室扑动）	4	
	开机	2	
	选择非同步除颤方式	2	
	均匀涂擦导电糊	2	
	选择能量：根据不同除颤器选择合适的能量，单相波除颤仪为 360 J，双相波除颤仪为 120~200 J	6	
	充电：按充电键或电极板上的充电按钮，至屏幕显示充电完成	4	
	电极板放置位置：一个电极板置于患者心底部，即右锁骨中线第 2 肋间；另一个电极板置于患者心尖部，即左腋中线第 5 肋间	10	
	除颤：电击胸骨电极板上的患者接触指示器显示接触良好，嘱周围人员离开患者和床，同时按下两个电极板上的"除颤电击"按钮，进行除颤	12	
	观察患者的心电图变化，如原有心律失常持续出现，立即重复上述步骤，再次除颤；检查患者的呼吸、心律、血压，电极板接触部位的皮肤情况	14	
	关机	2	
	整理：协助患者取舒适体位；清洁皮肤；整理床单元；清洁擦拭除颤器，除颤器处于备用状态	10	
	洗手、记录	2	

续表

	评分项目	分值	实得分
评价	态度	2	
	整体性、计划性	4	
	操作超时	2	
	相关知识	5	
	合计	100	

考官签字： 日期：

CPR+简易呼吸器的使用
——本考站的考试时间为 5 min

一、背景资料

1. 时间：患者入院后 10 min。

2. 地点：ICU 病房。

3. 场景：患者意识丧失，全身抽搐，重度紫绀，随即呼吸停止，心电监护示室颤。（护士为患者行心肺复苏+使用简易呼吸器）

4. 注意事项：本考站主要考核考生有关心肺复苏护理方面的知识与技能。

（考生在模型上做技术操作）

二、考站背景与任务签

1. 时间：患者入院后 10 min。

2. 地点：ICU 病房。

3. 护生需要做的是：心肺复苏+使用简易呼吸器。

三、用物准备

1. 考站背景用物：病床用物 1 套等。

2. 考生操作用物：治疗车、治疗盘、纱布、血压计、弯盘、快速手消毒剂、瞳孔笔、垃圾桶等。

附：CPR+简易呼吸器技术操作评分表（考官用）（表 5-7）

表 5-7 CPR+简易呼吸器技术操作评分表（考官用）

考号： 姓名：

序号	评分项目	分值	实得分
	技能操作		
1	评估：现场环境安全	5	
2	**识别心搏骤停：** 判断患者无意识 立即呼救 同时检查患者的脉搏及呼吸，时间为 5~10 s	3 3 3	

序号	评分项目	分值	实得分
3	**胸外按压：** 患者仰卧在坚实表面（地面或垫板）；去枕、松开衣领、腰带，暴露胸腹部 **部位：** （1）胸骨中段、下段1/3交界处或两乳头连线中点 （2）沿肋弓下缘摸至剑突，上二横指旁 **方法：** 操作者一手掌根部紧贴按压部位，另一手重叠于其上，指指交叉，手指离开胸壁，双臂伸直并与患者胸部呈垂直方向，用上半身重量和肩臂肌力量向下用力按压 按压幅度适中（使胸骨下陷5~6 cm），每次按压后使胸廓完全反弹，放松时手掌不能离开胸壁；按压频率100~120次/min	3 3 3 5	
4	**简易呼吸器的使用：** 第二人到场后采取简易呼吸器操作。打开气道；打开面罩充气，连接简易呼吸器；站于患者头侧，采用单手"CE"手法，一手将连接好的简易呼吸器的面罩完全覆盖于患者的口鼻，使之密闭，用力适度，以不漏气为宜；一手挤压简易呼吸器，挤压两次（30∶2），每次潮气量400~600 mL；观察患者胸廓起伏	6 3 4 3	
5	**判断：** 复苏无效，继续5个循环，交换角色，钟摆式交换，用时<5 s，两人不能碰撞；有效，进一步生命支持	5 5×5	
6	**有效指征：** 动脉搏动恢复；自主呼吸恢复；瞳孔由大缩小；对光反射恢复；面色、口唇、甲床由紫绀变红润；收缩压60 mmHg以上等	6	
7	**整理：** 为患者整理好衣、裤；恢复体位；吸氧、送ICU继续治疗（口述）	2 2 2	
8	洗手，记录	2	
	态度与技能		
9	动作熟练、规范、流畅、连贯，未发生相关并发症	3	
10	急救意识强	3	
11	体现人性化关怀	3	
12	配合协调、默契	3	
	总　分	100	

考官签字：　　　　　　　　　　　　　　　　　　　　日期：

第四考站：理论考试（占分值 10 分）
——本考站的考试时间为 20 min

一、客观题：单选或多选（5 分）

1. 尿激酶在冠心病患者身上的应用目的是（　　）。

A. 溶解冠状动脉内血栓　　　　　B. 扩张冠状动脉

C. 抑制血小板的聚集　　　　　　D. 防止冠状动脉内血栓形成

2. 下列心肌坏死标志物中为判断溶栓是否成功的重要指标的是（　　）。

A. 肌红蛋白　　　B. cTnI　　　　　C. cTnT　　　　　D. CK-MB

3. 患者床边心电图提示 $V_1 \sim V_5$ 导联 ST 段抬高，为明确诊断，最可靠的实验室检查是（　　）。

A. CK　　　　　　B. 肌红蛋白　　　C. BMP　　　　　D. 肌钙蛋白

E. AST

4. 心血管疾病引起胸痛的原因包括（　　）。

A. 心绞痛　　　B. 心肌梗死　　　C. 急性主动脉夹层

D. 急性心包炎　　E. 心血管神经症

二、主观题（5 分）

急性心肌梗死（AMI）的定义。

（孟红燕　赵雪萍）

附录1 常用术语中英文对照

英文缩写	英文全称	中文全称
β–HCG	β–human chorionic gonadotropin	β–人绒毛膜促性腺激素
AAP	Australian Associated Press	澳大利亚联合新闻社
ABE	actual base excess	实际碱剩余
ABP	arterial blood pressure	动脉血压
ACEI	angiotensin converting enzyme inhibitor	血管紧张素转化酶抑制剂
AGI	acute gastrointestinal injury	急性胃肠损伤
AHA	American Heart Association	美国心脏病学会
AIS	acute ischemic stroke	急性缺血性脑卒中
AKI	acute kidney injury	急性肾损伤
ALL	acute lymphoblastic leukemia	急性淋巴细胞白血病
AMI	acute myocardial infarction	急性心肌梗死
AML	acute myeloid leukemia	急性髓系细胞白血病
APD	automated peritoneal dialysis	自动化腹膜透析
APTT	activated partial thromboplastin time	活化部分凝血活酶时间
ARDS	acute respiratory distress syndrome	急性呼吸窘迫综合征
ASIR	age standardized incidence rate	年龄标化发病率
BA	bronchial asthma	支气管哮喘
B–ALL	B–cell acute lymphoblastic leukemia	B 细胞急性淋巴细胞白血病
BE	base excess	碱剩余
BiPAP	bi–level positive airway pressure	双相气道正压
BLS	basic life support	基础生命支持
BMI	body mass index	身体质量指数
BP	blood pressure	血压
BPH	benign prostatic hyperplasia	良性前列腺增生
BT	bladder tumor	膀胱肿瘤
BUN	blood urea nitrogen	血尿素氮
CA	cardiac arrest	心搏骤停

英文缩写	英文全称	中文全称
CAO	central airway obstruction	中央性气道狭窄
CAPD	continuous ambulatory peritoneal dialysis	持续不卧床腹膜透析
CAR-T	chimeric antigen receptor T-Cell immunotherapy	嵌合抗原受体 T 细胞免疫治疗
CCD	charge coupled device	电荷耦合器件
CCU	coronary care unit	冠心病监护病室
CDD	control of diarrheal disease	腹泻病控制规划
CGMS	continuous glucose monitoring system	动态血糖监测系统
CINV	chemotherapy induced nausea and vomiting	由化疗药物引起或与化疗药物相关的恶心和呕吐
CNRDS	Chinese Research Data Services	中国研究数据服务平台
COPD	chronic obstructive pulmonary disease	慢性阻塞性肺疾病
CPAP	continuous positive airway pressure	持续气道正压通气
CPM	continuous passive motion device	持续被动运动仪
CPOT	critical-care pain observation tool	重症监护疼痛观察工具
CPR	cardiopulmonary resuscitation	心肺复苏
CRR	complete remission rate	完全缓解率
CRT	capillary refill time	毛细血管再充盈时间
CTA	computer tomography angiography	计算机体层血管成像
Cr	creatinine	肌酐
CRES	CAR-T cell relevant encephalopathy syndrome	CAR-T 细胞相关脑病综合征
CRRT	continuous renal replacement therapy	连续性肾脏替代治疗
CRS	cytokine release syndrome	细胞因子释放综合征
CSII	continuous subcutaneous insulin infusion	持续皮下胰岛素输注
CT	computed tomography	计算机体层成像
CVC	central venous catheter	中心静脉导管
CVP	central venous pressure	中心静脉压
DD	diarrheal disease	腹泻病
DFSR	disease-free survival rate	无病生存率
DIC	disseminated intravascular coagulation	弥散性血管内凝血
DKA	diabetic ketoacidosis	糖尿病酮症酸中毒

英文缩写	英文全称	中文全称
DNA	deoxyribonucleic acid	脱氧核糖核酸
DSA	digital subtraction angiography	数字减影血管造影
DVT	deep vein thrombosis	深静脉血栓
ECG	electrocardiogram	心电图
EDC	expected date of confinement	预产期
EIS	endoscopic injection sclerotherapy	内镜下硬化剂注射治疗
EP	ectopic pregnancy	异位妊娠
EPAP	expiratory positive airway pressure	呼气相气道正压
ERAS	enhanced recovery after surgery	术后快速康复
ERCP	endoscopic retrograde cholangiopancreatography	经内镜逆行胆胰管成像
EVL	endoscopic variceal ligation	内镜下曲张静脉套扎术
FDP	fibrin degradation product	纤维蛋白降解产物
FEV_1	forced expiratory volume in one second	第1秒钟用力呼气容积
FHR	fetal heart rate	胎心率
FiO_2	fraction of inspiration O_2	吸入氧气分数
FOLFOXs	5-fluorouracil leucovorin and oxaliplatin	5-氟尿嘧啶+亚叶酸钙+奥沙利铂
FVC	forced vital capacity	用力肺活量
GAD-7	Generalized Anxiety Disorder-7	广泛性焦虑量表
GCS	Glasgow coma scale	格拉斯哥昏迷量表
GINA	Global Initiative for Asthma	全球哮喘防治倡议
HADS	hospital anxiety and depression scale	医院焦虑抑郁量表
HCCA	hilar cholangiocarcinoma	肝门部胆管癌
HDFS	Humpty Dumpty Fall Scale	儿童跌倒风险评估量表
HDP	hypertensive disorders of pregnancy	妊娠期高血压疾病
HFNC	high-flow nasal cannula oxygen therapy	经鼻高流量湿化氧疗
HR	heart rate	心率
IA	intracranial aneurysm	颅内动脉瘤
IABP	intra-aortic balloon pump	主动脉内球囊反搏
IARC	International Agency for Research on Cancer	国际癌症研究机构
IBPM	invasive blood pressure monitoring	有创血压监测

英文缩写	英文全称	中文全称
ICU	intensive care unit	重症监护室
IHCA	In hospital cardiac arrest	院内心搏骤停
IP	ischemic penumbra	缺血半暗带
IPAP	inspiratory positive airway pressure	吸气相气道正压
IPC	intermitted pneumatic compression	间歇式气动压缩
INR	international normalized ratio	国际标准化比值
IO	intraosseous infusion	骨髓腔内输液
Lac	lactic acid	乳酸
LMP	last menstrual period	末次月经
LOA	left occiput anterior	左枕前位
MFS	Morse Fall Scale	Morse 跌倒评估量表
MC	myasthenic crisis	肌无力危象
MG	myasthenia gravis	重症肌无力
MC	myasthenic crisis	肌无力危象
MIBC	muscle-invasive bladder cancer	肌层浸润性膀胱癌
MMSE	mini-mental state examination	简易精神状态检查
MoCA	Montreal Cognitive Assessment Scale	蒙特利尔认知评估量表
MR	magnetic resonance	磁共振
MRI	magnetic resonance imaging	磁共振成像
MRCP	magnetic resonance cholangiopancreatography	磁共振胰胆管成像
MRD	minimal residual disease	微小残留病灶
NEC	necrotizing enterocolitis	坏死性小肠结肠炎
NICU	neonatal intensive care unit	新生儿重症监护室
NIHSS	National Institute of Health Stroke Scale	美国国立卫生研究院卒中量表
NPPV	non-invasive positive pressure ventilation	无创正压通气
NPWT	negative pressure wound treatment	负压创面治疗
NRS	nutritional risk screening	营养风险筛查
OD	oculus dexter	右眼
OHCA	out of hospital cardiac arrest	院外心搏骤停
OGTT	oral glucose tolerance test	口服葡萄糖耐量试验

英文缩写	英文全称	中文全称
ORS	oral rehydration salt	口服补液盐
OS	oculus sinister	左眼
OSCE	objective structured clinical examination	客观结构化临床考核
P	pulse	脉搏
PACG	primary angle closure glaucoma	原发性闭角型青光眼
PaO$_2$	arterial partial pressure of oxygen	动脉血氧分压
PBP	pre-blood infusion pump	血泵前泵
PCM	pressure control mode	压力控制模式
PCI	percutaneous coronary intervention	经皮冠状动脉介入治疗
PCT	procalcitonin	降钙素原
PD	peritoneal dialysis	腹膜透析
PDA	patent ductus arteriosus	动脉导管未闭
PEEP	positive end-expiratory pressure	呼气末正压
OI	oxygenation index	氧合指数
PG-SGA	patient-generated subjective global assessment	患者参与的主观全面评定
PI	pressure injury	压力性损伤
PICC	peripherally inserted central catheter	经外周静脉穿刺的中心静脉导管
pMDI	pressurized metered dose inhaler	压力定量吸入器
POAG	primary open angle glaucoma	原发性开角型青光眼
PSA	prostate specific antigen	前列腺特异性抗原
PT	prothrombin time	凝血酶原时间
PTCD	percutaneous transhepatic cholangiography and drainage	经皮肝穿刺胆道引流术
PVC	polyvinyl chloride	聚氯乙烯
qd	quaque die/every day	每日一次
R	respiration	呼吸
RAAS	renin-angiotensin-aldosterone system	肾素-血管紧张素-醛固酮系统
RASS	Richmond Agitation-sedation Scale	Richmond 躁动-镇静评分
RC	radical cystectomy	根治性膀胱切除术
RNA	ribonucleic acid	核糖核酸

英文缩写	英文全称	中文全称
RR	respiratory rate	呼吸频率
rt-PA	recombinant tissue plasminogen activator	重组组织型纤溶酶原激活剂
SAH	subarachnoid hemorrhage	蛛网膜下腔出血
SaO$_2$	arterial oxygen saturation	动脉血氧饱和度
SAS	self-rating anxiety scale	焦虑自评量表
SI	skin index	皮肤指数
SP	standardized patients	标准化病人
SPE	severe preeclampsia	重度子痫前期
SpO$_2$	pulse oxygen saturation	血氧饱和度
T	body temperature	体温
TAVTE	tumor-associated venous thromboembolism	肿瘤相关静脉血栓栓塞症
TIVAP	totally implantable venous access port	完全植入式静脉输液港
TKA	total knee arthroplasty	全膝置换术
TLS	tumor lysis syndrome	肿瘤溶解综合征
TNA	total nutrition admixture	全营养混合液
TNK	tenecteplase	替奈普酶
TTM	targeted temperature management	目标温度管理
T1D	type 1 diabetes	1 型糖尿病
T2D	type 2 diabetes	2 型糖尿病
UBM	ultrasound biomicroscope	超声生物显微镜
UEX	unplanned extubation	非计划性拔管
UK	urokinase	尿激酶
VAP	ventilator-associated pneumonia	呼吸机相关性肺炎
VOD	visio oculus dexter	右眼视力
VOS	visio oculus sinister	左眼视力
V-SIMV	volume-synchronized intermittent mandatory ventilation	容积控制同步间歇指令通气
VTE	venous thromboembolism	静脉血栓栓塞症
Vte	volume of tidal expiratory	呼出潮气量
WHO	World Health Organization	世界卫生组织

附录2 肿瘤内科癌痛患者
疼痛护理流程

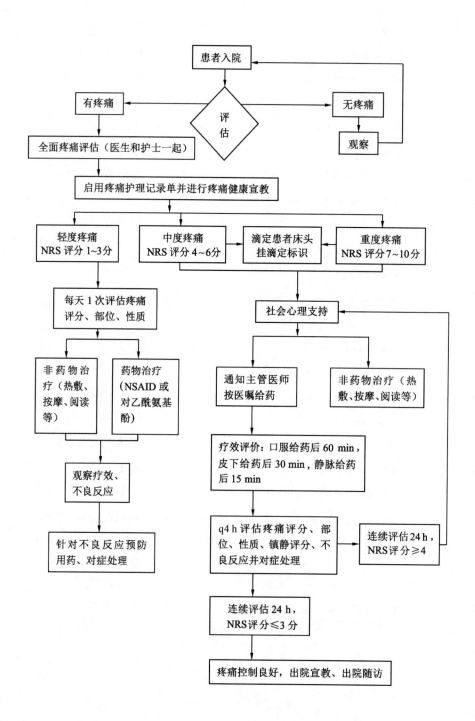

附录3 疼痛评估流程

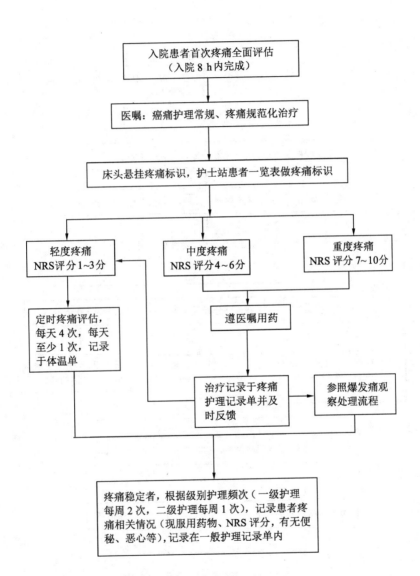

入院患者首次疼痛全面评估
（入院8 h内完成）

医嘱：癌痛护理常规、疼痛规范化治疗

床头悬挂疼痛标识，护士站患者一览表做疼痛标识

轻度疼痛
NRS评分1~3分

中度疼痛
NRS评分4~6分

重度疼痛
NRS评分7~10分

定时疼痛评估，每天4次，每天至少1次，记录于体温单

遵医嘱用药

治疗记录于疼痛护理记录单并及时反馈

参照爆发痛观察处理流程

疼痛稳定者，根据级别护理频次（一级护理每周2次，二级护理每周1次），记录患者疼痛相关情况（现服用药物、NRS评分，有无便秘、恶心等），记录在一般护理记录单内

附录4 药物滴定观察流程

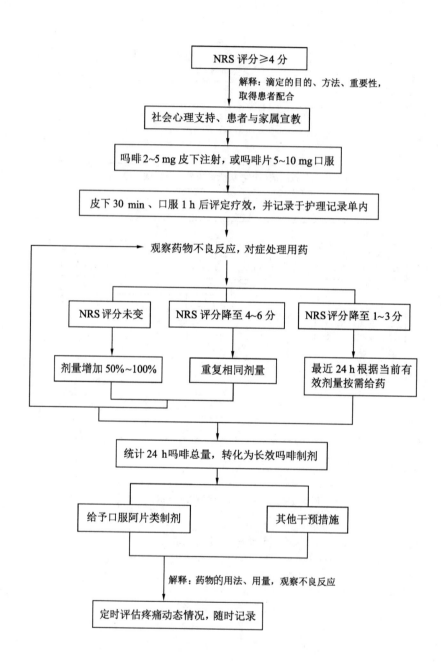

NRS 评分≥4 分

解释：滴定的目的、方法、重要性，取得患者配合

社会心理支持、患者与家属宣教

吗啡 2~5 mg 皮下注射，或吗啡片 5~10 mg 口服

皮下 30 min、口服 1 h 后评定疗效，并记录于护理记录单内

观察药物不良反应，对症处理用药

NRS 评分未变　　NRS 评分降至 4~6 分　　NRS 评分降至 1~3 分

剂量增加 50%~100%　　重复相同剂量　　最近 24 h 根据当前有效剂量按需给药

统计 24 h 吗啡总量，转化为长效吗啡制剂

给予口服阿片类制剂　　其他干预措施

解释：药物的用法、用量，观察不良反应

定时评估疼痛动态情况，随时记录

附录 5　爆发痛观察处理流程

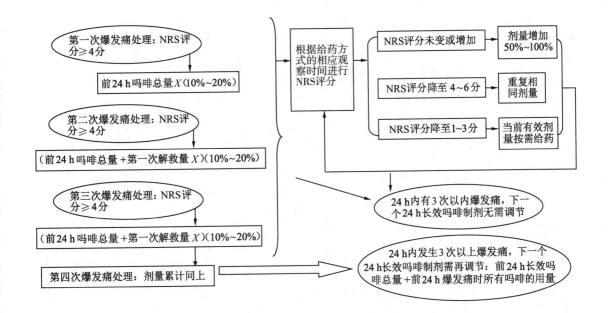

附录6 侧卧位操作质量考核标准

操作者：_____ 日期：_____ 得分：_____ 考核者：_____

项目	考评细则	分值	考评方法	扣分
个人准备	衣着规范；口罩遮住口鼻、系带松紧适宜；操作前洗手	6	一项不符合扣2分	
环境准备	操作环境宽敞；温湿度适宜；手术床固定；床单元平整	4	一项不符合扣1分	
物品准备	头枕1个、胸垫1个、骨盆固定挡板2个、小软枕2个、隧道垫或下肢支撑垫2个、托手板1个、可调节搁手架1个、上下肢约束带各2个，检查各体位用具功能完好	5	缺少或者不合适一样扣1分，满分5分	
评估患者	1. 核对患者姓名、床号、手术名称、手术部位、摆放体位	4	一项未核对扣1分	
	2. 提前脱去患者上衣，评估患者全身皮肤情况，注意骨突部（肩部、健侧胸部、髋部、膝外侧及踝部等），有必要平整粘贴减压贴，以保护受压皮肤	6	未提前脱去患者上衣扣2分	
			未评估患者皮肤扣2分	
			未按患者需要使用减压贴扣2分	
	3. 患者肢体活动度、有无颈椎病等特殊病情	4	未评估扣4分	
操作程序	1. 患者完成麻醉，确认患者生命体征平稳，三方再次核查确认手术部位	4	未确认患者生命体征平稳扣2分	
			未再次核查确认手术部位扣2分	
	2. 放置托手板，位置：非手术侧肩胛骨平面	3	托手板放置位置不合适扣2分	
	3. 放置可调节搁手架，高度：患者胸部宽度	3	可调节搁手架放置位置不合适扣2分	
	4. 用四人搬运法将患者移至患侧床沿	2	移至患侧床沿位置不合适扣2分	
	5. 轴线翻身，将患者转至健侧卧位（保护双上肢，避免垂落）	4	未将患者按照轴线翻身扣4分	
	6. 头下置头枕，高度平下侧肩高，使颈椎处于水平位置	2	头枕高度不合适扣2分	
	7. 在患者腋下距肩峰10 cm处垫胸垫（胸垫位置以距腋下一平掌为宜）	4	胸垫位置不合适扣4分	
	8. 术侧上肢屈曲呈抱球状置于可调节托手架上，远端关节稍低于近端关节	3	术侧上肢放置部位不符合要求扣2分	
	9. 下侧上肢外展于托手板上，远端关节高于近端关节，共同维持胸廓自然舒展	3	下侧上肢放置部位不符合要求扣2分	

续表

项目	考评细则	分值	考评方法	扣分
操作程序	10. 肩关节外展或上举不超过 90°；两肩连线与手术台呈 90°	6	肩关节外展或上举超过 90° 扣 3 分	
			两肩连线与手术台未呈 90° 扣 3 分	
	11. 双上肢约束带固定（间隙以一指为宜）	4	双上肢约束带未固定或固定不合适扣 2 分	
	12. 腹侧用骨盆固定挡板支持耻骨联合，挡板处垫软枕，离手术野至少 15 cm		腹侧骨盆固定位置不符合扣 2 分	
	13. 背侧固定骶尾部或肩胛区，挡板处垫软枕，离手术野至少 15 cm，维持患者 90° 侧卧位	3	背侧骨盆固定位置不符合扣 2 分	
			侧卧位未维持 90° 扣 3 分	
	14. 双下肢约 45° 自然屈曲，前后分开放置，保持两腿呈跑步时姿态屈曲位	4	双下肢约自然屈曲姿势不正确扣 2 分	
			双侧膝盖未分开扣 2 分	
	15. 两腿间用 2 支撑垫或隧道垫承托上侧下肢，避免骨隆突处受压	3	两腿间支撑垫未完全保护骨隆突处扣 3 分	
	16. 将腿部约束带固定于患者膝关节上或下 5 cm 处，松紧适宜	3	腿部约束带固定扣 3 分	
	17. 床尾置升降器械台	2	1 项不符合扣 2 分	
	18. 调节灯光置手术部位	2	1 项不符合扣 2 分	
	19. 根据手术需要，头端安置麻醉架	2	1 项不符合扣 2 分	
评价	1. 床单元及衣物平整	2	1 项不符合扣 2 分	
	2. 检查患者头面部及各骨隆突处未受压，保护良好	2	1 项不符合扣 2 分	
	3. 各管道、心电监护电极片等避开受压部位	2	1 项不符合扣 2 分	
	4. 检查各管道在位及通畅情况	2	1 项不符合扣 2 分	
	5. 操作熟练，时间≤8 min；顺序正确	4	1 项不符合扣 2 分	
	6. 体现以患者为中心的原则，注意患者保暖	2	酌情扣分	
总分		100		

附录7 骨科C型臂考核标准

评价	评分要点	标准分	总分	扣分	扣分原因	得分
准备评价	1. 规范更衣、洗手，戴帽子、口罩	5	15			
	2. 物品齐全（C型臂、防护用具）	10				
操作评价	1. 准备开机，先松开机器刹车，将机器移动到合适位置后锁上刹车，并准备好防护设备	5	65			
	2. 插上电源插头，按机器上的电源键开启机器	5				
	3. 机器启动后自动加载系统和自检，大约加载60 s，自检完成后观察显示器，看有没有错误信息报警	10				
	4. 打开C型臂上端的制动开关，将C型臂调节到合适的位置，对准需要拍摄的部位，然后锁定制动开关	10				
	5. 操作者穿戴好防护用具，按动手柄上任一按钮即可成像	10				
	6. 操作完毕后，将机器移开检查部位并锁定机器，注意无菌操作，将机器恢复到原始位置，C型臂调到上下左右角度为0°的位置，并锁定开关	10				
	7. 按电源关闭键关闭机器，拔出电源线，按一定方向盘好，观察并清洁机器上的血迹等污渍	15				
全程评价	备物齐全	10	10			
	操作熟练、规范					
	终末处理					

参考文献

［1］葛均波，徐永健，王辰. 内科学［M］. 9 版. 北京：人民卫生出版社，2018.

［2］尤黎明，吴瑛. 内科护理学［M］. 6 版. 北京：人民卫生出版社，2017.

［3］中华医学会心血管病学分会，中华心血管病杂志编辑委员会. 急性 ST 段抬高型心肌梗死诊断和治疗指南［J］. 中华心血管病杂志. 2015. 43（5）.

［4］中华人民共和国卫生部. 临床护理实践指南［M］. 2011 版. 北京：人民军医出版社，2011.

［5］汪小华，惠杰，沈振亚. 心血管病护理学［M］. 2 版. 苏州：苏州大学出版社，2013.

［6］ZAFARI Z, LI S, EAKIN MN, et al. Projecting Long-term Health and Economic Burden of COPD in the United States［J］. *Chest*, 2021, 159（4）.

［7］中华医学会呼吸病学分会慢性阻塞性肺疾病学组，中国医师协会呼吸医师分会慢性阻塞性肺疾病工作委员会. 慢性阻塞性肺疾病诊治指南（2021 年修订版）［J］. 中华结核和呼吸杂志，2021，44（3）.

［8］Routila J, Herhi E, Korpi JT, et al. Tracheobronchial Stents in Patients with Malignant Airway Disease：Finnish Tertiary Care Experience［J］. *Interact Cardiovasc Thorac Surg*. 2021, 33（4）.

［9］金发光. 中心气道狭窄规范性诊治策略［J/CD］. 中华肺部疾病杂志（电子版），2015，8（5）.

［10］张志敏，彭瑞敏，徐艳，等. 中心气道狭窄置入金属支架的术后护理［J］. 护理研究，2012，26（27）.

［11］HUANG Z, WEI P, GAN L, et al. Protective Effects of Different Anti-inflammatory Drugs on Tracheal Stenosis Following Injury and Potential Mechanisms［J］. *Molecular medicine reports*. 2021, 23（5）.

［12］中华医学会肝病学分会. 肝硬化诊治指南［J］. 中华肝脏病杂志，2019，27（11）.

［13］关玉霞. 北京协和医院消化内科护理工作指南［M］. 北京：人民卫生出版社，2016.

［14］中华医学会外科学分会脾及门静脉高压外科学组. 肝硬化门静脉高压症食管、胃底静脉曲张破裂出血诊治专家共识（2019 版）［J］. 中华消化外科杂志，2019，18（12）.

［15］杨金伟，陈昊，苏锐良，等. 内镜逆行胰胆管造影术后主要并发症的防治［J］. 中华肝胆外科杂志，2019，25（2）.

［16］中华人民共和国国家卫生健康委员会. 癌症疼痛诊疗规范（2018 年版）［J］. 临

床肿瘤学杂志，2018，23（10）.

［17］郑美春，吴晓丹，姜武，等. 生物反馈训练对预防直肠癌患者保肛术后前切除综合征的效果评价［J］. 中华护理杂志，2019，54（7）.

［18］崔焱，丁亚萍，陈明霞. 癌症患者负性情绪反应的护理干预效果研究［J］. 解放军护理杂志，2005，22（2）.

［19］中国抗癌协会血液肿瘤专业委员会，中华医学会血液学分会白血病淋巴瘤学组. 中国成人急性淋巴细胞白血病诊断与治疗指南（2021 年版）［J］. 中华血液学杂志，2021，42（9）.

［20］沈悌，赵永强. 血液病诊断及疗效标准［M］. 4 版. 北京：科学出版社，2018.

［21］中华医学会血液学分会白血病淋巴瘤学组. 中国成人急性髓系白血病（非急性早幼粒细胞白血病）诊疗指南（2021 年版）［J］. 中华血液学杂志，2021，42（8）.

［22］中华医学会糖尿病学分会. 中国 2 型糖尿病防治指南（2020 年版）［J］. 中华糖尿病杂志，2021，13（4）.

［23］BEDUSCHI GC，FIGUEIREDO AE，OLANDOSKI M，et al. Automated Peritoneal Dialysis Is Associated with Better Survival Rates Compared to Continuous Ambulatory Peritoneal Dialysis：A Propensity Score Matching Analysis［J］. *PLoS One*，2015，10（7）.

［24］中国医师协会肾脏内科医师分会，中国中西医结合学会肾脏疾病专业委员会，国家肾病专业医疗质量管理与控制中心. 自动化腹膜透析中国专家共识［J］. 中华医学杂志，2021，101（6）.

［25］国家卫生健康委员会. 中国脑卒中防治指导规范（2021 版）［EB/OL］国家卫生健康委员会官网，2021.

［26］常红，张素，范凯婷，等. 急性缺血性脑卒中静脉溶栓护理指南［J］. 中华护理杂志，2023，58（1）.

［27］吴江，贾建平. 神经病学［M］. 3 版. 北京：人民卫生出版社，2016.

［28］刘芳，高岚，王晓英，等. 神经重症患者肠内喂养护理专家共识［J］. 中华护理杂志，2022，57（3）.

［29］SUNG H，FERLAY J，SIEGEL RL，et al. Global Cancer Statistics 2020：GLOBOCAN Estimates of Incidence and Mortality Worldwide for 36 Cancers in 185 Countries［J］. *CA Cancer J Clin*，2021，71（3）.

［30］李京京，吕晓晴，刘杉杉，等. 围手术期肺癌患者症状群与生活质量相关性的纵向研究［J］. 中华护理杂志，2020，55（11）.

［31］WANG L，DONG Y，JI Y，et al. Clinical Outcome and Risk Factors for Subcutaneous Emphysema in Patients with Lung Cancer after Video-assisted Thorascopic Surgery［J］. *Frontiers in Surgery*，2022，9（5）.

［32］中国加速康复外科专家组. 中国加速康复外科围手术期管理专家共识（2016）［J］. 中华外科杂志，2016，54（6）.

［33］中华医学会胸心血管外科学分会胸腔镜外科学组，中国医师协会胸外科医师分会微创外科专家委员会. 中国胸外科围手术期疼痛管理专家共识（2018 版）［J］. 中国

胸心血管外科临床杂志, 2018, 25(11).

[34] YANO J, NAGAMI S, YOKOYAMA T, et al. Effects of Tongue-strengthening Self-exercises in Healthy Older Adults: a Non-rondomized Controlled Trial[J]. *Dysphagia*, 2021, 36(5).

[35] 李乐之, 路潜. 外科护理学[M]. 6 版. 北京: 人民卫生出版社, 2017.

[36] 周旻, 符伟国. Stanford B 型主动脉夹层诊断和治疗中国专家共识(2022 版)[J]. 中国实用外科杂志, 2022, 14(2).

[37] 中国心脏重症专家委员会, 北京高血压防治协会. 心脏重症相关高血压管理专家共识[J]. 中华医学杂志, 2019, 99(13).

[38] 邱贵兴. 中国骨科大手术静脉血栓栓塞症预防指南[J]. 中华关节外科杂志(电子版), 2009, 3(3).

[39] 李子禹, 闫超, 李沈. 胃癌围手术期营养治疗中国专家共识(2019 版)[J]. 中国实用外科杂志, 2020, 40(2).

[40] MA S, LIU H, MA FH, et al. Low Body Mass Index is an Independent Predictor of Poor Long-term Prognosis among Patients with Resectable Gastric Cancer[J]. *World Journal Gastrointest Oncology*, 2021, 13(3).

[41] 中华人民共和国国家卫生健康委员会医政医管局. 胃癌诊疗指南(2022 年版)[J]. 中华消化外科杂志, 2022, 21(9).

[42] 中国抗癌协会肿瘤介入学专业委员会. 梗阻性黄疸经皮肝穿刺胆道引流及支架植入术专家共识(2018)[J]. 临床肝胆病杂志, 2019, 35(3).

[43] 国家卫生健康委办公厅. 胰腺癌诊疗指南(2022 年版)[J]. 临床肝胆病杂志, 2022, 38(5).

[44] 中华医学会泌尿外科学分会, 中国膀胱癌联盟. 肌层浸润性膀胱癌保留膀胱综合治疗专家共识[J]. 中华泌尿外科杂志, 2022, 43(6).

[45] 田伟. 实用骨科学[M]. 2 版. 北京: 人民卫生出版社, 2016.

[46] 中国医师协会神经介入专业委员会, 中国颅内动脉瘤计划研究组. 中国颅内破裂动脉瘤诊疗指南 2021[J]. 中国脑血管病杂志, 2021, 18(8).

[47] 郭莉. 手术室护理实践指南[M]. 2022 年版. 北京: 人民卫生出版社, 2022.

[48] 安力彬, 陆虹. 妇产科护理学[M]. 7 版. 北京: 人民卫生出版社, 2022.

[49] 中华医学会妇产科学分会妊娠期高血压疾病学组. 妊娠期高血压疾病诊治指南(2020)[J]. 中华妇产科杂志, 2020, 55(4).

[50] 中华医学会儿科学分会消化学组, 《中华儿科杂志》编辑委员会. 中国儿童急性感染性腹泻病临床实践指南[J]. 中华儿科杂志, 2016, 54(7).

[51] 崔焱, 张玉侠. 儿科护理学[M]. 7 版. 北京: 人民卫生出版社, 2021.

[52] 中华医学会儿科学分会呼吸学组, 《中华儿科杂志》编辑委员会. 儿童支气管哮喘诊断与防治指南(2016 年版)[J]. 中华儿科杂志, 2016, 54(3).

[53] 早产儿母乳强化剂使用专家共识工作组, 中华新生儿科杂志编辑委员会. 早产儿母乳强化剂使用专家共识[J]. 中华新生儿科杂志, 2019, 34(5).

[54] ANDERSEN LW, HOLMBERG MJ, BERG KM, et al. In-Hospital Cardiac Arrest：A Review[J]. *JAMA*, 2019, 321(12).

[55] 中国医师协会急诊医师分会. 急性有机磷农药中毒诊治临床专家共识(2016)[J]. 中国急救医学, 2016, 36 (12).

[56] 高磊青, 郑微艳, 陆晔峰, 等. ICU 护士对急性呼吸窘迫综合征机械通气肺保护通气策略的认知现状[J]. 护理研究, 2021, 35(12).

[57] 中华医学会眼科学分会青光眼学组, 中国医师协会眼科医师分会青光眼学组. 中国青光眼指南(2020 年)[J]. 中华眼科杂志, 2020, 56(8).

[58] 贺星华, 李静波, 王俊杰, 等. 鼻内镜术后慢性鼻窦炎患者主观症状缓解效果与负面情绪状态的关系研究[J]. 中国耳鼻咽喉头颈外科, 2022, 29(11).

[59] ZHANG ZL, HU XX, YANG HL, et al. Development and Validation of a Risk Nomogram Model for Predicting Community-Acquired Pressure Injury Among the Older Adults in China：A Case-Control Study[J]. *Clincal Interventions in Aging*, 2022(17).

[60] 蒋琪霞. 压疮护理学[M]. 北京：人民卫生出版社, 2015.

[61] 徐桂华, 张先庚. 中医临床护理学：中医特色[M]. 2 版. 北京：人民卫生出版社, 2017.

[62] 王国强. 中医医疗技术手册[M]. 北京：中国中医药出版社, 2013.

[63] 中国医疗保健国际交流促进会急诊医学分会, 中华医学会急诊医学分会, 中国医师协会急诊医师分会, 解放军急救医学专业委员会. 急性心力衰竭中国急诊管理指南2022[J]. 中华急诊医学杂志, 2022, 31(8).

[64] 中华医学会心血管病学分会心力衰竭学组, 中国医师协会心力衰竭专业委员会, 等, 中华心血管病杂志编辑委员会, 等. 中国心力衰竭诊断和治疗指南 2018 [J]. 中华心血管病杂志, 2018, 46(10).

[65] 中华医学会心电生理和起搏分会, 中国医师协会心律学专业委员会. 2020 室性心律失常中国专家共识(2016 共识升级版)[J]. 中国心脏起搏与心电生理杂志, 2020, 34(3).

[66] 唐娇, 李福英, 张云美, 等. 中国大学生医学技术技能大赛护理专业学生的参赛动机与成长体验[J]. 中华护理教育, 2022, 19(8).

[67] 周娅颖, 王丽华, 倪佳, 等. 赛道式技能竞赛在全国护理本科生技能竞赛中的应用[J]. 中国高等医学教育, 2017(11).